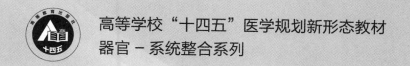

高等学校"十四五"医学规划新形态教材

器官－系统整合系列

血液系统

U0307561

主　审　陈赛娟

主　编　赵维莅　吴德沛

副主编　吴英理　黄　河

编　委（以姓氏拼音为序）

常春康　上海交通大学医学院附属第六人民医院　　　高广勋　空军军医大学第一附属医院

高素君　吉林大学第一医院　　　　　　　　　　　　黄　河　浙江大学医学院附属第一医院

景红梅　北京大学第三医院　　　　　　　　　　　　刘华胜　西安交通大学第一附属医院

毛　蔚　上海交通大学医学院附属瑞金医院　　　　　沈建平　浙江省中医院

石　威　华中科技大学附属协和医院　　　　　　　　宋献民　上海交通大学医学院附属第一人民医院

唐古生　海军军医大学第一附属医院　　　　　　　　童向民　浙江省人民医院

王宏伟　山西医科大学第二医院　　　　　　　　　　王　黎　上海交通大学医学院附属瑞金医院

王　欣　山东省立医院　　　　　　　　　　　　　　王学锋　上海交通大学医学院附属瑞金医院

吴德沛　苏州大学附属第一医院　　　　　　　　　　吴英理　上海交通大学医学院

杨明珍　安徽医科大学第四附属医院　　　　　　　　张　颢　济宁医学院附属医院

赵维莅　上海交通大学医学院附属瑞金医院　　　　　朱　琦　上海交通大学医学院附属第九人民医院

高等教育出版社·北京　　　上海交通大学出版社·上海

内容简介

本教材分 5 章，第一章血液学基础，主要阐述血细胞发生与调控、血液的组成及功能、血液检查及骨髓检查；第二章血液病患者的评估，主要阐述常见血液病患者的评估过程，包括病史、体格检查、体能状态的评价及老年患者的评估；第三章红细胞疾病，主要阐述贫血总论、营养性贫血、再生障碍性贫血及其他相关贫血、溶血性贫血和骨髓增生异常综合征；第四章血液肿瘤疾病，主要阐述血液肿瘤疾病总论、急性白血病、慢性白血病、淋巴瘤、多发性骨髓瘤、骨髓增殖性肿瘤；第五章出血性疾病，主要阐述出血性疾病总论、原发免疫性血小板减少症、血栓性血小板减少性紫癜、弥散性血管内凝血、血友病及易栓症。本教材顺应"人体器官 – 系统为基础"的医学教育新模式，将血液系统有关的基础与临床医学知识有机整合，将血液病诊断基础、疾病分类及最新前沿进展融会贯通，开阔医学生的转化医学视野，为临床医学课程学习奠定扎实的基础。

本教材适用于临床、基础、预防、护理、口腔、检验、药学等专业本科学生，也是参加国家执业医师资格考试和住院医师规范化培训的重要用书，还可作为研究生、临床医务人员和科研人员的参考书。

图书在版编目（ＣＩＰ）数据

血液系统 / 赵维莅，吴德沛主编 . –– 北京：高等教育出版社；上海：上海交通大学出版社，2022.12
ISBN 978-7-04-058132-4

Ⅰ. ①血… Ⅱ. ①赵… ②吴… Ⅲ. ①血液病 – 诊疗
– 高等学校 – 教材 Ⅳ. ① R552

中国版本图书馆 CIP 数据核字（2022）第 026648 号

Xueye Xitong

项目策划 林金安 吴雪梅 杨 兵

策划编辑 杨 兵 王华祖 责任编辑 瞿德竑 周珠凤 封面设计 张 楠 责任印制 耿 轩

出版发行	高等教育出版社 上海交通大学出版社	网 址	http://www.hep.edu.cn	
社 址	北京市西城区德外大街4号		http://www.hep.com.cn	
邮政编码	100120	网上订购	http://www.hepmall.com.cn	
印 刷	固安县铭成印刷有限公司		http://www.hepmall.com	
开 本	889mm×1194mm 1/16		http://www.hepmall.cn	
印 张	16.75			
字 数	420 千字	版 次	2022 年 12 月第 1 版	
购书热线	010-58581118	印 次	2022 年 12 月第 1 次印刷	
咨询电话	400-810-0598	定 价	46.00 元	

本书如有缺页、倒页、脱页等质量问题，请到所购图书销售部门联系调换
版权所有 侵权必究
物 料 号 58132-00

数字课程（基础版）

血液系统

主编　赵维莅　吴德沛

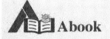
Abook

血液系统
Hematological System

主审　陈赛娟
主编　赵维莅　吴德沛

血液系统

血液系统数字课程与纸质教材一体化设计，紧密配合。数字课程内容主要为视频、动画、拓展阅读、拓展图片、典型病例、教学PPT、自测题等，在提升课程教学效果的同时，为学生学习提供思维与探索的空间。

用户名：	密码：	验证码：	5360	忘记密码？	登录	注册

http://abook.hep.com.cn/58132

扫描二维码，下载Abook应用

《血液系统》数字课程编委会

（以姓氏拼音为序）

器官－系统整合系列教材专家指导委员会

主任委员　陈国强（上海交通大学）

副主任委员　胡翊群（上海交通大学）

委　　　员（以姓氏拼音为序）

陈赛娟（上海交通大学）　　　　陈香美（中国人民解放军总医院）

戴尅戎（上海交通大学）　　　　樊代明（空军军医大学）

葛均波（复旦大学）　　　　　　顾越英（上海交通大学）

郎景和（北京协和医学院）　　　宁　光（上海交通大学）

杨雄里（复旦大学）　　　　　　钟南山（广州医科大学）

出版说明

教育教学改革的核心是课程建设，课程建设水平对于教学质量和人才培养质量具有重要影响。现代信息技术与高校教育教学的融合不断加深，教学模式的改革与变化正在促进高校教学从以"教"为中心向以"学"为中心持续转变。教材是课程内容的重要载体，是课程实施的重要支撑，是课程改革的成果体现。

为落实国务院办公厅《关于加快医学创新发展的指导意见》（国办发〔2020〕34号）"加快基于器官系统的基础与临床整合式教学改革，研究建立医学生临床实践保障政策机制，强化临床实习过程管理，加快以能力为导向的学生考试评价改革"的文件精神，积极推进"新医科"建设，推进信息技术与医学教育教学深度融合，推进课程与教材建设及应用，提升高校医学教学质量，由高等教育出版社、上海交通大学出版社联合启动"高等学校'十四五'医学规划新形态教材：器官－系统整合系列"建设项目，本系列教材以上海交通大学医学院为牵头单位，成立了系列教材专家指导委员会，主任委员由中国科学院院士、教育部高等学校基础医学类教学指导委员会主任委员、上海交通大学原副校长陈国强教授担任。项目自2017年底启动以来，陆续召开了编写会议和定稿会议，2022年底，项目成果"器官－系统整合系列教材"陆续出版。

本系列教材包括《神经系统》《呼吸系统》《循环系统》《消化系统》《泌尿系统》《生殖系统》《血液系统》《免疫系统》《内分泌系统》《运动系统》。系列教材特点如下：

1. 创新内容编排：以器官、疾病为主线，通过神经系统、呼吸系统、循环系统、消化系统、泌尿系统、生殖系统、内分泌系统、免疫系统、血液系统、运动系统，将基础医学与临床课程完全整合。从人的整体出发，将医学领域最先进的知识理论和各临床专科实践经验有机整合，形成更加适合人体健康管理和疾病诊疗的新医学体系。

2. 创新教学方法：创新教学理念，引导学生个性化自主学习。纸质内容精当，突出"三基""五性"，并以新颖的版式设计，方便学生学习和使用。通过适当的教学设计，鼓励学生拓展知识面及针对某些重要问题进行深入探讨，增强其独立获取知识的意识和能力，为满足学生自主学习和教师创新教学方法提供支持。

3. 创新出版形式：采用"纸质教材＋数字课程"的出版形式，将纸质教材与数字资源一体化设计。数字资源包括："典型病例（附分析）"选取了有代表性的病例加以解析，"微视频"呈现了重难点知识讲解或技能操作，以强化临床实践教学，培养学生临床思维能力；在介绍临床实践的同时，注重引入基础医学知识和医学史上重要事件及人物等作为延伸，并通过"基础链接""人文视角"等栏目有机衔接，以促进医学基础理论与临床实践的真正整合，并注重医学生的人文精神培养。本系列教材是上海交通大学医学院整合教学改革研究成果的集成和升华，通过参与院校共建共享课程资源，更可支持各校在线课程的建设。

本系列教材还邀请了各学科院士、知名专家担任主审，分别由陈赛娟院士、陈香美院士、戴尅戎院士、樊代明院士、葛均波院士、郎景和院士、宁光院士、杨雄里院士、钟南山院士、顾越英教授担任各教材主审。他们对教材认真审阅及严格把关，进一步保障了教材的科学性和严谨性。

尽管我们在出版本系列教材的工作中力求尽善尽美，但难免存在不足和遗憾，恳请广大专家、教师和学生提出宝贵意见与建议。

高等教育出版社

上海交通大学出版社

2022 年 11 月

序

　　《血液系统》教材编写的宗旨是为顺应"人体器官－系统为基础"的医学教育新模式，将血液系统有关的基础与临床医学知识有机整合，将血液病诊断基础、疾病分类及最新前沿进展融会贯通，开阔医学生的转化医学视野，为临床医学课程学习奠定扎实的基础。

　　血液系统是一个复杂的系统，造血器官包括骨髓、微环境、淋巴组织等，与造血细胞共同组成了造血系统。造血功能干细胞是造血细胞的来源，具有自我更新和分化的能力，最终分化为各种成熟的血细胞成分（包括白细胞，红细胞和血小板等）。当造血干细胞在分化过程中，各个系列、每一阶段若分化发生阻断，都会形成血液恶性疾病，如白血病、淋巴瘤、多发性骨髓瘤、骨髓增生异常综合征等。急性早幼粒细胞白血病（APL）就是髓系定向干细胞分化阻断在早幼粒阶段。这种白血病细胞存在 t（15；17）染色体易位，形成了 PML-RARa 融合基因。三氧化二砷和全反式维 A 酸通过诱导分化，使早幼粒白血病细胞诱导分化为正常的细胞，同时通过协同靶向降解致癌蛋白，使其成为第一个可治愈的急性髓系白血病。

　　慢性粒细胞白血病是多能干细胞发生的疾病。该病的特点是细胞分化正常、而成熟的粒细胞异常增殖，由于白血病细胞存在 t（9；22）染色体易位，形成 BCR-ABL 融合基因，酪氨酸激酶活性增加，以前慢性粒细胞白血病患者的平均生存期为 3~5 年。应用酪氨酸激酶抑制药物（TKI），可以抑制酪氨酸激酶的活性，TKI 的靶向治疗使得慢性粒细胞白血病患者的 10 年生存率达到 80%~90%，这是白血病靶向治疗成功的第二个典范。

　　随着现代科技的发展，尤其是基因组学、表达组学、表观遗传组学、代谢组学、蛋白组学和生物信息学的快速发展，对造血生成的生理和病理生理的认识越来越清晰，从而全方位地理解血液疾病的发生机制。对血液疾病进行精准诊断、分型和精准治疗，进一步改善临床患者的预后，延长生存时间，甚至达到治愈的目的。

另外，血液系统疾病如血小板减少也可以引起一系列的心脑血管疾病，而人体其他系统的疾病也可以反映到造血系统中。因此，应用系统生物医学和整合医学的观念来看待疾病的发生、发展和转归，分析血液系统疾病和其他疾病的关系，对人体其他系统疾病的认识也有一定的启示作用。

最后，希望大家喜欢这本教材，多提宝贵意见，谢谢！

中国工程院院士

2022 年 3 月

前　言

为落实国务院办公厅《关于加快医学教育创新发展的指导意见》（国办发〔2020〕34号）"加快基于器官系统的基础与临床整合式教学改革，研究建立医学生临床实践保障政策机制，强化临床实习过程管理，加快以能力为导向的学生考试评价改革"的文件精神，由上海交通大学医学院牵头，高等教育出版社与上海交通大学出版社联合出版高等学校"十四五"医学规划新形态教材：器官－系统整合系列，包括《神经系统》《呼吸系统》《循环系统》《消化系统》《泌尿系统》《生殖系统》《血液系统》《内分泌系统》《免疫系统》《运动系统》共10种教材。

本教材的编写宗旨是顺应"人体器官－系统为基础"的医学教育新模式，将血液系统有关的基础与临床医学知识有机整合，将血液病诊断基础、疾病分类及最新前沿进展融会贯通，开阔医学生的转化医学视野，为临床医学课程学习奠定扎实的基础。

本教材邀请陈赛娟院士担任主审，由全国长期从事基础医学和临床医学的优秀教学人员和临床医师密切合作编写完成。一方面，参考我国高等医学院校正在使用的规划教材，运用课堂教学、实验教学、临床见习、模拟人培训和PBL教学等多元化方法；另一方面，结合多学科的问题驱动教学，从疾病出发，追根溯源，带着问题有针对性地学习，激发学生的探究意识，促进疾病的诊断、治疗、预防等一体化的理解和掌握。同时，本教材配套数字课程，包括教学课件、拓展阅读、视频和自测题等数字资源，可作为高等医学院校师生和临床医务工作者学习和参考的材料。

希望大家在教学过程中，不仅要重视血液病学临床理论和基本知识的传授，更要将科学的思维方法传授给学生，指导学生查阅文献、收集资料，设计科研题目，开展力所能及的转化研究工作，培养学生自主学习的能力、探索未知知识的能力、综合分析和实践操作能力。更重要的是，提高学生的创新意识、团队协作精神和人际交往能力，把过去验证性的血液系统教学转变为连接专业基础、临床实

践的桥梁，以提升学生综合能力为核心，瞄准国际血液系统学发展的趋势，培养具有国际医学视野的

现代优秀医学人才。

赵维莅　吴德沛

2022 年 3 月

目　录

第一章
血液学基础

关键词

造血发生　　　　造血微环境　　　造血干细胞　　　血细胞增殖

血细胞分化成熟　　血细胞检查　　　白细胞　　　　　红细胞

血小板　　　　　造血原料　　　　骨髓穿刺　　　　细胞化学染色

第一节　血细胞发生与调控

思维导图：

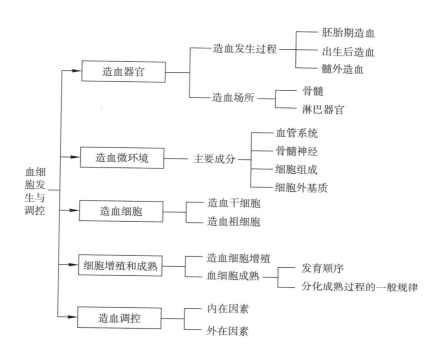

一、造血器官

（一）概述

血液系统主要由血浆和造血细胞所组成。造血细胞（hematopoietic cell）主要包括红细胞系统、粒细胞系统、巨核细胞系统、淋巴细胞系统及单核细胞系统的细胞。正常成人每天每千克体重产生 25 亿个红细胞、25 亿个血小板和 10 亿个粒细胞，造血速度根据实际需要进行调控，可从近乎没有造血到数倍于正常造血水平。各种谱系造血细胞形成的过程，称为造血（hematopoiesis）。能产生和支持造血细胞增殖、分化和成熟的组织和器官，如骨髓、肝、脾、胸腺和淋巴结等，称为造血场所（hematopoietic organ）。

（二）造血发生过程

1. 胚胎期造血

（1）中胚叶造血期：主要发生在胚胎发育第

2~6 周。第 2 周时，在原肠胚形成的晚期，卵黄囊壁上的胚外中胚层细胞聚集形成血岛，并出现最早的造血细胞，形成原始造血系统。这种造血只是暂时性的，绝大多数产生的原始血细胞是红细胞，即第 1 代巨幼红细胞，在释放入血后才脱去细胞核，其血红蛋白含有胚胎 α 和 β 珠蛋白链。血岛内不产生粒细胞和巨核细胞，这一时期的造血又称为原始造血（primitive hematopoiesis）。与这一原始造血相重叠的是能够生成在成人所见到的各种血细胞的定向造血（definitive hematopoiesis）。目前认为，主动脉－性腺－中肾区（AGM）是人类胚胎第 4~6 周产生定向造血细胞的主要部位，但研究显示卵黄囊血岛的前部及发育中胎盘的尿囊部也可出现定向造血，而定向造血的主要标志是造血干细胞的出现。造血干细胞在卵黄囊、AGM 区和胎盘并不分化，但这 3 个部位来源的造血干细胞都可以通过血液循环转移到肝，并种植在肝，分化成熟为各种血细胞。

📄 **图 1-1**

胚胎期造血

（2）肝造血（主要造血场所）：主要发生在胚胎发育第 6 周至 7 个月。与原始造血相似，肝脏造血也以红细胞为主，即第 2 代巨幼红细胞，这些红细胞比原始造血产生的红细胞小，包含胚胎〔以血红蛋白 F（HbF）为主〕和成人血红蛋白链。胚胎 4 个月后胎肝也产生粒细胞和少量巨核细胞，5 个月后胎肝造血逐渐减少，至出生后停止。

胚胎发育第 6~7 周时，胸腺产生淋巴细胞及少量的红细胞和粒细胞；在胚胎发育后期，经血流来自胎肝的造血前体细胞在胸腺内被诱导和分化为前 T 细胞。脾在胚胎发育第 3 个月时以产生红细胞为主，以后产生粒细胞；胚胎发育第 5 个月后，产生淋巴细胞和单核细胞；胎儿出生后，成为产生淋巴细胞的器官。淋巴结短暂产生红细胞，胚胎发育第 4 个月后至终身只产生淋巴细胞和浆细胞。

（3）骨髓造血：主要发生在胚胎发育第 6 个月后。胚胎发育第 8 个月时，骨髓造血高度发育，产生红细胞、粒细胞、巨核细胞、淋巴细胞及单核细胞。红细胞的血红蛋白除 HbF 外，可合成少量的 HbA 和 HbA2。在骨髓造血旺盛时，肝、脾等的造血功能逐渐减退。胚胎期各类血细胞形成的顺序是：红细胞、粒细胞、巨核细胞、淋巴细胞和单核细胞。红细胞的形态由巨型逐渐向正常形态演变。

2. 出生后造血　生理情况下，人体在出生后主要的造血器官是骨髓。5 岁以下的儿童，所有骨骼的骨髓都参与造血；5~7 岁以后，骨髓逐渐开始脂肪化；18 岁以后，红骨髓仅存在于扁骨、短骨及长骨的近心端，如颅骨、胸骨、脊椎骨、肋骨、髂骨和股骨的近心端。骨髓是唯一产生粒细胞、红细胞、巨核细胞的造血器官，同时也产生淋巴细胞和单核细胞。骨髓是 B 细胞发育成熟的场所，成熟的 B 淋巴细胞可随着血流迁移到周围淋巴器官。因此，骨髓是中枢淋巴器官。

此外，胸腺、脾、淋巴结等也参与造血，终生产生淋巴细胞。胸腺的主要功能是产生淋巴细胞和分泌胸腺素，是 T 细胞发育成熟的场所。脾的胸腺依赖区，主要被 T 细胞定居。脾小体由大量 B 细胞构成，因此脾能产生大量的 T、B 淋巴细胞并参与免疫应答。淋巴结中也含有大量 T、B 细胞。淋巴小结生发中心，主要是 B 细胞定居的场所；副皮质区主要是 T 细胞聚集之处；髓索主要含 B 细胞和浆细胞，以及吞噬细胞、肥大细胞和嗜酸性粒细胞等。出生后淋巴结只产生淋巴细胞和浆细胞，淋巴结可以促进 T、B 记忆细胞和抗原呈递细胞接触，更好地进行免疫监控和应答。

3. 髓外造血　在某些疾病状态下（如骨髓纤维化），骨髓的造血组织受到破坏，肝、脾、淋巴结等组织重新恢复胎儿期的造血功能，以部分代偿骨髓的造血功能，称为髓外造血（extramedullary hematopoiesis）。髓外造血有很大的局限性，在外周血中可出现幼稚细胞，如有核红细胞、晚幼粒细胞、中幼粒细胞甚至早幼粒细胞和原粒细胞。

（三）造血场所

1. 骨髓（bone marrow）　是一种海绵状、胶状或脂肪性组织，封闭在坚硬的骨髓腔中，由结缔组织、神经、血管、基质细胞、细胞外基质及造血细胞组成，健康成人骨髓组织质量为 1 600~3 700 g，平均 2 800 g；占体重的 3.4%~5.9%，平均 4.6%。骨髓每天每千克体重大约产生 60 亿个细胞。

（1）红骨髓：造血功能非常活跃，在红骨髓内存在各种造血细胞岛，包括红细胞、粒细胞、单核细胞和淋巴细胞等造血岛，它们按一定的区域分布进行造血活动。如果造血细胞分布的特定区域发生改变，则可出现病理状况。

（2）黄骨髓：人体在出生后，红骨髓逐渐退缩，直到青春期晚期。之后红骨髓主要集中在扁骨、短骨及长骨的近心端，其他部分被脂肪组织替代，呈现黄色，即黄骨髓，但仍保留有极少的造血细胞，是潜在性的造血组织。

2. 淋巴器官　可分为一级和二级淋巴器官。

一级淋巴器官是淋巴细胞从祖细胞发育成具有功能的或成熟的淋巴细胞的场所；主要的一级淋巴器官是骨髓，它是所有淋巴祖细胞定居和最初分化的场所；另外一个一级淋巴器官是胸腺，从骨髓来的祖细胞在此分化为成熟胸腺衍生（T）细胞。二级淋巴器官是淋巴细胞之间以及淋巴细胞和非淋巴细胞之间相互作用，对抗原产生免疫应答的场所，包括脾、淋巴结和黏膜相关淋巴组织。

（1）胸腺：是胸腺衍生淋巴细胞，即 T 细胞的发育场所。在胸腺，发育中的 T 细胞是由骨髓来源的淋巴祖细胞分化而来，并成为有功能的成熟 T 细胞。T 细胞在胸腺获得了它们所有的特异性抗原受体，以面对受到的抗原挑战。一旦 T 细胞发育成熟，就离开胸腺进入血液循环，并流经二级淋巴器官。

胸腺的每一叶被纤维性隔膜分成很多小叶，每个小叶由外部皮质和内部髓质组成。皮质含有一些致密的胸腺细胞群，这些细胞外观像淋巴细胞，大小稍微不均匀。着色较浅的髓质细胞分布较稀少，髓质含有松散排列的成熟胸腺细胞和鳞状上皮细胞组成的紧密排列的特征性轮状结构，称为胸腺小体。胸腺还有几种特殊化的上皮细胞（髓质上皮细胞、皮质上皮细胞以及外皮质上皮细胞），以及骨髓来源的抗原呈递细胞，共同构成 T 细胞分化成熟的微环境。

胸腺是 T 细胞发育的场所。前 T 细胞通过小血管进入皮质，是 CD4 和 CD8 抗原双阴性。随着 T 细胞在皮质内增殖和分化，T 细胞获得 CD4 和 CD8 抗原，并经过进一步的阴性和阳性选择，最终只有那些对自身主要组织相容性复合体（major histocompatibility complex，MHC）分子有适当水平的低亲和力的 T 细胞能到达最后的成熟阶段。被选择的胸腺细胞进入髓质，进一步成熟和分化成 CD4$^+$ 或 CD8$^+$ 细胞，分别获得辅助性 T 细胞或溶解性细胞的功能，并被允许离开胸腺。

（2）脾：是一个二级淋巴器官。二级淋巴器官提供免疫细胞之间以及与抗原相互作用的环境，以产生对抗原的免疫反应。脾是对血源性抗原产生免疫反应的主要场所。脾的结构主要包括白髓、边缘区和红髓。

白髓含有淋巴细胞和其他单个核细胞，这些细胞围绕从脾动脉分支而来的小动脉。这一圈淋巴细胞组成称为小动脉周围淋巴鞘（periarteriolar lymphoid sheath，PALS），PALS 主要由 T 细胞组成，其中 2/3 为 CD4$^+$ T 细胞。围绕在人脾白髓小动脉周围的 PALS 是不连续的。中央小动脉的一些节段在通过淋巴滤泡区域也可能没有 T 细胞围绕。这些滤泡含有由活化 B 细胞组成的浅色核心部分，其间夹杂有大的着色浅淡的巨噬细胞和树突状细胞。从切开的脾剖面观察，这些滤泡呈白色的小点状，称为脾淋巴滤泡。这些滤泡含有一个生发中心，与淋巴结中的次级滤泡有相通的解剖特点和功能。边缘带围绕小动脉周围淋巴鞘和淋巴滤泡。它由一网状组织构成，形成一个细网眼滤过床，是很多流经脾血液的门户。边缘带围绕着白髓，并缓慢融入红髓中。白髓含有的淋巴细胞较红髓多，主要是记忆 B 细胞和 CD4$^+$ T 细胞，特别适于对血源性抗原产生快速抗体免疫反应。另外，边缘带和红髓一样可以充血，以清除破损和衰老的红细胞和寄生虫。红髓由脾索的网状结构和脾窦组成，该区域主要含有红细胞，还有大量的巨噬细胞和树突细胞。脾的这些解剖结构有助于脾发挥红细胞清除、血容量调节以及免疫功能。

（3）淋巴结：是二级淋巴器官，形成抗原滤过网络的一部分。这些抗原来自间质组织液和从外周至胸导管输送过程中的淋巴液。因此，淋巴结是对组织抗原产生免疫应答的主要场所。

淋巴结主要由纤维小梁分隔形成的皮质滤泡和髓质组成，每个皮质滤泡含有密集成群的、小的、成熟的重复循环淋巴细胞，由一个 B 细胞区（皮质）、一个 T 细胞区（副皮质）和一个包含 T 细胞、B 细胞、浆细胞和巨噬细胞的中央髓质细胞索构成。一些滤泡含有直径 1~2 mm 的浅染色区，称为生发中心。生发中心是产生 B 记忆细胞，以及通过免疫球蛋白可变区体细胞超突变，使抗体亲和性成熟的特化场所。不含生发中心的滤泡称为初级滤泡，而含有生发中心的滤泡称为次级滤泡。在浅层皮质淋巴滤泡周围是一层层的淋巴细胞，延伸到深层皮质，即副皮质；副皮质融入髓质细胞索。副皮质区主要由 T 细胞组成，髓质则含有散在的 B 细胞、树突状细胞、巨噬细胞等。淋巴结中不同类型的淋巴细胞、巨噬细胞和树突状细胞彼此相互协调，对淋巴液携带的抗原产生免疫应答。

二、造血微环境

（一）概述

出生后，造血细胞位于骨髓腔特殊的微环境（microenvironment）中，这个局部微环境对造血细胞的发育起着关键支持作用，又称龛（niche）。关于造血干细胞（hematopoietic stem cell, HSC）微环境的概念是 1978 年 Schofield 首次提出的，造血干细胞与其 niche 的关系被称为"种子"与"土壤"的关系，"土壤"的组成和性质直接影响着"种子"的发育和生长。组成造血微环境的主要成分包括血管系统、神经成分、各种类型非造血细胞、细胞外基质及其他结缔组织。由于造血干细胞能进行自我更新和分化成所有的血液细胞，因而目前通常讲的造血微环境主要指的是造血干细胞的微环境。根据解剖位置，目前研究得比较清楚的造血干细胞微环境可分为骨内膜微环境、血管周微环境。静息状态的造血干细胞主要位于由成骨细胞所形成的骨内膜表面，即骨内膜微环境（endosteal niche）；而大部分进入增殖期的造血干细胞主要位于由内皮细胞及其周边基质细胞组成的血窦附近区域，即血管周围环境（perivascular niche），也有人认为这两个 niche 是一个不能截然分开的有机整体；最近 Ding 等人通过条件性敲除不同骨髓 niche 细胞中的 CXCL12 后发现造血干细胞主要位于血管周围环境，而早期淋巴祖细胞则位于骨内膜微环境，这些结果提示造血干细胞及其祖细胞可能位于不同的骨髓 niche 中。

（二）造血微环境的主要成分

1. 血管系统　骨髓的血液供应主要有两个来源。营养动脉是主要来源，通过营养管穿过皮质。在骨髓腔中，营养动脉分出上行和下行中央或髓状动脉，辐射状分支分布到骨皮质的内表面，在重新穿入骨内膜后，这种辐射状血管口径变小，成为毛细血管样结构，穿行在骨皮质的小管系统内。在此，来自营养动脉的动脉血与从肌肉动脉衍化来的骨外膜毛细血管重新进入骨髓腔后形成窦状网络。在骨髓腔内，血液在高度分支的髓窦网络中流动，这些髓窦最后汇集到中心髓窦，并通过静脉导管流向全身静脉循环。

血窦是骨髓内重要的组织结构，它是动脉毛细血管末端分支形成的放射状窦状腔隙，造血细胞分布在这些窦状间隙组织（造血索）中。骨髓内成熟血细胞要进入外周血液循环必须穿过血窦壁，所以血窦壁组成了骨髓－血屏障。血窦壁由内皮细胞形成的腔层和外膜网状细胞组成的腔下覆盖层构成，后者是一层不完全的外层被盖。两层细胞间有一层薄的不连续的基底层，内皮细胞和外膜网状细胞提供了一个血管周微环境，与骨内膜成骨细胞形成的骨内膜微环境分开。内皮细胞间的孔道通常为 2~3 nm 大小，因此，穿越的细胞必须具有变形性。成熟的有核细胞穿过时核必须成线状以进入血窦内，而幼稚红细胞和坚固不容易变形的细胞被阻挡在血窦外，只有网织红细胞和成熟的红细胞才能进入循环；巨核细胞只有胞质穿过向血窦内释放血小板，因此血窦具有调控血细胞的释放的功能。造血旺盛的骨髓血窦丰富，造血功能低下的骨髓血窦减少。另外，血窦具有调节营养能量等物质的交换及调节组织内酸碱度、氧气和二氧化碳的压力的功能。

2. 骨髓神经　来自脊神经，主要包括有髓鞘和无髓鞘的神经纤维两种。有髓鞘神经末梢主要分布于骨髓动脉，终止于动脉内平滑肌细胞或动脉周外膜细胞层间，神经调节能影响血管扩张和收缩，影响血流速度，调节血细胞的释放等。无髓鞘神经纤维存在于造血细胞部位，提示游离神经末梢合成的神经体液因子影响造血。交感神经细胞与髓窦内结构元素之间密切的沟通只发生在不足 5% 的终止于造血实质或窦壁上的神经末梢。这种解剖结构单位被称为神经网状复合体（neuroreticular complex），主要由通过缝隙连接连接在一起的自主神经和骨髓基质细胞构成。有证据显示，神经纤维可通过调节细胞因子的释放而影响造血干细胞的增殖、分化，甚至血液循环中的造血干细胞数量的昼夜波动。另外，骨质也有大量神经分布，对成骨细胞和破骨细胞的发育起着非常重要的作用，并最终影响造血干细胞在微环境中的干性（即自我更新和分化的能力）的维持。

3. 细胞组成　除了血管系统和神经纤维，基质细胞和造血细胞也是造血微环境中的重要组成部分，包括内皮细胞、网状细胞、间充质干细胞、成纤维样细胞、成骨细胞、破骨细胞、脂肪细胞、巨核细胞、巨噬细胞、淋巴细胞、浆细胞及其他类型细胞。这些细胞能分泌许多细胞因子及细胞外基质，如粒细胞 - 巨噬细胞集落刺激因子（GM-CSF）、CXCL12、转化生长因子（TGF）-β、干细胞因子（SCF）、血小板生成素（TPO）、细胞黏附分子（CAM）等，并影响造血细胞的生成和发育。

（1）成骨细胞：早期的研究表明处于静息状态的造血干细胞位于成骨细胞形成的骨内膜表面，成骨细胞主要通过释放影响造血干细胞的细胞因子而参与造血微环境的调节。成骨细胞能在长期培养中延长早期造血细胞的存活，分泌造血生长因子，如 TGF-β、CXCL12、GM-CSF 等。在小鼠体内剔除成骨细胞后，骨髓内造血和干细胞的数量均严重减少，这些研究提示成骨细胞对造血干细胞的维持具有重要作用。

（2）内皮细胞：宽大而扁平，完全覆盖骨髓窦的内表面，内皮细胞形成了骨髓窦内外的主要屏障，控制化学物质和颗粒进出造血场所，细胞间重叠或交错相连可允许窦腔容量扩张。内皮细胞通过细胞 - 细胞相互接触和分泌相关因子影响造血干

胞和骨前体细胞分化。有证据表明，大部分的造血干细胞主要位于骨髓小动脉或血窦周边，并与内皮细胞直接接触，内皮细胞可分泌许多因子，如分泌 Notch 配体、TGF-β 而维持干 / 祖细胞增殖和分化，分泌 E- 选择素调节造血细胞的黏附功能。

（3）网状细胞：血窦的腔外或外膜表面存在许多网状细胞，网状细胞胞体与骨髓窦相连，形成外膜被盖的一部分。网状细胞合成网状纤维，后者与其胞质突起一同延伸入造血池，并交织成网状，造血细胞栖身其中。有一类网状细胞表达高水平的 CXCL12，被称为富含 CXCL12 网状细胞（CAR），它们是骨髓产生 CXCL12 的主要细胞。绝大多数 CAR 细胞与骨髓窦内皮细胞紧密相连，但有些也与骨内膜相连。造血干细胞的正常发育、不同分化时期的 B 淋巴细胞以及与 CAR 细胞紧密相连的浆细胞样树突状细胞均需要 CAR 细胞产生的 CXCL12。近年来，越来越多的证据显示 CAR 细胞除了分泌 CXCL12 调控造血干细胞的自我更新和分化之外，同时也可以表达其他的生长因子如 SCF、TPO 等以促进造血干细胞的发育和分化。

（4）间充质干细胞（mesenchymal stem cell，MSC）：是骨髓内另外一种重要的成体干细胞，这类细胞同样具有自我更新和分化的能力。已有的证据表明间充质干细胞能分化成多种细胞，如骨、软骨、脂肪及肌肉等多种细胞，间充质干细胞还能对免疫系统产生重要的调控作用。目前间充质干细胞已被用于临床治疗，对一些肿瘤疾病和免疫性疾病具有一定的治疗效果。近几年的研究提示间充质干细胞也是骨髓微环境细胞的重要成分，发挥着独特的调控功能。间充质干细胞表达 Nestin、LepR 或 Prx1 等标记，并与造血干细胞直接接触或分泌一些调节因子。如 Nestin⁺ 的间充质干细胞可分泌 CXCL12、ANG1 等因子调控造血干细胞干性的维持以及造血干细胞生物钟的稳定。

除了基质细胞（非造血细胞）参与造血微环境的调控之外，一些造血细胞，如巨核细胞通过直接接触或分泌相关因子维持造血干细胞干性。综上所

述，微环境的各种组成细胞可以通过相互接触、分泌相关调控因子、中间细胞的间接作用及表达促进归巢相关分子等途径来共同维持造血发生微环境。

4. 细胞外基质　由骨髓间质细胞及造血细胞分泌到细胞外的一些成分组成，主要包括三大类大分子物质：糖蛋白、蛋白多糖、胶原。糖蛋白主要有纤维连接蛋白、层粘连蛋白和血细胞粘连蛋白。蛋白多糖有硫酸软骨素、硫酸肝素和透明质酸等。胶原主要是 I 、Ⅲ、Ⅳ、Ⅵ型胶原，还包括血小板反应素、整合素等其他基质蛋白。这些物质与造血细胞的黏附有关，是调控造血干/祖细胞和骨髓基质细胞间的重要桥梁，以及细胞间信息传递的分子基础，并对造血干/祖细胞的增殖、分化和发育起正、负调控作用。

三、造血细胞

（一）细胞类型

1. 造血干细胞（hematopoietic stem cell，HSC）是骨髓内能进行自我更新并分化成所有造血细胞的一群原始造血细胞，占有核细胞的 0.1%~0.5%，大部分处于静息期（G_0 期）。自我更新和分化（self-renewal and differentiation）是造血干细胞的两大特性，又称干性或多能性（stemness）。自我更新指的是造血干细胞可以进行自我复制并保持其原有的特性；而分化指的是造血干细胞能够分化为髓系和淋巴系祖细胞，祖细胞再定向分化发育为相应的各系原始、幼稚及成熟细胞。造血干细胞通常通过不对称性的有丝分裂产生两个子细胞，其中一个立即分化为早期祖细胞及其子代细胞，另一个子细胞则保持原有全部特性不变。这样，造血干细胞在骨髓中可以自我更新而又维持造血干细胞数量的稳定。

造血干细胞的形态特征类似于小淋巴细胞，从形态上区分难以辨认，通常需要根据表面特征来识别，目前较为常用的是根据其表达的某些表面分子来鉴别造血干细胞。比较公认的标志是造血干细胞表达 CD34、CD90，但低表达或不表达 CD38，

同时缺乏谱系特异系列抗原表面标记（Lin⁻），因此可以根据人造血干细胞的免疫表型（Lin⁻CD34⁺CD38⁻CD90⁺）来分选相应的造血干细胞，这也是目前最公认的造血干细胞的表面标志。其中最重要的是 CD34 抗原，CD34 抗原在干细胞为强阳性，到晚期祖细胞分化为各系原、幼细胞时，CD34 抗原消失。另外，造血干细胞的其他命运还包括凋亡、归巢以及迁徙（或动员）到外周血。凋亡（apoptosis）是指造血干细胞由于内在或外在的因素所导致的功能受损而程序性死亡的过程。归巢（homing）是指造血干细胞从外周血定位到骨髓 niche 的过程，有助于造血干细胞干性维持和血液系统的稳态；迁徙（migration）有时又称动员（mobilization），指的是造血干细胞从骨髓 niche 迁徙到外周血的过程，有助于维持急性状态下机体造血细胞的补充。临床上骨髓移植是利用了造血干细胞自我更新、分化、归巢和迁徙的特性而实现的。最近的研究还提示造血干细胞主要以糖酵解作为能量的主要来源，而非氧化磷酸化，表明了造血干细胞具有非常独特的代谢特征和调控机制。

随着流式细胞术（flow cytometry，FCM）的快速发展，使通过造血干细胞的表面标志来鉴定、分离和纯化造血干细胞，并用于临床骨髓移植或科学研究成为可能。如目前临床上利用 CD34 抗原可以进一步富集和纯化动员后外周血或脐带血中的造血干细胞用于患者；在科学研究领域，将分离的造血干细胞进行体外培养扩增后再用于造血干细胞移植，可能是一种治疗血液性疾病的极具潜力的手段；利用体内外研究手段来探讨造血干细胞干性维持的调控机制，将有利于通过调控造血干细胞的自我更新的能力，达到体外扩增和治疗的目的。研究造血干细胞的体外方法包括：①流式细胞分析干细胞的频率、周期、凋亡等；②体外培养，如卵石区形成细胞分析（cobblestone area forming assay，CFAC）和长期培养起始细胞培养分析（long-term culture-initiating cell assay，LTC-IC）。卵石区形成细胞分析是以基质细胞作为支持细

胞用来培养造血干细胞，在接种后的 1～5 周内，干细胞和祖细胞以一种称为鹅卵石区的特殊方式生长，表现为一个平的、密集的、与基质细胞紧密相连的细胞群；长期培养起始细胞培养分析是预先将培养物在基质细胞层上培育 5～8 周，然后再在半固体培养体系中培养，造血干细胞能够形成混合细胞集落。研究造血干细胞的体内方法主要是利用小鼠骨髓移植模型，即将人的造血干细胞移植到免疫缺陷小鼠并检测其重建骨髓能力，这也是反映造血干细胞干性水平的"金标准"。

2. 造血祖细胞（hemopoietic progenitor cell，HPC）是由造血干细胞分化而来，丧失了自我更新能力，但具有分化成不同谱系细胞能力的过渡性、增殖性细胞群。造血祖细胞全部以对称性有丝分裂方式进行增殖，一边增殖，一边分化。祖细胞阶段也存在着不同的亚群。造血祖细胞可进一步分为多能祖细胞（multipotent progenitor cell）和定向祖细胞（committed progenitor cell）。多能祖细胞缺乏自我更新能力，但能分化成所有谱系的造血细胞；定向祖细胞也缺乏自我更新能力，并仅能定向分化成某一谱系细胞。在骨髓中的定向祖细胞包括淋巴系祖细胞、粒/单系祖细胞、红细胞系祖细胞、巨核细胞系祖细胞、嗜酸性粒细胞祖细胞、嗜碱性粒细胞祖细胞，这些细胞只能定向分化为各系原、幼细胞（前体细胞），直至发育成熟为终末细胞。

目前，主要采用流式细胞分析技术以及体外克隆形成实验对造血祖细胞进行分选或分析。将各系列的祖细胞在体外培养时，可形成相应血细胞的集落形成单位（colony-forming units，CFU）。造血祖细胞可形成的集落形成单位包括：红细胞爆式集落形成单位（BFU-E）、红细胞集落形成单位（CFU-E）、粒细胞/红细胞/单核细胞/巨核细胞集落形成单位（CFU-GEMM）、粒细胞集落形成单位（CFU-G）、单核细胞集落形成单位（CFU-M）、粒细胞/单核细胞集落形成单位（CFU-GM）、巨核细胞集落形成单位（CFU-Meg）、嗜酸性细胞集落形成单位（CFU-Eo）、嗜碱性细胞集落形成单位（CFU-Ba）、T 淋巴细胞集落形成单位（CFU-TL）、B 淋巴细胞集落形成单位（CFU-BL）。

3. 造血干细胞的临床应用　造血干细胞的主要临床应用是造血干细胞移植。基本原理是用正常造血干细胞替代异常造血干细胞，使患者的造血功能和免疫功能重建。造血干细胞移植有骨髓移植、动员后外周血干细胞移植、脐带血干细胞移植等。CD34⁺ 细胞是公认的理想造血干细胞移植物，同时造血干细胞也是一种理想的基因治疗靶细胞。造血干细胞移植在临床主要用于治疗恶性血液病、实体瘤、遗传性疾病、自身免疫性疾病等。

📧 视频 1-1
造血微细胞

四、血细胞的增殖和成熟

增殖（proliferation）是细胞通过有丝分裂进行复制的过程。分化（differentiation）是细胞在基因调控下由一般向特殊的演变，在此过程中失去某些潜力的同时又获得新功能。成熟（maturation）是包含在整个发育过程中，由原始、幼稚细胞向终末细胞分化，形态特征逐渐明确的过程。释放（release）是终末细胞通过骨髓-血屏障进入血液循环的过程。有丝分裂是血细胞增殖的主要形式。

（一）造血细胞的增殖

原、幼细胞的增殖都是对称性的，但巨核细胞则不同，巨核细胞的增殖全部在祖细胞阶段。从原始巨核细胞起，不再进行细胞分裂。细胞中的 DNA 可以连续成倍增殖，细胞核也成倍增加，每增殖 1 次核就增大 1 倍，但细胞质并不分裂，故细胞体积逐渐增大，属多倍体细胞。

（二）血细胞成熟的阶段

1. 发育顺序　血细胞的发育是连续性的，成熟是指由原始、幼稚细胞到成熟细胞的过程。血细胞分化、发育和成熟的程序是：造血干细胞经由多能性祖细胞（包括髓系和淋巴系祖细胞）、各系祖细胞阶段而定向发育为原始细胞（前体细胞）；此时其形态特征已可辨认。各系原始细胞进一步发育成熟为具有特定功能的终末细胞。骨髓造血干细胞按所属系列分为五大系统，各系依其发育水平分为原始、幼稚、成熟 3 个阶段；红系和粒系幼稚阶段又分为早幼、中幼、晚幼 3 个时期（图 1-1）。各系的发育顺序如下。

（1）红细胞系：原红细胞、早幼红细胞、中幼红细胞、晚幼红细胞、网织红细胞、成熟红细胞。

（2）粒细胞系：原粒细胞、早幼粒细胞、中幼粒细胞、晚幼粒细胞、杆状核粒细胞、分叶核粒细胞。粒细胞系也包括嗜酸性粒细胞和嗜碱性粒细胞。

（3）淋巴细胞系：原淋巴细胞、幼淋巴细胞、淋巴细胞（原浆细胞、幼浆细胞、浆细胞）。

（4）单核细胞系：原单核细胞、幼单核细胞、单核细胞。

（5）巨核细胞系：原巨核细胞、幼巨核细胞、颗粒型巨核细胞、产板型巨核细胞、血小板。

2. 分化成熟过程的一般规律　各系造血发育成熟的过程中，细胞核、细胞质、细胞体积以及胞质的颗粒等方面都会出现相应的变化，并具有一定的规律性。现简要介绍一下红细胞、巨核细胞以及粒细胞发育成熟的过程。

（1）红细胞发育过程：由造血干细胞分化而来的 BFU-E 是定向于红系分化的最早的祖细胞，这些细胞不依赖于红细胞生成素（EPO），但后期的 CFU-E 及紧随其后的子细胞、原始红细胞（proerythroblast）却依赖于 EPO 以防止凋亡。EPO是红细胞生成的主要调节因子，其在肾的生成速度受缺氧反应的严格调控，而缺氧反应又由循环中的红细胞数量调节。原始红细胞依次分化为嗜碱性成红细胞（早幼红细胞，basophilic erythroblast）、嗜多色型成红细胞（中幼红细胞，polychromatophilic erythroblast）及正色性成红细胞（晚幼红细胞，orthochromatic erythroblast），并伴随着血红蛋白不断累积、细胞体积变小和染色质固缩。晚幼红细胞脱核成为网织红细胞并被释放入血液循环。新生的网织红细胞靠近髓窦，形态不规则、可移动，通过髓窦内皮细胞转移进入窦内。

（2）巨核细胞发育过程：造血干细胞首先分化生成巨核系祖细胞，也称巨核系集落形成单位（colony forming unit-megakaryocyte，CFU-Meg）。祖细胞阶段的细胞核内染色体一般是 2～3 倍体。当

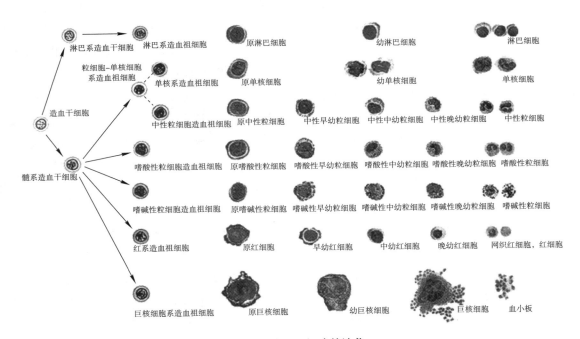

图 1-1　造血干细胞的演化

祖细胞是 2 倍体或 4 倍体时，细胞具有增殖能力，因此这是巨核细胞系增加细胞数量的阶段。当巨核系祖细胞进一步分化为 8 ~ 32 倍体的巨核细胞时，胞质开始分化，内膜系统逐渐完备。最后有一种膜性物质把巨核细胞的胞质分隔成许多小区。当每个小区被完全隔开时即成为血小板，一个个血小板通过静脉窦窦壁内皮间的空隙从巨核细胞脱落，进入血流。

巨核细胞增殖、分化的调节机制类似于红细胞系生成的调节，至少两种调节因子分别对两个分化阶段进行调节。这两种调节因子是巨核系集落刺激因子（Meg-CSF）和促血小板生成素（thrombopoietin，TPO）。

（3）粒细胞发育过程：造血干细胞在早期多种调控基因的作用下可分化成共同的红系 / 巨核系祖细胞或粒系 / 巨噬细胞系祖细胞，后者在 C/EBPα 及 GATA-2 等转录因子的调控下，粒系祖细胞可进一步依次分化成原粒细胞（15 ~ 20 mm，核细致疏松，含 2 ~ 5 个核仁，胞质少，无颗粒）、早幼粒细胞（体积略大，核偏离，开始出现原始嗜苯胺蓝的颗粒）、中幼粒细胞（12 ~ 18 mm，核致密，核仁消失，开始出现不同特殊颗粒）、晚幼粒细胞（核呈肾型）、杆状核粒细胞（核呈带状，直径均一）、分叶核粒细胞（核呈 3 叶，含特殊颗粒），在发育过程中细胞体积逐渐变小，核质比降低，染色质逐渐由疏松变得致密，并伴随着特异颗粒的出现。根据颗粒嗜酸性或嗜碱性，可将粒细胞进一步分成中性粒细胞、嗜酸性粒细胞、嗜碱性粒细胞，这些细胞具趋化作用、吞噬作用和杀菌作用。一些相关的造血因子支持粒系祖细胞和前体细胞的存活和增殖，在某些情况下还可以从骨髓动员这些细胞及其成熟的后代细胞进入血液循环。这些生长因子包括 KIT 配体、GM-SCF、G-CSF、IL-3、IL-5、IL-6 等。

造血干细胞及其分化形成的祖细胞和成熟末细胞存在很大程度的不同，简要总结如下（表 1-1）。

表1-1　造血干细胞及其分化形成的祖细胞和成熟终末细胞比较

造血干细胞	造血祖细胞	成熟终末细胞
约占骨髓细胞的 0.05%	约占骨髓细胞的 3%	占骨髓细胞的 95% 以上
能进行自我更新	不能进行自我更新	终末分化的细胞群
能分化成所有谱系细胞	能定向分化成谱系细胞	有比较确定的寿命时间
处于静息状态	处于过渡阶段的细胞群	可通过形态辨认
比较稳定的细胞群	处于增殖期的细胞群	
无法从形态上区分	无法从形态上区分	
可通过体内功能实验衡量	可通过体外克隆形成实验衡量	
其干性（自我更新和分化）		

五、造血调控

造血干细胞的自我更新和分化过程受到多种因素的影响，简单来讲可以分为内在因素和外在因素两个方面，内在因素通常是指造血干细胞在发生、自我更新和分化过程中所受的基因调控网络，如转录因子的表达和表观遗传的改变等；外在因素通常指的骨髓微环境成分对造血干细胞的作用，这些成分包括造血生长因子、细胞因子、胞外基质等。不同方面的调控信息共同形成复杂的调控网络，维持造血发生的正常进行。

（一）内在因素

无论是早期胚胎时期，还是成体期的造血发生，都受到特定基因的精确调控：①有证据表明 Wnt、Notch 等信号对造血干细胞的调控具有非常重要的作用；一系列的转录因子，如 Meis1、

HoxB4、Bim1、Hif1、FOXO、GFI1 等能维持造血干细胞的自我更新能力,c-myc、c-myb、JUNB 则能促进造血干细胞的增殖和 / 或分化。②从造血干细胞分化成多能性祖细胞或定向祖细胞的不同阶段,相应的转录因子发挥着非常重要的作用,如 GATA1、FOG1 能促进红系 / 巨核细胞祖细胞向红细胞和巨核细胞的分化;GATA2、C/EBP 能促进粒系 / 巨噬细胞祖细胞向粒细胞的定向分化;PU.1、Ikaros、Pax5 能促进淋巴系祖细胞向 T、B 细胞的定向分化。③从定向祖细胞经由前体细胞到分化为成熟的谱系细胞(红细胞、巨核细胞、粒细胞和淋巴细胞)的过程也同样受到相关基因的调控。④近年来,越来越多的证据显示表观遗传,即 DNA 序列上的修饰,包括甲基化、乙酰化、羟基化等,对造血发育调控也发挥着重要的作用。⑤原癌基因(如 ras、c-abl、Bcl-2、c-kit 等)和抑癌基因(p53、Rb 等)也参与了造血干细胞的增殖和分化。

这些调控正常造血发育的相关基因在化学、物理、生物等因素作用下,若出现点突变、缺失、重排或扩增等突变或表达改变,则有可能导致细胞增殖、分化和凋亡失控,发生恶性转化。举例如下:

1. 细胞增殖异常与血液肿瘤的发生　血液细胞的增殖和其他实体细胞一样,也受细胞周期的调节。细胞周期的进展受到 CDK 和 cyclin,以及细胞周期抑制蛋白如 P16、P21、P19 等的调节。在血液肿瘤中,细胞的恶性增殖可见于多种因素异常。如 Rb 蛋白的突变。Rb 的突变导致它不能扣留转录因子 E2F,E2F 释放后上调其下游基因如 cyclin E、cyclin D1 等的表达,这些 cyclin 进而和相应的 CDK 结合,促进细胞周期进展;JAK/STAT 信号通路在传递细胞因子如 EPO、IL-6、FLT3 配体等刺激信号中发挥作用。正常情况下,EPO 与细胞表面的受体结合,导致 EPOR 的二聚化,进而导致 JAK2 的激活。JAK2 的活化,引起下游 STAT5,以及 PI3K 的磷酸化和活化,最终导致细胞的增殖和存活。然而在部分真性红细胞增多症的患者中,由于 JAK2 V617F 突变的存在,导致 JAK2 不依赖 EPO 等的刺激就可以持续活化,从而导致细胞的不断增殖。此外,在 AML 中,约有 30% 的患者存在 FLT3 的突变(如 FLT3-ITD、FLT3-TKD)。这些突变会导致 FLT3 持续活化,继而活化 JAK2 等信号通路,促进细胞增殖。针对 JAK2 和 FLT3,目前已有相应的激酶抑制剂问世。c-myc 在造血干细胞的增殖和分化中至关重要。c-myc 主要指导造血干细胞向淋巴细胞的增殖和分化。在多种淋巴系来源的血液肿瘤中,c-myc 存在高表达。t(8;14)导致 c-myc 的扩增。然而,c-myc 是一把双刃剑。在诱导细胞增殖的同时,也会通过"癌基因应激"导致细胞凋亡途径活化。细胞最终的命运取决于双方力量的对比。因此,肿瘤细胞在发展、形成的过程中,在增殖基因活化的同时,也活化凋亡抑制基因(如 Bcl-2)或凋亡抑制信号通路(如 AKT 通路)。基于 c-myc 在肿瘤发生中的重要作用,c-myc 被认为是一个重要的抗肿瘤治疗靶点。然而,与激酶不同,转录因子往往是 "undruggable" 的。目前针对 c-myc 的措施主要有以下几种:①下调 c-myc 的表达。最近有研究显示,BRD4 抑制剂 JQ1 可以通过抑制 BRD4 与乙酰化组蛋白的相互作用,抑制 c-myc 的转录。② c-myc 蛋白的半衰期较短,通过蛋白酶体途径降解。目前,已知的调节 c-myc 降解的 E3 泛素连接酶有 FBW7。FBW7 在多种肿瘤中都是失活突变的。去泛素化蛋白酶 USP28、USP37、USP36 介导了 c-myc 的去泛素化过程,可以使 c-myc 稳定。从抑制这些去泛素化蛋白酶入手,降解 c-myc 也是一条抑制 c-myc 的途径。③ c-myc 发挥转录活性需要和 max 形成异源二聚体,抑制两者的相互作用也可以抑制 c-myc 的转录活性;④此外,基于 c-myc 需同时和其他基因一起发挥作用,如同时抑制其协同转化因子的活性,有可能更好地发挥抗肿瘤作用。

⊜动画 1-1
EPO 信号转导通路

⊜动画 1-2
FLT3 信号转导通路

2. 细胞分化异常与血液肿瘤的发生 如前述，在细胞分化的过程中，分化相关转录因子至关重要。白血病细胞的分化阻滞多与这些因子的突变或其表达受抑有关：① C/EBPa、PU.1 指导造血细胞向髓系的分化。在不少急性髓系白血病（AML）患者中，可以见到 C/EBPa、PU.1 的突变，从而导致 AML 细胞阻滞在分化的某个阶段。C/EBPa 的突变与 AML 的预后相关，有 C/EBPa 突变的患者往往预后较好。② *AML1-ETO* 是由于 t（8；21）染色体易位，导致 *AML1* 和 *ETO* 基因融合。通常情况下，转录因子 AML1 结合在其靶基因的启动子上，通过募集 p300 等乙酰化酶诱导细胞分化相关基因的表达。而 *AML1-ETO* 则募集去乙酰化酶等转录共抑制子导致分化相关基因的表达受抑。*AML1-ETO* 转基因小鼠可以发生 AML。③近年来，代谢酶在白血病发病中的作用取得不少研究进展。IDH1/2催化异柠檬酸向酮戊二酸（αKG）转变。研究人员发现 IDH1、IDH2 在 10% 左右的 AML 中存在功能获得性突变，导致催化异柠檬酸向 2- 羟基戊二酸（2HG）转变。TET2 是一个双脱氧酶，在 DNA 的去甲基化过程中扮演重要角色。TET2 的活性需要αKG，2HG 可以竞争性抑制αKG 对 TET2 活性的作用，结果导致 DNA 的去甲基化过程受抑，DNA甲基化增加。此外，TET2 与 DNA 的结合还需要WT1 蛋白的辅助。临床上，*WT1* 突变、*TET2* 突变或 *IDH1* 突变都可以导致 TET2 功能抑制，DNA 甲基化增加。针对 *IDH1/2* 突变（*R140Q* 和 *R172K*）的抑制剂 Enasidenib（AG221）已被 FDA 批准上市，用于治疗难治复发的 AML。在体内，AG221可诱导 AML 细胞的分化。对非 *IDH1/2* 突变引起的甲基化增加，可以考虑用 DNA 甲基转移酶

（DNMT1）的抑制剂如地西他滨等。④ *MLL-AF9* 见于 t（9；11），这种易位导致 MLL 蛋白和 AF9发生融合。MLL 本身可以导致组蛋白 K4 的甲基化，在发生融合后，由 AF9 部分募集甲基转移酶DOT1L 导致组蛋白的 K79 发生甲基化促进 *MEIS1*、*HOXA9* 等基因表达。*MLL-AF9* 发挥作用需要形成大的转录复合体，其中它与 E 蛋白的相互作用比较重要。抑制 *MLL-AF9* 与 E 蛋白的相互作用，或者抑制 DOT1L 的酶活性，可以从不同途径抑制 *MLL-AF9* 的功能，从而促进细胞的分化。

这些研究表明，表观遗传学调控在白血病细胞分化异常中有重要作用。针对表观调控修饰酶如EZH2、LSD1 的抑制剂在临床前和临床研究中显示出良好的效果。

3. 细胞凋亡与血液肿瘤的发生 细胞的凋亡异常是血液肿瘤发生的重要因素之一。通常，细胞凋亡包括线粒体途径和死亡受体途径。JAK/STAT、NF-κB、AKT 等多条信号转导通路参与了血液肿瘤细胞的生存的调控。举例如下：在 CML 的发病过程中，*BCR-ABL* 并不导致细胞分化的障碍，而是通过活化 STAT5、AKT 等途径促进细胞的存活和增殖；在淋巴瘤细胞中，常见 t（14；18）易位，该易位导致 *Bcl-2* 基因的过表达。*Bcl-2* 通过调节线粒体外膜的通透性，抑制细胞的凋亡。针对*Bcl-2* 的小分子药物已被 FDA 批准，用于血液肿瘤的治疗；在骨髓瘤和淋巴瘤细胞中，由于多种原因，造成 NF-κB 的持续活化，NF-κB 调节系列凋亡抑制基因如 *BCL-2* 的表达，从而抑制细胞的凋亡。因此，NF-κB 途径也是一条重要的肿瘤治疗干预途径。

（二）外在因素（骨髓微环境）

骨髓微环境中的各种 niche 细胞所分泌的生长因子（Wnt、FGF-2、ANGPTL 等）、细胞因子（SCF、TPO、IL-3、IL-6 等）及胞外基质（蛋白聚糖、成粘连蛋白、整合素等）都可通过配体 - 受体介导等途径来调控造血干细胞的自我更新和分化，促进造血的发生和稳定。细胞因子在调控中的作用

是目前研究的主要方向之一。

1. 细胞因子的定义和特性　细胞因子是由基因编码的细胞外信号分子，由多种骨髓细胞和内分泌器官产生并调控细胞增殖和分化。细胞因子的特性包括：①低浓度即可发挥作用，功能多样；②不同细胞因子针对不同发育阶段的细胞；③通常可在不同谱系细胞中发挥作用；④不同的因子间具有协同效应。常见的细胞因子包括干细胞因子（SCF）、fam 样酪氨酸激酶受体 3（Flt3-L，FL）、集落刺激因子（CSF）、白细胞介素（IL）、红细胞生成素（EPO）、血小板生成素（TPO）、转化生长因子 -β（TGF-β）、肿瘤坏死因子 -α、β（TNF-α、β）、白血病抑制因子（LIF）、干扰素 α、β、γ（IFN-α、β、γ）、趋化因子（CK）等。

2. 细胞因子的分类和作用细胞　根据来源可将细胞因子分为近程因子和远程因子：近程因子主要由骨髓基质细胞分泌，如 CSF、IL-3 等；远程因子主要由内分泌器官产生，经血液循环达到造血组织起作用，如 EPO、TPO 等。根据作用时间可将细胞因子分为：早期作用细胞因子，如 SCF、Flt3-L、IL-3、IL-6 等；晚期作用细胞因子，如 G-CSF、M-CSF、EPO、TPO 等。根据作用方式可将细胞因子分为：正向调控因子，如 SCF、FL、CSF、IL、EPO、TPO、LIF 等；负向调控因子，如 TGF-β、TNF-α、β、IFN-α、β、γ，CK 等。具体如下：

（1）造血正向调控的细胞因子：造血的正向调控主要是通过促进造血的细胞因子来完成。包括①作用于早期造血细胞的细胞因子：SCF、FL 及白细胞介素类因子。②集落刺激因子：主要有四类：粒 / 单细胞集落刺激因子（GM-SCF），是一种多系集落刺激因子，能刺激红系、粒系、单核系、巨核系等集落形成；粒细胞集落刺激因子（G-SCF），主要是粒细胞系特异的集落刺激因子；单核细胞集落刺激因子（M-SCF），促进单核细胞、巨噬细胞集落形成；IL-3 可刺激多系集落形成。③白细胞介素类因子：是一类由活化白细胞产生的信号分子，目前已被命名为 IL-1 ~ IL-20。IL-1、

IL-3 和 IL-6 作用于造血干细胞分化出髓系祖细胞，IL-3 对造血干细胞、早 / 晚期祖细胞和粒系、红系、巨核系都有促进生长作用；IL-1 和 IL-6 作用于造血干细胞分化出淋巴系祖细胞及后期的前 T/ 前 B 细胞；IL-11 具有多方面的功能，能促进巨核细胞产生血小板，已被应用于临床上提高外周血血小板数量。④ EPO：由肾、胎肝产生，能促进红系集落形成，促进幼红细胞分化、血红蛋白合成以及减少系祖细胞的凋亡等，重组人 EPO 已被应用于临床治疗各种贫血。⑤ TPO：是生理性调节血小板的最重要因子，具有对巨核系的特异性作用，促进巨核细胞的增殖、分化和血小板的产生。⑥ LIF：能促进胚胎干细胞的增殖及巨核细胞的增殖和分化。

（2）造血负向调控的细胞因子：抑制造血生长的因子，称为负向调控因子。包括：① TGF-β1：是主要的抑制因子，作用是抑制干祖细胞的增殖。② TNF-α、β：能抑制各种祖细胞（CFU-GEMM、CFU-GM、CFU-Meg、CFU-E、BFU-E）的增殖，同时也可以抑制细胞周期。③ IFN-α、β、γ：具有调节免疫、抗病毒、抗肿瘤、抗增殖作用。④ LIF：抑制胚胎干细胞和造血干细胞的分化。⑤ CK：参与造血调控的有 PF4、IL-8、MIP-1α。PF4 抑制巨核细胞增殖；MIP-1α 又称为巨噬细胞炎性蛋白，在体内外可抑制祖细胞集落形成。

（3）细胞外基质对造血的调控：细胞外基质对造血细胞的黏附、定位、迁徙等有支持生存的作用，同时也介导细胞与细胞、细胞与基质的各种物理、化学信号传递，影响细胞因子、生长因子、转移因子的分泌能力，以及抑制诱导凋亡基因的表达，从而调控造血。

3. 骨髓微环境与血液恶性肿瘤的关系　骨髓微环境对肿瘤细胞的生存具有重要调节作用。这一点在骨髓瘤的发病中尤为重要。骨髓瘤细胞的生存依赖骨髓的基质细胞提供支持，这种支持既包括基质细胞分泌的 IL-6 等细胞因子的作用，也包括基质细胞直接接触产生的保护和营养作用。IL-6 可

以通过活化细胞 JAK/STAT3 信号通路促进骨髓瘤细胞的增殖和存活。此外，在微环境中，免疫细胞的存在对骨髓瘤的发展也是重要的。比如，NK 细胞、CD8 阳性细胞由于受到骨髓微环境中抑制因素的作用，功能受到抑制，间接促进了骨髓瘤细胞的存活和发展。除了骨髓瘤之外，在血液肿瘤中，各种肿瘤起始细胞主要存在于 niche 中。niche 对肿瘤起始细胞可以起到化疗保护作用，从而导致肿瘤的复发。因此，增加骨髓微环境中免疫细胞的活性，降低基质细胞对肿瘤细胞的保护作用，是临床治疗学基础研究的重要内容。

（吴英理 郑俊克）

第二节 血液的组成及功能

血液（全血，blood）是由液态的血浆与混悬在其中的红细胞、白细胞、血小板等有形成分组成。正常人血液的 pH 为 7.35 ~ 7.45，相对密度为 1.050 ~ 1.060，相对密度的大小取决于所含有形成分和血浆蛋白质的量，血液的黏度为水的 4 ~ 5 倍，37 ℃时的渗透压为 6.8 个大气压，1 大气压（atm）=101.325 kPa。离体血液加适当的抗凝剂后离心使有形成分沉降，所得的浅黄色上清液为血浆（plasma），占全血体积的 55% ~ 60%。离体血液不加抗凝剂任其凝固成血凝块后所析出的淡黄色透明的液体即为血清（serum）。在临床医疗工作中，经常要采取全血、血浆、血清三种血液标本，它们的主要区别及制备方法是：

全血 = 血浆 + 有形成分（制备时需加抗凝剂）

血浆 = 全血 - 有形成分（制备时需加抗凝剂，全血样品离心后吸取上层清液）

血清 = 全血 - 有形成分 - 纤维蛋白原

= 血浆 - 纤维蛋白原（制备时无须加抗凝剂）

血浆与血清的主要区别在于参与血液凝固的成分在量和质上的区别。

一、红细胞代谢、功能及其特征

（一）红细胞结构

1. 红细胞的基本结构　成熟红细胞是结构功能高度特化的细胞，无细胞核，也无细胞器。红细胞内的主要成分是血红蛋白（hemoglobin，Hb）。血红蛋白是含卟啉铁的蛋白质。约占红细胞重量的 33%，易与酸性染料结合，染成橘红色。

成熟红细胞直径 7.5 ~ 8.5 μm，呈双凹圆盘状，表面光滑，中央较薄约 1 μm，周边较厚约 1.9 μm，在血涂片标本上显示，中央染色较浅、周边较深。这一形态结构特点增加了红细胞的表面积，与体积相同的球形结构相比表面积增大约 25%，还可使细胞内任何一点距细胞表面的距离都不超过 0.85 μm。由于胞质内充满了血红蛋白，最大限度地增强了气体交换的功能。当血液流经肺时，由于肺泡内氧分压（PO_2）高，二氧化碳分压（PCO_2）低，血红蛋白即释放 CO_2 与 O_2 结合，形成氧合血红蛋白；相反，当血液流经其他器官组织时，由于这些器官组织内 PCO_2 高，PO_2 低，血红蛋白释放所带的 O_2 结合 CO_2，形成氨甲基血红蛋白。血红蛋白的这一特点是红细胞在体内完成气体运输和交换功能的化学基础。

红细胞的数量及血红蛋白的含量随生理功能而改变，婴儿高于成人，运动时多于安静状态，高原地区居民高于平原地区居民。红细胞形态和数量以及血红蛋白的质与量的改变超出正常范围，则表现为病理现象。一般认为红细胞计数 < 3.0×10^{12}/L，血红蛋白 < 100 g/L，则为贫血（anemia）；红细胞计数 > 7.0×10^{12}/L、血红蛋白 > 180 g/L，则为红细胞和血红蛋白增多。

单个红细胞在新鲜时为淡黄绿色，大量红细胞使血液呈猩红色。多个红细胞常叠连在一起呈缗钱状。红细胞有一定弹性和形态可变性，它能通过自身的变形而顺利通过直径更小的毛细血管。红细胞正常形态的维持需足够的 ATP 供能及细胞内外渗透压的平衡。当缺乏 ATP 供能时，其形态由圆盘状变为棘球状，当 ATP 供能状态改善后亦可恢复。当血浆渗透压降低时，血浆中的水分进入红细胞内，细胞肿胀呈球形甚至破裂，称为溶血（hemolysis），残留的红细胞膜囊称为血影（ghost）；若血浆渗透压升高，红细胞内水分析出胞外，致使红细胞皱缩，也可导致膜破坏而溶血。

2. 红细胞膜的结构　红细胞膜是成熟红细胞存留的唯一细胞器，对保持红细胞的形态和维持红细胞的生命具有重要的意义。红细胞对外界的所有联系及反应，包括物质运输、免疫反应、信号转导、药物反应等，都由红细胞膜来完成。

人的红细胞膜是由蛋白质（约占 49.3%）、脂质（约占 42%）、糖类（约占 8%）和无机离子等组成，蛋白质与脂质的比值约为 1:1。电镜下观察红细胞膜呈三层（暗 – 明 – 暗）：外层含糖脂、糖蛋白、蛋白质，为亲水性；中间层含磷脂、胆固醇与胆固醇酯、蛋白质，具有疏水性；内层主要包含蛋白质，呈亲水性。即红细胞膜基本结构与其他细胞一样以脂双层为主体，蛋白质镶嵌在脂双层中。蛋白质大多与脂质及糖类结合以脂蛋白或糖蛋白的形式存在。这些蛋白质既有维持红细胞结构的作用，又有各自特定的功能。

红细胞膜的内面由多种蛋白组成，其中主要有血影蛋白（spectrin）和肌动蛋白。这些蛋白形成一层网状支架，锚定在细胞膜下，使红细胞保持双凹圆盘状，或随环境改变而变形。红细胞膜骨架蛋白的缺乏可引起红细胞溶血。例如，遗传性球形红细胞增多症 30%~60% 的患者是因为锚定蛋白缺乏，大多数患者有血影蛋白缺乏。这类患者的红细胞由于骨架蛋白缺失，造成膜骨架蛋白和膜脂质双层之间的连接缺陷，使脂双层极不稳定，红细胞随循环时间延长，膜脂质丢失，细胞表面积减少，变成球形，渗透脆性增加使红细胞寿命大大缩短。红细胞的质膜上有血型抗原 H、血型抗原 A 和（或）血型抗原 B，它们均为膜糖蛋白。根据血型抗原在膜上的有无，大致可将人的血型分为 A 型、B 型、O 型和 AB 型四型。

3. 红细胞膜的功能

（1）对维持红细胞的正常结构、变形、可塑性及韧性有重要作用：红细胞表面积大，在血管与多种组织中流动。红细胞的变形性有利于其通过微循环，如脾窦的毛细血管直径只有 2~3 μm，而红细胞的平均直径为 7.2 μm，呈双凹盘状。正常的红细胞从盘状变为细条状，从而得以通过，使血流通畅。老化的红细胞由于变形性差，因此被扣捕清除。

（2）物质交换：红细胞内外不断地进行物质交换，如各种气体、糖、氨基酸及各种无机离子等，不同的物质交换有 3 种机制：第一种机制是由浓度高向浓度低方向的扩散；第二种机制是由载体转运，大多数亲水性强的物质，如葡萄糖、氨基酸、各种离子等，需靠红细胞膜上一定的载体蛋白转运而进出细胞内外；第三种机制是主动转运，这种转运方式是通过细胞膜上的特异的酶分子，它能利用 ATP 释放的能量完成某些离子的逆浓度转运。

（3）受体：红细胞膜上的蛋白质有些能与外界化学物质特异结合，这些蛋白质称为该物质的受体。

1）激素类受体：如胰岛素受体、胰高血糖素受体。

2）递质类受体：如异丙肾上腺素受体、去甲肾上腺素受体等。

激素类受体与递质类受体的作用机制基本相似，都是通过核苷酸环化酶使 ATP 或 GTP 生成 cAMP 或 cGMP。它们通过激活蛋白激酶，对细胞代谢和细胞功能进行双向调节。

3）病原受体：有些病原体如病毒和疟原虫等可通过与红细胞膜上的糖蛋白中的涎酸相结合而感染。

4）补体和 IgG 受体：红细胞膜上有 CR1 受体，它可与 C3b、C4b、iC3b 及 iC3 等结合，其功能是中和可溶性免疫复合物，防止抗原 – 抗体 – 补体免疫复合物的沉淀。由于人血中 C1 受体 90% 以上由红细胞携带，因此灭活 C3b 主要依靠血中红细胞。

（4）红细胞膜的抗原性：红细胞膜上的血型抗原物质是由遗传基因决定的，为糖蛋白或糖脂。现已发现 400 多种抗原物质，分属于 20 多个血型系统。近年来发现衰老的红细胞膜上出现一种新的抗原，称为老化抗原（senescent cell antigen，SCA），它能与血浆中的自身抗体结合，使衰老的红细胞被吞噬细胞识别清除。

（二）红细胞代谢

红细胞是血液中最主要的细胞，在骨髓中红系祖细胞发育过程中，红细胞生成（erythropoiesis）经历了原幼红细胞、早幼红细胞、中幼红细胞、晚幼红细胞、网织红细胞等阶段，最后才成为成熟红细胞。在成熟过程中，红细胞发生一系列形态和代谢的改变。

1. 血红蛋白的合成及调节　红细胞中最主要的成分是血红蛋白，血红蛋白占细胞干重的 96%，占细胞容积的 35%。大约 65% 的血红蛋白合成在有核红细胞期，另有 35% 合成于网织红细胞阶段。血红蛋白由珠蛋白（globin）和血红素（heme）组成。

（1）珠蛋白：人类血红蛋白的珠蛋白肽链有 6 种，分别命名为 α、β、γ、δ、ε、ζ 链。成年人血红蛋白（HbA）是由两个 α 亚基和两个 β 亚基形成的四聚体，相对分子质量为 64 458（图 1-2）。

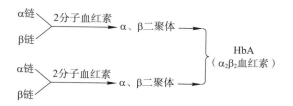

图 1-2　血红蛋白（HbA）的聚合过程

珠蛋白肽链的分子结构及合成由基因决定，α 和 ζ 珠蛋白基因相互邻近，组成 "α 基因簇"，位于 16 号染色体的短臂上。β、γ、δ、ε 珠蛋白基因相互邻近，组成 "β 基因簇"，位于 11 号染色体的短臂上。在 7 个 α 基因簇中有 3 个可翻译成蛋白

质，β 基因簇中有 5 个可翻译成蛋白质，遗传方式为共显性遗传。珠蛋白的合成从胚胎期开始是先有 α 链和 γ 的合成，3 ~ 5 个月时 β 链开始合成，到妊娠末期 β 链合成增多，而 γ 链合成减少，δ 链在胚胎期和成人后合成均是低水平的，而 ε、ζ 链只在胚胎发育的 3 ~ 12 周内合成。因此，在这两个基因簇产物中，HbA2（$\alpha_2\delta_2$）、HbA（$\alpha_2\beta_2$）为成人血红蛋白。HbF（$\alpha_2\gamma_2$）为胎儿型血红蛋白，$\delta_2\varepsilon_2$、$\alpha_2\varepsilon_2$、$\gamma_2\delta_2$ 为胚胎血红蛋白。

1）珠蛋白的合成：血红蛋白中珠蛋白的合成过程与一般蛋白质相同。正常成人珠蛋白 HbA 其 α 链在多核糖体合成后即被释放。从多核糖体释放后的自由 α 链可与尚未从多核糖体释放的 β 链相连，然后一并从多核糖体上脱下，变成游离的 α、β 二聚体。此二聚体又与线粒体内生成的两个血红素相结合，最后才形成一个由 4 条肽链和 4 个血红素构成的有功能的血红蛋白分子。

2）珠蛋白的合成受血红素调节：珠蛋白合成受 cAMP 依赖的蛋白激酶连锁反应的影响。在蛋白质生物合成过程中，当起始因子 2（eIF$_2$）与 GTP 结合成为 eIF$_2$GTP 时具有活性，而 eIF$_2$ 与 GDP 结合时无活性。eIF$_2$GDP 上的 GDP 与 GTP 的相互交换由鸟苷酸交换因子（guanylnucleotide exchange factor，GEF）催化。网织红细胞中的 eIF$_2$GDP 可被 eIF$_2$ 蛋白激酶磷酸化。eIF$_2$ 蛋白激酶平时无活性，在缺乏血红素时该酶被激活，使 eIF$_2$ 磷酸化。eIF$_2$ 磷酸化后与 GEF 的亲和力大为增强，两者黏着，互不分离，妨碍 GEF 作用，使 eIF$_2$GDP 难以转变成 eIF$_2$GTP。网织红细胞所含 GEF 很少，eIF$_2$ 只要 30% 被磷酸化，GEF 就全部失活，使珠蛋白等所有蛋白质的合成完全停止。

由于 cAMP 依赖的蛋白激酶激活反应受高铁血红素阻断，而高铁血红素由血红素氧化而成，所以当血红素充足时 eIF$_2$ 蛋白激酶不活化，eIF$_2$ 表现为活性形式，促进珠蛋白等所有蛋白质的合成。

🌐 图 1-2
网织红细胞中血红素缺乏引起蛋白质合成起始障碍的机制

🌐 图 1-3
高铁血红素通过对起始因子 2 的调节来调节珠蛋白的合成

（2）血红素：是含铁的卟啉化合物。血红素是多种蛋白质或酶的辅基，如血红蛋白、肌红蛋白、过氧化物酶和多种细胞色素，其合成的场所在有核红细胞和肝细胞的线粒体内。

1）血红素的生物合成：核素示踪实验表明，血红素合成的原料是琥珀酰辅酶 A、甘氨酸和 Fe^{2+} 等小分子化合物。合成的起始和终末阶段在线粒体中进行，中间过程在胞质中进行。血红素的生物合成过程可分 4 个阶段。

第 一 阶 段 是 δ- 氨 基 -γ- 酮 基 戊 酸（δ-aminolevulinic acid，ALA）的生成。在线粒体内，首先由琥珀酰辅酶 A 与甘氨酸缩合成 δ- 氨基 -γ-酮基戊酸，催化此反应的酶是 ALA 合酶（ALA synthase），辅酶是磷酸吡哆醛。ALA 合酶是血红素合成的限速酶。

🌐 图 1-4
δ 氨基 γ 酮基戊酸的生成

第二阶段是胆色素原的生成。ALA 生成后从线粒体进入胞质，2 分子 ALA 在 ALA 脱水酶催化下，脱水缩合成 1 分子胆色素原（原称卟胆原，porphobilinogen，PBG）。ALA 脱水酶含巯基，对铅等重金属敏感。

第三阶段是尿卟啉原Ⅲ及粪卟啉原Ⅲ的生成。在胞质中，4 分子胆色素原在胆色素原脱氨酶催化下脱氨后缩合成 1 分子线状四吡咯，再在尿卟啉原Ⅲ同合成酶作用下生成尿卟啉原Ⅲ。无尿卟啉原Ⅲ合成酶时生成线状四吡咯，线状四吡咯不稳定，可自然环化为尿卟啉原Ⅰ。正常情况下，体内主要生

成尿卟啉原Ⅲ，尿卟啉原Ⅰ生成极少，两者的比例是 10 000∶1。在某些病理情况下，尿卟啉原Ⅲ合成受阻，生成较多的尿卟啉原Ⅰ。尿卟啉原Ⅲ在尿卟啉原Ⅲ脱羧酶催化下生成粪卟啉原Ⅲ。

第四阶段是血红素的生成。胞质中生成的粪卟啉原Ⅲ再进入线粒体，经粪卟啉原Ⅲ氧化脱羧酶催化，变为原卟啉原Ⅸ；再由原卟啉原Ⅸ氧化酶催化生成原卟啉Ⅸ，通过亚铁螯合酶（ferrochelatase），原卟啉Ⅸ与 Fe^{2+} 结合生成血红素，铅等重金属对亚铁螯合酶也有抑制作用。血红素生成如图 1-3 所示。

卟啉症（porphyria）是血红素合成过程中酶缺陷引起卟啉或其中间代谢物在体内蓄积而导致的一组疾病。卟啉是一种光敏化物，它是卟啉病出现光敏反应的原因。

2）血红素合成的调节：血红素合成受多种因素的调节，其中 ALA 的活性是主要调节点。

① 血红素对 ALA 合成酶有反馈抑制作用：一般情况下，血红素合成后能迅速与珠蛋白结合成血红蛋白，无过多的血红素堆积，但当血红素合成速度大于珠蛋白合成速度时，过量的血红素可被氧化成高铁血红素，高铁血红素是 ALA 合成酶的抑制剂，从而抑制血红素成的合成。

② 促红细胞生成素（erythropoietin，EPO）的调节：促红细胞生成素是一种糖蛋白，其相对分子质量为 34 000，主要产生于肾小管周围细胞，如成纤维细胞、内皮细胞等。EPO 的生成量受机体对氧的需要及氧的供应情况的影响，当循环血液中血细胞比容减低或机体缺氧时，EPO 的分泌量增加，释放入血并到达骨髓。由于晚幼红细胞上 EPO 受体密度高，故 EPO 主要促进晚幼红细胞的增殖与分化，并促进骨髓释放网织红细胞。EPO 还能促进早幼红细胞增殖与分化。EPO 是红细胞生成的主要调节剂，EPO 与其他的造血因子如 IL-3 和胰岛素样生长因子共同促进红细胞分化和成熟。目前，临床上已有运用基因工程方法制造促红细胞生成素治疗肾病所引起的贫血。

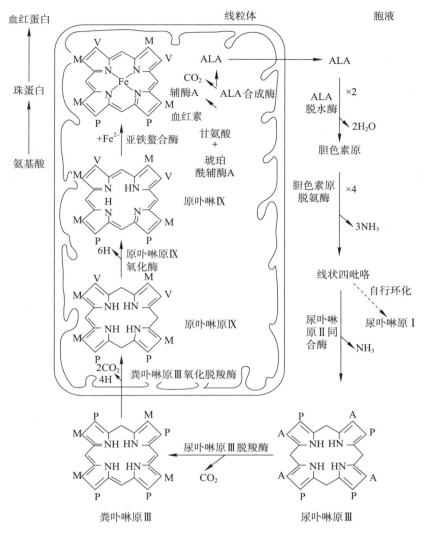

图 1-3　血红素的生物合成

A. —CH₂COOH　P. —CH₂CH₂COOH　M. —CH₃　V. —CHCH₂

③ 雄激素诱导 ALA 合成酶的合成：睾酮在肝内还原生成的 β- 氢睾酮，能刺激 EPO、ALA 合成酶的合成，从而促进血红素的生成；睾酮也可刺激骨髓，促进红细胞生成。

④ 雌激素的调节：小剂量的雌激素能降低原始红细胞对 EPO 的反应。

⑤ 铁对血红素合成有促进作用。

（3）血红蛋白病（hemoglobinopathy）：是一类常见的遗传病，指珠蛋白生成障碍性贫血（地中海贫血）和异常血红蛋白病，主要由珠蛋白合成不足及珠蛋白的一级结构中氨基酸异常所致。如地中海

贫血，东南亚是该病高发区之一，我国在四川、广东、广西多见。常见的地中海贫血如表 1-2 所示。β 地中海贫血的病理相当复杂，目前已发现 100 多种 β 基因突变，大致可分为以下几类：①编码基因缺失突变，引起合成异常 β 链；转录调控区突变，导致转录水平降低，β 链合成不足；②剪接区突变，使转录后加工异常，β 链不能正常合成；③终止密码突变，形成异常 mRNA，β 链合成障碍；④由于一个或数个碱基缺失，发生移码突变和阅读框移位，产物不稳定或缺乏。镰刀细胞贫血就是由于 β 基因发生单一碱基突变导致。正常 β 基因第 6 个

密码子为 GAG，编码谷氨酸；突变后为 GTG，编码缬氨酸，使正常血红蛋白 HbA 转变为 HbS。在纯合子时 HbS 在脱氧状态下聚集成多聚体，当多聚体达到一定量时，细胞膜由正常的双凹形盘状变成镰刀形。这类红细胞变形性差，易破而溶血，造成血管阻塞，组织缺氧、损伤、坏死。在杂合子状态，患者从父母继承了一个正常的 β 基因和一个异常的 β 基因，这类患者 HbS 占 20% ~ 45%，其余为 HbA。患者平时没有症状，因为在 HbS 浓度低的情况下细胞不会变形。此类患者不需要治疗，但在缺氧条件下患者的红细胞还是可能会变成镰刀形。

表1-2　常见的地中海贫血

分类	特点
β 地中海贫血	（1）β^+（部分减少了合成），点突变，小片段插入，缺失
	（2）β^0（β 珠蛋白链缺乏合成），点突变，小片段插入，缺失
	（3）δβ（缺乏 δβ 珠蛋白合成）大片段缺失
α 地中海贫血	（1）α^0（没有 α 珠蛋白合成）大片段缺失
	（2）$\alpha^+\alpha$ 珠蛋白减少 25%，5% 小
	（3）αα 珠蛋白终止密码突变

2. 糖代谢　成熟的红细胞不再有细胞器，但仍保留一整套完整的糖代谢的酶类。血循环中的红细胞每天约摄取 30 g 葡萄糖，其中 90% ~ 95% 经糖酵解途径，5% ~ 10% 通过磷酸戊糖途径进行代谢。2,3 二磷酸甘油酸（2,3-bisphosphoglycerate，2,3-BPG）支路是红细胞中存在的一种特殊的代谢方式。

成熟红细胞缺乏全部细胞器，仅由细胞膜与细胞质构成。在红细胞中糖酵解是能量最主要的来源，糖酵解中产生的 ATP 主要用于维持细胞膜上钠泵（Na^+-K^+-ATPase）运转的正常功能，只有在消耗 ATP 的情况下，才能维持红细胞的离子平衡及其特定的形态。当 ATP 缺乏时，Na^+ 进入细胞增多，可使细胞膨胀而易于溶血。并且 ATP 也用于

维持红细胞膜上的钙泵（Ca^{2+}-ATPase）转运及维持红细胞膜上脂质交换。此外，少量的 ATP 也用于谷胱甘肽、NAD^+ 等的生物合成，以及活化葡萄糖启动糖酵解。

2,3 二磷酸甘油酸支路是红细胞的糖代谢的一种特殊代谢方式，在红细胞糖酵解过程中生成的 1,3 二磷酸甘油酸（1,3-DPG）在二磷酸甘油酸变位酶（BPG 变位酶）和 2,3 二磷酸甘油酸（2,3-DPG）磷酸酶的催化下，2,3-DPG 脱磷酸转变为 3 磷酸甘油酸，并进一步分解生成乳酸。此 2,3-DPG 侧支循环称为 2,3-DPG 支路（图1-4）。

该支路的生理意义有两方面：一是支路中生成的 2,3-DPG 可降低血红蛋白对氧的亲和力，促进 HbO_2 释放 O_2，有利于组织细胞对供 O_2 的需要。在所有的贫血性疾病患者的红细胞内，2,3-DPG 的含量可明显增高，而且增高程度与血红蛋白浓度呈负相关。2,3-DPG 含量代偿性增高导致血红蛋白与氧的亲和力降低，有利于氧向组织内释放。二是该支路是放能的过程，因此可以减少糖酵解中能量的产生，使 ATP、1,3-DPG 不致堆积，有利于糖酵解不断进行。

红细胞内 5% ~ 10% 葡萄糖是通过磷酸戊糖途径进行代谢的，产生的 $NADPH+H^+$ 是红细胞中重要的还原剂。$NADPH+H^+$ 是谷胱甘肽还原酶的辅酶，NADPH 使氧化型谷胱甘肽变为还原型谷胱甘肽（GSH），使红细胞维持 GSH 的正常含量。最常见遗传性葡萄糖 6 磷酸脱氢酶缺乏的患者，磷酸戊糖途径不能正常进行，造成 $NADPH+H^+$ 减少，GSH 含量低下，红细胞易破坏而发生溶血性贫血。

3. 铁代谢　详见第三章第二节。

4. 核苷酸代谢　DNA 的合成是细胞分裂增殖的基本条件之一。DNA 的合成需要有脱氧核糖核苷酸作为原料。在嘌呤核苷酸合成中，特别是胸腺嘧啶核苷酸的合成中一碳单位参与反应，而叶酸（folic acid）的活性形式四氢叶酸作为一碳单位的载体，维生素 B_{12} 也有间接促进胸腺嘧啶核苷酸合成的作用。详见第三章第二节。

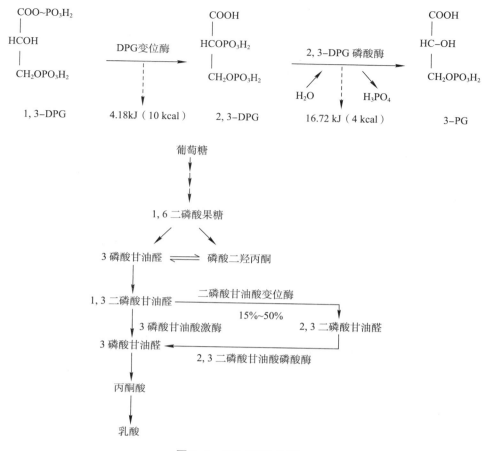

图 1-4 2,3-DPG 支路

5. 红细胞的衰老与破坏

（1）红细胞衰老：老化的红细胞体积缩小，密度增高，变形性下降，脆性增高。红细胞老化是一个多因素的复杂过程。在衰老的红细胞中，糖代谢发生改变：葡萄糖无氧酵解的 3 个关键酶，己糖激酶、6 磷酸果糖激酶 1 和丙酮酸激酶的活性均降低，使糖酵解的速率迅速降低。ATP 生成减少，影响了红细胞的能量供应和生理功能，如钠泵、钙泵失常，使得红细胞肿胀，膜钙积聚。2,3-DPG 浓度降低，氧释放量减少；磷酸戊糖途径的酶活性也逐渐下降，NADPH 的生成减少，导致 GSH 减少，使红细胞的抗氧化能力下降。衰老的红细胞膜也发生改变：由于细胞的抗氧化能力下降，细胞膜被氧化损伤和血红蛋白氧化变性，血红蛋白 MHb 的浓度增高，易生成变性珠蛋白小体沉积在红细胞膜的胞质面，红细胞膜脂质丢失，特别是膜磷脂的减少，并且在老化的红细胞中发现膜蛋白的高分子聚合物。这些变化使得红细胞膜僵硬，膜脂质的流动性降低，导致红细胞变形性下降，表面积与体积之比降低。

（2）红细胞破坏：正常人红细胞在血液中的平均寿命为 120 日。在这期间，平均每个红细胞在血管内循环流动约 27 km，在这漫长的旅途中常常需要挤过比它小的毛细血管及空隙，因此必须发生变形。当红细胞逐渐衰老时，细胞的变形能力减弱而脆性增加，在血流湍急处可因机械冲击而破损；在通过微小空隙时也会发生困难，因而特别容易停滞在脾和骨髓中并被巨噬细胞吞噬。

（三）红细胞的功能特征

红细胞的主要功能是给组织输送 O_2，排出组织代谢产生的 CO_2 和 H^+。在血液中由红细胞运输的 O_2 约为溶解在血浆中 O_2 的 70 倍；在红细胞的参与下，血液运输的 CO_2 的量约为溶解于血浆中的 CO_2 的 18 倍。红细胞的双凹碟形使气体交换面积较大。由细胞中心到细胞表面的距离较短，因此气体进出红细胞的扩散距离也短，有利于 O_2 和 CO_2 的跨膜转运。红细胞运输 O_2 的功能是靠细胞内的血红蛋白来实现的，红细胞一旦破裂，血红蛋白逸出，便丧失运输气体的功能。每克纯血红蛋白能结合 1.39 mL 的 O_2，因此正常男性每 100 mL 血液的血红蛋白能携带约 21 mL 的 O_2，女性的约携带 19 mL。红细胞运输 CO_2 的功能主要是依赖红细胞内丰富的碳酸酐酶，碳酸酐酶能使 CO_2 和 H_2O 之间的可逆反应加快数千倍。从组织扩散进入血液的大部分 CO_2 与红细胞内的 H_2O 发生反应，生成 H_2CO_3。血液中的 CO_2，88% 以 HCO_3^- 的形式运输，7% 以氨基甲酸血红蛋白的形式运输。

另外，红细胞内有多种缓冲对，因此具有一定的缓冲酸碱度的能力。

二、白细胞功能及其特征

白细胞（white blood cell，WBC；leukocyte，LEU）是外周血中的有核细胞。根据其形态特征，可将白细胞分为粒细胞（granulocyte，GRAN）、淋巴细胞（lymphocyte，L）和单核细胞（monocyte，M）3 类。粒细胞的胞质中含有特殊颗粒，依其颗粒的特点又可分为 3 个亚类，即中性粒细胞（neutrophil，N）、嗜酸性粒细胞（eosinophil，E）和嗜碱性粒细胞（basophil，B）。白细胞是人体的防卫细胞，对机体具有重要的防御保卫功能。它参与机体对细菌、病毒等异物入侵时的察觉和反应过程。通过不同方式、不同机制消灭病原体，消除过敏原和参加免疫反应、产生抗体，是机体抵抗病原微生物等异物入侵的主要防线。细菌或病毒侵犯人体遇到的最初抵抗就来自白细胞，因此机体反应的最初变化就是白细胞数量升高或降低。

中性粒细胞和单核细胞为吞噬细胞，能吞噬各种异物，参与炎症反应，执行非特异性免疫功能；淋巴细胞为免疫细胞，可对特异性抗原进行体液性与细胞性破坏，执行特异性免疫功能。嗜碱性和嗜酸性粒细胞在血液中停留时间不长，主要在组织中发生作用。所有白细胞都能做变形运动，借助这种运动得以穿过血管壁进入组织中，此过程称为血细胞渗出。白细胞还具有趋向某些化学物质游走的特性，此特性称为趋化性。能引起趋化作用的物质有细菌、细菌毒素、人体细胞降解产物以及抗原抗体复合物，这些物质称为趋化因子（chemotactic factor）。各种白细胞的具体功能分述于下。

（一）粒细胞的功能

1. 中性粒细胞的功能　中性粒细胞是体内主要的吞噬细胞，能够吞噬病原微生物、组织碎片及其他异物，特别是急性化脓性细菌，在机体内起着抵御感染的第一防线的作用。将人中性粒细胞暴露于许多微粒和可溶性刺激物中可激发一系列反应，包括趋化、吞噬、脱颗粒、单磷酸己糖旁路激活、产生活性氧、释放膜结合钙离子及细胞骨架重构。当中性粒细胞数显著减少时，机体发生感染的机会明显增高。

血管中的中性粒细胞约有一半跟随血液循环，称为循环池（circulating pool），通常临床上做的白细胞计数即反映这部分中性粒细胞的数量；另一半则附着在小血管壁，称为边缘池（marginal pool）。这两部分细胞可以相互交换，保持动态平衡。肾上腺素可促进中性粒细胞自边缘池进入循环池，在 5～10 min 内可使外周血中的中性粒细胞数增高 50%。此外，在骨髓中还贮备有约 2.5×10^{12} 个成熟的中性粒细胞，为外周血液中性粒细胞总数的 15～20 倍。糖皮质激素可促进骨髓内中性粒细胞的释放，抑制中性粒细胞的渗出；在给药 5 h 时，外周血中性粒细胞的数目可增加到 4.0×10^9/L。炎症时，由于炎症产物的作用，可使骨髓内储存的中性粒细胞大量释放，从而使外周血液的中性粒细胞数目显著增高，有利于更多的中性粒细胞进入炎症区域。中性粒细胞在血管内停留的时间平均只有 6～8 h，一旦进入组织，就不再返回血液。

2. 嗜酸性粒细胞的功能　嗜酸性粒细胞也有

变形性、黏附性、趋化性、脱颗粒作用和呼吸爆发作用。许多嗜酸性粒细胞疾病的一个显著特征是嗜酸性粒细胞在组织中选择性积聚，而这些组织中的中性粒细胞数并不增加。这类细胞吞噬细菌能力较弱，但吞噬抗原抗体复合物的能力较强。此外，这类细胞尚能限制嗜碱性粒细胞和肥大细胞在变态反应中的作用。

3. 嗜碱性粒细胞的功能　嗜碱性粒细胞以成熟状态细胞循环并可募集进入组织，特别是免疫反应或炎症反应部位，但通常情况下它们不滞留在组织中。嗜碱性粒细胞在结缔组织和黏膜上皮内时，称为肥大细胞，其结构和功能与嗜碱性粒细胞相似。这两种细胞的胞质中均有粗大的嗜碱性颗粒，内含组胺、肝素、慢反应物质、嗜酸性粒细胞趋化因子、血小板活化因子等。这些物质在抗原抗体反应时释放出来。组胺可改变毛细血管的通透性，能使小血管扩张；肝素有抗凝血作用；过敏性慢反应物质是一种脂类分子，能引起平滑肌收缩。慢反应物质与哮喘发作有关。当受到炎症刺激时，细胞脱颗粒而释放上述物质引起炎症反应，多见于变态反应性炎症。嗜碱性粒细胞功能主要是在变态性慢反应中起作用。

（二）淋巴细胞的功能

淋巴细胞是一种具有特异性免疫功能的细胞。淋巴细胞也称免疫细胞，在机体特异性免疫过程中起主要作用。所谓特异性免疫，是指淋巴细胞针对某一种特异性抗原，产生与之相对应的抗体或进行局部性细胞反应，以杀灭特异性抗原。淋巴细胞的主要功能包括参与体液免疫、细胞免疫和分泌淋巴因子。淋巴细胞可进一步分为 T 细胞、B 细胞和第三类淋巴细胞群，后者包括自然杀伤细胞（natural killer cell，NK）和淋巴因子激活的杀伤细胞（lymphokine-activated killer cell，LAK）。

（三）单核吞噬细胞的功能

单核细胞是血液中最大的血细胞，由骨髓生成，在血液内仅生活 3 ~ 4 日。单核细胞在血液中的吞噬能力较弱，当它穿过毛细血管壁进入肝、脾、肺和淋巴等组织中时即转变为吞噬细胞。其后，细胞体积加大，溶酶体增多，吞噬和消化能力也增强。它可聚集于感染灶附近，被淋巴细胞激活后，吞噬和杀灭病毒、真菌、原虫、分枝杆菌等病原体；还可识别和杀伤肿瘤细胞，清除变性血浆蛋白、衰老和损伤的红细胞、血小板等。吞噬细胞还参与激活淋巴细胞的特异免疫功能。

三、血小板功能及其特征

血小板是血液中最小的血细胞，平均直径 2 ~ 3 μm，体积为 8 μm³，呈两面微凸的圆盘状。它作为机体实现正常止血功能的主要成分，对凝血系统的激活也有重要作用。此外，血小板也参与机体的炎症与免疫反应。血小板原发或继发性的数量、结构与功能的异常变化可以成为一些疾病发生的原因，也可以成为许多疾病或病理过程发生、发展过程中起重要作用的因素。

（一）血小板的结构

1. 血小板的表面结构　血小板表面光滑，表面结构主要由细胞外衣与细胞膜组成，有开放管道系统（OCS）的表面开口。细胞外衣是一种低电子密度的细丝状物质，主要由各种糖蛋白及其糖链成分组成。细胞膜脂质双分子层中有颗粒物，是涉及多种酶、各种受体、离子通道及离子泵的各种蛋白质。血小板第三因子（PF3）也位于细胞膜中。因此，表面结构不仅是隔开血小板内外环境的界膜，而且对实现血小板的功能也有重要意义。

2. 血小板的溶胶凝胶区　指血小板膜内侧构成骨架和收缩系统的物质。它有 3 种丝状结构，即微管、微丝和膜下细丝，对静息血小板形状的维持，以及活化时发生变形、伸展、收缩和颗粒内容物的释放都起着重要作用。

3. 血小板的细胞器和内容物　在血小板的多种细胞器中，其最重要的是各种颗粒成分，如 α 颗粒、致密颗粒（δ 颗粒）和溶酶体（γ 颗粒）等。不同颗粒有种类和作用不同的各种内容物。

4. 血小板的特殊膜系统　指血小板特有的

OCS 和致密管道系统（DTS）。OCS 从细胞膜开口处向内形成曲折的管道系统，大大增加了血小板与血浆接触的表面积，也构成释放反应时颗粒内容物排出的通道。DTS 分散在细胞质中，有的在环形微管附近，它有过氧化物酶的活性，也是前列腺素合成酶的所在部位和细胞内 Ca^{2+} 的储存池。

（二）血小板的分布与破坏

正常成人循环血小板的数量为（100~300）× 10^9/L。通常，血小板计数在下午较早晨高，冬季较春季高，剧烈运动和妊娠中、晚期增高，静脉血的血小板计数较毛细血管血的高。

循环血小板的平均寿命为 7~14 日，在血小板进入血液的最初两天其功能最佳。日龄增高的血小板易在脾、肝和肺内被破坏、吞噬。活化、聚集的血小板当释放其全部内容物以后也将自行解体。在血液中也存在由血小板释放的由膜性成分形成的微小颗粒，称为血小板微颗粒。测定血液中微颗粒的多少可以用来估计体内血小板的激活状况。

（三）血小板的生化特点

与血小板功能密切相关的血小板生化组成成分和生化代谢是各种血小板膜糖蛋白和血小板的脂质代谢。

1. 血小板膜糖蛋白

（1）血小板膜糖蛋白Ⅰb-Ⅸ复合物（GPⅠb-Ⅸ）：是血小板主要的糖蛋白之一，在血小板膜上约有 25 000 个 GPⅠb-Ⅸ分子。GPⅠb-Ⅸ是由 GPⅠb和 GPⅨ以 1:1 比例形成的复合物。GPⅠb的相对分子质量（MW）为 165 000，由 GPⅠbα（MW 140 000）和 GPⅠbβ（MW 25 000）两个亚基以二硫键构成；GPⅨ的 MW 约为 22 000。GPⅠbα近氨基末端 1~290 个氨基酸残基区段有 vWF 的结合部位，在近氨基末端 239~299 氨基酸残基区段有凝血酶的结合部位。因此，GPⅠb-Ⅸ的主要功能与血小板的黏附、作为凝血酶的高亲和性受体有关。此外，70% 的 GPⅠb-Ⅸ与膜骨架蛋白连接，对维持血小板结构及细胞形态也有重要作用。遗传性缺乏 GPⅠb

的患者可出现巨血小板综合征，其血小板巨大，形态异常，并存在黏附功能障碍，对凝血酶反应的敏感性也显著降低。

（2）整合素家族：整合素（integrin）是一类细胞表面蛋白质的大家族，参与细胞–细胞、细胞–间质之间的黏附，这类蛋白质具有整合细胞外间质与细胞骨架蛋白成分的活性，因此被称为整合素。

各种整合素都是由 α 和 β 亚基以非共价键结合形成的二聚体，β 亚基分 β_1、β_2、β_3 3 个亚族。各种整合素共同的功能特点为：①结构与功能都有赖于二价阳离子的存在；②整合素与特异的骨架蛋白成分相作用，提供细胞骨架与胞外间质间机械力的传递联系；③同种整合素的配体特异性和活化状态在一定细胞类型可有特异性修饰变化；④整合素既是一种细胞由内向外信号转导的成分，又是一种由外向内传讯系统的成分。

血小板表面有多种整合素成分，功能是作为细胞外间质黏附蛋白和血浆黏附蛋白的受体，主要的黏附蛋白有胶原、层粘连蛋白（laminin，LN）、纤维连接蛋白（FN）、玻璃连接蛋白（VN）、vWF 和纤维蛋白原（Fg）等。在血小板的整合素中，GPⅡb-Ⅲa（$\alpha Ⅱb\beta_3$）比较特别，它在血小板活化后具有活性，两个血小板上同种复合物各作为受体与同一个配体（如黏附分子 Fg）结合，导致两个血小板之间的聚集。

GPⅡb-Ⅲa 是血小板含量最多的膜糖蛋白，每个血小板有 5 万个这种分子。GPⅡb与 GPⅢa在 Ca^{2+} 参与下以 1:1 形成复合物，复合物的完整性是其功能的基础，复合物的三级结构对受体功能也有极大的影响。GPⅡb（MW 135 000）由 GPⅡbα和 GPⅡbβ两个亚基以二硫键相连构成，前者位于胞外部分，有 4 个 Ca^{2+} 结合部位，成为 Ca^{2+} 调节 GPⅡb-Ⅲa复合物的主要机制；后者分子上存在 GPⅡb蛋白质的穿膜部分。GPⅢa是 MW 95 000 的单一肽链，其氨基末端第 109~171 氨基酸之间存在 RGD 结合部位，可能是聚集反应中与 Fgα链

N 端及 C 端存在的 RGD 区域相结合的主要部位。但是，Fg 的 γ 链 C 端十二肽也能结合于 GPⅡb 第 294～314 氨基酸之间，说明 GPⅡb-Ⅲa 作为受体的功能部位并不局限于蛋白质的一个肽段。

在功能上，只有当血小板被激活时，受体蛋白 GPⅡb-Ⅲa 发生空间构型的变化，暴露与 Fg 结合的位点，才引起聚集反应；Fg 与 GPⅡb-Ⅲa 的结合本身又导致 Fg 分子构型的改变，使之能直接与静息血小板膜上的 GPⅡb-Ⅲa 发生作用；同时，Fg 与 GPⅡb-Ⅲa 结合引起的跨膜信息传递，可使血小板进一步活化并发生释放反应。

除 GPⅡb-Ⅲa 外，血小板上其他已知的整合素有 GPⅠa-Ⅱa（$\alpha_2\beta_1$）、Ⅰc-Ⅱa 和 VN 的受体 $\alpha V\beta3$。GPⅠa-Ⅱa 是胶原的受体。Ⅰc-Ⅱa 是两种 α 亚单位（α_5 与 α_6）与 β_1 构成的两种复合物，$\alpha_5\beta_1$ 是 FN 的受体；$\alpha_6\beta_1$ 可能是 LN 的受体。

☞ 拓展阅读 1-1
抗血小板抗体

2. 血小板的脂质代谢

（1）花生四烯酸代谢：花生四烯酸（AA）是一类重要的 20 碳不饱和脂肪酸，机体大多数细胞（包括血小板）都进行 AA 代谢，产生不同类型的代谢产物，其中许多具有很重要的生理功能，也可成为不同病理过程的重要参与者。

在磷脂酰胆碱（PC）、磷脂酰乙醇胺（PE）、磷脂酰肌醇（PI）和磷脂酰丝氨酸（PS）等 4 类血小板膜脂磷脂中，前三者甘油骨架的第 2 位碳原子上连接 AA。各种刺激因素如激素、缺氧、组织损伤和多种促炎细胞因子都可激活磷脂酶 A_2（PLA_2），PLA_2 的作用是游离出 AA，后者经不同代谢途径，形成不同的 AA 代谢产物，其中最重要的是前列腺素类（PGs）和白细胞三烯类（LTs）物质。

1）前列腺素代谢及其主要产物的作用：AA 在环加氧酶（COX）作用下生成内过氧化物 PGG_2、PGH_2。COX 又称为 PGH_2 合成酶，它是 AA 代谢的关键酶。COX 分两种，COX-1 为结构型 COX，主要作用是产生为机体自稳调节提供调节血管张力的 PG 的前身物质；COX-2 为诱导性 COX，在内毒素和促炎细胞因子的作用下诱导生成。PGH_2 经异构酶作用可分别生成 PGE_2、PGD_2 和 $PGF_{2\alpha}$。在不同细胞，PGH_2 的代谢又可形成不同的产物，如在血小板形成血栓烷（TXA_2、TXB_2），在 VEC 形成前列环素（PGI_2）、6-酮 $-PGF_{1\alpha}$。TXB_2 和 6-酮 $-PGF_{1\alpha}$ 分别是 TXA_2 和 PGI_2 较稳定而无活性的代谢产物，它们可经进一步 β 氧化，形成最终由尿排出的终产物。

PG 类的受体有两类，即膜受体和核受体。膜上有 EP、IP、TP 等受体，其配体分别为 PGE_2、PGI_2、TXA_2。核受体为过氧化物酶体增殖物激活受体（peroxisome proliferator activated receptor，PPAR），其配体在细胞内合成后能直接进入核内与受体结合，使 PPAR 处于激活状态，具有转录激活作用。

PG 类物质通过对血小板和血管壁的作用调节止血和血栓形成，也参与炎症反应。①对血管舒缩活性与血小板功能的调节：PGG_2、PGH_2、TXA_2 与 PGE_2 在某种程度上是血小板的激动剂。其中，TXA_2 是作用最强的缩血管物质和血小板聚集剂之一，也可增高血管通透性；而 PGE_1、6-酮 $-PGE_1$ 和 PGI_2 是血小板功能的抑制剂。PGI_2 是作用最强的扩血管物质和抗血小板活化剂之一。PGE_2 也具有扩血管作用，但 PGI_2 的扩血管作用比 PGE_2 强 5 倍左右。PGE_2 的作用介于缓激肽与组胺之间。血液中 TXA_2 与 PGI_2 功能的调节平衡既是维持血管正常舒缩活性的重要因素，也是控制正常止血机制和防止血栓形成的重要因素之一。正常的 VEC 被认为能利用附近血小板释放的 PGH_2 合成 PGI_2，从而防止血小板在局部的聚集与血栓形成。②对炎症细胞的作用：PGE_2 可经 EP2 受体抑制肥大细胞、单核细胞、PMN 和嗜酸性粒细胞释放炎症介质。③ 其他作用：PGI_2 和 PGE_2 都能扩张支气管，TXA_2 则呈现收缩作用。IL-1、TNF 和 IL-6 能诱导脑内生成 PGE_2 并引起 PG 依赖性发热。

2）白细胞三烯代谢及其主要产物的作用：白细胞三烯（leukotriene，LT）首先发现于白细胞，并因在分子中有 3 个共轭双键而得名，可在中性粒细胞（PMN）、巨噬细胞、嗜碱性粒细胞、嗜酸性粒细胞、肥大细胞、VEC 和上皮细胞中产生。在细胞膜或核膜上的 AA 经 5- 脂加氧酶（5-lipoxygenase，5-LO）首先生成 5 过氧化氢花生四烯酸（5-HPETE），后又经还原形成 5- 羟花生四烯酸（5-HETE）或在白细胞三烯 A 合成酶作用下形成 LTA_4。LTA_4 不稳定，除了可经环氧化物水解酶作用生成 LTB_4 外，还可经谷胱甘肽 S 转移酶等作用依次代谢生成 LTC_4、LTD_4、LTE_4 和 LTF_4。LTC_4、LTD_4 和 LTE_4 总称为半胱氨酰白细胞三烯（cys-LT）。PMN 主要产生 LTB_4，肥大细胞主要产生 LTD_4。利用 PMN 产生的 LTA_4，在 VEC 和血小板内可生成较多 LTC_4。

血小板存在 C-12 脂加氧酶（12-LO），可使 AA 代谢产生 12-HPETE 和 12-HETE。白细胞产生的白三烯能促进血小板生成 12-HPETE，12-HPETE 也可以促进白细胞的白三烯代谢。

LTB_4 可通过激活相应受体（BLT 受体）产生生物学效应，LTC_4、LTD_4 和 LTE_4 的受体称为 cysLT 受体。

LTB_4 是一种重要的促炎介质，在炎症反应中的作用为：①是 PMN 的强烈激活剂，引起 PMN 聚集、趋化和脱颗粒。聚集的白细胞可堵塞微血管；脱颗粒所释放的大量炎症介质引起炎症反应的放大。②刺激 PMN 使黏附分子 Mac-1 上调，增强 PMN 与 VEC 的黏附能力。③增强 PMN 和嗜酸性粒细胞膜表面 C3b 受体的表达。④促进 PMN 氧自由基的生成和溶酶体酶的释放。⑤引起嗜酸性粒细胞的浸润和氧化爆发（oxidative burst）。

5-HPETE 和 5-HETE 也是强烈的白细胞激活剂和化学趋化剂。

LTC_4、LTD_4 和 LTE_4 就是过敏慢反应物质（SRS-A），具有强烈收缩支气管平滑肌、引起微血管通透性增高（其作用比组胺强 100~1 000 倍）、增加呼吸道黏膜分泌黏液和 Cl^- 等作用。

在花生四烯酸代谢中，经嗜酸性粒细胞的 15- 脂加氧酶（15-LO）产生的 15-HPETE 和 15-HETE 能引起 PMN 浸润。由不同 LO 相互作用产生的脂氧素（lipoxin，LX）可抑制 PMN 的趋化、黏附和嗜酸性粒细胞的活性，具有抗炎作用，被认为是 cys-LT 的内源性拮抗剂。但它们的确切作用和意义尚有待于进一步研究和阐明。

（2）血小板活化因子（platelet activating factor，PAF）：是由细胞膜上的一种磷脂酰胆碱类似物在 PLA_2 作用下，在甘油 C-2 位水解和释放出 AA 或脂肪酸后先形成溶血 PAF，再在乙酰转移酶作用下由乙酰 CoA 提供乙酰基使之转变为 PAF，因而其化学结构为 1-O- 烷基 -2- 乙酰基 -Sn 甘油 -3- 磷脂酰胆碱。它首先发现于家兔活化嗜碱性粒细胞的上清液中，由于能激活血小板使之释放组胺而命名（英文意义为活化血小板的因子）。除外淋巴细胞，其他许多细胞，包括 PMN、巨噬细胞、嗜碱性粒细胞、嗜酸性粒细胞、血小板、肥大细胞、VEC 等，在凝血酶、血管升压素、Ang II、组胺、缓激肽、IL-1、TNF 和 LT 等的刺激下都能合成与释放 PAF。

PAF 的受体是 G 蛋白偶联受体。胞内信号转导涉及三磷酸肌醇（IP_3）和二酰甘油（DAG）。PAF 的主要作用是：①是血小板较强的诱聚剂，使之释放组胺、5-HT、ADP 和 TXA_2，并进一步释放 PAF。②是各种炎症细胞极强的激动剂，能使嗜酸性粒细胞致敏、趋化和浸润。嗜酸性粒细胞的脱颗粒和释放大量碱性蛋白可成为组织细胞严重损伤的原因。PAF 同样能促进 PMN 趋化、黏附、吞噬、释放氧自由基，也可刺激巨噬细胞释放 IL-1 和 TNF。③具有很强的增高微血管通透性的作用，其作用是组胺的 1 000 倍，缓激肽的 100 倍。④可引起平滑肌收缩、强烈的支气管痉挛和肺动脉高压；还可引起心收缩力降低、冠脉血流量减少、心律失常及低血压反应。

（四）血小板的生理特性

与血小板主要具有生理性止血功能相联系，血小板活化时可发生形态和功能有序的各种改变，也体现了血小板所特有的一些生理性质，即变形、黏附、聚集、释放和收缩等功能。相关内容将在"血小板的生理功能"中做较详细的论述，现就血小板黏附、聚集和释放功能的某些重要概念作一介绍。

1. 黏附　血小板与非血小板表面的连接称为血小板黏附（platelet adhesion）。例如，在体外使血液与玻璃接触或体内当 VEC 损伤时，血小板可黏着在玻璃表面或暴露的内皮下组织。血小板发生黏附反应时其细胞形态可发生明显改变，由正常两面微凸的圆盘状变为扁平伸展形，并出现明显的胞质突起使细胞呈不规则"伪足"状外突。因此，血小板黏附是一个包括接触黏附、变形和伸展黏附的全过程。在体内，血小板黏附于内皮下组织的反应，取决于多种血小板膜糖蛋白、vWF 和胶原与微纤维等内皮下组分 3 类物质间的作用。

2. 聚集　血小板之间的相互黏着连接称为血小板聚集（platelet aggregation）。血小板发生聚集反应时，多数情况下伴有程度不同的血小板释放。在实验研究中，各种能诱导血小板聚集和释放的物质称为血小板诱聚剂（或激动剂）。按照诱聚剂作用的强弱可分为 3 类：①弱诱聚剂，如 ADP、肾上腺素、去甲肾上腺素、血管加压素（VP）和 5-羟色胺（5-HT）等；②中等强度诱聚剂，如 TXA_2 和 PAF；③强诱聚剂，如凝血酶、胶原和钙离子载体 A23187 等。在富血小板血浆（PRP）或经洗涤的血小板悬浮液中加入诱聚剂，血小板立即变为有伪足的不规则球形并开始相互聚集，用血小板聚集仪可以测定该过程中悬液透光度的改变，变形时透光度轻度降低，聚集时透光度随聚集程度的增强而增加。用 ADP 作诱聚剂时，低浓度（0.5 μm/L）所引起的聚集程度低，并且很快解聚，称为可逆性聚集；中等浓度（1.0~2.0 μm/L）所引起的聚集呈双相聚集波，第一相聚集后聚集血小板并不解聚，透

光度变化出现一短时的稳定阶段，然后明显增高，成为第二相聚集波，第二相聚集的血小板不再能解聚，称为不可逆性聚集；高浓度（>5.0 μm/L）时只出现一个快速的单相聚集波。血小板一相聚集后引起致密颗粒中 ADP 释放或产生 TXA_2 的作用，可以引起第二相不可逆性聚集。

血小板间的聚集是两个血小板的膜上糖蛋白在 Ca^{2+} 参与下结合一个架桥的黏附分子实现的。

3. 释放　活化血小板释放其颗粒内容物到细胞外的过程称为血小板的释放反应。几乎所有诱聚剂都能引起血小板释放，但诱聚剂强度不同或剂量大小不同可引起血小板不同程度的释放。一般先引起致密颗粒和 α 颗粒内容物的释放，溶酶体内容物的释放较晚。大部分血小板的功能是通过所释放不同物质的生物学效应实现的。通过测定释放的血小板特异蛋白质如 β-TG、PF4 的血浆含量或血小板膜上 GMP140 蛋白的表达，可以较客观地估计机体内血小板的活化状况。

在诱聚剂的作用下，可以通过两种机制引起释放反应：① TXA_2 依赖性途径；② PLC 活化途径。PLC 活化后，所产生的 IP3 可促进 DTS 释放储存的 Ca^{2+}，提高胞质 Ca^{2+} 水平；所产生的 DAG 能促进颗粒膜与质膜的融合。

血小板活化时发生变形、释放反应收缩，都是通过细胞骨架蛋白重组和收缩实现的。

（五）血小板的生理功能

血小板主要的生理功能是参与生理性止血及凝血过程，并在血栓形成、动脉粥样硬化（AS）、肿瘤转移和炎症反应等过程中有重要作用。血小板的这些作用，是以它具有黏附、聚集和释放等生理特性为基础的。

1. 维持血管壁的完整性　循环中的血小板能填充血管内皮细胞（VEC）间的空隙，维持血管内皮的完整性。血小板能释放血小板源性生长因子（PDGF），可促进 VEC、血管平滑肌细胞（VSMC）和成纤维细胞的增殖，有利于损伤血管壁的修复。

2. 血小板的止血功能　当小血管损伤时，血

管收缩使伤口缩小；血小板在受损血管局部黏附和聚集，形成血小板栓子堵塞伤口（初期止血）；血液与损伤管壁接触，在组织因子和凝血因子Ⅶ复合物（TF/FⅦ）作用下启动凝血系统活化，形成凝血酶并导致纤维蛋白形成，后者包绕血小板和其他血细胞形成坚固的止血栓（二期止血），从而防止血液从破损处过度流失。这就是机体正常的止、凝血功能。可见，血小板的止血功能既体现在初期止血发生时，也体现在二期止血过程中对凝血系统激活所起的促进作用。

（1）血小板的初期止血功能

1）血小板的黏附反应：血管内表面覆盖着一层完整的、具有强大的抑制血小板活化和抗凝功能的单层内皮细胞。正常 VEC 的这种功能，是血管内血流能以溶胶状态顺利流动，即使邻近损伤的内皮处出现血小板黏附、聚集与凝血反应时也能使之局限化而不扩大的最重要的保证。

当血管内皮发生损伤时，VEC 受刺激或完整性被破坏，局部正常的抗血小板活化与抗凝功能降低或丧失，一方面血小板与暴露的内皮下组织成分发生接触黏附与伸展黏附，另一方面由于局部表达组织因子（TF）而启动了由血小板参与的凝血过程。血小板的接触黏附是在膜上 GPⅠb-Ⅸ与 vWF 及内皮下组分胶原、微纤维间识别并相互连接引起的；接触黏附导致血小板活化、发生变形并暴露膜 GPⅡb-Ⅲa 的受体部位，后者可与 vWF、FN 等黏附蛋白作用使血小板伸展黏附。另外，GPⅠa-Ⅱa（胶原的受体）、GPⅠc-Ⅱa（FN 的受体）、TSP 及其受体也可能参与血小板的黏附过程。

vWF 是由 VEC 和骨髓巨核细胞产生的大分子量、高聚化、异质性的糖蛋白，亚基相对分子质量为 220 000，以不同数量亚基聚合形成 60 万~2 000 万相对分子质量的蛋白质存在于血浆中。vWF 分子上存在与凝血因子Ⅷ（FⅧ）、胶原，以及肝素血小板的 GPⅠb、Ⅱb-Ⅲa 结合的功能区。vWF 有多方面的作用：①能分别识别血小板 GPⅠb-Ⅸ和胶原上的结合位点，成为血小板黏附于内皮下的桥梁；②作为血浆中 FⅧ的载体蛋白，保护 FⅧ的活性，也能促进 FⅧ的合成和分泌；③vWF 和 FN 与血小板的 GPⅡb-Ⅲa 结合，参与血小板聚集。遗传性 vWF 的合成障碍与 vWF 亚基的聚合障碍、血浆中 vWF 含量降低或多聚化程度降低，可影响血小板的黏附、聚集和 FⅧ的活性，患者易发生出血，称为血管性假血友病。

在总共 5 种不同类型的胶原中，血管壁外层存在Ⅰ型和Ⅲ型两种胶原，它们都能引起血小板的黏附和聚集反应。在血流切变应力高的条件下，vWF 与胶原的结合能使 vWF 构型改变，暴露出与 GPⅠb-Ⅸ的结合位点，并完成血小板的黏附反应；在低切变应力条件下，血小板依靠 GPⅠa-Ⅱa 在无须 vWF 参与的情况下与胶原结合，导致血小板黏附。

微纤维是非溶性的、非交联的条纹状纤维结构的结构性蛋白质。在富含弹性蛋白的血管壁含有微纤维。微纤维引起的血小板黏附和聚集都依赖于 vWF 的存在。GPⅠb 在血小板黏附过程中起着 vWF 受体的作用。另外，活化血小板的 GPⅡb-Ⅲa 也能识别 vWF 的 RGD 序列而与 vWF 结合。

2）血小板的聚集反应：血小板间的聚集通常是一个在一定（些）刺激物作用下引起血小板激活，并由 Ca^{2+} 参与，经血小板膜表面受体（GPⅡb-Ⅲa、GPⅣ）与相应黏附分子（Fg、TSP、vWF、FN）识别、结合架桥而发生的复杂反应过程。引起血小板聚集的激动剂有 ADP、5-HT、儿茶酚胺、胶原、凝血酶、TXA_2、PGG_2、PGH_2、PAF 等。实验证实，第一相聚集依赖于 GPⅡb-Ⅲa 与 Fg 的相互作用，而第二相聚集的机制较复杂，除 GPⅡb-Ⅲa 外，还有血小板其他成分的参与，如血小板活化时释放的 TSP 在 Ca^{2+} 参与下与 GPⅣ的结合，可加固血小板间的聚集；颗粒膜糖蛋白 GMP-140 也可能与血小板聚集有关。

在实验中，Fg 结构的某种改变可以引起静息状态的血小板发生聚集；在无外源性 Fg 的条件下，凝血酶或 PAF 能在不引起聚集的情况下先引起血小板释放反应，释放出血小板内源性 Fg，从而引起血小板聚集。

3）血小板的释放反应：血小板发生释放反应时，血小板的致密颗粒和 α 颗粒趋中心化，再与细胞膜（通常与深入血小板内部的 OCS 的膜）融合，然后释放出颗粒内容物。致密颗粒主要释放 ADP、ATP、5-HT 和焦磷酸等；α 颗粒含有多种蛋白成分，有 Fg、FV、vWF 抗原、FN、βTG、PF4、TSP、神经肽 Y（NPY）、PDGF 等，通过释放的各种因子的作用，广泛地影响血小板包括黏附、聚集在内的各种复杂功能。

（2）血小板的二期止血功能

1）血小板内源性凝血因子：血小板具有吸附功能。正常血小板表面吸附有 Fg、凝血酶原、FVII、FIX 和 FX 等凝血因子。血小板也含有"内源性凝血因子"，如血小板 Fg、FV、FVIII/vWF 抗原、FXI 和 FXIII 等。这些因子在血小板活化时被释放出来，参与凝血反应。

2）血小板膜表面磷脂的促凝活性：静息血小板膜脂质双层的外层主要为鞘磷脂和磷脂酰胆碱（PC），磷脂酰丝氨酸（PS）、磷脂酰肌醇（PI）和磷脂酰乙醇胺（PE）主要存在于内层。在血小板受胶原或凝血酶刺激时，膜内磷脂成分转移到膜表面，形成 PCPS "囊泡"，显示 PF3 活性，形成许多 FVIII 及 FV 的结合位点，极大地增高 FXa 和凝血酶生成的效率（约可加速 10^6 倍）。

3）血小板其他促凝活性和止血功能：①血小板激活时也可产生其他凝血活性，如胶原诱导能使膜结合的 FXI 激活。②释放的 PF4 具有肝素中和活性，保护活化凝血因子如 FXa 和凝血酶的活性免受肝素 / ATIII 的抑制。③血小板活化时，由于 PLA2 激活释放大量 AA，后者在环氧化物酶作用下进行 PG 代谢，生成 PGG_2 和 PGH_2，在血小板 TXA_2 合成酶作用下生成 TXA_2，TXA_2 强烈地促进血小板聚集和血管收缩，加强止血作用。④血小板活化时细胞内钙离子浓度增高和骨架重组，引起收缩

蛋白收缩，使血小板与纤维蛋白共同引起血块收缩，凝血团块得到进一步加固，有利于血管创口闭塞与愈合。

四、血液凝固及其调节

（一）血液凝固

血液凝固（blood coagulation）是血液由液态转变为凝胶态的过程，它是哺乳类动物止血功能的重要组成部分。Macfarlane 等于 1964 年提出了凝血过程的级联式反应学说（cascade reaction hypothesis），认为凝血是一系列凝血因子被其前因子激活最终生成凝血酶，凝血酶则使纤维蛋白原转变为纤维蛋白凝块的一系列酶促反应过程。近年来，随着分子生物学技术的应用，使多种凝血因子和凝血过程的多个环节在分子水平得到了阐述，但至今机体内正常的凝血过程还未完全清楚。

1. 凝血因子　参与血液凝固的因子称为凝血因子，已知有 14 个，即国际凝血因子委员会于 20 世纪 60 年代初根据发现的先后顺序分别以罗马数字命名的 12 个凝血因子（其中因子 VI 为因子 V 的活性形式，不再视为一独立的凝血因子）和 2 个激肽系统，即高相对分子质量激肽原（high molecular weight kininogen，HMWK）和前激肽释放酶（prekallikrein，PK）。近年来，有学者主张因子 I ~ IV 采用同义名称，即分别为纤维蛋白原、凝血酶原（prothrombin）、组织因子（tissue factor，TF）和钙离子，因子 V ~ VIII 用罗马数字表示。在上述凝血因子中除因子 IV 为无机钙离子外，其余为蛋白质；除因子 III 是组织细胞合成并存在于全身各组织中的脂蛋白外，其余主要是肝合成并存在于血浆中的糖蛋白，故当肝功能障碍时，可造成凝血因子合成减少从而影响凝血过程。此外，除因子 I 为纤维蛋白原，因子 III、IV、V、VIII、HMWK 为辅因子外，其余均以酶原形式存在，凝血时需相继激活后才能发挥作用（在其编号的右下角加 a 表示活性形式），凝血因子的部分特性见表 1-3。

表1-3 凝血因子的部分特性

凝血因子	同义名称	化学本质	合成场所及是否依赖维生素K	血浆浓度（mg/L）	参与凝血途径	主要功能
I	纤维蛋白原	糖蛋白	肝	3 000	共同	形成纤维蛋白凝胶
II	凝血酶原	糖蛋白	肝，是	100	共同	丝氨酸蛋白酶催化纤维蛋白原转化为纤维蛋白
III	组织因子	脂蛋白	组织内皮细胞单核细胞	/	外源	VII的辅因子
IV	钙离子			约5	内、外及共同途径	多种因子的辅因子
V	前加速素	糖蛋白	肝	5~10	共同	X的辅因子
VI	血清凝血酶原转变加速素（SPCA）	糖蛋白	肝，是	2	外源	丝氨酸蛋白酶激X
VII	抗血友病A球蛋白（AHG）	糖蛋白	肝?	0.1	内源	IX的辅因子加速X的生成
VIII	抗血友病B因子（PTC）	糖蛋白	肝，是	5	内源	丝氨酸蛋白酶激X
IX	Stuart Prower因子	糖蛋白	肝，是	10	共同	丝氨酸蛋白酶激II
X	抗丙种血友病因子	糖蛋白	肝	5	内源	丝氨酸蛋白酶激IX
XI	接触因子糖蛋白		肝	30	内源	丝氨酸蛋白酶激XI及PK
XII	纤维蛋白稳定因子	糖蛋白	肝，血小板	25	共同	纤维蛋白交联稳定转谷氨酰胺酶
	前激肽释放酶（PK）	糖蛋白	肝	2~5	内源	激活XII丝氨酸蛋白酶
	高相对分子质量激肽原（HMWK）	糖蛋白	肝	7	内源	辅因子激活XII，PK

根据凝血因子的结构与功能等特点可将其分为以下4类：

（1）依赖维生素K的凝血因子：包括因子II、VII、IX、X。它们的共同特点是在其氨基末端含有数量不等的 γ-羧基谷氨酸（γ-carboxy glutamate，Gla）残基。上述因子的谷氨酸残基在 γ-碳原子上的羧化作用是翻译后由 γ-谷氨酰羧化酶催化的。该酶的辅酶为维生素K。氢醌式维生素K接受 γ-碳原子的一个质子，使其带负电荷而和二氧化碳结合，2,3环氧维生素K则被硫辛酸还原而重复利用。

图1-5
维生素K参与Gla生成的机制

双香豆素类抗凝药物华法林钠（warfarin sodium）能抑制该步反应，因此这两种药物有抗凝作用。由于Gla的 γ-碳原子上有2个羧基，故有螯合 Ca^{2+} 的能力，并通过 Ca^{2+} 将这些因子与血小板或因子III的磷脂表面结合，加速反应的进行。若缺乏维生素K，上述凝血因子的正常合成受影响，在血浆中出现无凝血活性的异常凝血因子导致凝血障碍，引起皮下、肌肉、胃肠道出血等症状，故因子Ⅱ、Ⅶ、Ⅸ、Ⅹ又称为维生素 K 依赖的凝血因子。因缺乏维生素 K 所致的出血症状可经补充维生素 K 而得到治疗，所以维生素 K 又称为凝血维生素。

（2）具有丝氨酸蛋白水解酶作用的凝血因子：包括因子Ⅱ、Ⅶ、Ⅸ、Ⅹ、Ⅺ、Ⅻ及 PK。分析这些凝血因子的氨基酸组成，发现其活性中心附近肽段的氨基酸序列与一些蛋白水解酶的相应区域非常相似。

这些凝血因子与胰蛋白酶等蛋白水解酶一样，都以 Ser 为酶的活性中心基团，在其周围均有 Gly-Asp-Ser-Gly-Gly-Pro 的相同序列，所以一旦这些凝血因子被激活后，都具有水解蛋白质的作用。即Ⅻ因子被激活后形成的Ⅻa 就可以Ⅺ为底物，使其活化为Ⅺa，Ⅺa 使Ⅸ激活成Ⅸa 等，依次作用形成连锁反应。根据微量的活性酶可以激活大量底物的机制，凝血过程是一个级联式的反应过程，有明显的放大效应。

近年来的研究表明，血液凝固中的这些丝氨酸蛋白水解酶虽具有与胰蛋白酶等蛋白酶一样的作用，而且所水解的位置也多为肽链 Arg 残基的羧基端所形成的肽键。但它们与消化酶相比，不少方面仍有差异，它们所催化的反应多需要 Ca^{2+}、磷脂和某些蛋白质辅因子参加。

（3）辅因子：包括因子Ⅲ、Ⅴ、Ⅷ、HMWK 和 Ca^{2+}。因子Ⅲ（组织因子，tissue factor，TF）是唯一由多种组织细胞合成，且不存在于正常人血浆中，而广泛分布于各种不同组织细胞中的凝血因子。当组织损伤、感染及肿瘤如早幼粒白血病等可使 TF 释放入血，从而作为因子Ⅶ的辅因子，共同启动外源性凝血过程。因子Ⅴ、Ⅷ分别是因子Ⅹ与因子Ⅸ的辅因子，可促使反应加速进行。因子Ⅷ是存在于血浆中的一种球蛋白，曾被称为抗血友病因子（antihemophilic factor，AHF）。在 20 世纪初，人们即注意到血浆中因子Ⅷ的存在，不久又认识到它在凝血中的作用，但因其在血浆中含量很低（0.1 mg/L）且不稳定，造成研究困难，以

前一直认为因子Ⅷ是由 von Willebrand 因子（简称 vW 因子或 vWF）与有促凝活性的因子Ⅷ两部分组成复合物，故 vWF 被称为因子Ⅷ相关抗原。近年来，随着分子生物技术的发展，研究得以不断深入。人们认识到因子Ⅷ与 vWF 是由各自不同的基因编码，生理作用也不相同。但鉴于两者在血浆中是形成一复合物，所以它们的活性可互相影响。血浆 vWF 是由内皮细胞和巨核细胞合成，其作用有两方面：①作为因子Ⅷ的载体蛋白对因子Ⅷ起稳定作用；②参与血小板黏附和凝集功能。因编码因子Ⅷ或因子Ⅸ的基因突变或缺失导致血浆中因子Ⅷ或因子Ⅸ缺乏，称为血友病：因子Ⅷ缺乏称为血友病 A（haemophilia A），因子Ⅸ缺乏则称为血友病 B（haemophilia B）。两者均是 X 连锁遗传性疾病，大多有皮肤黏膜出血症状，重症患者有关节、肌肉等深部出血症状。临床治疗以注射含因子Ⅷ或因子Ⅸ的冷冻浓缩血浆为主，但易发生病毒感染等不良反应。由于所缺乏的因子在血浆中只需极低水平即可维持正常的止血功能，且无须精细的调控，因此血友病已成为近年来基因治疗研究的热点之一。近年来，也已克隆了人因子Ⅷ的 cDNA，并构建了含人因子Ⅷ cDNA 的高效真核表达载体，并进行了初步的动物实验。

HMWK 的作用则是作为Ⅻa 和 PK 的辅因子参与内源性凝血途径的接触活化。Ca^{2+} 在凝血过程中的作用是通过草酸盐和柠檬酸盐的抑制凝血过程而被认识到。现已明确 Ca^{2+} 参与多步凝血反应过程，主要作用是介导凝血因子与磷脂表面形成复合物，从而加速凝血因子的激活。

（4）纤维蛋白原：是凝血过程的中心蛋白，凝血的最后阶段是生成凝血酶而使纤维蛋白原水解，快速地多聚体化，并在具有转谷氨酰胺酶活性的ⅩⅢa 因子催化下形成稳定的纤维蛋白多聚体，完成凝血过程。

2. 血液凝固过程 凝血系统的基本生理功能是在血管损伤引起出血时，通过血液凝固的级联式酶促反应使可溶性的纤维蛋白转变为纤维蛋白单

体，再聚合成可溶性的纤维蛋白多聚体而进一步转变为稳定的纤维蛋白多聚体，在血管壁受损局部，继血小板黏附、聚集、释放、收缩和形成血小板血栓后，由稳定的纤维蛋白多聚体包绕血小板及其他血细胞形成坚固的血凝块。以往认为内源性凝血途径（intrinsic coagulation pathway）、外源性凝血途径（extrinsic coagulation pathway）及内外源性凝血途径都需经过凝血的共同途径（common pathway），并由XII、PK、激肽释放酶（KK）和HMWK启动内源性凝血途径。

由于心血管内膜受损等因素使因子XII接触活化而启动，且血液凝固过程中参与的凝血因子全部存在于血浆中，故称为内源性凝血途径。其过程为：活化的XII因子在HMWK的辅助下，可激活XI因子和PK，活化的XI因子随后在Ca^{2+}的参与下催化因子IX裂解两个肽键，并释放出35个氨基酸残基的肽段，该肽段被认为是因子IX激活的分子标志物。活化的因子IX继而与Ca^{2+}和VIII形成IX–Ca^{2+}–VIII复合物，在此复合物中因子IX可催化因子X转变为具有较强酶活性的Xa因子，但单独的IXa因子催化效率较低，需与因子VIII结合形成1:1的复合物。这一反应需Ca^{2+}参与，因子VIII是辅因子，能使因子IXa对因子X的激活反应速度提高约数千倍，且在磷脂的存在下，可使底物的米氏常数（K_m）降低5 000倍，由此推测，1分子IXa对因子X的激活若由因子IXa单独作用需6个月才能完成。但临床上却观察到先天性缺乏因子XII、PK及HMWK的患者都无出血症状，提示在体内由因子XII激活而启动生理性凝血过程的作用是极其微小的，相反，因子XII和激肽系统主要有促进纤溶和抗凝作用。

尽管体内凝血过程分为内、外源性两条途径，但它们并非完全独立而是相互关联。如内源性凝血途径中，XIIa生成后除可激活因子XI外，对因子VII也有一定的激活作用；而外源性凝血过程中生成的VIIa–Ca^{2+}–III复合物除能激活因子X外，也可激活因子IX。此外，通过内外源性凝血途径激活的因子X、II则可通过正反馈加速凝血过程。事实上，机体的凝血过程是个非常复杂的生理过程，需要由内外源性两条凝血途径同时进行，分别起着不同的作用。在20世纪前50年，外源性凝血途径一直被认为肩负着机体正常的凝血功能，而当60年代提出了凝血级联式反应学说后，内源性凝血则被认为在生理性凝血中起主导作用。但根据对临床病例观察的结果，近年来人们对外源性凝血途径的作用有了新的认识，甚至有人提出内源性凝血途径只在体外有促凝作用，而在体内则是以血管破裂后所触发的外源性凝血途径起着至关重要的作用。目前认为组织因子（TF）是激活凝血过程最重要的生理性启动因子，其与细胞膜的紧密结合还可起着"锚"的作用，使凝血过程局限于受损组织部位（图1-5）。

现主要介绍外源性凝血途径与凝血的共同途径。

（1）外源性凝血途径：因组织损伤释放组织因子而启动，参与的凝血因子除来自血浆外还来自组织，因此又可称组织因子途径。

1）组织因子的释放：因子III即组织因子，是存在于多种细胞质膜中的一种跨膜脂蛋白，生理条件下不会在血浆中出现，但在组织损伤、血管内皮细胞或单核细胞受细菌、内毒素、免疫复合物等刺激时可被释放。现已证明，因子III分子的N端有因子VII的受体，可与血浆中的因子VII结合，其分子C端的磷脂部分可提供凝血反应的催化表面。组织因子作为凝血因子VII及其活性形式VIIa的受体，在凝血过程中发挥重要作用。它是一个相对分子质量为47 000的单链跨膜糖蛋白，分为胞外区和胞内两个结构域。胞内区有4个潜在的磷酸化位点：Ser 25、Ser 53、Ser 258和Ser 263。然而，近年来的研究发现，TF除了具有自动凝血的功能外，在肿瘤血管形成、肿瘤生长、信号转导、炎症、动脉粥样硬化和胚胎发育等方面都有一定的作用。

2）VIIa–Ca^{2+}–III复合物的生成：因子VII是一种单链糖蛋白，含有Gla残基，可与Ca^{2+}结合。当它与释放入血的因子III结合后分子构象改变，活性中心形成而转变为VIIa，并形成VIIa–Ca^{2+}–III复合

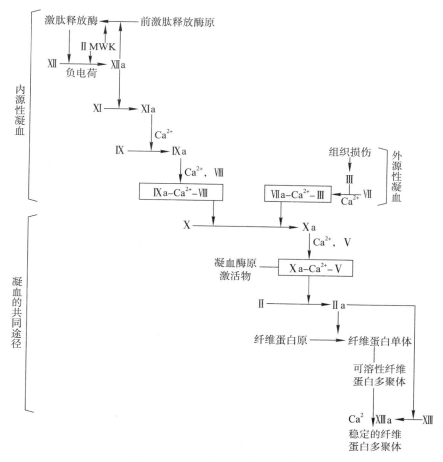

图 1-5　血液凝固的级联反应模式

物。在此复合物中，Ⅶa 作为丝氨酸蛋白酶发挥对因子 X 的水解作用，使其转变为具有酶活性的 Xa，而因子Ⅲ则是辅因子，能使因子Ⅶa 的催化效率提高数千倍，且活化的因子 Xa 又可激活因子Ⅶ，起正反馈调节作用。此外，Ⅶa–Ca^{2+}–Ⅲ 复合物还可激活因子Ⅸ，从而在血小板膜磷脂（PL）上与因子Ⅸa 可形成Ⅸa–Ca^{2+}–Ⅷa–PL 复合物，使因子 X 活化为 Xa。故Ⅶa–Ca^{2+}–Ⅲ 复合物以两种方式引发体内凝血。一种方式为水解因子Ⅸ将其激活为Ⅸa，然后Ⅸa 在其辅助因子Ⅷa 的协助下，将因子 X 水解为有活性的 Xa；第二种方式为直接激活 X 因子为 Xa，但 TF 本身没有蛋白水解酶活性。

因此，体内有两种复合物，即Ⅶa–Ca^{2+}–Ⅲ 和Ⅸa–Ca^{2+}–Ⅷa，均可激活因子 X。循环系统中存在少量游离的Ⅶa，水解因子Ⅸ和 X 的活性很低，而一旦与 TF 结合则水解活性急剧升高。正常生理情况下，虽然循环系统中有Ⅶ因子存在，但所占比例很少，大多数以酶原的形式存在。另外，组织因子胞外区也不总是暴露在循环系统中，因此不会有病理性的凝血现象。但当血管受到损伤使 TF 暴露出来时，因子Ⅶ便很快和 TF 结合，并迅速被水解成有酶解活性的Ⅶa 因子，凝血途径被启动，防止大量出血。

（2）凝血的共同途径：在内源性和外源性凝血途径中，因子 X 可分别被Ⅸa–Ca^{2+}–Ⅷa 复合物和Ⅶa–Ca^{2+}–Ⅲ 复合物激活为 Xa；在体外，因子 X 还可以被蝰蛇毒液激活。而因子 Xa 生成后的凝血过程是两条凝血途径所共有的，主要包括凝血酶的生成和纤维蛋白形成两个阶段（图 1-6）。

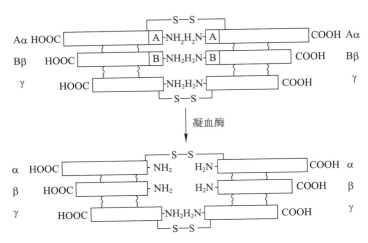

图 1-6　纤维蛋白原结构及凝血酶作用示意图

1）凝血酶的生成：在 Ca^{2+} 存在的条件下，因子 Xa 在磷脂膜表面与因子 V 结合成 Xa-Ca^{2+}-Va 复合物（凝血酶原激活物）。在此复合物中，因子 Xa 发挥蛋白水解酶的作用，催化凝血酶原转变为凝血酶，因子 V 是辅因子，可使反应加速数万倍。凝血酶是凝血系统激活过程中的关键酶，它的作用则是催化纤维蛋白原转变为纤维蛋白单体。除此之外，还可激活因子 IX、XII、V、VIII，以及促进因子的活化等，从而加速凝血过程的进行。在体内，除血小板外，血管内皮细胞、中性粒细胞及淋巴细胞等均能为凝血酶原激活物的形成提供磷脂表面。

2）纤维蛋白的形成与交联：这一过程包括纤维蛋白单体的形成、聚合及纤维蛋白的交联。纤维蛋白单体的形成：纤维蛋白原是由肝合成，具有两条 α 链（Aα）、两条 β 链（Bβ）和两条 γ 链（γ2），即 3 对不同的多肽链组成的糖蛋白，可用（Aα、Bβ、γ）₂ 表示，α、β、γ 链分别含有 610、461、420 个氨基酸残基，各条链之间以二硫键相连，分子中共有 22 对二硫键。二硫键的位置相当集中，靠近 N 端形成独特的双硫键节（disulfide knot）。在 α、β 肽链中，A、B 肽段的氨基酸残基组成有较大的种族差异，但都含有较多的酸性氨基酸，A 肽中还含有磷酸化的丝氨酸，B 肽中含有酪氨酸的硫酸酯，因而表面负电荷多，使纤维蛋白原在血中的溶解度增加，且同性电荷相斥而不易凝集。当纤维蛋

白原中 Aα 和 Bβ 4 条肽链中的 Arg-Gly 间肽键被凝血酶水解后，释放出 2 个 A 肽（16 肽）和 2 个 B 肽（14 肽），从而使其表面电荷降低，转变为部分溶于水的纤维蛋白单体（α-β-γ）₂。纤维蛋白单体的聚合及交联、可溶性纤维蛋白单体间通过氢键等次级键相连而成的多聚体凝块，虽可网罗血细胞而形成血凝块，但较松软且不稳定，需在 Ca^{2+} 参与下由因子 XIIIa 作用才能进一步转变为稳定的纤维蛋白多聚体。因子 XIII 是由两对不同的多肽链组成的四聚体，在 Ca^{2+} 参与下由凝血酶、Xa 作用于转变为 XIIIa，XIIIa 使可溶性纤维蛋白多聚体中一分子纤维蛋白单体的 Gln 残基与另一分子单体的 Lys 残基间形成分子间共价键，从而形成稳定的纤维蛋白多聚体，并在血小板的作用下使网罗血细胞的血块进一步收缩，形成更坚固的血凝块，完成凝血过程。

3. 磷脂在血液凝固中的作用　磷脂不属于凝血因子，但它在血液凝固中的作用非常重要。除血小板外，血管内皮细胞、中性粒细胞及淋巴细胞、因子 III 的脂质部分都可提供磷脂。磷脂的结构和其所带的负电荷在凝血过程中有利于结合许多凝血因子，使其在局部的浓度增加，从而使酶促级联式反应速度加快。如在 Xa-Ca^{2+}-V 与磷脂形成的复合物中，因子 Xa 的浓度比周围介质中增加 60 000 倍，因而有利于血液凝固的快速进行。血小板除提

供磷脂外，在血液凝固中还发挥黏附、聚集、释放、收缩等重要的作用。

（二）血液凝固的调节

1. 血液中的抗凝物质　正常人心血管系统中的血液不会凝固，主要是由于心血管内膜光滑完整，凝血因子一般处于非活化状态，血液的冲刷和稀释可防止血栓形成，肝能清除已活化的凝血因子。此外，血液中还存在着多种抗凝物质，主要有抗凝血酶（antithrombin Ⅲ，AT）、肝素（heparin）、蛋白 C 与蛋白 S 及组织因子途径抑制物（tissue factor pathway inhibitor，TFPI）。

AT 是由肝合成的一种相对分子质量为 60 000 的 α_2 球蛋白，通过与因子 Ⅱ、Ⅸ、Ⅹ、Ⅺ、Ⅻ、PK 等形成 1：1 的共价复合物而灭活这些因子。有研究认为，对凝血酶的灭活 70%～80% 是由 AT 完成的，故它是体内活性最强的一种抗凝物质。

肝素是由肥大细胞合成的一种酸性蛋白聚糖，正常情况下血中含量甚微，所以生理条件下其抗凝作用小。尽管如此，它作为抗凝剂应用于临床也已有半个多世纪。肝素分子中硫酸根带负电荷，可与 AT–Ⅲ 分子中的 Lys 残基的正电荷相结合，使 AT–Ⅲ 的构象改变，显著加强其对上述凝血因子的抑制作用。肝素还可抑制血小板的凝聚作用，从而影响血小板磷脂的释放，也起到抗凝作用。

在血浆中有一种依赖肝素的单链糖蛋白，称为肝素辅因子 Ⅱ，它能提高肝素通过 ATⅢ 抑制凝血酶的效率。

蛋白 C（protein C，PC）是由肝合成的一个依赖维生素 K 的糖蛋白，分子中含 Gla，可螯合 Ca^{2+}。凝血酶能激活 PC，有活性的 PC 称为活化蛋白 C（active protein C，APC），具有明显的抗凝作用，主要是灭活凝血辅因子如因子 Ⅴ、Ⅷ等，阻碍因子 Ⅹa 与血小板磷脂结合，促进纤维蛋白溶解。

蛋白 S（protein S，PS）是一种依赖维生素 K、含 Gla 的单链糖蛋白，作用是加速 APC 对因子 Ⅴ、Ⅷ的灭活，阻断补体系统的激活。

组织因子途径抑制物是由血小板、血管内皮细胞、单核细胞和肝细胞合成，作用是在 Ca^{2+} 存在下，抑制 Ⅶa–Ca^{2+}–Ⅲ 复合物的活性，并还能直接抑制 Ⅹa 的活性。

在临床实际工作中可用肝素作为抗凝剂，一般在输血或血液保存时也常用枸橼酸钠抗凝；在血液分析需用全血或血浆时，则常用草酸盐抗凝。枸橼酸盐及草酸盐的抗凝机制是去除血浆中的 Ca^{2+}。

此外，血液中还存在着纤维蛋白溶解系统，可促进血凝块的溶解，防止血栓形成。

2. 纤维蛋白溶解系统（fibrinolytic system）　简称纤溶系统，作用是将纤维蛋白溶解酶原转变为纤维蛋白溶解酶（纤溶酶），纤溶酶可降解纤维蛋白或纤维蛋白原。纤溶系统是维持人体生理功能所必需的，当该系统功能亢进时易发生出血现象，功能下降时则导致血栓形成，因此具有重要的生理病理意义。此外，纤溶系统还包括一些纤溶激活物的拮抗物及灭活纤溶酶的成分，这些物质对纤溶系统的激活起重要的调节作用。纤维蛋白的溶解过程可分为纤溶酶的生成和纤维蛋白的溶解两个阶段（图 1–7）。

（1）纤溶酶的生成：纤溶酶（plasmin）在血浆中以纤溶酶原（plasminogen）形式存在，主要是由肝合成。此外，嗜酸性细胞及肾也能合成，是一个含 790 个氨基酸残基的单链糖蛋白。纤溶酶原在各种激活物的作用下，分子中第 561 位的 Arg 与第 562 位的 Val 残基之间的肽键断裂，形成有活性的纤溶酶。纤溶酶的主要激活途径有以下 3 条：

1）内激活途径：主要是通过内源性凝血途径接触活化所生成的因子 Ⅻa，使前激肽释放酶转变为激肽释放酶。此酶可使纤溶酶原转变为纤溶酶。

2）外激活途径：通过组织纤溶酶原激活物（tissue type plasminogen activator，t–PA；又可称血管纤溶酶原激活物或外激活物）及尿激酶型纤溶酶原激活物（urokinase type plasminogen activator，u–PA），使纤溶酶原转变为纤溶酶。

t–PA 由血管内皮细胞合成，广泛存在于各组织细胞中，尤以子宫、肺、前列腺、甲状腺、卵巢

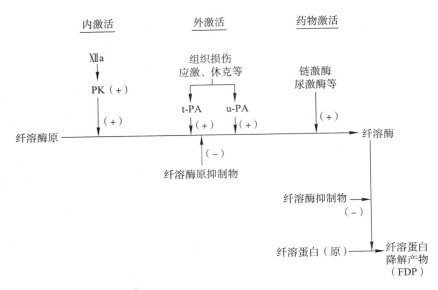

图 1-7　纤维蛋白的溶解及抗纤溶过程

和淋巴结中的含量最高。因此，当这些组织受损时，其中的 t-PA 就可释放入血促进纤溶酶原的激活，这可以解释在这些器官手术时常有较多出血和伤口溶血的现象。此外，应激状态、休克、注射肾上腺素等情况也可增加 t-PA 的释放。u-PA 则是 20 世纪 50 年代发现，主要由泌尿生殖系统上皮细胞所产生，也可从尿中提取纯化。

3）药物激活途径：主要是指将链激酶（reptokinase）、尿激酶（urokinase）、重组 t-PA 等血栓溶解药物注入体内激活纤溶系统，这也是血栓治疗的理论基础。

活化的纤溶酶主要作用为：①降解纤维蛋白原和纤维蛋白；②水解多种凝血因子，如因子Ⅱ、Ⅴ、Ⅷ、Ⅹ、Ⅺ、Ⅻ；③水解补体系统。

（2）纤维蛋白溶解：纤溶酶是一种丝氨酸蛋白酶，能水解碱性氨基酸羧基端形成的肽键，作用范围较广，可水解多种蛋白质，但主要作用是使纤维蛋白和纤维蛋白原水解成一系列片段。纤维蛋白和纤维蛋白原被纤溶酶水解生成的 A、B、C、D、E 等片段称为纤维蛋白降解产物（fibrin degradation product，FDP），其中片段 X、Y 阻止纤维蛋白的聚合与交联；片段 D、E 则是凝血酶的竞争性抑制剂。因此，FDP 具有抗凝作用。

（3）纤溶抑制物：纤溶抑制物广泛存在于组织与体液中，按其作用可分为以下两类：

1）纤溶酶原激活物的抑制物（plasminogen activator inhibitor，PAI）：主要作用是与 t-PA 或 u-PA 形成复合物，使其失活，从而抑制纤溶酶原的激活。

2）纤溶酶的抑制剂：由肝合成的 α_2 抗纤溶酶（α_2-antiplasmin，α_2 AP）与纤溶酶形成复合物使其失活。同时，在因子ⅩⅢ的参与下，α_2AP 与纤维蛋白共价结合，减弱了纤维蛋白对纤溶酶作用的敏感性。

临床上所用的一些人工合成的抗纤溶药物，如止血酸、氨甲苯酸（对羧基苄胺，PAMBA）、氨基己酸（6 氨基己酸）等，大多通过抑制纤溶酶原激活而达到止血作用。

体内另一凝血活化抑制系统为蛋白 C（PC）系统。PC 系统是由维生素 K 依赖性的、由肝产生并释放入血液的蛋白 C（PC）和蛋白 S（PS），在血管内皮细胞膜上表达的血栓调节蛋白（thrombomodulin，TM），以及血浆中的蛋白 C 抑制物（PCI）等构成的一个凝血活化抑制系统。这一系统的作用以凝血酶形成为前提。在 Ca^{2+} 参与下，PC 和生成的凝血酶分别与血管内皮细胞膜上的 TM 结合，由凝血酶激活PC生成活化的蛋白C（APC）。APC以血浆中游离型PS为辅因子，可使FⅤa或FⅧa从膜磷脂上脱落灭活FⅤa和FⅧa；也能阻碍FⅩa与血小板膜上FⅤa的结合，使FⅩa的凝血活性降低。APC还能刺激血管内皮细胞膜释放组织纤溶酶原活化素（t-PA），灭活纤溶酶原活化素的抑制物（纤溶酶原活化素抑制物，PAI），使纤溶活性增强以利于纤维蛋白及纤维蛋白原的溶解。APC的天然抑制物是PCI。血浆中的α_1-AT、α_2-巨球蛋白（α_2-MG）和α_2抗纤溶酶（α_2-AP）也能抑制APC活性。所以，该系统实质上是凝血酶生成后对凝血系统活化有负反馈作用的一个调节系统。

综上所述，凝血与纤溶，纤溶激活与纤溶抑制，凝血与抗凝血，是正常人体内存在的相互联系、互相制约、对立统一的动态平衡过程。当人体肝功能障碍、维生素K缺乏、编码凝血因子的基因缺陷等导致血中凝血因子含量下降时，可造成凝血障碍，临床出现出血症状；当心血管内膜受损触发凝血反应时，则可导致血管内血栓形成；而当子宫、肺、甲状腺等组织手术时，出现出血多或渗血现象则与纤溶亢进有关。弥散性血管内凝血（disseminated intravascular coagulation，DIC）是由于感染、产科意外、外科手术或创伤、肿瘤等疾病导致微循环形成微血栓，凝血因子大量被消耗并继发激活纤溶系统，从而导致全身性出血的一种严重危及生命的综合征。因此，维持上述各过程的动态平衡对于人体的正常生理功能是极为重要的。

（胡翊群 赵涵芳）

第三节 血液检查

思维导图：

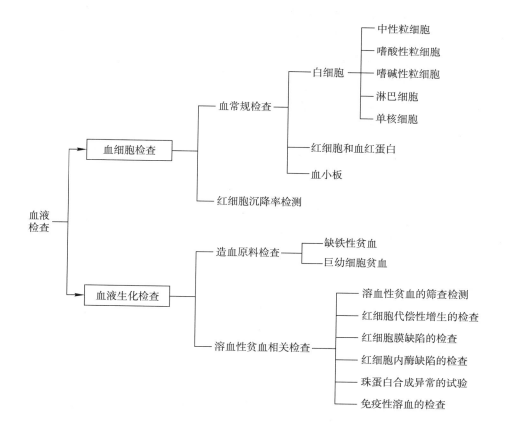

血液病具有许多与其他疾病不同的特点。由于血液以液体状态存在，因此血液病的表现多为全身性的。同时，由于血液是由执行不同功能的血细胞和血浆组成的综合体，血液病的症状和体征往往缺乏特异性。因此，实验室检查在血液病的诊断中占有突出地位，包括血细胞检查及血液生化检查等方面。

一、血细胞检查

（一）血常规检查方法

血常规检查就是对血液中的有形成分，主要是对白细胞、红细胞以及血小板等指标的量以及质进行测定与分析。血细胞分析仪是目前进行血常规检查的重要仪器，选择的检测分析方法包括湿式分析法及干式分析法等。

1. 湿式分析法 主要是对血液有形成分（红细胞、白细胞、血小板及血浆等）定量测量，并通过相关参数推导反映人体血液循环及机体内环境稳态状况。

白细胞的分类测量技术从最初的电阻抗法物理计数逐渐发展到生物与化学染色等技术相结合进行三分类、五分类甚至九分类计数，其测量原理的不断创新是血细胞分析仪发展的主要方面。由于临床检验中难以从血液中分离出血红蛋白，因此采用比色法进行间接测量。

人体血液中的红细胞和血小板在细胞体积和数量上存在明显差异，因此二者在同一个测量通道内进行区分计数。主要测量方法为电阻抗法，后期发展出现的光散射法则在细胞计数和体积测量的基础上给出平均血红蛋白含量、平均血红蛋白浓度等更多测量参数。

2. 干式分析法 干式血细胞分析仪测量主要是基于细胞染色和离心分层技术。相较于湿式测量方法，干式测量虽然精确度略低，但无需多种试剂，不存在复杂流路和光路的诸多要求，最大限度保证了血细胞的原始状态，并且抗震性能较好，适用于各种复杂环境下的测量。

（二）血常规指标及相关异常的常见疾病

1. 白细胞 可分为中性分叶核粒细胞、中性杆状核粒细胞、嗜酸性粒细胞、嗜碱性粒细胞、淋巴细胞及单核细胞等。其中，中性分叶核粒细胞为50%~70%，中性杆状核粒细胞为0~5%，嗜酸性粒细胞为0.5%~5%，嗜碱性粒细胞为1%，淋巴细胞为20%~40%，单核细胞为3%~8%（表1-4）。

（1）中性粒细胞：在外周血中可分为中性杆状核粒细胞和中性分叶核粒细胞两类，细胞呈圆形，胞质较丰富，染色呈粉红色；其中含有较多细小均匀的淡粉红色颗粒，胞核为深紫红色，染色质致密呈块状，核形弯曲呈杆状称为杆状核，核呈分叶状称为分叶核。中性粒细胞具有吞噬和激活补体功能，可吞噬细菌和组织碎片，释放多种细胞因子；

表1-4 外周血白细胞分类、正常百分数和绝对值

细胞类型	百分数（%）	绝对值（×10⁹/L）
中性粒细胞（N）		
杆状核（st）	0~5	0.04~0.05
分叶核（sg）	50~70	2~7
嗜酸性粒细胞（E）	0.5~5	0.05~0.5
嗜碱性粒细胞（B）	0~1	0~0.1
淋巴细胞（L）	20~40	0.8~4
单核细胞（M）	3~8	0.12~0.8

激活的补体成分（如 C3a、C5a 等）具有粒细胞趋化作用。

1）中性粒细胞增多：在生理情况下，外周血中性粒细胞在一天内存在变化，一般下午较早晨高。妊娠后期及分娩时、剧烈运动后、饱餐后、高温、严寒等因素，均可使中性粒细胞短暂性升高。病理性中性粒细胞增多常见于以下情况。

① 急性感染：如细菌、病毒、真菌、螺旋体等感染，其中急性化脓性感染如肺炎、脓肿及败血症等为最常见原因。

② 广泛组织损伤及血细胞大量破坏：严重外伤、心脏等重要脏器梗死、大手术后、大面积烧伤及严重血管内溶血后 12～36 h。

③ 急性出血：在肝、脾、宫外孕破裂等引起的急性大出血后 1～2 h 内，中性粒细胞计数会明显增多，可高达 20×10^9/L。

④ 各种中毒：如糖尿病酸中毒、尿毒症、化学品或药物中毒等。

⑤ 白血病、骨髓增殖性疾病及其他恶性肿瘤：多数白血病患者中性粒细胞呈不同程度增多，真性红细胞增多症等骨髓增殖性疾病及消化道恶性肿瘤等同样可引起中性粒细胞增多。

2）中性粒细胞减少：当中性粒细胞绝对值低于 1.5×10^9/L 时，定义为中性粒细胞减少；当其绝对值低于 0.5×10^9/L 时，称为粒细胞缺乏。引起中性粒细胞减少常见的原因包括：

① 感染：是引起中性粒细胞减少最常见的原因，特别是革兰氏阴性菌感染；某些病毒感染及寄生虫感染，同样可发生中性粒细胞减少。

② 某些血液系统疾病：如再生障碍性贫血、阵发性睡眠性血红蛋白尿等，在出现中性粒细胞减少同时，可伴有白细胞及血小板等指标下降。

③ 理化因素损伤：X 线、放射性核素等物理因素，苯、汞化学物质及抗肿瘤药物，某些抗生素如头孢菌素、氯霉素、万古霉素等化学因素，均可引起中性粒细胞减少。

④ 脾功能亢进及自身免疫病等疾病。

3）核左移/核右移：在病理情况下，中性粒细胞核象可发生变化，出现核左移或者核右移现象。

① 核左移：当不分叶核粒细胞（包括早幼粒细胞、中晚幼粒细胞、杆状核粒细胞等）百分比超过 5% 时，称为核左移。核左移常见的原因包括：感染（尤其是急性化脓性感染）、急性中毒、急性溶血、白血病等。

② 核右移：当分叶核粒细胞（出现 5 叶或者 5 叶以上）百分比超过 3% 时，称为核右移。核右移常见的原因有巨幼细胞贫血、阿糖胞苷等药物影响、造血功能衰退等。在炎症恢复期，可出现一过性核右移。

（2）嗜酸性粒细胞：多呈圆形，胞质内充满粗大、均匀、紧密排列的红色嗜酸性颗粒，具有较强的折光性。嗜酸性粒细胞的胞核多为两叶，易破碎。嗜酸性粒细胞与过敏反应密切相关，受嗜酸性细胞趋化因子调节，吞噬免疫复合物和异体蛋白。

1）嗜酸性粒细胞增多：常见于以下原因。

① 寄生虫感染：如血吸虫、钩虫、肺吸虫、丝虫等寄生虫感染，可引起外周血嗜酸性粒细胞增多。

② 变态反应性疾病：如支气管哮喘，血管神经性水肿，药物及食物过敏，天疱疮、湿疹等皮肤疾病等发生时，外周血嗜酸性粒细胞可显著增多。

③ 某些血液病：如慢性粒细胞白血病、淋巴瘤、多发性骨髓瘤等血液系统疾病，外周血嗜酸性粒细胞可不同程度增高。

④ 某些恶性肿瘤：如肺癌、鼻咽癌等上皮来源的恶性肿瘤，外周血嗜酸性粒细胞可增多。

⑤ 其他：如某些急性传染病、风湿性疾病、器官移植排斥反应等。

2）嗜酸性粒细胞减少：该情况可见于伤寒/副伤寒早期、急性传染病极期（猩红热除外）和长期应用糖皮质激素等，但其临床意义相对较小。

（3）嗜碱性粒细胞：呈圆形，胞质内多有少量粗大、排列不规则的黑蓝色嗜碱性颗粒，胞核常为

2～3叶。嗜碱性粒细胞表面有IgE的Fc受体，与IgE结合即被致敏，再受相应抗原攻击时发生颗粒释放反应，颗粒内含有组胺、肝素、嗜酸细胞趋化因子等。

1）嗜碱性粒细胞增多：常见于以下原因。

① 过敏性疾病：如食物及药物过敏，可引起外周血嗜碱性粒细胞增多。

② 血液系统疾病：如慢性粒细胞白血病、骨髓纤维化等，外周血嗜碱性粒细胞可超过正常范围。

③ 其他：如糖尿病酮症酸中毒、某些恶性肿瘤、急性出血、严重烧伤等。

2）嗜碱性粒细胞减少：常见于脾功能亢进、肿瘤患者放疗化疗后、非白血性白血病及磺胺药中毒等。

（4）淋巴细胞：呈圆形或椭圆形，可分为大淋巴细胞和小淋巴细胞，前者胞质较丰富，内含少量紫红色嗜天青颗粒，后者胞质较少。淋巴细胞胞核均呈圆形或椭圆形。淋巴细胞为免疫细胞，合成和释放淋巴因子及免疫球蛋白，参与细胞免疫和体液免疫。

1）淋巴细胞增多：儿童期淋巴细胞较多。婴儿出生4～6天后淋巴细胞比例可达50%；4～6岁后，淋巴细胞比例逐渐降低至正常成人水平，此为儿童时期淋巴细胞生理性增多。病理性淋巴细胞增多常见于以下情况。

① 感染性疾病：其中病毒感染最为常见，如传染性单核细胞增多症、传染性淋巴细胞增多症、水痘-带状疱疹病毒、肝炎病毒、巨细胞病毒等，也可见于结核分枝杆菌、梅毒螺旋体等感染。

② 自身免疫病及移植排斥反应：如移植物抗宿主病（GVHD）等。

③ 某些血液系统疾病：如急性/慢性淋巴细胞白血病、淋巴瘤等血液系统恶性肿瘤，可出现淋巴细胞增多。

④ 淋巴细胞相对增多：如再生障碍性贫血、粒细胞减少症等发生时，淋巴细胞比例相对增高，但绝对计数并不增多。

2）淋巴细胞减少：主要见于严重感染如败血症、急性粟粒性肺结核，应用糖皮质激素、烷化剂、抗淋巴细胞球蛋白等药物治疗后，先天性免疫缺陷及放射性损伤等因素同样可引起淋巴细胞减少。

3）异型淋巴细胞：外周血中有时可查见形态异常的不典型淋巴细胞，这种淋巴细胞称之为异型淋巴细胞。出现异型淋巴细胞的常见原因如下。

① 某些病毒感染：如传染性单核细胞增多症、流行性出血热等疾病，异型淋巴细胞比例可在10%以上。

② 药物及食物过敏：当过敏发生时，外周血可查见异型淋巴细胞。

③ 其他：如自身免疫病、粒细胞缺乏症等。

图1-6
外周血涂片异形淋巴细胞

（5）单核细胞：胞体较大，呈圆形或者不规则形。胞质较多，呈淡蓝色或者灰蓝色，内含较多细小紫红色颗粒。单核细胞胞核大，核型不规则，常折叠扭曲，染色疏松。单核细胞为吞噬细胞，具有吞噬细菌、清除坏死细胞和异物、活化粒细胞和向T细胞传递免疫信息的功能。

1）单核细胞增多：婴幼儿及儿童单核细胞可增多，这种情况属于生理性增多。病理性增多常见于：

① 某些感染：如感染性心内膜炎、疟疾、结核等感染发生时，单核细胞可增多。

② 某些血液系统疾病：如单核细胞白血病、多发性骨髓瘤、淋巴瘤、骨髓增生异常综合征等血液系统疾病，可出现单核细胞增多。

2）单核细胞减少：一般无特殊临床意义，可见于急性感染初期、粒细胞缺乏症、再生障碍性贫血、巨幼细胞贫血等疾病。

2. 红细胞及血红蛋白 正常成年男性外周血红细胞计数为（4.0～5.5）×10^{12}/L，成年女性为（3.5～5.0）×10^{12}/L。血红蛋白的正常值范围：成年男性120～160 g/L，成年女性110～150 g/L，孕妇及儿童为110～160 g/L，新生儿为170～200 g/L（表1-5）。红细胞及血红蛋白检测主要用于贫血的形态学分类及红细胞增多症诊断等。

表1-5 健康人群血红蛋白和红细胞参考值范围

人群	血红蛋白（g/L）	红细胞数（×10^{12}/L）
成年男性	120～160	4.0～5.5
成年女性	110～150	3.5～5.0
新生儿	170～200	6.0～7.0

（1）红细胞及血红蛋白增多：是指单位容积血液中红细胞计数及血红蛋白量超过正常参考值上限。一般男性红细胞＞6.0×10^{12}/L，女性红细胞＞5.5×10^{12}/L，血红蛋白＞160 g/L时，即被认为是红细胞及血红蛋白增多。

1）红细胞及血红蛋白相对性增多：因血浆容量减少，引起的红细胞容量相对增加。常见于以下情况：严重呕吐、大量出汗、大面积烧伤、尿崩症、甲状腺功能亢进症、糖尿病酮症酸中毒等。

2）红细胞及血红蛋白绝对性增多：又分为原发性和继发性两种情况。

① 原发性红细胞增多症：是原因未明的以红细胞增多为主的骨髓增殖性疾病，红细胞和血红蛋白显著增多，血液黏度增高，网织红细胞相对数不多，红细胞形态正常或有轻度大小不均匀，伴有白细胞和血小板计数增多。

② 继发性红细胞增多症：是血液中红细胞生成素增多所致。可见于红细胞生成素代偿性增加，如生理因素：胎儿、新生儿、高原地区居民；病理因素：阻塞性肺气肿、肺源性心脏病等慢性心肺疾

患。红细胞生成素非代偿性增加，如肾癌、肝细胞癌等肿瘤或者肾疾患。

（2）红细胞及血红蛋白减少

1）生理性减少：多见于婴幼儿及15岁以下的儿童，部分老人、妊娠中晚期等也可出现红细胞及血红蛋白减少。

2）病理性减少：见于各种贫血，如各种原因引起的红细胞生成减少、红细胞破坏增多、红细胞丢失过多等。

（3）红细胞形态改变

1）红细胞大小改变

① 小红细胞：见于低色素性贫血，如缺铁性贫血，红细胞呈小细胞低色素性。

② 大红细胞：见于溶血性贫血、急性失血性贫血，也可见于巨幼细胞贫血。

③ 巨红细胞：见于叶酸和（或）维生素 B_{12} 缺乏所致的巨幼细胞贫血。

④ 红细胞大小不均：常见于病理造血如溶血性贫血、失血性贫血等，反映骨髓中红细胞系增生明显旺盛。

2）红细胞形态异常

① 球形细胞：细胞体积小、圆球形、中央淡染区消失，常见于遗传性球形细胞增多症、自身免疫性溶血性贫血等。

② 椭圆形细胞：红细胞呈椭圆形或者两端钝圆的长柱状。在遗传性椭圆形细胞增多症发生时，椭圆形细胞可在15%以上，巨幼细胞贫血有时也可见到椭圆形细胞。

图 1-10

椭圆形细胞

③ 靶形细胞：细胞中央淡染区扩大，中心部位有部分色素深染，似靶标，故得名。常见于珠蛋白生成障碍性贫血、异常血红蛋白病等疾病。

图 1-11

靶形细胞

④ 泪滴样细胞：细胞呈泪滴样，见于骨髓纤维化、珠蛋白生成障碍性贫血、溶血性贫血等疾病。

图 1-12

泪滴样细胞

⑤ 镰状细胞：形如镰刀状，主要见于镰状细胞贫血（HbS 病）。

图 1-13

镰状细胞

⑥ 红细胞缗钱状排列：红细胞呈串状叠连在一起，如缗钱。常见于多发性骨髓瘤、原发性巨球蛋白血症等。

图 1-14

红细胞缗钱状排列

3）红细胞染色异常

① 低色素性：红细胞染色过浅，中央淡染区扩大。常见于缺铁性贫血、珠蛋白生成障碍性贫血、铁粒幼细胞贫血等。

② 高色素性：红细胞染色深，中央淡染区消失。常见于巨幼细胞贫血，球形细胞也呈高色素性。

③ 多染色性：红细胞呈淡灰蓝色，体积较正常红细胞稍大。该类型红细胞增多提示骨髓造血功能活跃，红细胞系统增生旺盛。溶血性贫血最为常见（表 1-6）。

（4）血细胞比容（hematocrit，HCT）：是指在一定容积中红细胞与血浆的比值。各种原因如脱水、大量血浆渗出等使血液浓缩，HCT 可增高；贫血等因素可使 HCT 降低。HCT < 0.14 者必须给予输血治疗（有充血性心力衰竭者不宜）；HCT < 0.33 者应进一步检查，寻找贫血原因。男性 HCT > 0.56、女性 HCT > 0.53 同时结合血红蛋白增高应考虑血浆容量问题。HCT≥0.70 者为紧急静脉放血的指征。

（5）红细胞平均体积（MCV）：是指每个红细胞的平均体积，以 fL 为单位。MCV 增高多提示红细胞过大，常见于维生素 B_{12} 和叶酸缺乏引起的贫血、口服避孕药及老年人。MCV 降低提示红细胞小，常见于缺铁性贫血或慢性病性贫血等。

（6）平均红细胞血红蛋白含量（MCH）：是指每个红细胞内所含有的血红蛋白的平均含量，以

表 1-6　贫血的形态学分类

分类	MCV（fL）	MCH（pg）	MCHC（%）	病因
正常细胞性贫血	80~100	27~34	32~36	再生障碍性贫血、急性失血性贫血、多数溶血性贫血、骨髓病性贫血（如白血病）等
大细胞性贫血	>100	>34	32~36	巨幼细胞贫血及恶性贫血
小细胞低色素性贫血	<80	<27	<32	缺铁性贫血、珠蛋白生成障碍性贫血、铁粒幼细胞贫血
单纯小细胞性贫血	<80	<27	32~36	慢性感染、炎症、肝病、尿毒症、恶性肿瘤、风湿性疾病等所致的贫血

pg 为单位。MCH 过高，提示发生高色素性贫血、心力衰竭以及真性红细胞增多症等。MCH 过低表示缺铁性贫血等。

3. 血小板　血小板计数是指单位容积（L）血液中血小板的数量。该指标主要用于出血血栓性疾病评价、DIC 诊断和术前准备。

图 1-15

血小板增多

（1）血小板增多：常见于以下疾病。

1）骨髓增殖性疾病：如原发性血小板增多症、慢性粒细胞白血病及真性红细胞增多症等。

2）反应性增多：如急性失血、急性溶血、排斥反应等。

（2）血小板减少：可分为两种情况。

1）获得性血小板减少症

① 生成减少：可见于造血组织缺乏、骨髓浸润、骨髓损害等。

② 破坏过多：如免疫性血小板减少性紫癜、药物过敏性血小板减少性紫癜、感染后血小板减少症等。

③ 消耗过多：如弥散性血管内凝血、血栓性血小板减少性紫癜、溶血尿毒综合征等。

④ 其他原因：如肝病性血小板减少症等。

2）先天性血小板减少症：如 Wiskott-Aldrich 综合征、Fanconi 贫血等。

（3）血小板形态：正常血小板呈圆形、椭圆形或不规则形，胞质呈淡蓝色或者淡红色，中央含细小的嗜天青颗粒。血小板形态变化的意义如下：

1）血小板大小的变化：血小板大小不均，常见于特发性血小板减少性紫癜、急性髓系白血病等。

2）血小板形态的变化：异常血小板比值超过 10% 时有临床意义。幼稚型血小板增多见于特发性和反应性血小板疾病。特发性血小板减少性紫癜等疾病发生时可见到大量巨大血小板。

3）血小板分布异常：在正常情况下，血小板

在外周血涂片上聚集成簇。血小板无力症时，血小板不成簇出现；原发性血小板增多症等疾病时，血小板聚集成团，满布油镜视野。

4. 网织红细胞　是晚幼红细胞脱核后的细胞。由于胞质内残存核糖体等嗜碱性物质，新亚甲蓝染色呈蓝色的点、网状结构而得名。

图 1-16

网织红细胞

（1）网织红细胞增多：提示骨髓红细胞增生旺盛，常见于以下情况：溶血性贫血、急性失血；缺铁性贫血、巨幼红细胞贫血及某些贫血治疗后。

（2）网织红细胞减少：提示骨髓造血功能减低，常见于再生障碍性贫血、急性白血病等疾病。

（3）网织红细胞生成指数（RPI）：代表网织红细胞生成能力相当于正常人的多少倍，计算公式：RPI=（患者网织红细胞 %/2）×（患者血细胞比容 / 正常人血细胞比容）。其中，"2" 为网织红细胞成熟时间（天）。正常男性成人 HCT 为 0.45，女性成人 HCT 为 0.4。

RPI > 3 时，常提示溶血性贫血或急性失血性贫血；RPI < 2 时，多提示骨髓增生低下或者红细胞系统成熟障碍导致的贫血。

（二）红细胞沉降率检测

红细胞沉降率（erythrocyte sedimentation rate，ESR）简称血沉，是指红细胞在一定条件下沉降的速率。它受多种因素影响：①血浆中各种蛋白的比例变化，如血浆中纤维蛋白原或者球蛋白增加或清蛋白减少；②红细胞形态和数量，红细胞减少时 ESR 加快，球形红细胞增多时 ESR 减慢。

1. ESR 增快　12 岁以下儿童、年龄超过 60 岁的老年人、妊娠 3 个月以上孕妇等，可出现 ESR 增快，但这种增快可能与生理性贫血或者纤维蛋白原增加有关，属于生理性 ESR 增快。病理性 ESR 增快常见原因包括：

（1）各种感染：如急性细菌性炎症、风湿热、结核感染等疾病存在时，ESR 明显增快。

（2）恶性肿瘤：如若恶性肿瘤增长迅速，ESR可明显增快，可能与肿瘤细胞分泌糖蛋白、继发感染等因素相关。

（3）可引起血浆球蛋白相对或绝对增高的疾病，如慢性肾炎、多发性骨髓瘤、淋巴瘤、系统性红斑狼疮等疾病。

（4）其他：组织坏死、贫血等因素。

2. ESR减慢　严重贫血、纤维蛋白原含量重度缺乏等情况发生时ESR可减慢，但临床意义较小。

二、血液的生化检查

（一）造血原料检查

红细胞生成主要取决于三大因素：造血细胞、造血调节和造血原料。造血原料是指造血细胞增殖、分化、代谢以及细胞构建必需的物质，如蛋白质、脂类、维生素和微量元素等。由于各种因素导致叶酸或者维生素 B_{12}（VitB$_{12}$）绝对或者相对缺乏或者利用障碍可导致巨幼细胞贫血；缺铁或者铁利用障碍可导致血红素合成障碍。

1. 缺铁性贫血（IDA）　是体内储存铁缺乏，影响血红蛋白合成所引起的贫血，是体内铁摄入不足、吸收量减少、需要量增加和丢失过多所致。其特点是骨髓、肝、脾等缺乏可染色铁，血清铁浓度、运铁蛋白饱和度和血清铁蛋白降低，总铁结合力增加，呈典型的小细胞低色素性贫血。缺铁性贫血是世界上最常见的贫血，这种贫血在生育期妇女和婴幼儿中发生率最高。正常情况下，铁的吸收和代谢维持动态平衡。体内铁呈封闭式循环，人体一般不会缺铁，只有在需要量增加、铁的摄入不足及慢性失血等情况下才会导致缺铁。成人缺铁性贫血的主要原因是慢性失血。

（1）储存铁缺乏的检测指标。

1）血清铁蛋白 < 14 μg/L。

2）骨髓铁染色显示骨髓小粒可染色铁消失。

（2）缺铁性红细胞生成：具有以下任何一条即可诊断。

1）运铁蛋白饱和度 < 0.15。

2）红细胞游离原卟啉（FEP）> 0.9 μmol/L（50 μg/dL）（全血），或血液游离锌原卟啉 > 0.96 μmol/L（60 μg/dL）（全血），或 FEP/Hb > 4.5 μg/gHb。

3）骨髓铁染色显示骨髓小粒可染铁消失，铁粒幼红细胞 < 15%。

（3）缺铁性贫血的检测指标。

1）血清（血浆）铁 < 10.7 μmol/L（60 μg/L），总铁结合力 > 64.44 μmol/L（360 μg/dL）。

2）运铁蛋白饱和度 < 0.15。

3）骨髓铁染色显示骨髓小粒可染铁消失，铁粒幼细胞 < 15%。

4）红细胞游离原卟啉（FEP）> 0.9 μmol/L（50 μg/dL）（全血），或血液游离锌原卟啉 > 0.96 μmol/L（60 μg/dL）（全血）或 FEP/Hb > 4.5 μg/gHb。

5）血清铁蛋白（SF）< 14 μg/L。

2. 巨幼细胞贫血　是脱氧核糖核酸（DNA）合成障碍所引起的一种贫血，主要系体内缺乏VitB$_{12}$和（或）叶酸所致，亦可因遗传性或药物等获得性 DNA 合成障碍引起。本症特点是大细胞性贫血，骨髓内出现巨幼红细胞，并且细胞形态的巨型改变也见于粒细胞、巨核细胞系，甚至某些增殖性体细胞。该巨幼红细胞易在骨髓内破坏，出现无效性红细胞。

图 1-17

巨幼细胞贫血

（1）血清叶酸和VitB$_{12}$：血清叶酸浓度正常参考值为 13.6 ～ 47.6 nmol/L（6 ～ 21 ng/mL）；红细胞叶酸浓度正常参考值为 362.6 ～ 1 450.2 nmol/L（160 ～ 640 ng/mL）；血清 VitB$_{12}$浓度正常参考值为 148 ～ 664 pmol/L（200 ～ 900 pg/mL）。

血清叶酸浓度 < 6.8 nmol/L（3 ng/mL），红细胞叶酸浓度 < 227 nmol/L（100 ng/mL），血清 VitB$_{12}$浓度 < 74 pmol/L（100 pg/mL），即可确定叶酸与VitB$_{12}$缺乏。红细胞叶酸可反映体内贮存情况，血清叶酸易受叶酸摄入量的影响，因此前者的诊断价

值较大。

1）放射性 VitB$_{12}$ 吸收试验（Schilling 试验）

第一部分：受试者口服放射性钴（^{57}Co）标记的 VitB$_{12}$ 0.5 μg，2 h 后肌内注射未标记的 VitB$_{12}$ 1 mg，然后测定 24 h 内尿排出的放射性钴。VitB$_{12}$ 吸收正常者，24 h 内能排出摄入的放射性钴超过 7%。VitB$_{12}$ 吸收有缺陷者，如恶性贫血、胃或回肠切除后等，尿的放射性钴含量不到 4%。

第二部分：如果吸收较差，应间隔 5 天重复试验。在试验时加用内因子与 VitB$_{12}$ 同时口服，若排出量转向正常，则证实为内因子缺乏，否则为肠道吸收不良。

2）血清甲基丙二酸测定：正常人血清中的甲基丙二酸测定值为 19~76 μg/L。血清甲基丙二酸水平低表示身体组织内 VitB$_{12}$ 缺乏。即使血清 VitB$_{12}$ 正常、没有贫血，血清甲基丙二酸低者也可以有神经系统症状。

3）尿亚胺甲基谷氨酸排泄试验：如果可以做血清叶酸检测，就无需要做此检查。

4）其他实验室检查：血清间接胆红素浓度常偏高或轻度超出正常范围，尿胆原浓度增高。血清乳酸脱氢酶、血清铁和血清铁蛋白浓度增高。血清结合珠蛋白、尿酸和碱性磷酸酶浓度均减低。血清同型半胱氨酸浓度正常值为 7~22 μmol/L，叶酸和（或）Vit B$_{12}$ 缺乏时该指标均可升高。

（二）溶血性贫血的相关检查

由于红细胞过早或者过多的被破坏，骨髓造血功能不能代偿红细胞的损耗，临床上具有溶血和贫血的明显表现称为溶血性贫血。溶血引起血清胆红素升高致出现黄疸时，称为溶血性黄疸。若骨髓造血功能代偿能够补偿红细胞的破坏，这时仅有溶血而无贫血，称为溶血性疾病。红细胞在血管内被破坏者称为血管内溶血，在血管外被破坏时称为血管外溶血。临床上按照病因和发病机制可分为两大类，即红细胞内在缺陷所导致的溶血性贫血和红细胞外在因素所导致的溶血。溶血性贫血的相关检查对于明确诊断至关重要。

1. 溶血性贫血的筛查检测

（1）外周血液常规：红细胞计数、血红蛋白含量降低，血涂片中可见破碎红细胞、异形红细胞等。出现典型的异形红细胞或自身凝集现象时，可提供溶血原因的线索。

（2）血浆游离血红蛋白测定：正常血浆只有微量游离血红蛋白，> 40 mg/L 是溶血尤其是血管内溶血的重要指标，如阵发性睡眠性血红蛋白尿（PNH）、血型不合输血反应等。血管外溶血，如遗传性球形细胞增多症，游离血红蛋白水平一般不增高。

（3）血清结合珠蛋白测定：血清结合珠蛋白降低见于各种溶血性贫血，包括血管内或血管外溶血；肝细胞损害、传染性单核细胞增多症、先天性无结合珠蛋白血症等。血清结合珠蛋白增高见于感染、组织损伤、肝外阻塞性黄疸、恶性肿瘤等。

（4）血浆高铁血红素白蛋白试验：有助于鉴别血管内或血管外溶血，阳性表示严重血管内溶血。如阵发性睡眠性血红蛋白尿时，出现一条高铁血红素白蛋白区带，而球形细胞增多症系血管外溶血则无此区带。

（5）尿液检查：检查方法和判定指标如下。

1）尿胆原排出增多。

2）隐血试验阳性：这是因为当血浆游离血红蛋白显著增高，超过结合珠蛋白的量和肾小管再吸收功能时，出现的血红蛋白尿。

3）尿含铁血黄素试验阳性：反映慢性溶血，尤其是血管内溶血。

（6）红细胞寿命测定：是检测溶血的可靠指标，常用 ^{51}Cr、3P-DFP 或二异丙基氟磷酸标记红细胞法，是能反映红细胞寿命的有效方法。此项测定显示红细胞寿命缩短表明有溶血。

2. 红细胞代偿性增生的检查

（1）网织红细胞增多在 20% 以上。

（2）外周血出现幼红细胞，主要是晚幼红细胞。由于网织红细胞及幼红细胞的出现，故可表现为大红细胞增多。

（3）骨髓幼红细胞显著增生，以中幼红和晚幼红细胞增生为主，粒红比例常发生倒置。

3. 红细胞膜缺陷的检查

（1）红细胞渗透脆性试验：红细胞渗透脆性增高见于遗传性球形细胞增多症、自身免疫性溶血性贫血伴继发球形细胞增多等。红细胞渗透脆性降低见于缺铁性贫血、珠蛋白生成障碍性贫血等。

（2）红细胞孵育渗透脆性试验：对轻型遗传性球形细胞增多症的检出敏感，也见于丙酮酸激酶缺乏症等酶缺陷的溶血性贫血。

（3）自身溶血试验及纠正试验。

1）遗传性球形细胞增多症：在低渗盐水中溶血显著增强，加葡萄糖后溶血明显纠正，加 ATP后溶血明显纠正。

2）先天性非球形细胞溶血性贫血Ⅰ型（G-6-PD 缺乏症）：低渗盐水中正常或溶血稍增强，加葡萄糖后溶血部分纠正，加 ATP 后溶血部分纠正。

3）先天性非球形细胞溶血性贫血Ⅱ型（PK 缺乏症）：低渗盐水中溶血显著增强，加葡萄糖后溶血不能纠正，加 ATP 后溶血明显纠正。

4. 红细胞内酶缺陷的检查

（1）高铁血红蛋白还原试验：当红细胞 G-6-PD 活性正常时，还原率 >75%；如 G-6-PD 缺陷，形成高铁血红蛋白，还原速度远较正常红细胞慢，还原率显著降低。本试验是反映红细胞对高铁血红蛋白的还原能力，特异性较低，可用作 G-6-PD 缺乏的筛选试验。

（2）变性珠蛋白小体检查：当 G-6-PD 缺乏时变性珠蛋白小体易于检出，变性珠蛋白小体增多可见于某些药物中毒、不稳定血红蛋白病、脾切除术后。G-6-PD 缺乏时，常延迟出现或不出现荧光点，可做 G-6-PD 较特异的筛选试验。进一步可用紫外线分光光度测量法，对 G-6-PD 活性做定量测定。

（3）红细胞丙酮酸激酶测定：丙酮酸激酶缺乏时，常延迟消失或达 60 min 仍不消失，可做丙酮酸激酶较特异的筛选试验。进一步可用紫外分光光度测量法，对丙酮酸激酶活性做定量测定。

5. 珠蛋白合成异常的试验

（1）血红蛋白电泳：如 HbA、HbA2、HbF 减少，见于 α- 珠蛋白生成障碍性贫血；如 HbA 减少，HbF 明显增加，见于 β- 珠蛋白生成障碍性贫血；缺铁性贫血时 HbA2 常减少，巨幼红细胞性贫血时 HbA2 可增高；若出现新的区带则可能为异常血红蛋白，应进一步检查。

（2）抗碱血红蛋白测定：抗碱血红蛋白显著增高见于 β- 珠蛋白生成障碍性贫血。轻度增高除见于 β- 珠蛋白生成障碍性贫血外，也见于正常孕妇、再生障碍性贫血、遗传性球形细胞增多症、阵发性睡眠性血红蛋白尿、白血病及骨髓转移癌等。

（3）HbH 包涵体染色：明显增高见于珠蛋白生成障碍性贫血（α- 海洋性贫血），HbH 病或某些血红蛋白病时可见轻度增高。

（4）红细胞镰变试验：出现镰状细胞的多少与 HbS 含量有关。除 HbS 病外，某些血红蛋白病也可出现镰状细胞。

（5）不稳定血红蛋白检查：不稳定血红蛋白病加入异丙醇溶剂在 5 min 后即可发生沉淀，20 min 可成絮状。HbH、HbF 或高铁血红蛋白升高时也可出现阳性。

（6）热变性试验意义：同异丙醇沉淀试验。

6. 免疫性溶血的检查

（1）抗人球蛋白试验。

1）抗人球蛋白直接试验阳性见于：

① 自身免疫性溶血性贫血（AIHA），除原发 AIHA 外，也可继发于结缔组织病、恶性淋巴瘤、白血病、某些感染、药物等。

② 新生儿溶血病。

③ 少数冷抗体型的免疫性溶血性贫血。

2）抗人球蛋白间接试验阳性见于：Rh 和 ABO 血型妊娠免疫性溶血，母体血清中不完全抗体。

（2）酸溶血试验：本试验阳性，支持 PNH 的诊断。严重的 AIHA、明显的球形细胞增多症偶可阳性。

（3）蔗糖水溶血试验：本试验在 PNH 患者常呈阳性，且较酸溶血试验敏感，但特异性不强。再生障碍性贫血、自身免疫性溶血性贫血、遗传性球形细胞增多症等也可呈轻度阳性反应。

（4）冷热溶血试验：本试验阳性支持阵发性寒冷性血红蛋白尿（PCH）的诊断。某些病毒感染如传染性单核细胞增多症、流行性腮腺炎偶可见阳性。

（程 海 朱 锋 徐开林）

三、出血与血栓性疾病的实验检测

出血和血栓性疾病是临床常见病与多发病。严重危害患者的健康。该类疾病的诊断与鉴别诊断，需要临床医师、实验室工作者和影像学工作者协同互助才能完成。对于出血性疾病，实验检测对该类疾病的病因诊断、疗效监测、预后判断的作用无须质疑；对于血栓性疾病，除部分易栓症的病因诊断外，实验检测对疾病的治疗监测发挥重要的作用。

（一）概述

出血与血栓性疾病的实验诊断，主要是通过机体血栓与止血机制或各个环节与因素的系列实验室检测，判断受检者血栓与止血的平衡关系，找到缺陷所在。正常情况下，机体的生理止血主要涉及以下因素：①血管壁和血小板；②凝血因子和抗凝因子；③纤维蛋白溶解（纤溶）因子和抗纤溶成分；④血液流变特性等。在这些因素的相互作用下，凝血和抗凝血保持动态平衡。病理状态时，凝血和抗凝血动态平衡失调：凝血机制亢进（增强）或抗凝血机制减退（减弱）会形成血栓，临床上出现血栓性疾病（称血栓病）；反之，凝血机制减退（减弱）或抗凝血机制亢进（增强）会引起出血，临床上出现出血性疾病（称出血病）。出血与血栓病常用的实验检测方法有凝固法、发色底物法、光学和阻抗法血小板功能检测、酶联免疫吸附法、流式细胞术、免疫电泳法、基于基因扩增的分子生物学方法等。血栓与止血试验的参考值范围因所用仪器、试剂和方法学的不同有较大差异。一般来说，各个实验室根据其具体情况，制订某个试验的特定参考值范围。血栓与止血试验涉及止血各个环节，各项检测均有其特定的临床意义。临床医师应该从筛查试验着手，根据前者的结果选择进一步的确诊试验，配合相关的鉴别试验，得出最后的诊断。若是遗传性出血病或血栓病，可进一步选择分子生物学检测以确定基因缺陷所在。

（二）血栓与止血的常用诊断实验

1. 一期止血的筛选试验 一期止血过程主要涉及血管壁及血管内皮细胞的功能、血小板的数量与功能。临床常用的筛查试验主要包括出血时间、血小板计数（platelet count，PLT）。血小板功能分析仪 –200（platelet function analyzer–200，PFA–200）的闭孔时间（closure time，CT）测定对筛查初期止血异常更有其独特的价值。

（1）方法和指标

1）出血时间（bleeding time，BT）：是指皮肤毛细血管被刺破后自然出血到自然止血所需的时间。BT 主要反映毛细血管与血小板的相互作用，包括皮肤毛细血管的完整性与收缩功能、血小板数量与功能、血管周围结缔组织成分、血管内皮细胞的功能等。BT 的参考范围是（6.9 ± 2.1）min。一期止血功能缺陷时 BT 延长。

2）血小板（PLT）计数：血小板的数量是维持一期止血功能正常的重要前提，其数量异常可能导致一期止血的异常。

3）血小板功能分析仪：PFA–200 的闭孔时间（CT）仪器模仿小血管损伤时血小板在内皮下的黏附、聚集、释放反应后使伤口堵塞的过程，使用不同的诱导剂使血小板活化后，观察后者使反应膜上小孔关闭的时间。参考范围是胶原和 ADP 膜小孔 CT 为 67～87 s，胶原和肾上腺素膜小孔 CT 为 111～145 s。若患者有血小板功能缺陷或血管性血友病因子缺陷，可以导致 CT 延长，抗血小板药物使用有效时，CT 也会延长。

（2）临床评价：一期止血缺陷的筛查试验，血小板计数应用最为广泛，血小板数量的减少或增加，都可以是临床出血的原因。重要的是血小板数量正常时，须注意血小板功能性疾病的诊断和血管性血友病因子、纤维蛋白原对一期止血的影响。BT临床上并不常规使用，WHO推荐的是出血时间测定器的模板法检测，后者具有方法标准化的特点，结果准确、可靠。血小板功能分析仪PFA-200的闭孔时间，是一期止血缺陷较为敏感的检测手段，除此之外该装置还可以应用于抗血小板药物如阿司匹林和ADP受体（P2Y12）抑制剂疗效的监测。

2. 二期止血的筛查试验　二期止血主要涉及凝血因子和抗凝血物质的异常，一些异常抗凝物常常可在体外干扰凝血反应。常用的检测指标有凝血酶原时间（prothrombin time，PT）、活化部分凝血活酶时间（activated partial thromboplastin time，APTT）、凝血酶时间（thrombin time，TT）等。

（1）指标

1）PT：常用于外源凝血途径凝血因子筛查和口服香豆素类抗凝药的监测，上述因素异常，可以导致PT延长。不同试剂、仪器对异常标本的检测灵敏度有所不同，故不必拘泥于该检测的参考值范围，临床上一般以超过正常对照值3 s以上为异常结果。

2）APTT：常用于内源凝血途径凝血因子及异常抗凝物的筛查，上述因素异常，可以导致APTT延长。临床上一般以超过正常对照值10 s以上为异常结果。

3）TT：在肝素、类肝素物质增多，纤维蛋白原含量或结构异常，纤溶亢进等状况下可以延长。一般待测血浆比对照血浆延长3 s以上有临床意义。

（2）临床评价：二期止血缺陷，最常用APTT、PT的组合测试进行筛选，除纤维蛋白原降低检测不够灵敏，凝血因子XIII无法检测外，该两项试验检测凝血因子缺乏症的敏感度和特异度均较满意；APTT尚可用于异常抗凝物质的检出。TT的检测在

二期止血中主要是发现部分纤维蛋白原结构和含量异常，其对肝素/类肝素物质的存在非常敏感。理论上，上述筛选试验时间缩短反映了机体的高凝状态。事实上，多数情况下上述检测对高凝状态的诊断并不敏感。

3. 纤溶活性的筛查试验　血浆纤溶活性增高的筛查，常用的有血浆纤溶酶降解纤维蛋白（原）降解产物（fibrin/fibrinogen degradation products，FDP），血浆鱼精蛋白副凝固试验［又称3P试验（plasma protamine paracoagulation test，3P）］，优球蛋白溶解时间（Euglobulin lysis time，ELT）和D-二聚体（D-dimer，DD）定量测定等。

（1）方法和指标

1）FDP：包含纤维蛋白原和纤维蛋白降解产物的总量，故可以反映总的纤溶活性高低。参考范围＜5 mg/L。各种原因导致的纤溶活性亢进时，FDP可以升高。与DD联合检测，当FDP明显升高而前者正常时，有助于原发性纤溶亢进症的诊断。

2）DD：是交联纤维蛋白被纤溶酶分解后的产物，反映了凝血酶和纤溶酶的生成。临床上DD水平大于0.5 mg/L有临床意义。鉴于该试验有较高的敏感度和较低的特异度，其阴性测定值临床上一般多用于静脉血栓的排除诊断。与FDP配合检测，在DIC诊断时有较高的敏感度和特异度。

3）3P试验：主要反映血浆中可溶性FM和FDPs中的较大的片段（X片段）增多。正常情况下为阴性。在DIC的早、中期，3P试验可为阳性。

4）血浆优球蛋白溶解时间（ELT）：是总纤溶活力检测的又一指标。ELT的参考值为大于120分钟。各种原因造成的纤溶活性亢进，该检测值可以明显缩短。

（2）临床评价：目前，最常用的是FDP和DD的组合检测判断纤维蛋白溶解系统的功能，试剂的检测敏感度甚高。3P试验主要用于检出FM和FDPs中的X片段，所以用于DIC诊断时有其局限性，冷冻血浆可以出现假阳性。ELT需要有足够的

优球蛋白成分，故影响因素多，测定时间长，目前已经较少应用。但3P试验无需特殊的仪器和试剂，在基层医疗机构仍然有临床应用价值。

4. 一期止血功能的分类试验

（1）方法和指标

1）血管性血友病因子（von Willebrand factor，vWF）相关检测：主要有血浆vWF抗原（vWF：Ag），vWF活性（vWF：activity，vWF：A），vWF瑞斯托霉素辅因子（vWF：ristocetin cofactor，vWF：RC）检测，瑞斯托霉素诱导的血小板凝集（Ristocetin-induced platelet agglutination，RIPA），vWF的胶原结合试验（vWF：CBc），vWF的FⅧ结合试验（vWF：FⅧ BC），vWF多聚体分析和基因诊断。在血管性血友病的各种亚型，上述检测试验有不同程度的异常。但2N型VWD仅为vWF与FⅧ结合位置突变造成，表现为除vWF：FⅧ BC异常外的其他试验结果多数在正常范围内。此外，vWF：Ag作为内皮细胞损伤较为敏感的指标，在其损伤时可以明显升高。

2）血浆内皮素-1（endothelin-1，ET-1）：血浆ET-1<5 ng/L。主要来源于血管内皮细胞。血浆ET-1水平可作为了解血管内皮损伤程度的一项指标，用于心血管病患者的疗效判断、预后估计等。

3）血浆血栓调节蛋白（thrombomodulin，TM）：抗原含量（TM：Ag）和活性测定（TM：A）。参考值范围：TM：Ag为20～35 ng/mL，TM：A为68%～120%。血浆TM降低见于TM缺乏症，患者的血栓性疾病发病率增高，且与vWF水平升高呈正相关。

4）血浆6-酮-前列腺素F1α（6-keto-PGF$_{1\alpha}$）和去甲基6-酮-前列腺素F1α（DM-6-keto-PGF$_{1\alpha}$）：内皮细胞合成的前列环素（PGI$_2$）半衰期较短，在30 min内很快转变为无活性稳定的6-keto-PGF$_{1\alpha}$，后者在体内可经肝脏氧化代谢转变为DM-6-keto-PGF$_{1\alpha}$，测定二者含量可间接反映内皮细胞合成PGI$_2$的多少。DM-6-keto-PGF$_{1\alpha}$比6-keto-PGF$_{1\alpha}$能更准确地反映体内PGI$_2$的生成水平，也可作为反映血管内皮早期损伤的指标之一。

5）血小板聚集试验：目前使用较多的是富血小板血浆透射比浊法，加入不同的诱导剂，可以检测不同参数来反应血小板聚集功能。以血小板最大聚集率为例，参考值范围为ADP（1.0 mmol/L）62.7%±16.1%，ADP（0.5 mmol/L）37.4%±14.3%；COL（3 mg/L）71.7%±19.3%；AA（20 mg/L）69%±13%；EPI（0.4 mg/L）67.8%±17.8%；RIS（1.5 g/L）87.5%±11.4%。血小板无力症（glanzmann thrombasthenia，GT）：ADP、COL、AA诱导的血小板聚集减低或不聚集，RIPA正常；巨血小板综合征（Bernard-Soulier syndrome）：ADP、COL、AA诱导的血小板聚集正常，但RIPA减低或不凝集。血小板储存池缺陷症（storage pool defect，SPD）：致密颗粒缺陷时，ADP诱导的血小板聚集减少，COL和AA诱导的聚集正常；α颗粒缺陷时，血小板聚集正常。血小板花生四烯酸代谢缺陷症（arachidonic acid metabolism defect，AMD）：ADP诱导的血小板聚集减少，COL和AA均不能诱导血小板聚集，RIPA正常。临床多见获得性血小板功能缺陷症如尿毒症、骨髓增生性疾病、肝硬化、异常球蛋白血症、部分急性白血病、骨髓增生异常综合征（MDS）、心肺旁路术等，可见血小板聚集功能降低。药物的影响如抗血小板药物治疗，阿司匹林、噻氯匹定、氯吡格雷、双嘧达莫等可显著抑制血小板聚集功能。血栓前状态与血栓性疾病如急性心肌梗死、脑血栓形成、心绞痛、动脉粥样硬化、高血压病、糖尿病、高脂血症等疾患时，ADP、COL、AA诱导的血小板聚集率可增高，即使用低浓度的诱导剂也可致血小板明显聚集。

6）血小板膜糖蛋白：血小板功能的正常发挥，依赖其表面糖蛋白的数量和功能的正常。糖蛋白阳性血小板百分率GPⅠb（CD42b）、GPⅡb（CD41）、GPⅢa（CD61）、GPⅨ（CD42a）为95%～99%，CD62P（GMP-140）<2%，CD63<2%，FIB-R<5%。①巨血小板综合征：血小板膜GPⅠb-Ⅸ-Ⅴ含量显著减少或缺乏，GPⅠb-Ⅸ-Ⅴ复合物

分子结构缺陷的变异型患者含量可正常。②血小板无力症：血小板膜 GPⅡb-Ⅲa 含量显著减少或缺乏，轻型患者可有部分残留（5%～25%），分子结构异常的变异型患者含量可正常或轻度减少，但经 ADP 活化后不能表达纤维蛋白原受体（fibrinogen receptor，FIB-R），CD62P 在静止与活化血小板表达均无异常。③血小板贮存池缺陷病：致密颗粒缺乏（Ⅰ型）患者，活化血小板膜 CD62P 表达正常。④α 颗粒缺乏（Ⅱ型）或 α 颗粒与致密颗粒联合缺陷（Ⅲ型）：活化血小板膜 CD62P 表达减低或缺乏，但 GPⅠb、GPⅡb、GPⅢa、GPⅤ 和 GPⅨ 表达正常。⑤血栓前状态与血栓性疾病：循环血小板膜 GPⅡb-Ⅲa 分子数量增加、FIB-R 表达量增加、CD62P 或 CD63 表达增加是血小板活化的特异性分子标志，尤其是 FIB-R 高表达时，表明血小板的聚集性显著增高，易导致血栓形成。

7）血小板活化分析：以测定活化血小板膜糖蛋白分子标志物较为常用，纤维蛋白原受体（FIB-R）、CD62P、CD63 分别为 GPⅡb/Ⅲa 活化、α 颗粒释放和溶酶体释放的标志；血小板膜磷脂酰丝氨酸和凝血因子水平可反映血小板的凝血功能，均可用多色流式细胞术检测。血栓前状态与血栓性疾病时，血小板活化程度升高，颗粒释放反应功能亢进，见于缺血性心血管病，血小板膜 PS、FIB-R、CD62P 和 CD63 均可不同程度升高。轻度血小板活化即可见 FIB-R 升高，血小板 CD62P、CD63 升高，提示血小板激活水平较高，发生 α 颗粒及溶酶体释放反应。血小板与动脉血栓形成疾病关系密切，用药前后需要通过血小板活化检测了解体内血小板的功能状态与活化水平，有助于治疗方案和药物选择以及疗效观察。在体外用血小板诱导剂如 ADP、胶原、凝血酶受体活化肽等激活血小板，PF$_3$ 和促凝血功能缺陷症患者血小板 PS 表达不增高（健康人血小板 PS 表达可达 80% 以上），血小板无力症患者血小板 FIB、FIB-R 表达不增高，血小板 α 颗粒缺乏症（灰色血小板综合征）患者血小板，CD62P 表达和血浆 β-TG、PF4 浓度不增加。血小板环氧化酶或 TXA$_2$ 合成酶缺乏症，服用抑制环氧化酶或 TXA$_2$ 合成酶药物，如阿司匹林，血浆 TXB$_2$ 显著降低。

8）血小板糖蛋白自身抗体测定：较多使用的是单克隆抗体血小板抗原固定试验（monoclonal antibody immobilization of platelet antigens，MAIPA）和改进抗原捕获酶联免疫吸附试验（modified antigen capture ELISA，MACE）。流式微球技术检测血小板特异性自身抗体的方法在临床逐步开始应用。正常人体内无法检出血小板糖蛋白自身抗体。如特发性血小板减少性紫癜（idiopathic thrombocytopenic purpura，ITP）和继发性血小板减少性紫癜（见于系统性红斑狼疮等）、服用某些药物或同种免疫反应时，机体可产生血小板自身抗体，这些自身抗体可导致血小板破坏增加或生成障碍，使循环血小板显著减少。ITP 患者治疗有效时，患者血小板自身抗体水平可下降，完全治愈的患者甚至可呈阴性；而复发时，血小板自身抗体水平常常回升。

9）血小板生存时间（platelet survival time，PST）：不同方法学检测的参考范围不同，TXB$_2$ 法为（9.3±1.7）d，MDA 法为（10.8±4.2）d。PST 缩短见于：①血小板破坏增多性疾病，如 ITP、输血后紫癜、同种免疫性血小板减少性紫癜、系统性红斑狼疮、脾功能亢进等；②血小板消耗过多性疾病，如血栓性血小板减少性紫癜（thrombotic thrombocytopenic purpura，TTP）、溶血性尿毒症（hemolytic-uremic syndrome，HUS）等；③血栓性疾病，如心肌梗死、糖尿病、一些恶性肿瘤等。

（2）临床评价：一期止血的分类检测，可以使患者的止血异常原因得以揭示。临床应用较多的是有关 vWD 的诊断体系。随着全自动血凝仪的广泛推广使用，结合 vWF:Ag、vWF:A 和 FⅧ:C，可以对 vWD 患者做出大致的分类；精细的分型需要结合多聚体检测及系列活性检测和分子生物学试验。血小板功能检测是诊断血小板功能缺陷性疾病较为常用的试验，临床应用最为广泛的是血小板聚集试验。使用不同的诱导剂及不同的浓度，可以对该类疾病进行诊断。各实验室需要制订自己的正常值范围，以便对疾病做出正确判断。此外，血小板聚集试验也可以用作抗血小板药物疗效的监测：服药后，相应的诱导剂引起的血小板聚集率居高不下，往往提示药物的作用不达标。寻找原因、更换敏感药物是提高疗效的有效手段。血小板活化分析在血栓前状态和血栓病的诊断中有重要价值。流式细胞术检测血小板表面特异糖蛋白标志物的增高，较先前的酶联免疫吸附法检测 α 颗粒内容物 β-TG 和 PF4 的释放具有操作简单、敏感度高和特异度强的特点。同样，流式细胞术检测血小板表面的糖蛋白，对血小板功能障碍性疾病的诊断有决定性意义。血小板自身抗体的检测以往多采用 MAIPA/MACE 方法，但上述两种方法操作较为繁琐，结果判断又带有一定的主观因素。流式微球技术检测血小板特异性自身抗体方法具有操作简便，敏感度和特异度高等特点，已经逐步在临床开展。血小板生存时间测定对血小板破坏增加的病理生理状况有重要价值。但由于方法学较为复杂，目前临床应用有限。

5. 二期止血功能的分类试验

（1）方法和指标

1）凝血因子活性检测：除组织因子（TF）、凝血因子 XIII 外，其余凝血因子均可以用凝固法测定其凝血活性。凝血活性的参考值范围为 Fg 2.0 ~ 4.0 g/L，其余凝血因子的活性多在 50% ~ 150%。凝血因子活性降低，见于先天性或获得性的病因，前者如血友病 A（凝血因子 VIII 缺乏）、血友病 B（凝血因子 IX 缺乏），后者如肝病、鼠药中毒、DIC 等。凝血因子活性升高，见于血栓前状态及血栓性疾病等情况。一般方法无法检测到血浆中组织因子的含量，在严重感染所致内毒素血症、严重创伤、休克、急性呼吸窘迫综合征、DIC、急性早幼粒细胞白血病等可见血浆 TF 含量或活性增加。凝血因子 XIII 临床常用 5M 尿素溶解试验进行筛选，发色底物法可以进行半定量检测，可以用

来检测凝血因子 XIII 先天性或获得性缺陷的患者。

2）血浆凝血酶原片段 1+2：凝血酶原被凝血酶原酶转化为凝血酶时，凝血酶原分子的氨基端（N 端）273 位精氨酸（Arg273）与 274 位苏氨酸（Thr274）之间的肽键被裂解，从 N 端释放出片段 1+2（fragment 1+2，F_{1+2}），即 1 位丙氨酸（Ala1）至 273 位精氨酸（Arg273）的肽片段。因此，血浆中 F_{1+2} 的浓度直接反映凝血酶原酶的活性，同时也是凝血酶生成的标志，所以 F_{1+2} 被视为反映凝血活化的分子标志物之一。F_{1+2} 的参考值范围是（0.67 ± 0.19）nmol/L。血栓前状态与血栓性疾病，如大约 90% 的 DIC 病例可见血浆 F_{1+2} 含量显著增高；对慢性 DIC，常规检查（如 PT、PLT、FIB）可能未见异常，但由于 F_{1+2} 的高敏感性，常可在 DIC 的临床表现出现之前呈现升高，故对于早期 DIC 的诊断有意义。急性心肌梗死（AMI）、易栓症与静脉血栓形成，血浆 F_{1+2} 可明显增高。口服避孕药和雌激素替代治疗可见 F_{1+2} 升高。

3）血浆纤维蛋白肽 A（fibrinopeptide-A，FPA）：凝血酶降解纤维蛋白原生成纤维蛋白单体（FM）并释放出 FPA，血液中出现 FPA 表明凝血酶活性增加。因此，FPA 被视为反映凝血活化的分子标志物之一，对血液高凝状态的诊断有重要意义。FPA 的参考值范围：男性不吸烟者（1.83 ± 0.61）μg/L，女性不吸烟、未服避孕药者（2.22 ± 1.04）μg/L。血浆 FPA 增高对 DIC 诊断有较高的灵敏度，被作为早期或疑难 DIC 病例的诊断试验。血浆 FPA 增高见于血栓前状态和血栓性疾病。

4）血浆凝血酶 – 抗凝血酶复合物（thrombin antithrombin complex，TAT）：凝血酶生成后，血浆中的 AT 能迅速与其 1 : 1 结合，生成无活性的 TAT 复合物。血浆 TAT 复合物浓度升高，表明凝血酶浓度升高，AT 被大量消耗，血液呈现高凝状态，血栓形成危险性增高。参考值范围为 1.0 ~ 4.1 μg/L，平均为 1.5 μg/L。血浆 TAT 增高见于 90% 以上 DIC 病例，并可用于早期诊断 DIC。血栓

前状态时，TAT 可呈轻度升高，提示血液有潜在的高抗凝性和血栓形成倾向。血栓性疾病患者的血浆 TAT 可显著升高。

5）血浆抗凝血酶（antithrombin，AT）：是凝血过程中最重要的丝氨酸蛋白酶，主要是在肝素的辅助下灭活凝血酶、FXa 和 FXIa。当 AT 缺陷时，患者易出现血液高凝状态而形成血栓。一般分别测定其活性及抗原含量，参考范围分别是 AT：A（108.5 ± 5.3）%，AT：Ag（290 ± 30.2）mg/L。遗传性 AT 缺陷：Ⅰ型患者 AT 含量及活性均减低；Ⅱ型患者 AT 含量正常但活性减低。在抗凝治疗中，若出现肝素治疗无效，应注意检查有无 AT 缺乏。获得性 AT 减低：如肝病的 AT 合成缺陷、肾病的 AT 外排增加、DIC 和血栓病时的消耗增多均可以导致其降低。

6）血浆蛋白 C（PC）测定：分活性和抗原检测两部分，参考范围分别为 PC：A（100.24 ± 13.18）%，PC：Ag（102.5 ± 20.1）%。遗传性 PC 缺陷：PC 含量或活性减低，纯合子型患者血浆 PC 水平接近 0 或 < 20%，杂合子患者血浆 PC 水平低于健康人的 50%，患者易出现复发性静脉血栓形成。肝病、DIC、维生素 K 缺乏症，PC 可降低。外伤或脓血症所致的急性呼吸窘迫综合征，PC 常降低。口服抗凝药的影响：香豆素类抗凝药治疗初期，由于 PC 比其他依赖维生素 K 的凝血因子半衰期短，首先迅速降低 40% ~ 50%，导致短暂的血液高凝状态。若患者本身存在 PC 缺陷，则极易发生血栓栓塞并发症或香豆素（coumarin）诱导的皮肤坏死。

7）血浆蛋白 S（PS）测定：血浆中约 60% 为 C4BP-PS，40% 为游离血浆蛋白 S（FPS），只有 FPS 有辅助 APC 发挥灭活 FVa 和 FVIIIa 的功能。测定 FPS：A 可反映 PS 的抗凝血功能。参考范围为血浆 FPS：Ag（100.9 ± 11.6）%，血浆总蛋白 S（TPS）：Ag（96.6 ± 9.8）%。遗传性 PS 缺陷：Ⅰ型患者 TPS、FPS 和 PS：A 均降低；Ⅱa 型患者 TPS：Ag 正常，但 FPS：Ag 和 FPS：A 降低；Ⅱb 型患者 TPS：Ag 和 FPS：Ag 正常，但 FPS：A 降低。获得性 PS 缺陷：肝病、急性呼吸窘迫综合征及口服抗凝药、避孕药时，PS 可明显降低。

8）血浆组织因子途径抑制物（tissue factor pathway inhibitor，TFPI）：也分为活性和抗原测定，参考范围分别为 TFPI：A（99.96 ± 5.0）%，TFPI：Ag（97.5 ± 26.6）μg/L。临床多为获得性 TFPI 缺乏，可见于各种原因所致的 DIC、脓毒血症、大手术等因凝血亢进消耗而减少。

9）血浆肝素及类肝素物质测定：一般血浆中该类物质增多，TT 多延长，在待检血检中加入一定量甲苯胺蓝后，TT 明显缩短或恢复正常，提示血浆中肝素或类肝素物质增多。临床使用肝素后，可以直接检测肝素含量，为剂量调节及疗效判定提供依据。正常情况下，血浆中无法检测出肝素和类肝素物质。严重肝病、系统性红斑狼疮、流行性出血热、过敏性休克等患者可有肝素样抗凝物增多。已发现某些肿瘤细胞可以分泌肝素样物质。在器官移植、一些药物不良反应、过敏反应、放射病、肾病综合征、出血热等造成肝严重损伤时，肝素在肝的降解作用减弱，导致肝素样抗凝物增多，患者可有较明显的出血症状。

10）血浆狼疮抗凝物（lupus anticoagulation，LAC）测定：LAC 是一组抗磷脂或磷脂与蛋白（如 β-2-glycoprotein 1 和凝血因子）复合物的抗体，可以干扰磷脂依赖的止血反应和体外凝血试验（如 APTT、SCT、RVVT 等）。血浆 LAC 阳性，可见于自身免疫性疾病（如 SLE）、病毒感染、骨髓增生性疾病、复发性流产等，有 24% ~ 36% 的患者可发生血栓。

11）血浆凝血因子抑制物测定：凝血因子抑制物可以是同种抗体，也可以是自身抗体。正常人体内一般为阴性。较多见的是凝血因子Ⅷ抗体，常见于接受反复输血、FⅧ浓缩制剂应用的血友病 A 患者，也可见于一些自身免疫病和妊娠期间。

12）活化蛋白 C 抵抗（activated protein C resistance，APCR）试验：APC 可以灭活 FVa 和 FVIIIa，若发生

APCR 则血栓形成的风险大大增加。正常人 APCR 为阴性。造成 APCR 的原因可能是：①存在 APC 的抗体；②存在 APC 的某种抑制物；③PS 缺乏；④由于基因突变等导致 FⅤa 和 FⅧa 不被 APC 灭活；⑤某种尚不明确的机制。

（2）临床评价：二期止血的特殊检测主要包括凝血因子的活性检测、凝血活化不同阶段分子标志物的检测、抗凝系统的检测及病理性抗凝物质的检测等。对于凝血因子活性的检测，我国广泛使用的一期法与西方国家使用的二期法之间，在某些凝血因子的特殊突变的检测结果上有差异。分子标志物的检测可以观察到止血或血栓形成过程中机体凝血系统的分子水平的变化，对疾病的早期诊断和治疗有指导意义。随着医疗设备自动化的发展，许多分子标志物可以采用化学发光技术测定，较先前的酶联免疫吸附试验的敏感度和特异度大幅提高，检测的耗时也大大缩短。机体的抗凝系统，在抵抗血栓形成时发挥重要作用。常用的检测包括这些抗凝蛋白的活性和抗原检测。一般说来，以活性检测作为疾病诊断的依据。结合抗原检测，临床上可以将疾病进行分型诊断。比较特殊的是病理性抗凝物质，可以导致出血或形成血栓。前者的代表为凝血因子Ⅷ的抑制物，后者以抗磷脂抗体综合征中的狼疮抗凝物质为代表。系统地检测不仅可以明确诊断，还可以为治疗方案的选择和疗效的监测提供依据。

6. 纤溶系统功能的分类试验

（1）方法和指标

1）血浆纤溶酶原（plasminogen，PLG）测定：活性和抗原的参考值范围为 PLG：A（85.55 ± 27.83）%，PLG：Ag（0.22 ± 0.03）g/L。①肝实质损伤，如肝硬化等，肝合成 PLG 减少，其活性和含量均降低；②DIC、脓毒血症、溶栓治疗、原发性纤溶亢进时，由于纤溶活性增高，PLG 因消耗增多而降低；③某些恶性肿瘤、糖尿病时可见 PLG 增高；④异常纤溶酶原血症（dysplasminogenemia）：PLG 含量一般正常，但活性降低，杂合子型为 40% ~ 60%，纯合子型可 <5%；⑤遗传性 PLG 缺乏极少见，其含量和活性均显著降低。

2）血浆组织型纤溶酶原激活物（tissue plasminogen activator，t-PA）测定：活性和抗原的参考值范围为 t-PA：A 0.3 ~ 0.6 活化单位 /mL，t-PA：Ag 1 ~ 12 μg/L。纤溶亢进：见于原发性与继发性纤溶亢进症，如 DIC 等。纤溶活性降低：见于血栓前状态与血栓性疾病，如深静脉血栓形成、动脉血栓形成、缺血性脑梗死、高脂血症、口服避孕药等。

3）血浆纤溶酶原活化抑制物（plasminogen activator inhibitor，PAI）测定：活性和抗原的参考值范围为 PAI-1：A 0.1 ~ 1.0 抑制单位 /mL，PAI-1：Ag 4 ~ 43 ng/mL。PAI 减少可增高出血风险；相反，PAI 增多可导致血栓风险增加，部分深静脉血栓患者有 PAI-1 释放增高或 t-PA 减少。

4）血浆 α_2- 抗纤溶酶（α_2-antiplasmin，α_2-AP）测定：活性和抗原的参考值范围为 α_2-AP：A 80% ~ 120%，血浆 α_2-AP：Ag 0.06 ~ 0.10 g/L。①遗传性 α_2-AP 缺陷症：较少见，为常染色体隐性遗传，纯合子患者出血风险增加，伤口愈合差。②获得性 α_2-AP 缺乏症：肝病、DIC、感染性疾病时，全身淀粉样变及溶栓治疗。③血浆 α_2-AP 增高：见于动脉与静脉血栓形成、恶性肿瘤等。

5）血浆纤溶酶 – 抗纤溶酶复合物（plasmin-antiplasmin complex，PAP）测定：PAP 是反映体内纤溶实际水平较为敏感的标志物，优于血浆 α_2-AP。PAP 浓度升高提示纤溶活性亢进，出血风险增加。参考值范围为 0.12 ~ 0.70 mg/L。PAP 的临床应用主要在 DIC 和 DIC 前期的诊断，其敏感度和特异度均较高。

（2）临床评价：纤溶系统的分类检测，在临床开展并不普及。主要是由于筛选试验 FDP 结合 DD 检测，对于纤溶功能的判断已经可以提供信息。但其主要成分的检测，对于判断疾病的原因仍有重要价值。PAP 等分子标志物检对于 DIC 前期的诊断和治疗有积极意义。

（王学锋）

第四节　骨　髓　检　查

思维导图：

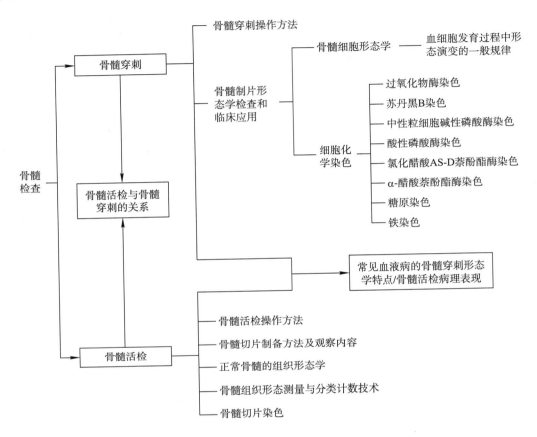

一、骨髓穿刺

1. 穿刺部位的选择　常用的骨髓穿刺部位为髂骨上棘（包括髂前上棘、髂后上棘），其他穿刺部位包括胸骨、胫骨（适用于新生儿、小婴儿及个别幼儿）等。

2. 骨髓穿刺步骤

（1）用碘附、75% 乙醇常规消毒穿刺部位及周围皮肤。

（2）打开已消毒的骨髓穿刺包，带上无菌手套，对准穿刺部位铺上包内的孔巾。

（3）用 2% 利多卡因溶液进行局部麻醉。先在皮肤上打个皮丘，然后与皮肤垂直进针，边进针边注射麻醉药，直至麻醉到骨膜，其中充分麻醉骨膜最重要。

（4）从穿刺包中取出骨髓穿刺针，套上针芯，准备穿刺。

（5）穿刺针进入髓腔后，取出针芯，接干燥注射器的针筒，迅速抽吸骨髓液 0.2 mL 左右，抽吸完毕后取下针筒并迅速插回针芯，将针筒内的骨髓液注射在玻片上。

（6）取玻片上骨髓小粒丰富的骨髓液部分做骨髓涂片，动作要迅速，避免骨髓液凝固，影响涂片中细胞形态的观察，因此推片最好由助手完成。

（7）拔出穿刺针，局部消毒后，敷以无菌纱布，用胶布固定。

二、骨髓制片形态学检查和临床应用

（一）骨髓细胞学检测的方法和内容

骨髓细胞学检测分为肉眼观察、低倍镜检查（40×）、油镜检查（100×），具体见骨髓检查的基础部分。

（二）血细胞发育过程中形态演变的一般规律

血细胞从原始到成熟的发育过程中，有一定的规律，这些规律对于辨认血细胞是十分必要的。

图 1-18
造血细胞的分化及增殖示意图

1. 细胞体积　随着血细胞的发育成熟，胞体逐渐由大变小。但巨核细胞体积通常由小变大，早幼粒细胞较原粒细胞稍大。胞体大小变化的同时常发生形态变化，如巨核细胞、单核细胞、浆细胞，从圆形或椭圆形变为不规则形。

2. 细胞质

（1）量：由少逐渐增多，但淋巴细胞变化不大。

（2）染色：由淡蓝变浅染，甚至淡红，红细胞最终变为橘红色。

（3）颗粒：无颗粒（原始细胞）→嗜天青颗粒（早幼粒细胞）→特异性颗粒（中性、嗜酸性和嗜碱性颗粒），但红细胞胞质内一般无颗粒。

3. 细胞核

（1）大小：由大变小，由规则变为不规则，甚至分叶，但巨核细胞系核由小变大，红细胞系核变小，核型规则而最终消失。

（2）染色质：由细致疏松逐渐变为粗糙、致密或凝集成块，着色由浅变深。

（3）核仁：由有到无，经清晰、模糊不清至消失。

（4）核膜：由不明显变为明显。

4. 细胞核/细胞质比例　由大变小，即由核大质少到核小质多；巨核细胞则相反。

血细胞的形态学特征，详细见骨髓检查的基础部分。

（三）骨髓血细胞的细胞化学染色

细胞化学染色是以细胞形态学为基础，根据化学反应原理，骨髓涂片按一定程序染色，然后在显微镜下观察细胞化学成分及其变化的一项检查方法。各种类型血细胞中的化学成分、含量及其分布不尽相同，在病理情况下也可发生改变。因此，细胞化学染色有助于了解各种血细胞的化学组成及病理生理改变，可用于血细胞类型的鉴别，以及某些血液病的诊断和鉴别诊断、疗效观察、发病机制探讨等。

细胞化学染色的方法较多，主要介绍常用的酶类、脂类、糖原、铁等细胞化学染色。

1. 过氧化物酶染色

【原理】

血细胞中的过氧化物酶（peroxidase，POX）能分解试剂的底物 H_2O_2，释出新生态氧，使无色苯胺氧化为蓝色联苯胺，后者与亚硝基铁氰化钠结合形成蓝黑色的颗粒，沉着于细胞质中。

【结果】

胞质中无蓝黑色颗粒者为阴性反应，出现细小颗粒、分布稀疏者为弱阳性反应，颗粒粗大而密集者为强阳性反应。

【临床意义】

POX 染色主要用于急性白血病类型的鉴别。急性粒细胞白血病时，白血病细胞多呈强阳性反应；急性单核细胞白血病时呈弱阳性或阴性反应；急性淋巴细胞白血病则呈阴性反应。POX 染色对急性粒细胞白血病与急性淋巴细胞白血病的鉴别最有价值。

图 1-19
POX 染色结果

2. 苏丹黑 B 染色

【原理】

苏丹黑 B（Sudan black B，SB）是一种脂溶性染料，可溶于细胞质内的含脂物质，使胞质中的脂类物质呈棕黑色或深黑色颗粒。

【结果】

SB 染色结果与 POX 染色大致相同。粒细胞系自早幼粒细胞至成熟中性粒细胞，阳性反应随细胞的成熟逐渐增强。单核细胞系大多呈弱阳性反应，淋巴细胞呈阴性反应。

【临床意义】

同 POX 染色反应。

3. 中性粒细胞碱性磷酸酶染色

【原理】

中性粒细胞碱性磷酸酶（neutrophil alkaline phosphatase，NAP）的显示方法有偶氮偶联法和钙钴法两种。前者的染色原理是血细胞内碱性磷酸酶在 pH 为 9.4～9.6 的条件下，将基质液中的 α 磷酸奈酚钠水解，产生 α 奈酚与重氮盐偶联形成灰黑色沉淀，定位于细胞质内酶活性所在之处。钙钴法染色是碱性磷酸酶在碱性条件下将基质液中的 β-甘油磷酸钠水解，产生磷酸钠。磷酸钠依次与硝酸钙、硝酸钴、硫化铵发生反应，形成不溶性棕黑色的硫化钴，定位于酶活性之处。

【结果】

碱性磷酸酶主要存在于成熟阶段的中性粒细胞（分叶核及杆状核），其他血细胞均呈阴性反应。阳性反应为胞质中出现灰色到棕黑色颗粒，反应强度分为 5 级，即"－"、"1+"、"2+"、"3+"、"4+"，反应结果以阳性反应细胞百分率和积分值来表示。血涂片染色后，在油浸镜下观察 100 个成熟中性粒细胞，阳性反应细胞所占百分率即为阳性率；对所有阳性反应细胞逐个按反应强度分级，将各级所占的百分率乘以级数，然后相加，即为积分值。

📷 图 1-20
NAP 染色结果

【参考值】

成人 NAP 阳性率 10%～40%，积分值 40～80分。由于各实验室条件不同，参考值也有差异。

【临床意义】

NAP 活性可因年龄、性别、应激状态、月经周期、妊娠及分娩等因素有一定的生理性变化。在病理情况下，NAP 活性的变化常有助于某些疾病的诊断和鉴别诊断。

（1）感染性疾病：急性化脓菌感染时 NAP 活性明显增高，病毒性感染时其活性在正常范围或略减低。

（2）慢性粒细胞白血病的 NAP 活性明显减低，积分值常为 0。类白血病反应的 NAP 活性极度增高，故可作为与慢性粒细胞白血病鉴别的一个重要指标。但是慢性粒细胞白血病的加速期或者急变期 NAP 活性可以升高，合并感染时也可以升高。

（3）急性粒细胞白血病时 NAP 积分值减低，急性淋巴细胞白血病的 NAP 积分值多增高，急性单核细胞白血病时一般正常或减低。

（4）再生障碍性贫血时 NAP 活性增高，阵发性睡眠血红蛋白尿时活性减低，因此 NAP 也可作为两者鉴别的参考。

（5）其他血液病：恶性淋巴瘤、慢性淋巴细胞白血病、骨髓增殖性肿瘤（如真性红细胞增多症、原发性血小板增多症、骨髓纤维化等）NAP 活性中度增高，恶性组织细胞病时 NAP 活性降低。

（6）腺垂体或肾上腺皮质功能亢进，应用肾上腺皮质激素、ACTH、雌激素等，NAP 积分值可增高。

4. 酸性磷酸酶染色

【原理】

酸性磷酸酶（acid phosphatase，ACP）染色法有硫化铅法和偶氮偶联法。硫化铅法原理为血细胞内的酸性磷酸酶等在酸性条件下（pH 5.0）将基质液中的 β 甘油磷酸钠水解，产生磷酸钠，然后与硝酸铅反应，生成磷酸铅沉淀，再与硫化铵反应形成棕黑色硫化铅沉淀定位于细胞质内。

【结果】

细胞质内出现棕黑色颗粒者为阳性反应。

【临床意义】

（1）协助诊断多毛细胞白血病（hairy cell leukemia，HCL）。HCL时多毛细胞ACP呈阳性或强阳性反应，且活性不被L-酒石酸所抑制，有助于对本病的诊断。

（2）协助鉴别T淋巴细胞与B淋巴细胞。T淋巴细胞呈阳性反应，B淋巴细胞呈阴性反应，有助于急性淋巴细胞白血病的免疫学分型。

（3）协助鉴别戈谢（Gaucher）病与尼曼-皮克（Niemann-Pick）病。Gaucher细胞ACP呈阳性，而Niemann-Pick细胞为阴性反应。

（4）单核细胞、组织细胞、网状细胞、巨核细胞ACP染色均呈阴性反应。

5. 氯化醋酸AS-D萘酚酯酶染色

【原理】

血细胞内氯化醋酸AS-D萘酚酯酶（naphthol AS-D chloroacetate esterase，AS-D NCE）又称特异性酯酶（specific esterase，SE）、粒细胞酶酯。此酶能将基质液中的氯化醋酸酯AS-D萘酚水解，产生萘酚AS-D，进而与重氮盐GCB偶联，形成不溶性红色沉淀，定位于细胞质内。

【结果】

细胞质中出现红色沉淀者为阳性反应。此酶主要存在于粒系细胞中，原粒细胞为阴性反应或弱阳性反应，所以不能作为排除试验。自早幼粒细胞至成熟中性粒细胞均呈阳性反应，酶活性不随细胞的成熟而增强，嗜碱细胞和肥大细胞呈阳性，而嗜酸性粒细胞、淋巴细胞、单核细胞、浆细胞、幼红细胞一般均呈阴性反应，个别单核细胞可呈弱阳性反应。

【临床意义】

急性粒细胞白血病时原粒细胞和早幼粒细胞酶活性明显增强，AS-D NCE染色呈强阳性反应；急性单核细胞白血病及急性淋巴细胞白血病时呈阴性反应；急性粒单核细胞白血病时，部分白血病细胞（粒系）呈阳性反应，而有些白血病细胞（单核系）呈阴性反应。

6. α-醋酸萘酚酯酶染色

【原理】

α-醋酸萘酚酯酶（alpha-naphthol acetate esterase，α-NAE）又称非特异性酯酶（non-specific esterase，NSE），能将基质液中的α-醋酸萘酚水解产生α-萘酚，再与重氮染料偶联形成不溶的有色沉淀，定位于细胞质内。

【结果】

细胞质中出现有色沉淀者为阳性反应。因所用的重氮盐不同，阳性反应的沉淀可分为灰黑色或棕黑色。此酶主要存在于单核细胞中，故有人称之为单核细胞型酯酶，但非特异性，需结合氟化钠抑制试验。原单核细胞为阴性反应或弱阳性反应，幼单核细胞和单核细胞呈阳性反应。粒系细胞一般为阴性或弱阳性反应。淋巴细胞多为阴性反应，少数弱阳性。

【临床意义】

急性单核细胞白血病细胞呈强阳性反应，但单核细胞中的酶活性可被氟化钠（NaF）抑制，故在进行染色时常同时做氟化钠抑制试验。急性粒细胞白血病时呈阴性反应或弱阳性反应，但阳性反应不被氟化钠抑制。因此，本染色法主要用于急性单核细胞白血病与急性粒细胞白血病的鉴别。

7. 糖原染色

【原理】

糖原染色又称过碘酸-Schiff反应（periodic acid-Schiff reaction，PAS反应）。过碘酸能将血细胞内的糖原氧化，生成醛基。醛基与Schiff液中的无色品红结合形成紫红色化合物，定位于胞质内。

【结果】

细胞质中出现红色者为阳性反应。阳性反应物可呈颗粒状、小块状或弥漫均匀红色。PAS反应的阳性程度通常以强阳性、阳性、弱阳性和阴性来表示，也有用阳性百分率（观察同一类型细胞的阳性细胞率）和积分值来表示。

正常血细胞的 PAS 染色反应：粒系细胞中原粒细胞为阴性反应，自早幼粒细胞至中性分叶核粒细胞均为阳性反应，呈细颗粒状，均匀红色，随着细胞的成熟阳性反应程度逐渐增强；原始单核细胞阴性，幼稚和成熟单核细胞呈细颗粒状，易聚集在细胞边缘或伪足突起部分；淋巴细胞大多呈阴性反应，少数可呈弱阳性反应，常呈粗颗粒状或者块状；幼红细胞和红细胞均呈阴性反应；巨核细胞和血小板均呈阳性反应，巨核细胞的阳性反应程度随着细胞的发育成熟而增强，成熟巨核细胞多呈强阳性反应。

【临床意义】

（1）红血病或红白血病、骨髓增生异常综合征（myelodysplastic syndromes，MDS）时幼红细胞呈强阳性反应，积分值明显增强，有助于与其他红细胞系统疾病的鉴别；严重缺铁性贫血、重型海洋性贫血及巨幼细胞贫血，部分病例的个别幼红细胞可呈阳性反应。

（2）急性粒细胞白血病、原粒细胞呈阴性反应或弱阳性反应，阳性反应物质呈细颗粒状或均匀淡红色；急性淋巴细胞白血病原淋和幼淋细胞常呈阳性反应，阳性反应物呈粗颗粒状或块状；急性单核细胞白血病原单核细胞大多为阳性反应，呈弥漫均匀红色或细颗粒状，有时在胞质边缘处颗粒较粗大。因此，PAS 反应对三种急性白血病类型的鉴别有一定参考价值。

（3）其他：巨核细胞 PAS 染色呈阳性反应，有助于识别不典型巨核细胞，如急性巨核细胞白血病（M_7）和 MDS 中的小巨核细胞；Gaucher 细胞 PAS 染色呈强阳性反应，有助于与 Niemann-Pick 细胞鉴别；协助诊断某些肿瘤侵犯骨髓，如骨髓转移性腺癌，呈强阳性。

几种常见类型急性白血病的细胞化学染色结果见表 1-7。

8. 铁染色

【原理】

人体内的铁有一定量以铁蛋白和含铁血黄素的形式贮存在骨髓中的单核吞噬细胞胞质内，幼红细胞的线粒体中也含有含铁血黄素。这些铁在酸化的低铁氰化钾溶液中反应，生成蓝色的铁氰化铁沉淀（普鲁士蓝），定位于含铁的部位。故此染色法又称为普鲁士蓝反应。

【结果】

（1）细胞外铁：观察骨髓小粒中贮存在单核–吞噬细胞系统内的铁（在幼红细胞之外的铁）。阳性反应为骨髓小粒上见到的呈浅蓝绿色、均匀的无形物质，或呈蓝色/深蓝色的小珠状、粗颗粒状或蓝黑色的小块物质，按阳性反应的强度分为以下5级：

"–"，骨髓小粒无蓝色显现（提示骨髓贮存铁缺乏）。

"+"，有少量铁颗粒，或偶见少量铁小珠。

表 1-7　几种常见类型急性白血病的细胞化学染色结果

	急性淋巴细胞白血病	急性粒细胞白血病	急性单核细胞白血病	红白血病
POX	–	+ ~ +++	– ~ +	视合并的白细胞类型而定
SB	–	++ ~ +++	– ~ +	同上
AS–D NCE	–	++ ~ +++	– ~ +	同上
α–NAE		– ~ ++	++ ~ +++	同上
α–NAE+NaF		不被 NaF 抑制	能被 NaF 抑制	同上
NAP	增加	减少	正常或增加	同上
PAS	+，粗颗粒状或块状	– 或 +，弥漫性淡红色	– 或 +，弥漫性淡红色或细颗粒状	+++

"++"，有较多的铁颗粒和铁小珠。

"+++"，有很多铁颗粒、小珠和少数蓝黑色小块。

"++++"，有极多的铁颗粒和小珠，并有很多密集成堆的小块。

（2）细胞内铁：为幼红细胞内的铁。正常幼红细胞（主要是晚幼红细胞）的细胞核周围可见到 1~5 个呈蓝色的细小铁颗粒。含有铁颗粒的幼红细胞称为铁粒幼细胞。在油浸镜下，连续计数 100 个幼红细胞，记录铁粒阳性的幼红细胞数，即为铁幼粒细胞所占的百分率。需同时注意细胞内的铁粒数目、大小、染色深浅和排列。如含粗大深染的铁粒在 5 个以上，并环绕细胞核排列超过核周径 1/3 以上，称为环状铁粒幼细胞。

【参考值】

（1）细胞外铁：+ ~ ++，大多为 ++。

（2）细胞内铁：20% ~ 90%，平均值为 65%。由于各实验室的实验条件不同，此参考值也有差异。

【临床意义】

（1）缺铁性贫血时，早期骨髓中贮存铁就已耗尽，细胞外铁呈 "–"。铁粒幼细胞百分率降低，常 <15%，甚至为 "0"。经铁剂治疗后，数天内铁小粒出现幼红细胞中，但细胞外铁需待血红蛋白正常后一段时间才会出现。因此，铁染色是目前诊断缺铁性贫血及指导铁剂治疗的一项可靠和实用的检验方法。

（2）非缺铁性贫血如珠蛋白生成障碍性贫血、铁粒幼细胞贫血、溶血性贫血、巨幼细胞贫血、再生障碍性贫血及骨髓病性贫血等，细胞外铁多增加，常为 +++ ~ ++++。

（3）铁粒幼细胞贫血时，因血红素（heme）合成障碍，铁利用不良，不能合成血红蛋白，铁粒幼细胞增多，并可见到环状铁粒幼细胞，占幼红细胞的 15% 以上。在骨髓增生异常综合征中，难治性贫血伴环状铁粒幼细胞增多者（RAS），环状铁粒幼细胞 >15%。

（四）骨髓检查的临床应用

骨髓细胞形态学检查用于观察骨髓涂片中细胞的形态、数量等方面的变化，以了解骨髓造血功能状况。在临床应用广泛，对血液病及其他一些疾病的诊断、鉴别、疗效观察和预后判断具有重要意义。

1. 诊断造血系统疾病　这类疾病多数具有特征性细胞形态学改变，骨髓检查对这些疾病有决定性诊断意义，如各种类型白细胞、恶性组织细胞病、多发性骨髓瘤、再生障碍性贫血、巨幼细胞贫血、戈谢病（Gaucher disease）、尼曼 – 皮克病（Niemann–Pick disease）、海蓝色组织细胞增生症等。这些疾病也常通过复查骨髓象来评价疗效或判断预后。

2. 辅助诊断某些疾病　如各种恶性肿瘤发热骨髓转移、淋巴瘤的骨髓浸润、骨髓增生异常综合征、骨髓增生性疾病、缺铁性贫血、溶血性贫血、脾功能亢进和特发性血小板减少性紫癜。

3. 提高某些疾病的诊断率　利用骨髓液检查疟原虫、黑热病原虫、红斑狼疮细胞，以及细菌培养、染色体培养、干细胞培养，皆可提高阳性率。

（五）常见血液病的骨髓穿刺形态学特点

1. 缺铁性贫血（iron deficiency anemia，IDA）因机体铁的需要量增加和 / 或铁吸收减少，导致体内储存铁缺乏又得不到有效的补充，使合成血红蛋白的铁不足所引起的贫血。铁缺乏可以分为储存铁耗竭、缺铁性红细胞生成和缺铁性贫血三个阶段。缺铁性红细胞生成和缺铁性贫血可出现形态学改变。

骨髓形态学特点：①IDA 为增生性贫血，骨髓增生活跃或明显活跃，以红系增生为主，粒红比值减低。②红系细胞中以中、晚幼红细胞为主。③幼红细胞体积小，胞质量少，胞质着色偏蓝（呈偏碱），边缘不整，呈裙边状或者锯齿状。胞核小而致密，深染，表现为 "核老质幼" 的特点。④成熟红细胞大小不等，以小细胞为主，中心淡染区扩大，甚至呈环形。粒系和巨核细胞变化不大，基本正常。⑤骨髓铁染色：细胞外铁阴性，细胞内铁明显减少或者缺如，即幼红细胞胞质内不见蓝色铁颗粒，或者颗粒少而着色淡（图1-8）。

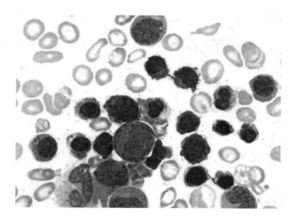

图1-8　缺铁性贫血骨髓象

2. 慢性病贫血（anemia of chronic disease，ACD）常继发于慢性感染、炎症或者肿瘤性疾病，近年来较多见。

骨髓形态学特点：①大部分为增生性贫血，增生活跃或明显活跃，粒红比值多正常；②因慢性感染引起的贫血，骨髓中红系可降低，伴有中性粒细胞轻度增多，可见较多中毒性颗粒；③成熟红细胞大都表现为小细胞正色素性，少部分患者呈低色素性改变；④骨髓铁染色细胞外铁显著增多，细胞内铁减少，幼红细胞胞质内仅含少量蓝绿色颗粒。

3. 巨幼细胞贫血（megaloblastic anemia，MA）是各种原因引起的维生素 B_{12} 和（或）叶酸缺乏，使细胞DNA合成障碍，导致细胞核发育障碍所致的骨髓三系细胞核浆发育不平衡及无效造血性贫血，也称脱氧核苷酸合成障碍性贫血。

骨髓形态学特点：①增生活跃或明显活跃。②红系明显增生，粒红比值减低甚至倒置，原始红细胞和早幼红细胞比例增加。红系可见明显的巨幼变，体积巨大，核染色质呈疏松的颗粒状，胞核发育落后于胞质，呈"核幼质老"改变。此类红系

巨幼变可以在有效治疗的24～96 h内消失。③中性中幼粒以下阶段巨幼变明显，以巨晚幼粒和巨杆状核细胞多见，分叶核有分叶过多的表现，呈核右移表现。④易见巨核细胞核分叶过多，产血小板减少。⑤成熟红细胞大小不匀，可见大椭圆形红细胞和巨红细胞，红细胞胞质内可见 Howell-Jolly 小体，嗜碱点彩红细胞。⑥骨髓铁染色显示细胞外铁与细胞内铁均增高，糖原染色为幼红细胞阴性。

🌐 图1-21
巨幼细胞贫血骨髓象 ●

4. 再生障碍性贫血（aplastic anemia，AA）是造血干细胞数量或质量的异常，导致骨髓造血功能减低，外周血全血细胞减少的疾病。

骨髓形态学特点：①多部位穿刺显示增生减低或者明显减低。②造血细胞（粒系、红系和巨核系细胞）减少，特别是巨核细胞减少显著。粒系以成熟粒细胞为主；红系以中、晚幼红细胞为主（慢性再障可以表现为红系增生活跃，但是晚幼红细胞脱核迟缓，浓缩成"碳核"样）；非造血细胞（包括淋巴细胞、浆细胞、肥大细胞和单核细胞等）比例增高。③骨髓小粒为空网状结构，造血细胞少，大多为非造血细胞，如脂肪细胞、成纤维细胞、浆细胞等。④成熟红细胞为正色素性，中性粒细胞减少且成熟阶段偏多，淋巴细胞比例相对增多。⑤骨髓铁染色显示细胞外铁增多，NAP 染色阳性率和积分值增高。

🌐 图1-22
再生障碍性贫血骨髓象 ●

5. 自身免疫性溶血性贫血（autoimmune hemolytic anemia，AIHA）是由于免疫调节功能紊乱所产生的或活化补体结合于红细胞表面，致使红细胞破坏加速而引起的溶血性贫血。根据自身抗体作用于红细胞膜所需要的最适温度分为温抗体型和冷抗体型，以温抗体型多见。

骨髓形态学特点：①增生明显活跃。②红系明显增生，粒红比值减低甚至倒置，以中、晚幼红细胞为主，幼红细胞胞质内可见 Howell-Jolly 小体，嗜碱点彩和 Cabot 环，易见核分裂象。③成熟红细胞可见大红细胞、嗜多色性红细胞、小球形红细胞，易见退化细胞。④骨髓铁染色：细胞外铁阳性，糖原染色：幼红细胞阴性。

图 1-23

AIHA 骨髓象

6. 骨髓增生异常综合征（MDS）　是一组克隆性造血干细胞疾病，表现为一种或多种血细胞减少伴病态造血、无效造血和凋亡增强，从而导致血细胞减少。MDS 有很多亚型，不同的亚型形态学表现不尽相同。

骨髓形态学特点：①增生活跃或者明显活跃（少数也可以增生减低）。②红系明显增生，粒红比值减低甚至倒置，原红和早幼红细胞增多，红系可见病态造血：中、晚幼红细胞可见体积增大，核染色质疏松，呈巨幼样变，可见核碎裂、核畸形、核出芽、核内桥连、核分叶等。③原始细胞可增多，粒系可见病态造血：中性粒细胞胞体小或者异常增大，核分叶不良（假性 pelger-huet 畸形）或分叶过多，胞质内颗粒过少甚至缺乏。④巨核细胞病态造血：核分叶减少的微小巨核细胞或者淋巴样小巨核细胞，一个或者多个分离的圆形核，或分叶过多的巨核细胞，可见颗粒减少的巨血小板或者大而畸形的血小板。⑤骨髓铁染色：细胞外铁强阳性，细胞内铁增多，MDS-RAS 患者环形铁粒幼细胞 >15%。糖原染色：幼红细胞阳性。

图 1-24

MDS 粒、红二系细胞病态造血

图 1-25

MDS 红系细胞病态造血

图 1-26

MDS 巨核系细胞病态造血（多圆核巨核细胞）

7. 慢性粒细胞白血病（chronic myelocytic leukemia，CML）　也称为慢性髓细胞性白血病，是起源于多能造血干细胞的恶性增殖性疾病，以外周血白细胞异常升高、脾大为表现，伴有 Ph 染色体和 BCR/ABL 融合基因阳性。

骨髓形态学特点：①增生极度活跃或者明显活跃。②粒系细胞极度增生，粒红比值显著升高。增生的粒系中，以中性中幼粒及以下阶段为主，原始粒细胞及早幼粒细胞轻度增多，原始粒细胞通常 <5%。嗜酸、嗜碱细胞增多，尤其嗜碱细胞易具有特征性。部分中幼粒细胞有核质发育不平衡现象，细胞核染色质疏松。③多见巨核细胞增多，以成熟巨核细胞为主，体积较正常巨核细胞小，胞核圆形或者分叶等，易见大或者巨大血小板。④红系增生相对受抑制。⑤骨髓铁染色：细胞外铁阳性，细胞内铁由于幼红细胞过少往往很难观察；NAP 明显下降甚至为零。

8. 急性白血病（acute leukemia，AL）　是一种克隆性起源，由多能造血干细胞或早期的祖细胞（髓系或淋系）突变而引起的造血系统恶性肿瘤。由于白细胞某一系列（也可以是两系列或者以上）的细胞异常肿瘤性增殖，并且在体内各器官、组织等脏器有广泛浸润，外周血白细胞有质和量的异常，红细胞和血小板减少，从而导致贫血、出血和感染、浸润等征象的一种疾病。

由于 AL 有多种亚型，其骨髓象表现不尽相同。

骨髓形态学特点：①增生明显活跃或者极度活跃（少数也可以增生减低）。②某一系列的原始和早期幼稚细胞增生明显，占 20% 以上。急性淋巴细胞白血病（ALL）以原始和幼稚淋巴细胞增生为主，急性髓系白血病（AML）以原始粒细胞、原始和幼稚单核细胞、异常早幼粒细胞、原始巨核细胞等增生为主。③其他系列增生相对受到抑制，急性红白血病时，红系可以增生明显活跃，伴原始和早幼红细胞增多，并易见病态造血，巨核细胞明显减少或消失（巨核细胞白血病时例外），血小板常减少或有形态异常。④AML胞质内可以见到棒状小体，称为奥氏小体，急性早幼粒细胞白血病胞质内可出现柴捆状奥氏小体。AML骨髓早期原始和幼稚白血病细胞增多，残留少量成熟阶段细胞，而缺乏中间过渡阶段的细胞，呈"裂孔"现象，表明白血病细胞有成熟障碍。⑤细胞化学染色：细胞化学染色是鉴别AL最常用的方法，过氧化物酶（POX）可将AL分为ALL（阳性率＜3%）和AML（阳性率＞3%），再结合特异性酯酶（SE）、非特异性酯酶（NSE）、糖原染色（PAS）和酸性磷酸酶（ACP）染色等进行亚型的鉴别。

9. 特发性血小板减少性紫癜（ITP）　是一种免疫性综合病征，是常见的出血性疾病。特点是血循环中存在抗血小板抗体，使血小板破坏过多，引起紫癜；而骨髓中巨核细胞正常或增多，幼稚化。

骨髓形态学特点：①骨髓增生活跃或者明显活跃。②巨核细胞数量：急性型巨核细胞数正常或增多，多为幼稚型，细胞边缘光滑，无突起、胞质少、颗粒大。慢性型巨核细胞一般明显增多，颗粒型巨核细胞增多，但胞质中颗粒较少，嗜碱性较强。③粒系、红系、单核系和淋巴系均正常。④血小板体积增大，颗粒减少。

10. 多发性骨髓瘤（multiple myeloma，MM）是一种恶性浆细胞病，其肿瘤细胞起源于骨髓中的浆细胞，而浆细胞是B淋巴细胞发育到最终功能阶段的细胞。

骨髓形态学特点：①骨髓增生活跃或者明显活跃。②骨髓瘤细胞占15%以上，骨髓瘤细胞形态呈多样性。分化良好者与正常成熟浆细胞形态相似，分化不良者呈典型骨髓瘤细胞形态，而多数瘤细胞形态似幼浆细胞或浆母细胞形态。同一患者的骨髓中可出现形态不一的骨髓瘤细胞。瘤细胞所占比例较小时，粒细胞和红细胞系比例可大致正常，巨核细胞数也可在正常范围；当瘤细胞数量较多、

所占比例较大时，粒细胞系、红细胞系及巨核细胞均可明显减少。③在部分患者，特别是病程早期，骨髓瘤细胞可呈灶性分布，单个部位骨髓穿刺不一定检出骨髓瘤细胞，此时应做多部位骨髓穿刺或骨髓活检方可发现瘤细胞。瘤细胞易位于涂片尾部，应注意检查涂片尾部。

🅔 图 1-27
急性白血病骨髓象

🅔 图 1-28
多发性骨髓瘤骨髓象

三、骨髓活检

（一）骨髓活检的适应证及禁忌证

1. 适应证

（1）多次骨髓穿刺抽吸骨髓液失败。

（2）全面衡量骨髓造血组织增生程度及其各组织的比例。

（3）急性白血病的诊断和疗效判断，骨髓移植前后动态观察。

（4）怀疑再生障碍性贫血、骨髓纤维化、骨髓增生异常综合征、低增生性白血病、毛细胞性白血病、原因不明髓样化生、真性红细胞增多症、原发性血小板增多症、淋巴瘤累及骨髓、多发性骨髓瘤、淀粉样变性、肉芽肿病、骨髓转移癌等。

（5）对骨病本身和某些骨髓疾患，例如囊状纤维性骨炎、骨纤维发育异常症、变应性骨炎（Paget病）、骨软化症、骨质疏松症和骨髓腔真菌感染等的诊断，骨髓活检也能提供有意义的资料。

（6）了解骨髓铁储存、骨小梁变化、血管栓塞、骨髓坏死等骨组织的病变。

2. 禁忌证　与骨髓穿刺的禁忌证相似。除血友病外，即使在血小板减少和其他许多出血性疾患时，进行此项操作也比较安全，只要注意活检局部的压迫止血和患者术后的卧床休息，一般不致发生局部血肿等并发症。

（二）骨髓活检的取材

1. 术前准备　消毒的骨髓活检包，术前先准备一小玻瓶，内装 Bouin 固定液 3～4 mL；写好姓名、床位，贴于小玻瓶上；准备洁净载玻片 8～12 片；填好骨髓活组织检查申请单。

2. 穿刺部位　常选择髂后上棘和髂前上棘，但一般习惯于髂后上棘。

3. 操作　骨髓活检术与骨髓穿刺术基本相似。基本步骤：常规消毒后，用 2% 利多卡因局部麻醉，将骨髓活检针与骨面垂直进针，当针进入骨皮质固定后，拔出连手柄的针芯，套入接柱，再将针芯套回，将针按一定方向旋转退针，然后包扎伤口。由于套入接柱，1 cm 长的圆柱形骨髓组织留在活检针内，将骨髓组织用针芯推出，并立刻放入装有固定液的小瓶中进行固定，和骨髓活检申请单一起送至病理科。

（三）骨髓活组织切片检查

1. 组织切片的制备及染色　通常采用塑料包埋技术，半薄切片能明显改善细胞结构的清晰程度，提高某些酶活性的保存效果，并可在同一活检块的切片上同步进行常规染色、组织化学染色和免疫组化染色联检，其基本步骤为固定、脱水、塑料包埋、切片与制片、染色。

2. 常规染色切片的观察内容　骨髓有核细胞增生程度，骨髓中增生细胞的主要成分、骨髓组织结构有无异常、细胞形态有无异常、间质及其他变化、骨膜、骨皮质和骨小梁。

（四）正常骨髓的组织形态学

正常骨髓切片内包括造血组织、骨质及间质等三大类组织。

1. 造血组织　在骨髓切片的细胞组分中，网状-巨噬细胞以及形成网眼的网状纤维支架，外加脂肪组织共同构成骨髓间质，造血细胞散布于网眼及血管外间隙内。幼红细胞岛或簇定位于小梁间区内静脉窦窦壁四周，内层的幼红细胞较外层的更为幼稚。粒系细胞主要位于远离静脉窦之造血条索状组织深部。原始、原粒与早幼粒等前体细胞常单个地（少数可两个）分布于小梁旁区或间区之血管四周，于此处构成了粒系细胞的生发区。倘若切片发现了 3 个以上的原粒与早幼粒细胞聚集成簇，位于小梁间区和旁区，即称为"幼稚前体细胞异常定位"（atypical localization of immature progenitor，ALIP），3～5 个为小簇，> 5 个为大簇，它是 MDS 的骨髓组织病理学特征。

由于巨核细胞是正常骨髓切片中最大的细胞，直径在 12～150 μm，且伴特异的多叶核，故易于识别，一般聚集于静脉窦窦壁外。淋巴细胞和单核细胞常定位于间质小动脉四周，不同发育阶段的淋巴细胞在切片内也有群集成簇或小结的倾向。

2. 骨质　切片内的骨质有皮质骨和网状骨质两种构形。成熟骨小梁是一种复层结构，层板间有蓝色或棕色接合线，边缘有休止线。骨小梁之骨质由骨细胞、胶原纤维和骨间质等组分构成。骨小梁四周的成骨细胞常排列成行。在切片内，某些成骨细胞处于静止状态；反之，另一些则活跃呈骰子状，与纤维丝及血管邻接。破骨细胞常定位于骨小梁表面。

3. 间质　骨髓活检片内的脂肪细胞、血管系统、神经纤维、结缔组织、间充质、网状纤维支架及网状-巨噬细胞实体等共同构成造血组织周围的间质（stroma）。它不仅起着骨髓造血细胞支架的作用，且在造血的调控、造血诱导微环境以及血细胞从主质穿透进入外周血液（即骨髓-血液屏障，BMB）的控制中均发挥重要作用。

图 1-29

正常骨髓活检切片

（五）骨髓组织形态测量与分类计数技术

1. 切片内单位面积计算法　与骨髓涂片不同，活检切片内常需进行单位面积（1 mm² 或 10 mm²）巨核细胞数、肥大细胞数和间接分裂细胞数的测定。这时，可在显微镜的高倍物镜（400×），于接目镜镜管中部环隔上安装入 10×10 规格之网形目镜测微器（刻线面朝下），就可算出每平方毫米面积的网形测微器视野数。

2. 网形测微器计点法 在目镜环隔上装入 10×10 规格之网形测微器，切片以目测法分为小梁旁区（骨小梁旁 50 μm 以内的区域）和小梁间区，放大 400 倍，于小梁旁区和间区的不同部位随机选择 16 个视野，观察并记录每个视野内 100 个点所击中的目标，交接点击中造血或脂肪组织（或骨小梁）即记录为 1 点，如击中造血组织或脂肪组织边界，记为 1/2 点，共观察 1 600 个点，按公式算出造血组织、脂肪组织和骨小梁的容量百分率。

3. 骨髓增生程度判定标准 骨髓切片内的细胞成分有两大类：一是造血细胞成分，称红髓，是由红系、粒系和巨核系细胞，外加淋巴细胞、浆细胞、单核细胞、肥大细胞和网状 – 巨噬细胞所组成的混合体；二是脂肪组织，即黄髓。活检组织切片与骨髓涂片不同，抽吸骨髓涂片常因混有一定量的血液而致增生度偏低。例如在"干抽"病例，一种可能是伴有骨髓纤维化，另一种可能是真正增生减低（如再生障碍性贫血）；而骨髓涂片不能很好地反映造血程度。在某些增生极度活跃的骨髓，如急、慢性白血病，这时白血病细胞紧密塞实，不易被抽出，骨髓涂片易误认为增生减低，而骨髓活检判定增生程度就有明显优越性。

按切片内造血组织与脂肪组织所占体积的大致比例，可将骨髓增生程度进行以下分级：

增生极度活跃（V级） 造血组织≥80%

增生明显活跃（IV级） 造血组织 60% ~ 79%

增生活跃（III级） 造血组织 40% ~ 59%

增生低下（II级） 造血组织 20% ~ 39%

增生极度低下（I级） 造血组织 < 20%

（六）骨髓活检报告

对任何一例已做骨髓活检的患者，仍不可忽视外周血与骨髓涂片的检查，只有三者的密切配合，必要时还得结合涂片、印片或切片内酶和标志物的检测，外加其他临床资料进行综合分析，才能得出更为正确的诊断结论。

对每份骨髓切片常规进行下列染色：①苏木素 –

姆姆萨 – 酸性品红（hematoxylin Giemsa acid fuchsin，HGF）三色染色及（或）迈格吉（May-Grunwald Giemsa，MGG）染色（2 ~ 3 μm 厚）。② Gomori 网硬蛋白纤维染色（5 μm 厚）。③贫血患者常规进行铁染色（5 μm 厚）。

（七）常见血液病的骨髓活检病理表现

1. 贫血的骨髓病理表现

（1）再生障碍性贫血

1）造血主质减少而致增生重度减退，主要组分由脂肪细胞所构成，常伴不同程度的脂肪细胞液性坏死现象。

2）红系生成组织和窦状隙均减少，典型病例可见残存的孤立性幼红细胞岛（簇），即所谓"热点"（hot spot），常局限于静脉窦附近。

3）实质内可见散在性、灶性粒系细胞增生现象。

4）间质水肿，间质内可见坏死细胞、毛细血管和窦状隙坏死与破裂及各种炎性细胞浸润，包括淋巴细胞、浆细胞、肥大细胞和巨噬细胞。巨噬细胞内含铁血黄素负荷增多。

5）骨小梁容量减少，即所谓骨质减少（osteopenia），可能与骨滋养血管的萎缩有关。

6）单位面积内巨核细胞数量显著减少。

7）肥大细胞数明显增多。

8）Gomori 染色阴性。

（2）纯红细胞再生障碍性贫血

1）切片内正常造血区与脂肪区交织存在，脂肪细胞仅轻至中度增加。

2）典型的幼红细胞岛消失，可检出孤立性单个、偶尔两三个幼红细胞散布于实质内，但粒系细胞、浆细胞和肥大细胞生成基本正常。

3）巨核细胞形态与数量无明显改变。

4）可见局限性淋巴细胞浸润，或检出淋巴细胞集簇。

5）铁染色示基质细胞内含铁血黄素沉积，Gomori 染色正常。

（3）缺铁性贫血

1）增生明显活跃，主质中以不同发育阶段的红系细胞增生为主。

2）幼红细胞岛是髓内红系生成的解剖学单位，一个或两个巨噬细胞定位于岛之中央，周围绕以不同成熟阶段的幼稚红细胞，通常与静脉窦密接，它是实质内一种较为脆弱的结构，骨髓抽吸操作时，由于负压的作用而易于解体。缺铁时，切片内幼红细胞岛丰富。

3）粒系和巨核系细胞之计数和定位均无明显异常。

4）骨髓切片铁染色较之骨髓涂片更能反映体内实际铁贮存情况。

5）Gomori 染色正常。

2. MDS 的骨髓病理表现

（1）呈增生明显或极度活跃，活检可除外骨髓呈局灶性增生的再生障碍性贫血，约 15% MDS 病例属增生减退型。

（2）切片内除可检出红系病态造血外，多数尚可检出巨核系病态造血现象。如果涂片内仅一种细胞系显示病态，而活检切片有两种细胞系检出发育异常的形态特征时，应以病理活检为准。

（3）高危组 MDS 易出现 ALIP（即 3 个以上原始与早幼粒细胞聚集成簇，位于小梁间区和小梁旁区），对诊断和预后判断有较大作用。

（4）切片内可见红系前体细胞成熟障碍，易检出处于同一发育阶段的幼红细胞簇（同期红细胞造血岛），且可定位于小梁旁区。

（5）巨核细胞病态在切片上较涂片更易查出，因涂片巨核细胞数量少（与网状纤维增多等因素有关），而切片巨核细胞较丰富。MDS 的骨髓组织学特征之一是切片内检出不典型微巨核细胞。

（6）多数 MDS 患者切片内 Gomori 染色示网硬蛋白纤维有不同程度的增多，少数显著增多，并常因此致"干抽"，但 Masson 三色染色阴性，提示为网硬蛋白型的纤维组织增生。

图 1-30
MDS 骨髓病理切片

3. 急性白血病的骨髓病理表现

（1）正确判定增生程度：部分 AL 病例因白血病细胞极度致密塞实，或者合并显著的骨髓纤维化，这些均能导致"干抽"或"骨髓稀释"。而 AL 的活检切片就能正确判断增生程度，进而为正确治疗提供依据。

1）增生活跃型：髓内结构破坏，脂肪细胞几近消失，髓腔被白血病性原始细胞的单形性片状塞实浸润所占据。另一些增生活跃型病例间质也可呈非单形性浸润，白血病性原、幼细胞排列较松散，切片内非白血病性的残存造血细胞 >10%，使主质内白血病细胞和残余正常造血细胞混合相间出现。

2）增生减退型：主要见于老年患者，发生率约占 AL 病例数的 5%。白血病性原始细胞簇常散在性斑片状分布于脂肪空泡间，倘若刚抽出此斑状区的白血病细胞灶，会诊断为 AL；反之，由于技术因素而抽出非病变的间质区，就会误判为 MDS。

（2）间质改变

1）部分 AL 病例可显示不同程度的纤维增生现象，凡骨髓网状纤维增多的 AL 患者，其对化疗的反应及预后较差。治疗缓解后，网状纤维部分或全部消退，白血病再发时又再现。

2）部分 AL 病例骨小梁体积减小、溶解破坏，可能与白血病细胞诱生的骨质吸收因子有关，同时间质内静脉窦扩张、破裂崩解。

（3）切片在疗效评定中的作用

1）正常骨髓切片内的原始与早幼粒细胞常为单个，至多2个，散在分布于小梁间区。某些 AML 病例尽管在一步法双标本取材的涂片上已达完全缓解（CR）标准，但切片仍可检出原始与早幼粒细胞集簇，相当于 MDS 时所见的 ALIP。此种病例易于短期内复发，实际未达真正的 CR，应继续予以巩固化疗，直至此种异常定位消失为止。

2）在维持与加强化疗期间，应定期做骨髓一步法双标本取材。倘若涂片细胞分类未达复发标准，但切片内出现了异常原始细胞簇。提示已进入早期再发，应及时作再诱导处理。

4. 骨髓增殖性肿瘤的骨髓病理表现

（1）真性红细胞增多症

1）切片显示全骨髓增生明显或极度活跃（有核细胞占60%～100%），以红系细胞增生为主，M/E比值约为1或更低，脂肪细胞相应减少。

2）增生细胞系具有正常的局部解剖学定位：当细胞极度增多时，巨核细胞也可从正常的小梁间区移至骨内膜邻近异位分布，且呈显著多形性，胞核形态也非常多变。

3）骨髓血管增多：尤其静脉窦明显，铁贮存耗竭，Gomori染色呈不同程度阳性反应。

（2）原发性血小板增多症

1）切片示有核细胞增生异常活跃，脂肪细胞显著减少甚至消失。

2）红系与粒系前身细胞减少，主质巨噬细胞增多，其胞质内可见细胞碎片和结晶状包涵体。

3）巨核细胞增多，多形性变明显，胞体大小不一，形成集簇，核叶与核形态多变，既可单叶或双叶，也可见多叶或卷曲形核。

4）由于巨核细胞增生过度，导致对成纤维细胞生成的刺激作用，可见不同程度纤维增生，但一般无显著骨髓纤维化现象。

（3）原因不明性髓样化生（agnogenic myeloid metaplasia，AMM）：是一种病因不明，进行性结缔组织取代正常骨髓造血组织，同时出现骨髓外髓样化生的骨髓增殖性疾病。骨髓纤维化意味着骨内网硬蛋白纤维增多；骨髓硬化症是指骨髓间质内除可见网硬蛋白纤维外，还伴胶原纤维存在；而骨 - 骨髓硬化（OMS）指的是除网硬蛋白和胶原蛋白纤维增生外，还伴新骨形成。以上三者实属同一骨髓增生病的不同阶段，均需依赖骨髓活检才能作出诊断，三者无论在临床上还是组织学上均难以截然分开，往往相互重叠。

1）骨髓纤维化期

① 骨髓增生活跃，脂肪细胞减少或消失。

② 在纤维组织增生区内红系与粒系细胞正常或减少，巨核细胞明显增多，巨大巨核细胞等多形性或坏死性变常见，往往聚集成簇，与硬化的静脉窦窦壁密接。

③ 成纤维细胞和网状纤维网格增多，并将骨髓实质分割成间隙，间隙内可见大量血小板沉积。骨硬化现象不明显。

④ 间质内淋巴细胞、浆细胞和肥大细胞浸润很明显，易检出胶状变性区。

2）骨髓硬化症期

① 骨髓增生减退，脂肪细胞减少，切片内可见广泛纤维化和骨硬化，骨硬化性骨小梁约占骨髓容量的40%，髓腔缩小，新骨形成。

② 主质内可见粒系与红系细胞小灶形成，主质和静脉窦内发育异常的巨核细胞成簇出现。

③ 主质内淋巴细胞、浆细胞和肥大细胞浸润更显著。

④ Gomori染色示网硬蛋白纤维非常致密，胶原纤维增生也很明显。

5. 恶性淋巴瘤的骨髓病理表现 骨髓切片对查出非霍奇金淋巴瘤（non-Hodgkin's lymphoma，NHL）骨髓侵犯较涂片检测显著为优，NHL活检阳性是淋巴瘤分期的重要依据。骨髓阳性活检率为16%～75%。在淋巴结活检已确诊为霍奇金病（Hodgkin disease，HD）的患者中，多数病例骨髓活检阴性，仅显示某种非特异性骨髓反应。

6. 多发性骨髓瘤（multiple myeloma，MM）的骨髓病理表现 按骨髓切片内浆细胞胞体大小、核结构、核形态、核仁有无及胞质特点的不同，将本病分为低度恶性的浆细胞型（主要为成熟浆细胞）和高度恶性的浆母细胞型（主要为原、幼浆细胞）两大类。

（1）浆细胞型：本型切片内以典型浆细胞增生为主，不同病例间胞体大小相差悬殊，又可分为三种亚型。

1）Ⅰ型：属低度恶性，以成熟型浆细胞增生为主，形态类似正常浆细胞，核偏心、车轮状，可见核晕与嗜碱性胞质，少数有核仁。

2）Ⅱ型（又分为小圆核与小凹核两组）：属中间型病例，核呈小圆或小凹形（后者即为裂隙细胞），胞体较小，胞质少，故称微小型浆细胞，形似浆细胞样淋巴细胞。

3）Ⅲ型（多形性细胞型）：也属中间型病例，病变由Ⅰ和Ⅱ型细胞的多形性混合细胞群体组成。

（2）浆母细胞型：即浆母细胞肉瘤，切片内以浆母细胞浸润为主，胞体大而呈多形性；核圆居中，易见多核，核仁明显；胞质量多，嗜碱性；偶见核周晕，间接分裂型多。病变区可见一定量散在分布的成熟浆细胞、淋巴细胞、免疫母细胞和肥大细胞等。

图 1-31

多发性骨髓瘤骨髓病理切片

7. 骨髓转移癌的骨髓病理表现

（1）间质改变：转移病变四周血管丰富，结缔组织增生与纤维变性明显，有时非常广泛，以致骨髓间隙完全被致密的纤维变性组织所替代，瘤细胞簇被"包埋"于变性之纤维间质内，易导致"干抽"，以乳腺癌骨髓转移较常见。当瘤细胞浸润广泛，并向静脉窦扩展时，间质即明显水肿，窦状隙破裂出血。

（2）转移癌细胞的形态：转移癌通常呈致密片状、小巢形或瘤细胞束等形态。瘤细胞较正常造血细胞为大，核大而染色质量多，核仁明显，形态与原发病变之赘生性细胞类似。

（3）转移癌区的骨小梁：所有伴骨髓转移的骨髓切片中，正常骨小梁结构遭到破坏，与破骨细胞受到刺激而增生有关。骨质变薄，有时癌细胞入侵某些骨小梁腔隙内，当髓腔完全被癌细胞占据时，可直接分布于骨内膜的表面。

（八）骨髓活检与骨髓穿刺的关系

骨髓穿刺会受到穿刺技术的影响，若抽吸力量过大则可能混血，影响正确的判断。而骨髓活检则是取一条骨髓组织，可以比较全面地了解骨髓特点。骨髓穿刺涂片和骨髓活检反映骨髓增生程度的差异具有显著性。骨髓活检比骨髓穿刺涂片能更准确地反映骨髓增生程度，以及发现骨髓浸润；而骨髓穿刺涂片由于没有进行脱蜡固定包埋等，能很好地反映细胞形态，二者联合检查可以提高诊断的准确性。可见骨髓穿刺和骨髓活检各具优缺点，互为补充，联合检查可以提高对血液系统疾病诊断的准确性。

拓展阅读 1-3

流式细胞术和 FISH

拓展阅读 1-4

分子生物学检查

（童向民）

数字课程学习

教学PPT　　自测题

第二章
血液病患者的评估

关键词

病史采集　　体格检查　　体能状态评价

思维导图：

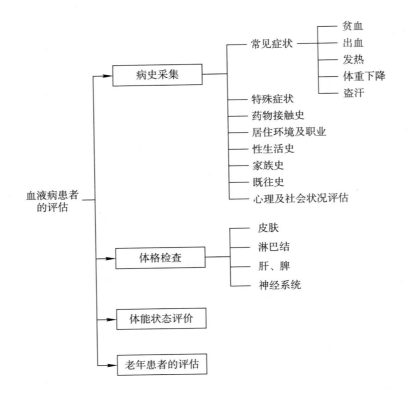

血液病患者在治疗前应进行全面的评估，包括对疾病的评估及对全身的状况、合并症、精神状况及家庭情况等的评估，确定患者是否可以接受相应的针对血液疾病的治疗。

疾病的评估需要通过详细的病史询问、体格检查及实验室检查，确定是否存在血液系统疾病、疾病的性质；如为恶性疾病应明确分型和侵袭性。

询问病史非常重要，包括系统地了解患者的症状及发病时间、合并的其他疾病、儿时的所有疾病情况，尽可能多地获得疾病发生和转变的信息；患者的用药史、遗传和环境因素对疾病的影响也要详细评估。仔细的体格检查也非常重要，包括皮肤改变，脏器功能，肝、脾大或淋巴结肿大等重要体征。在血液疾病中实验室检查尤为重要，包括血液、骨髓的检查及淋巴结活检等，是诊断的重要依据。

如果需要进行细胞毒药物的治疗，应仔细评估患者的体能状态、精神状态、家庭情况等，确定患者是否能够耐受相应的治疗；对于 65 岁以上的老年人还应仔细询问合并存在的其他系统性疾病，进行综合老年评估（CGA），评价患者是否可以接受细胞毒药物的治疗及可能接受的剂量。需要用激素等药物治疗的患者，要评估有无糖尿病、高血压、消化道溃疡等，避免引起相应的并发症。

一、病史采集

仔细收集患者的病史等信息非常重要，是评估任何临床问题的重要出发点。

（一）常见症状

常见症状包括贫血、发热、出血等，应仔细询问这些症状发生的时间、起病的缓急、持续时间等。

1. 贫血　是血液病患者比较常见的症状，患者常表现为虚弱、疲劳、乏力等，体力活动增加时症状更加明显。中度或重度贫血常见的症状为易疲劳、心慌、心悸等，有些患者还会有头痛、失眠等，缺铁性贫血及营养不良性贫血时常见；这些症状的发生与贫血程度和发生的速度有关，在缓慢发展的慢性贫血患者可能没有明显的运动耐量降低等现象；但在突然发生贫血的患者中，这些症状会比较明显。营养不良性贫血与饮食习惯密切相关，要仔细询问患者的饮食情况，是否为素食、是否喜好饮浓茶等；也要关注慢性失血的问题，有无消化系统的慢性失血，如为生育期女性要关注月经的情况，包括月经的间隔时间、持续时间和月经量。贫血的患者也应对贫血的程度、活动的耐受情况进行评估，是否需要输血；一般慢性贫血患者输血的指征是血红蛋白 < 60 g/L 或血细胞比容 < 0.2 时，急性失血、合并心肺疾病或年龄大于 65 岁的老年患者可适当放宽输血的指征。

2. 出血　应仔细评估出血的部位，包括皮肤、黏膜的瘀点和瘀斑；消化道出血常需要关注患者有无呕血、便血等情况；其他脏器的出血也要特别关注，如患者有无视力模糊、剧烈头痛、呕吐，警惕眼底及颅内出血的发生；女性患者还要注意月经的变化。

3. 发热　很多血液疾病可以出现发热，发热的原因、表现各不相同，最常见的原因依次是感染和肿瘤性发热。

（1）感染：血液病患者常有血细胞减少及免疫缺陷，易发生各种感染，如细菌、病毒或真菌等；不同的感染表现不同，如菌血症时可能会出现高热、寒战等表现。恶性肿瘤患者化疗后的 1~2 周内会发生粒细胞减少和缺乏，白细胞计数 < 1.0×10^9/L 时感染的概率大大增加，如这个阶段出现发热，应仔细寻找感染的部位，询问患者有无咳嗽、咳痰、腹痛、腹泻等；抗感染治疗可能有效。

（2）肿瘤性发热：淋巴瘤或白血病常见的早期表现为发热。霍奇金淋巴瘤的发热常表现为周期性发热，可能是由于部分细胞因子（如 IL-1、IL-6、IL-8 等）的分泌增加；肿瘤的高代谢也可能是发热的原因。

（3）在不明原因发热的患者中，原发性骨髓纤维化、急性白血病、淋巴瘤和其他疾病如骨髓增生异常综合征，也可能出现发热，但相对比较少见。重症贫血或溶血性贫血时，也可能会有发热的表现，但相对比较罕见。

4. 体重下降　是许多严重的消耗性疾病，如肿瘤和结核等的常见症状。在一些血液系统肿瘤的患者中也可以出现体重下降，淋巴瘤患者 6 个月内体重下降超过 10% 是 B 症状（即全身症状）的一个重要临床表现；但体重下降并不是大多数血液系统疾病的常见症状。

5. 盗汗　也是淋巴瘤常见的症状之一，提示存在低热及高代谢的情况。

（二）特殊症状

1. 神经系统

（1）头痛：一些血液疾病可引起头痛等症状，如贫血或红细胞增多症可引起轻度至中等程度的头痛。白血病或淋巴瘤的侵袭或压迫、隐球菌或分枝杆菌引起的中枢神经系统机会性感染，也可引起头痛。血小板减少症或其他出血性疾病患者脑或蛛网膜下腔出血可引起突发性的头痛。

（2）神志的改变：脑部的恶性疾病或感染还可能引发神志的改变，如淡漠或昏迷等，有时可伴发热。严重贫血、高钙血症（如多发性骨髓瘤）或大剂量糖皮质激素治疗也可诱发神志的改变。意识障碍也可继发于中枢神经系统出血、白血病或淋巴瘤浸润。在维生素 B_{12} 缺乏症（如恶性贫血）中，可能有下肢无力，伴有麻木、刺痛和步态不稳。外周神经病变也可发生在单克隆免疫球蛋白增加如骨髓瘤、POEMS 综合征患者中。白血病、骨髓瘤或淋巴瘤患者的一个或多个肢体的无力可能与脊椎损伤、副肿瘤综合征（如脑炎）、脑或脑膜受累等中枢或周围神经系统的侵袭或压迫有关。急性间歇性血卟啉病可能会引起瘫痪。

（3）感觉异常：可能出现在恶性贫血患者中或继发于恶性血液病、淀粉样变性的周围神经病变。部分抗肿瘤治疗药物如长春新碱、硼替佐米等也可引发感觉异常或肢端麻木等。

2. 眼　红细胞增多症可引起结膜充血，贫血可引起结膜苍白。血小板减少、高白细胞白血病、巨球蛋白血症等可引起视网膜出血或视力的下降。视网膜静脉或动脉血栓可导致部分或完全视力丧失。复视或眼球运动障碍可见于眼眶肿瘤，第三、第四或第六颅神经受压的肿瘤，如淋巴瘤、髓外浆细胞瘤或粒细胞肉瘤等。

3. 耳　多种血液系统疾病可出现眩晕，耳鸣等症状，如贫血、红细胞增多、高白细胞白血病或巨球蛋白血症引起的高黏血症。血小板减少也可引起耳内出血，引发相应的耳鸣、头晕、听力下降等症状。

4. 鼻　鼻出血可发生在血小板减少、获得性或遗传性血小板功能紊乱和 von Willebrand 病患者中。嗅觉缺失或嗅幻觉见于恶性贫血。粒细胞肉瘤或结外淋巴瘤可侵犯鼻咽部，症状取决于侵犯的部位。如果患者长期有严重的中性粒细胞减少，则鼻旁窦等处可能会有真菌等机会性感染的发生。

5. 口咽　牛肉舌、舌刺痛感常见于恶性贫血，可能伴有严重的叶酸或维生素 B_{12} 缺乏。巨舌常见于淀粉样变性的患者，伴疼痛和言语困难。牙龈出血可能与出血性疾病相关。在急性单核细胞白血病患者中，白血病细胞浸润可发生明显的齿龈增生。

6. 颈部　多种疾病可引起颈部淋巴结肿大；继发感染或快速生长的淋巴结可能会有疼痛等表现，常与炎症反应有关，如传染性单核细胞增多症或化脓性淋巴结炎。无痛性淋巴结肿大是淋巴瘤的特征性表现；肿瘤性疾病如淋巴瘤或髓外浆细胞瘤压迫上腔静脉时还可发生颈部和面部水肿。

7. 胸部和心脏

（1）咳嗽、呼吸困难和心悸：贫血可能会引起呼吸困难和心悸等，通常发生在运动后，严重贫血的患者休息状态也会有心悸的发生，可能并发心绞痛、充血性心力衰竭等。贫血对循环系统的影响在一定程度上取决于它的发展速度，慢性贫血可能不会产生明显的症状；而急性失血者则可能有明显的症状。纵隔淋巴结肿大压迫气管或支气管也可引起呼吸困难、咳嗽等症状。

（2）胸痛：淋巴瘤或多发性骨髓瘤累及肋骨或胸骨可引起胸痛；胸骨压痛可见于慢性粒细胞白血病或急性白血病患者，偶见于原发性骨髓纤维化等。带状疱疹也可以有明显的疼痛，通常先于皮损数天；部分患者在皮损恢复后疼痛还可持续一段时间。

8. 消化系统　血液系统疾病可能会出现各种消化系统症状，如腹胀、早饱、嗳气等，可能的原因包括脾大、肿瘤性疾病如淋巴瘤等的压迫。淋巴瘤累及不同的部位表现不同，胃淋巴瘤可能表现为胃部不适、溃疡、出血或穿孔等；肠道淋巴瘤可引起腹痛、肠梗阻、穿孔等，也可表现为各种形式的小肠吸收不良，腹泻可能是最明显的症状。

出血性疾病相关的血小板减少常有消化道出血、呕血或黑便。

高钙血症或接受长春碱类、硼替佐米等药物治疗的患者可能发生便秘。

9. 泌尿生殖系统

（1）性功能异常：由于血液系统恶性肿瘤或恶性贫血，脊髓或外周神经损害可能导致阳痿或膀胱功能障碍。阴茎异常勃起可见于高白细胞性白血病、原发性血小板增多症或镰状细胞病。

（2）月经改变：月经过多是缺铁性贫血的常见原因，必须注意问询月经的量和周期，每周期超过80 mL血液为月经过多。血小板减少或部分凝血异常也可引起月经量的增多。某些药物，如抗代谢药物或烷化剂可引起闭经。

（3）尿色改变：血尿可见于血友病A或B、血小板计数减少等；血管内溶血如阵发性睡眠性血红蛋白尿可有尿色深红的表现；抗结核药、蒽环类药物等可以引起尿液变红；甲磺酸去铁胺的使用可能导致尿呈铁锈色。

10. 腰背部和四肢　腰背痛是多发性骨髓瘤最常见的表现，也可见于白血病或淋巴瘤侵犯骨骼或神经系统等。急性溶血反应的典型症状也可以是突发的腰背部疼痛。

部分恶性血液病患者尿酸产生增多，可能发生关节炎或关节痛等继发性痛风的表现，尤其是急性淋巴细胞白血病、骨髓纤维化、骨髓增生异常综合征和溶血性贫血等；关节炎通常发生在手的小关节（第二和第三掌骨关节）和足的小关节。

严重的出血性疾病患者如血友病，可因关节腔的出血引起明显的关节疼痛；自身免疫病可表现为贫血、血小板减少和关节炎。

左肩疼痛可能见于脾梗死、胆囊疾病和慢性溶血性贫血，如遗传性球形红细胞增多症。

血液系统恶性肿瘤的骨转移可能发生骨疼痛；在霍奇金淋巴瘤患者中，酒精摄入可引起任何病变部位疼痛，包括骨内疼痛。

皮肤水肿如下肢水肿，可能因静脉或淋巴管受压、深静脉血栓等导致；在血栓发生的相应部位都可引起水肿。

11. 皮肤　血液病的皮肤表现非常重要，包括质地或颜色的改变、瘙痒等，常提示特异或非特异性疾病的存在。

（1）皮色改变：缺铁性贫血患者的皮肤可能变得干燥，头发干细，指甲变脆。甲状腺功能减退也可能导致贫血，患者常有皮肤干燥、粗糙、鳞片。苍白是贫血患者常见的临床表现。

黄疸可能与恶性贫血、先天性或获得性溶血性贫血有关。恶性贫血患者的皮肤因为同时出现黄疸和苍白被称为"柠檬黄"。恶性血液病患者，尤其是淋巴瘤患者，由于肝受累或胆道阻塞也可能发生梗阻性黄疸。

真性红细胞增多症的患者常表现为皮肤黏膜充血发红。片状斑块或广泛的红皮病在皮肤T细胞淋巴瘤患者常见，如Sézary综合征。

骨髓移植后移植物抗宿主病常累及皮肤，表现为皮疹，严重时可发生皮肤和黏膜的脱落。

50%～90%血色病患者可见皮肤色素沉着，色素沉着遍及全身，但以面、颈、手背、前臂伸侧、下肢、外生殖器及瘢痕处最明显。10%～15%的患者口腔黏膜也有色素沉着。色素沉着主要是色素而不是铁，皮肤呈青铜色或灰色。

发绀常见于遗传或后天的高铁血红蛋白血症、硫化血红蛋白血症患者，原因是异常血红蛋白与氧的亲和力降低。

（2）瘙痒：在没有任何可见的皮肤病灶时也可有瘙痒的发生，常见于霍奇金淋巴瘤患者。蕈样肉芽肿或其他淋巴瘤侵犯皮肤也可出现皮肤瘙痒。有相当数量的真性红细胞增多症患者会有沐浴后瘙痒的表现。

（3）瘀点和瘀斑：血小板减少性紫癜患者最常出现四肢的瘀点和瘀斑，不突出于皮面，压之不褪色；过敏性紫癜患者的瘀点则常常高出皮面，压之可褪色。

（4）浸润性病变：皮肤浸润最常见于急性单核细胞白血病，其他类型的白血病和淋巴瘤也可发生。

（三）药物接触史

药物常可诱发或加重血液系统疾病，所以要详细了解药物史，特别需要关注不良反应，包括阿司匹林、解热镇痛药、镇静剂、铁剂等。

（四）居住环境及职业

居住环境、职业暴露与血液疾病的发生有关，应关注是否有放射性物质或化学毒物的接触史。

（五）性生活史

由于人类免疫缺陷病毒感染的增加，也要关注部分性行为可以传播的疾病如艾滋病等，与部分血液病如淋巴瘤的发生相关。

（六）家族史

部分血液疾病如血友病是遗传性疾病，详细的病史询问可以帮助诊断。

（七）既往史

有无慢性出血的病史，有无用药史等，都可以为疾病的诊断和评估提供帮助。

（八）心理及社会状况评估

血液疾病治疗疗程长，部分疾病疗效差，患者易产生焦虑、抑郁、悲观失望等，应密切关注患者的情绪变化，必要时请心理医师进行干预；部分血液疾病花费大，应了解患者的经济情况、社会背景等，增强患者及家属对疾病的认知。

二、体格检查

对每一位患者都应进行详细的体格检查，全面评价个人的总体健康状况。某些身体部位与血液系统疾病有关，值得特别注意，包括皮肤、淋巴结、肝、脾、骨骼和神经系统等。

（一）皮肤

1. 苍白或发红　皮肤的颜色是由其中所含的色素和皮肤毛细血管中的血液所产生的。贫血时皮肤黏膜和甲床苍白，血红蛋白水平升高时则会发红。但需要注意的是，血液流动和血红蛋白含量的改变都可能会改变皮肤颜色，情绪改变也可能导致苍白或潮红，皮肤的冷或热暴露同样可能导致苍白或潮红，长期暴露在风或阳光下可能导致皮肤永久性发红。

2. 发绀　通常提示血液中还原血红蛋白、高铁血红蛋白或硫血红蛋白的存在。血液中还原血红蛋白超过 5 g/dL、高铁血红蛋白超过 1.5 ~ 2 g/dL、硫血红蛋白超过 0.5 g/dL 就可表现为发绀。

3. 黄疸　可见于溶血性疾病或肝胆疾病的患者。应在日光下检查，而不应在白炽灯或荧光灯下进行检查，因其可能会掩盖患者皮肤的黄色。一般胆红素水平高于 2 mg/dL 时会出现皮肤的黄疸。黄色的皮肤色素沉着也可见于胡萝卜素血症，儿童多见。

4. 瘀点和瘀斑　发生在皮肤的小出血点，直径 1 ~ 2 mm 为瘀点，一般为圆形，红色或褐色，主要存在于高静脉压区，如下肢。瘀斑可能有不同的尺寸和形状，可以是红色、紫色、蓝色或黄绿色，与皮肤出血的程度和出血发生的时间相关，可能扁平或隆起；部分有疼痛。遗传性出血性毛细血管扩张症的病变多较小，扁平，多为紫红色（图 2-1）。

5. 抓痕　瘙痒可能是某些血液系统疾病如霍奇金淋巴瘤的临床表现，即使患者没有皮肤病变也要注意有无抓痕。

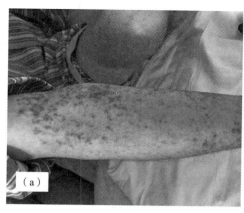
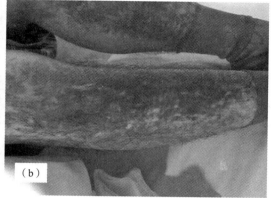

图 2-1　瘀点、瘀斑
（a）瘀点；（b）瘀斑

6. 指甲　慢性重度缺铁性贫血患者特征性的指甲改变称为匙状甲，指甲扁平或凹陷，形状如汤匙。

（二）眼

黄疸在眼部的表现为巩膜黄染，应注意观察。眼底检查在血液病患者也是必不可少的。严重贫血和血小板减少患者容易出现视网膜出血和渗出，这些出血通常是典型的"火焰状"出血。眼底静脉扩张可见于真性红细胞增多症、巨球蛋白血症的患者。

（三）口腔

口腔黏膜溃疡通常发生在中性粒细胞减少的患者。黏膜出血可能发生于出血性疾病。在白血病中也可有齿龈肿胀、红肿和出血等。铅中毒患者牙齿底部有一条深色的铅硫化物线。恶性贫血和缺铁性贫血患者可能存在舌乳头的萎缩，舌面光滑；营养不良性贫血患者的舌头可能是光滑和红色的，又称牛肉舌。舌体肿大可能提示原发性淀粉样变性的存在。

（四）淋巴结

淋巴结广泛分布于人体内，在疾病中可能涉及任何一个淋巴结或一组淋巴结，包括颈部、锁骨上、腋窝、滑车上、腹股沟等。触诊应轻柔，最好用指尖作圆周运动，慢慢加压。淋巴结肿大通常提示存在炎症、肿瘤等；但炎症引起的淋巴结肿大常有压痛，而肿瘤引起的常表现为无痛性进行性肿大（图 2-2）。

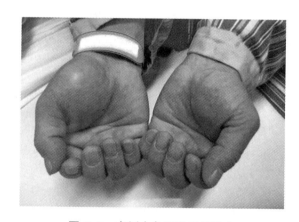

图 2-2　右侧大鱼际淋巴结肿大

（五）胸部

肋骨或胸骨压痛是非常重要的体征。骨痛常见于白血病、浆细胞瘤或转移性肿瘤患者，所有骨表面都应仔细检查。

（六）脾

脾位于腹腔，质量约 150 g。正常成人脾通常不可扪及，通过叩诊、触诊或两种方法结合可以帮助明确脾是否增大。

增大的脾位于腹壁下方，在呼吸过程中可通过其运动来识别，触诊时可触到脾切迹。脾大见于脾功能亢进、溶血性贫血、淋巴瘤等疾病。

（七）肝

肝位于右上腹，叩诊可以帮助确定上下边界，评估肝的大小。肝大在血液科常见于累及肝的淋巴瘤，浆细胞瘤和粒细胞肉瘤少见。

（八）神经系统

对许多血液病患者来说，全面评估神经功能是必要的。维生素 B_{12} 缺乏会损害大脑、嗅觉、脊髓和周围神经功能，严重的慢性缺乏可能导致不可逆转的神经变性。

白血病中枢侵犯常表现为头痛、视力障碍或颅神经功能障碍；淋巴瘤或髓外浆细胞瘤生长在脑部或脊髓可引起相应部位受压的临床表现。肿瘤出血、感染或副肿瘤综合征也可能会出现多种神经系统异常，单克隆丙种球蛋白病可引起感觉和运动神经病变。多发性神经病变是 POEMS 综合征特征性表现，除此之外 POEMS 综合征还包括脏器肿大、内分泌失调、单克隆丙种球蛋白升高和皮肤的变化。

（九）关节

膝、肘、踝、肩、腕或髋畸形可能是血友病 A、血友病 B 或严重因子Ⅶ缺乏症患者反复出血的结果。发病时间通常较早，儿童期起病。

三、体能状态的评价

治疗前应该对患者的一般健康状态作出评价，重要的指标是评价其活动状态（performance status，PS）。活动状态是根据患者的体力情况来了解其一般健康状况和对治疗耐受能力的指标。

国际常用的评分标准为 Karnofsky 活动状态评分（表 2-1）。如果 Karnofsky 活动状态评分在 40 分以下，治疗反应常不佳，且往往难以耐受化疗反应。

美国东部肿瘤协作组（Eastern Cooperative Oncology Group，ECOG）制定了一个较简化的活动状态评分表（表 2-2）。将患者的活动状态分为 6 级（0～5 级），一般认为活动状况 3、4 级的患者不宜进行化疗。

表 2-1 Karnofsky 活动状态评分

体力状况	评分
正常，无症状和体征	100 分
能进行正常活动，有轻微症状和体征	90 分
勉强进行正常活动，有一些症状或体征	80 分
生活能自理，但不能维持正常生活和工作	70 分
生活能大部分自理，但偶尔需要别人帮助	60 分
常需要人照料	50 分
生活不能自理，需要特别照顾和帮助	40 分
生活严重不能自理	30 分
病重，需要住院和积极的支持治疗	20 分
重危，临近死亡	10 分
死亡	0 分

表 2-2 ECOG 评分标准

（Zubrod-ECOG-WHO，ZPS，5 分法）

体力状况	级别
活动能力完全正常，与起病前活动能力无任何差异	0
能自由走动及从事轻体力活动，包括一般家务或办公室工作，但不能从事较重的体力活动	1
能自由走动及生活自理，但已丧失工作能力，日间不少于一半时间可以起床活动	2
生活仅能部分自理，日间一半以上时间卧床或坐轮椅	3
卧床不起，生活不能自理	4
死亡	5

四、老年患者的评估

近年来，老年患者不断增加，治疗的选择也不断增加，为老年患者提供风险与收益比更适当的治疗方案的需求也日益增加。部分老年患者可能因体力状态等不适合化疗，如果采用标准治疗后会有更高的毒性风险。目前有很多抗肿瘤新药上市，通常具有较好的安全性，但在那些不适合化疗的老年患者也可能发生严重的不良反应。在患者的治疗过程中进行老年病和全面的综合老年评估，可以帮助血液科医生提前预防及解决这些治疗中可能发生的问题。目前不同的研究把患者分为不同的组群，以区分患者是否能够耐受化疗。

（一）根据患者的评估情况进行的不同分组

1. 适合化疗组（fit）和不适合化疗组（unfit）　进行老年评估时血液病学专家根据他们的标准将患者分为适合化疗组或不适合化疗组；适合组可以耐受标准的化疗，而不适合组则不能耐受标准化疗，需要减量或者根本不能耐受化疗，只能进行支持治疗。

2. 根据体能及综合老年评估将患者分组

（1）体能状态好适合化疗的患者（fit）：采用全剂量标准治疗以实现完全缓解。

（2）脆弱不能耐受标准治疗的患者（vulnerable）：可以通过减量化疗控制疾病。

（3）体弱者（frail）：不能耐受化疗，可以进行针对性治疗以缓解症状，保持生活质量。

（二）评估方法

由于老年人常有各种合并症，如糖尿病、高血压等，使得老年患者的治疗决策更加困难，需要仔细评估。老年病学评估工具（CGA）是预测老年人群疾病发生率和病死率的系列评估工具，同样可以预测老年肿瘤患者的预后，指导临床治疗，根据多维度的分析帮助临床医生做出正确的选择。

综合老年评估的内容包括患者的独立生活能力、依赖性、营养情况、认知情况、情绪和是否容易发生跌倒等情况，通过对其综合分析来判断老年患者的脆弱程度，得出的结论可以帮助血液科医生决定如何调整治疗方案，使患者尽可能安全地接受治疗。

老年评估的主要目标是在基线数据中找到一些因素区分患者的风险，确定适当的治疗策略，同样可以预测老年肿瘤患者的预后，指导临床治疗。CGA从社会、身体、心理等多方面对老年患者进行综合评价，目前常用的测评工具包括：

1. 体力功能状态评估　①ECOG评分标

准；②日常生活活动（activity of daily living，ADL，表2-3）量表，包括工具性日常生活活动（instrumental activities of daily living，IADL）量表和躯体生活自理量表（physical self-maintenance scale，PSMS）；③简易体能状况（short physical performance battery，SPPB）量表。

表2-3　日常生活活动（ADL）量表

体力状况	评分标准
IADL 量表	
使用公共车辆	1 2 3 4
做饭菜	1 2 3 4
吃药	1 2 3 4
洗衣	1 2 3 4
打电话	1 2 3 4
处理自己钱财	1 2 3 4
购物	1 2 3 4
做家务	1 2 3 4
总分	1 2 3 4
PSMS 量表	
定时上厕所	1 2 3 4
吃饭	1 2 3 4
穿衣	1 2 3 4
洗澡	1 2 3 4
梳头、刷牙等	1 2 3 4
行走	1 2 3 4
总分	

注：1表示"自己完全可以做"；2表示"有些困难"；3表示"需要帮助"；4表示"根本无法做"。

2. 心理状态评估　①老年抑郁量表（geriatric depression scale，GDS）。②住院焦虑与抑郁量表（hospital anxiety and depression scale，HADS）。

3. 社会经济状况评估　①经济、交通及照顾的需求评估。②医学预后调查－社会支持（medical outcomes survey social support，MOS-SS）。

4. 用药史

（1）用药量和药物相互作用：老年人脏器储备

功能差，易发生不良反应，应注意药物的用量和相互作用情况。

（2）比尔斯标准（Beers criteria）：美国老年医学会比尔斯标准是在老年人中应避免使用的潜在不适当药物列表，包括一般情形下及在有某些疾病或综合征的老年人中应避免使用，需要降低剂量、慎用或仔细监测的药物。比尔斯标准制定的目的是为了改善临床老年人的用药选择、减少药物不良反应，老年人使用药物时可以参考。

5. 认知情况评估　①简易智能精神状态检查（mini-mental status examination，MMSE）量表。②简易心理状况问卷（short portable mental status questionnaire，SPMSQ）。③Montreal认知评估（Montreal cognitive assessment，MoCA）。

6. 营养状况评估　①体重下降。②体重指数。③微型营养评定（mini-nutritional assessment，MNA）。

7. 合并症　①Charlson合并症指数量表。②老年人疾病累计评分量表（cumulative illness rating scale geriatrics，CIRS-G）。

通过对老年患者进行以上多个项目的评价，综合各部分结果后可预测患者的化疗获益和化疗风险，协助判断患者预后。

也有老年学者通过疾病进展情况、性别、营养评估（MNA）和定时测试（TUG）等指标对老年患者进行评估。Hurria等人在500个患者的大系列研究中选择3~5级毒性作为终点，确定了多种评价指标，包括年龄、生化数据（肌酐清除率和血红蛋白水平）、化疗特征（剂量强度、药物数量）和老年状态（听力、跌倒、药物、步行和社交活动）等。根据风险评分，3~5级毒性率从25%~89%。值得注意的是，体能状态不能预测毒性风险。老年抑郁量表（GDS）基线值高和低IADL为功能下降的独立风险因素。

总的来说，各种数据表明老年评估联合其他因素可预测患者的早期死亡或生存情况，治疗过程中可能发生的毒性或脏器功能减退。老年评估的所有维度指标似乎都具有预后价值，虽然某些指标可能更常用。因此，基线老年评估可以帮助医生更好地预测治疗期间可能发生的潜在不良事件，对治疗强度和可能的干预做出正确的决定和调整。

但CGA对于医生和护士比较耗时，社区医院和小型癌症医院无法负担，不能适用于所有老年癌症患者，因而缩短评估的时间变得至关重要。为使社区医院可以接受，这些评估应该由接受过评估培训的护士或医生在短时间内（10 min）完成，但不一定在老年病科进行评估。已经确定了一些评估问卷，ONCODAGE研究正在评估筛查问卷G8（表2-4）。完成G8问卷所需的平均时间为（4.4±2.8）min，98.7%在10 min内完成。多变量分析显示，G8与性别、疾病状态和体能状态联合可预测1年生存率。

表2-4　G8问卷

项目	得分
过去3个月的进食量有无因食欲下降、咀嚼困难等减少	0 严重减少
	1 轻度减少
	2 不减少
过去3个月的体重变化	0 体重下降 > 3 kg
	1 不知道
	2 体重下降 1 ~ 3 kg
	3 体重无下降
活动能力	0 卧床
	1 可以下床，但不能出门
	2 可以出门
神经精神问题	0 严重的痴呆或抑郁
	1 轻度的痴呆或抑郁
	2 无精神问题
体重指数（BMI）	0 BMI < 19 kg/m²
	1 19 kg/m² ≤ BMI < 21 kg/m²
	2 21 kg/m² ≤ BMI < 23 kg/m²
	3 BMI ≥ 23 kg/m²
每天服用3种以上药物	0 是
	1 否

续表

项目	得分
与其他同龄人相比，患者怎么评价自己的健康状态	0 不如其他人
	0.5 不知道
	1 一样
	2 比其他人好
年龄	0 ＞85 岁
	1 80~85 岁
	2 ＜80 岁
总分	0~17

患者一旦被筛选为不适合化疗，应得到血液病学专家的进一步关注，CGA 是最好的评估方法。但由于老年病学专家有限，可能无法在所有癌症中心实施老年医学评估。因此应考虑其他解决方案，包括增加血液学专家的关注，如合并症的仔细评估，精确评价主要脏器如肾和肝的功能，患者的营养、社会经济、情绪和认知状况等。

老年评估建议分两步，首先由血液病学专家进行筛选检查（可能是 G8 或其他问卷），随后由老年病学小组进行第二步的评估（最好是 CGA）。老年病学医生将根据血液病学专家所需的信息指定必要的评估工具，治疗的可行性在某种程度上取决于治疗的毒性。

血液疾病中很大一部分是恶性肿瘤，治疗周期长、难度大、花费高，所以在治疗前应对患者进行全面的综合评估，包括对疾病的评估及对全身的状况、合并症、精神状况及家庭情况等的评估，确定患者是否可以接受相应的针对血液疾病的治疗，患者接受这些治疗存在的风险及获益。对于 65 岁以上的老年人还应进行综合老年评估（CGA），以评价其是否可以接受化疗及可能接受的剂量。需要用激素等药物治疗时要评估患者有无糖尿病、高血压、消化道溃疡等，以及评估药物的风险和患者耐受情况。

（景红梅）

数字课程学习

⬇ 教学PPT　　✍ 自测题

第三章

红细胞疾病

关键词

红细胞生成减少   溶血性贫血

失血性贫血   缺铁性贫血

巨幼细胞贫血   再生障碍性贫血

纯红细胞再生障碍性贫血   先天性溶血

自身免疫性溶血性贫血   阵发性睡眠性血红蛋白尿症

骨髓增生异常综合征   MDS 预后分组

第一节 贫 血 总 论

思维导图：

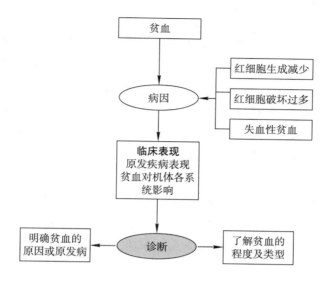

贫血是指人体红细胞容量减少（低于正常范围的下限）。临床上常以血红蛋白浓度、红细胞数及血细胞比容代替红细胞容量，反应贫血程度。基于不同的临床特点，对贫血有不同的分类。如按贫血进展速度分为急性贫血和慢性贫血，按红细胞形态分为大细胞性贫血、小细胞性贫血和正细胞性贫血，按血红蛋白浓度高低以 90 g/L、60 g/L 和 30 g/L 为界，按骨髓红系增生情况分增生性贫血和低增生性贫血等。目前较为公认的贫血性疾病的诊断分类仍然是按病理机制和病因分类，据此可以分为如下几类。

一、红细胞生成减少性贫血

（一）血干 / 祖细胞量和（或）质的异常所致贫血

1. 再生障碍性贫血（aplastic anemia，AA）是一类因物理、化学和 / 或生物因素直接或间接损伤骨髓多能造血干细胞、造血微环境和 / 或免疫功能所引起的全血细胞减少。

2. 纯红细胞再生障碍（pure red cell aplasia，PRCA） 是指骨髓红系造血干 / 祖细胞受到不同的病理因子影响，发生质或（和）量的改变，进而引起的单纯红细胞减少性贫血。

3. 先天性红细胞生成异常性贫血（congenital dyserythropoietic anemia，CDA） 是一类遗传性红系干 / 祖细胞良性克隆性质异常所致，以红系无效造血和形态异常为特征的难治性贫血。

4. 造血干细胞的恶性克隆性疾病 包括侵犯骨髓、抑制红系正常增殖所致的贫血及各类造血系统肿瘤性疾病。

（二）造血调节异常所致贫血

1. 骨髓基质细胞受损所致贫血 骨髓坏死、骨髓纤维化、骨髓硬化症、大理石骨病、各种髓外肿瘤性疾病的骨髓转移，以及各种感染或非感染性骨髓炎均可损伤骨髓基质细胞和造血微环境，从而影响血细胞生成，导致贫血。

2. 淋巴细胞功能亢进所致贫血 T 淋巴细胞、B 淋巴细胞功能亢进通过细胞和体液免疫机制导致造血功能衰竭。

3. 造血调节因子水平异常所致贫血 肾功能

不全、垂体和（或）甲状腺功能减退、肝病等可因产生促红细胞生成素（erythropoietin，EPO）不足而导致贫血。肿瘤性疾病或某些病毒感染会诱导机体产生较多 TNF、IFN 等造血负性调控因子，抑制造血，导致贫血，即所谓慢性病贫血。

4. 造血细胞凋亡亢进所致贫血　如骨髓增生异常综合征的重要病理改变之一是造血细胞凋亡亢进，导致无效和难治性贫血。

（三）造血原料不足或利用障碍所致贫血

1. 叶酸或（和）维生素 B$_{12}$ 缺乏或利用障碍所致贫血　由于叶酸或 / 和维生素 B$_{12}$ 摄入不足（食物营养不足）、吸收不良（胃肠道疾病、药物干扰）、代谢异常（肝病、某些抗肿瘤药物的影响）、需要增加（孕妇）及利用障碍（嘌呤、嘧啶自身合成异常或化疗药物影响）等造成，又称为幼红细胞增殖异常性贫血。

2. 缺铁和铁利用障碍性贫血　临床上最常见的贫血。根据病因将其分为铁摄入不足（食物缺铁）、吸收不良（胃肠道疾病）、运转障碍（无转铁蛋白血症、肝病、慢性炎症）、丢失过多（各种失血）、供不应求（孕妇）及利用障碍（铁粒幼细胞贫血、铅中毒、慢性炎症性贫血）等。由于该类贫血的红细胞体积变小，又称为小细胞性贫血。

二、红细胞破坏过多性贫血

（一）红细胞自身异常性溶血性贫血

1. 红细胞膜异常性溶血性贫血　包括先天性球形红细胞增多症、椭圆形红细胞增多症、棘型红细胞增多症、口形红细胞增多症、热变形性红细胞增多症及以获得性血细胞膜糖化肌醇磷脂锚链膜蛋白缺失为特征的阵发性睡眠性血红蛋白尿（PNH）。

2. 红细胞酶缺陷性溶血性贫血　常见的此类疾病有丙酮酸激酶缺乏症、葡萄糖 -6- 磷酸脱氢酶缺乏症、嘧啶 5′ 核苷酸酶缺乏症及己糖激酶缺乏等。

3. 血红素和珠蛋白异常性溶血性贫血　包括各类先天性红细胞卟啉病；珠蛋白异常包括珠蛋白肽链量和质的异常，即各类地中海贫血（α、β 地中海贫血）和异常血红蛋白病（血红蛋白 C、S、D、E 等）。

（二）红细胞周围环境异常性溶血性贫血

1. 免疫性溶血性贫血　指各种抗体破坏红细胞所致的贫血，因根据抗体种类不同可分为自身抗体型和同种抗体型，自身抗体型即自身免疫性溶血性贫血。根据病因可分为原发性和继发性；根据抗体特征分为温抗体型、冷凝集素型、D-L 抗体型和温冷双抗型。同种抗体型包括新生儿溶血和血型不合的输血性溶血性贫血。

2. 血管性溶血性贫血　因血管壁或血流流速异常使血细胞受机械性损害而发生的贫血，包括心脏瓣膜病和手术、血管炎、血栓性疾病（血栓性血小板减少性紫癜、弥散性血管内凝血等）、败血症、溶血性尿毒症等引起的溶血，以及血流流速异常引起的行军性血红蛋白尿，血浆渗透压、理化成分异常（各类缺氧、中毒等）及生物毒素引起的溶血。

三、失血性贫血

根据失血速度分为急性和慢性，根据失血量分为轻、中、重度，根据病因分为先天性和后天性。慢性失血性贫血往往合并缺铁性贫血。

必须注意贫血是"症状"，可由不同疾病所致。其临床表现包括两方面：一是原发疾病的表现，因病而异；二是贫血本身对机体各系统的影响，如神经系统的贫血症候群，皮肤黏膜因血流分布调整而出现的苍白，呼吸、循环系统的代偿表现，消化、生殖、内分泌系统腺体功能降低等改变。贫血本身并非一种疾病的诊断，而仅代表许多不同原因或疾病引起的一系列临床表现。贫血的诊断必须包括其病因诊断，所以临床上贫血的诊断可分为了解贫血的程度和类型，以及查明贫血的原因或原发病两个部分（图 3-1）。

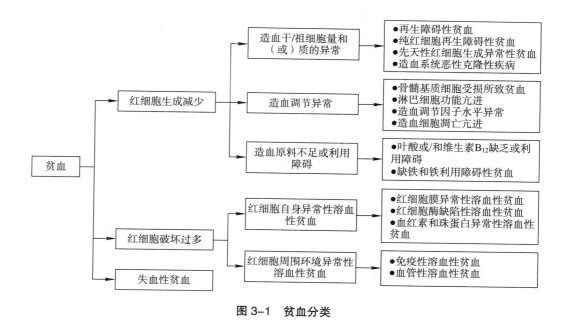

图 3-1 贫血分类

（常春康）

第二节 营养性贫血

一、缺铁性贫血

诊疗路径：

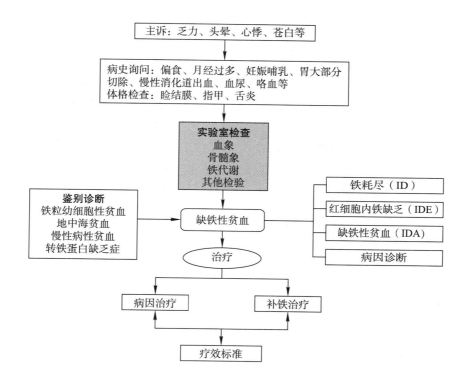

当机体对铁的需求和供给失衡，导致体内贮存铁耗尽（iron depletion，ID），继之红细胞内铁缺乏（iron deficient erythropoiesis，IDE），最终引起缺铁性贫血（iron deficiency anemia，IDA）。IDA是铁缺乏症（包括ID、IDE和IDA）的最终阶段，表现为缺铁引起的小细胞低色素性贫血及其他异常。缺铁和铁利用障碍影响血红素合成，故有学者称该类贫血为血红素合成异常性贫血。

根据病因可将其分为铁摄入不足（食物缺铁）、供不应求（孕妇，青春期）、吸收不良（胃肠道疾病）、转运障碍（无转铁蛋白血症、肝病、慢性炎症）、丢失过多（各种失血）及利用障碍（铁粒幼细胞性贫血、铅中毒、慢性病贫血）等类型。

（一）流行病学

缺铁是最常见的营养不良形式之一，IDA是最常见的贫血，全球约有50%的贫血为IDA，导致全球每年约有84.1万人死亡。其发病率在发展中国家、经济不发达地区，以及在婴幼儿、育龄妇女中明显增高。非洲和亚洲部分地区缺铁相关性死亡占全球的71%，北美只占1.4%。我国上海地区人群调查显示：铁缺乏症的年发病率在6个月~2岁婴幼儿为75.0%~82.5%、妊娠3个月以上妇女为66.7%、育龄妇女为44.3%、10~17岁青少年为13.2%；以上人群IDA患病率分别为33.8%~45.7%、19.3%、11.4%和9.8%。

（二）铁代谢

人体内铁分两部分：其一为功能状态铁，包括血红蛋白铁（占体内铁的67%）、肌红蛋白铁（占体内铁的15%）、转铁蛋白铁（3~4 mg），以及乳铁蛋白、酶和辅因子结合的铁；其二为贮存铁（男性1 000 mg，女性300~400 mg），包括铁蛋白和含铁血黄素。铁总量在正常成年男性为50~55 mg/kg，女性为35~40 mg/kg。正常人每日造血需20~25 mg铁，主要来自衰老破坏的红细胞。正常人维持体内铁平衡需每日从食物中摄入铁1~1.5 mg，孕、乳妇为2~4 mg。铁的生物利用度受到食物性质的影响，血红素铁（如红肉）是最容易吸收的。男性的平均铁摄入量为15 mg/d，铁吸收率为6%；而女性的平均铁摄入量是11 mg/d，铁吸收率为12%。缺铁个体食用动物食品铁吸收率高（可达20%），植物食品铁吸收率低（5%~10%）。由于某些含植酸盐和磷酸盐的食物可以降低铁吸收率达50%，素食者铁吸收更差。个体的食物铁与铁盐中等价铁含量相比，蔬菜铁只能吸收1/20，蛋铁为1/8，肝铁为1/2，血红素铁为1/2~2/3。

铁吸收部位主要在十二指肠及空肠上段。食物铁状态（三价、二价铁）、胃肠功能（酸碱度等）、体内铁贮量、骨髓造血状态及某些药物（如维生素C）均会影响铁吸收。在吸收细胞的刷状边缘，三价铁离子经铁还原酶转化为二价铁，通过二价金属转运蛋白Ⅰ型（DMT-1）进行跨膜转运。一旦进入肠细胞，铁以铁蛋白的形式储存起来，或跨细胞转运到细胞膜基底侧，通过膜嵌合的膜铁转运蛋白，以转铁蛋白的形式释放入血。吸收入血的二价铁经铜蓝蛋白氧化成三价铁，与转铁蛋白结合转运到组织或通过幼红细胞膜转铁蛋白受体胞饮入细胞内，再与转铁蛋白分离并还原成二价铁，参与形成血红蛋白。多余的铁以铁蛋白和含铁血黄素形式贮存于肝、脾、骨髓等器官的单核巨噬细胞系统，待铁需要增加时动用。人体每天排铁不超过1 mg，主要通过肠黏膜脱落细胞随粪便排出，少量通过尿、汗液排出，哺乳妇女还通过乳汁排出。

（三）病因和发病机制

1. 病因

（1）需铁量增加而铁摄入不足：多见于婴幼儿、青少年、妊娠和哺乳期妇女。婴幼儿需铁量较大，若不补充蛋类、肉类等含铁量较高的辅食，易造成缺铁。青少年偏食易缺铁。女性月经过多、妊娠和哺乳期需铁量增加，若不补充高铁食物，易造成IDA。

（2）铁吸收障碍：常见于胃大部切除术后，胃酸分泌不足且食物快速进入空肠，绕过铁的主要吸收部位（十二指肠），使铁吸收减少。此外，多种原因造成的胃肠道功能紊乱，如长期不明原因腹泻、慢性肠炎、克罗恩病（Crohn's disease）等均可因铁吸收障碍而发生 IDA。

（3）铁丢失过多：长期慢性铁丢失而得不到纠正则造成 IDA，如慢性胃肠道失血（包括痔疮、胃十二指肠溃疡、食管裂孔疝、消化道息肉、胃肠道肿瘤、寄生虫感染、食管 - 胃底静脉曲张破裂等）、月经过多（如宫内放置节育环、子宫肌瘤及月经失调等妇科疾病）、咯血和肺泡出血（如肺含铁血黄素沉着症、肺出血 - 肾炎综合征、肺结核、支气管扩张、肺癌等）、血红蛋白尿（如阵发性睡眠性血红蛋白尿、冷抗体型自身免疫性溶血、人工心脏瓣膜、行军性血红蛋白尿等）及其他（如遗传性出血性毛细血管扩张症、慢性肾衰竭行血液透析、多次献血等）。

2. 发病机制

（1）缺铁对铁代谢的影响：当体内贮存铁减少到不足以代偿功能状态的铁时，铁代谢指标发生异常：贮铁指标（铁蛋白、含铁血黄素）降低、血清铁和转铁蛋白饱和度降低、总铁结合力和未结合铁的转铁蛋白升高、组织缺铁、红细胞内缺铁。转铁蛋白受体表达于红系造血细胞膜表面，其表达量与红细胞内血红蛋白合成所需的铁密切相关。当红细胞内铁缺乏时，转铁蛋白受体脱落进入血液成为血清可溶性转铁蛋白受体（sRfR）。

（2）缺铁对造血系统的影响：红细胞内缺铁，血红素合成障碍，大量原卟啉不能与铁结合成为血红素，以游离原卟啉（FEP）的形式累积在红细胞内或与锌原子结合成为锌原卟啉（ZPP），血红蛋白生成减少，红细胞胞质少、体积小，发生小细胞低色素性贫血；严重时粒细胞、血小板的生成也受影响。

（3）缺铁对组织细胞代谢的影响：组织缺铁，细胞中含铁酶和铁依赖酶的活性降低，进而影响患者的精神、行为、体力、免疫功能及患儿的生长发育和智力；缺铁可引起黏膜组织病变和外胚叶组织营养障碍。

（四）临床表现

1. 缺铁原发病表现 如消化道溃疡、肿瘤或痔疮导致的黑便、血便或腹部不适，肠道寄生虫感染导致的腹痛或大便性状改变，妇女月经过多，肿瘤性疾病的消瘦，血管内溶血的血红蛋白尿等。

2. 贫血表现 常见症状为乏力、易倦、头晕、头痛、眼花、耳鸣、心悸、气短、食欲缺乏、皮肤苍白、心率增快。

3. 组织缺铁表现 精神行为异常，如烦躁、易怒、注意力不集中、异食癖；体力、耐力下降；易感染；儿童生长发育迟缓、智力低下；口腔炎、舌炎、舌乳头萎缩、口角皲裂、吞咽困难；毛发干枯、脱发；皮肤干燥、皱缩；指（趾）甲缺乏光泽、脆薄易裂，重者指（趾）甲变平，甚至凹下呈勺状（汤匙甲）。

（五）实验室检查

1. 血象 IDA 患者为小细胞低色素性贫血。但因缺铁的发展阶段不同，贫血的轻重不一，血象的表现也不一样。早期常无贫血，当缺铁加重时出现轻度正常细胞性贫血，红细胞数可在正常范围，血红蛋白下降，红细胞分布宽度（RDW）升高。随着缺铁进展，红细胞和血红蛋白水平进一步下降，骨髓红系代偿性增生，呈典型的小细胞低色素性贫血，镜下可见红细胞形态不同、大小不等，以小红细胞为主，中心浅染区扩大，甚至呈环形。RDW 配合平均红细胞体积（MCV）可对 IDA 进行诊断和鉴别诊断。白细胞和血小板计数一般正常，慢性失血者常可见血小板增多，贫血较重的儿童患者可有血小板减少。钩虫病引起的 IDA 可有嗜酸性粒细胞增多。

网织红细胞检测：网织红细胞大多正常，但急性出血造成的 IDA 患者网织红细胞可明显增高。IDA 患者服用铁剂后网织红细胞可迅速增高，常于 1 周左右达高峰。网织红细胞是反应骨髓红细胞造血功能的重要指标，进行相关检测可用于 IDA 与慢性炎症性疾病和溶血性贫血的鉴别诊断。目前一些血细胞分析仪可以通过直接测定或公式推算检测外周血网织红细胞血红蛋白含量（reticulocyte hemoglobin content，Chr），其降低对铁缺乏的诊断灵敏度和特异度均较高，对铁缺乏的筛检和IDA诊断的作用均优于传统的血细胞分析检测指标。

图 3-1
IDA 血象

2. 骨髓象　IDA 为增生性贫血骨髓象，骨髓有核细胞增生活跃或明显活跃，个别患者减低。主要以红系增生为主，粒红比值降低。增生的红系细胞以中、晚幼红为主，其体积较正常为小，胞质少而着色偏蓝，边缘不整，呈锯齿状或如破布，显示胞质发育落后，血红蛋白合成不足。胞核小而致密、深染，甚至在核的局部成浓缩块状；表现为"核老质幼"的核质发育的不平衡改变。粒细胞系比例相对减低，各阶段间比例及形态基本正常；巨核细胞系正常。骨髓象检查不一定在诊断时需要，当与其他疾病鉴别诊断困难时可进行骨髓检查。

骨髓铁染色：IDA 患者骨髓单核吞噬细胞的储存铁缺乏，即细胞外铁阴性。铁粒幼细胞（细胞内铁）明显减少或缺如，且颗粒小、着色淡。本法是诊断 IDA 的一种直接而可靠的方法。除了可以反映储存铁，骨髓铁染色还可以提示铁是否能有效地运送到发育中的幼红细胞内。

图 3-2
IDA 骨髓象

3. 铁代谢　铁代谢检查在 IDA 的诊断和鉴别诊断中起重要作用，IDA 时相关检查主要有：

（1）血清铁蛋白（serum ferritin，SF）：能准确反映体内储存铁的情况，与骨髓铁染色结果有良好的相关性。血清铁蛋白可取代骨髓铁染色作为储存铁水平评估的主要方法。与骨髓铁染色相比，血清铁蛋白是铁过载更好的指标。SF 的减少只发生于铁缺乏症，且在铁缺乏早期就出现异常，是诊断 IDA 敏感的方法。采用免疫测定方法检测铁蛋白值，小儿低于成人。IDA 时 SF < 15 μg/L（女性 < 10 μg/L）。但 SF 为急性时相反应蛋白，在急性炎症、肝病时可反应性增高，影响检测结果的测定。

（2）红细胞碱性铁蛋白（erythrocyte alkaline ferritin，EF）：是幼红细胞合成血红蛋白后残留的微量铁蛋白，与铁粒幼红细胞呈良好的平行关系，其测定能较好地反映体内铁的状态，对 IDA 的敏感度低于 SF，但较少受某些疾病因素的影响。主要用于慢性疾病合并 IDA 时的检测，IDA 时 EF < 6.5 μg/L。

（3）血清铁（serum iron，SI）、总铁结合力（total iron-binding capacity，TIBC）及转铁蛋白饱和度（transferrin saturation，TS）：血清铁以 Fe^{3+} 形式与转铁蛋白（transferrin，TF）结合存在，IDA 患者 SI 明显减少。血清总铁结合力是指血清中转铁蛋白能与铁结合的总量，反映血浆中铁和转铁蛋白的水平。通常情况下，仅有 1/3 的转铁蛋白与铁结合。血浆中铁要结合到转铁蛋白的蛋白质上才被运输，每个转铁蛋白分子最多结合 2 个 Fe^{3+}。TS 是血清或血浆中铁和转铁蛋白浓度的比值，以百分比表示。IDA 时 TIBC 增高，TS 减低。SI 对缺铁的诊断并不灵敏，受生理、病理因素的影响较大，因此不单独应用作为缺铁的诊断指标。TIBC 较稳定，但反映储铁的变化敏感度低于 SF。TS 对缺铁的诊断准确性次于 SF 和 EF，可作为缺铁性红细胞生成的指标之一应用于临床，但不宜用于缺铁的早期诊断。实验室将以上 3 项指标同时检测，对 IDA 的诊断和慢性疾病、其他储铁增多贫血的鉴别诊断有一定的临床价值（表 3-1）。

（4）血清转铁蛋白（serum transferrin，sTF）：健康者体内约 62% 铁为血红蛋白铁、31% 为贮存铁（包括铁蛋白和含铁血黄素），转运铁仅占 0.1%。进入体内的铁主要在十二指肠和空肠上端的黏膜与转铁蛋白结合，再与肠黏膜上的受体结合而进入细胞内。在 IDA 时机体血清转铁蛋白明显增高。

表 3-1　小细胞性贫血的实验室特征

疾病	SF	SI	TIBC	TS	sTfR	骨髓铁	骨髓
缺铁性贫血	↓	↓	↑	↓	↑	↓	MCV↓ MCH↓ RDW↑
地中海贫血	N/↑	N/↑	N	N/↑	↑	↑	MCV↓ MCH↓ Ret↑ 靶形 RBC
慢性感染性贫血	↑/N	↓/N	↓	↓/N	N	N/↑	MCV↓/N　MCH↓/N
铁粒幼细胞性贫血	↑	↑/N	N	N/↑	↓	↑	MCV↓ MCH↓ 铁粒幼细胞↑
转铁蛋白缺乏症	↓	↓	↓	↓	↓	↓	MCV↓ MCH↓

注：SF：血清铁蛋白；SI：血清铁；TIBC：总铁结合力；TS：转铁蛋白饱和度；sTfR：血清可溶性转铁蛋白受体

（5）血清可溶性转铁蛋白受体（soluble transferrin receptor，sTfR）：是细胞膜上转铁蛋白受体的一个片段，血清中 sTfR 的浓度大致与机体总的转铁蛋白受体的量成正比例，机体铁缺乏时血清中 sTfR 浓度升高，是一种可靠地反映红细胞内缺铁的指标。缺铁性红细胞生成时，sTfR > 26.5 mmol/L（R&D systems）或 > 8 mg/L（ELISA 法）。在 IDA 早期、其他骨髓增生性贫血（如溶血性贫血）和红细胞增多症时，sTfR 均可增加。sTfR 监测无性别和年龄差异，也不受妊娠、炎症、感染、肝病和其他慢性疾病的影响，可用于 IDA 的诊断和鉴别诊断。

（6）红细胞游离原卟啉（free erythrocyte protoporphyrin，FEP）：原卟啉是血红蛋白合成途径中的中间产物。铁缺乏致血红蛋白合成减少，造成红细胞内 FEP 蓄积。所以，FEP 量的增加可以间接反映铁的缺乏，敏感度仅次于 SF 和 EF。原卟啉正常值 < 30 μg/dL，缺铁时会超过 100 μg/dL。

4. 其他检验　红细胞寿命检查可见 IDA 患者红细胞的寿命缩短；铁动力学检查显示，IDA 患者对铁的利用加快，利用率增高。IDA 的彻底治疗有赖于去除导致缺铁的原因，查清病因及原发病极为重要。因此，还需要进行多方面的检查，如粪便的隐血检查、虫卵检查、尿液检查、肝肾功能检查、生化检查、免疫学检查、胃肠镜检查等。

图 3-3
铁缺乏进展的实验室研究

（六）诊断与鉴别诊断

1. 诊断

（1）ID：①血清铁蛋白 < 12 μg/L；②骨髓铁染色显示骨髓小粒可染铁消失，铁粒幼红细胞少于 15%；③血红蛋白及血清铁等指标尚正常。

（2）IDE：①ID 的①＋②；②转铁蛋白饱和度 < 15%；③ FEP/Hb > 45 μg/gHb；④血红蛋白尚正常。

（3）IDA：①IDE 的①＋②＋③；②小细胞低色素性贫血：男性血红蛋白 < 120 g/L，女性血红蛋白 < 110 g/L，孕妇血红蛋白 < 100 g/L；MCV < 80 fL，MHC < 27 pg，MCHC < 32%。

（4）病因诊断：只有明确病因，IDA 才可能根治，有时缺铁的病因比贫血本身更严重。例如胃肠道恶性肿瘤伴慢性失血或胃癌术后残胃癌所致的 IDA，应多次检查大便隐血，必要时做胃肠道内镜检查；月经过多的妇女检查有无妇科疾病。

2. 鉴别诊断　应与下列小细胞性贫血鉴别。

（1）铁粒幼细胞性贫血：遗传或不明原因导致的红细胞利用障碍性贫血。表现为小细胞性贫血，但血清铁蛋白浓度增高、骨髓小粒含铁血黄素颗粒增多、铁粒幼红细胞增多，并伴有环形铁粒幼细胞。血清铁和铁饱和度增高，总铁结合力不低。

（2）地中海贫血：有家族史，有溶血表现。血片中可见多量靶形红细胞，并有珠蛋白肽链合成数量异常的证据，如胎儿血红蛋白或血红蛋白 A2 增高，出现血红蛋白 H 包涵体等。血清铁蛋白、骨髓可染铁、血清铁和铁饱和度不低且常升高。

（3）慢性病性贫血：慢性炎症、感染或肿瘤等引起的铁代谢异常性贫血。贫血为小细胞性，贮铁（血清铁蛋白和骨髓小粒含铁血黄素）增多，血清铁、血清铁饱和度、总铁结合力减低。

（4）转铁蛋白缺乏症：系常染色体隐性遗传所致（先天性）或严重肝病、肿瘤继发（获得性），表现为小细胞低色素性贫血。血清铁、总铁结合力、血清铁蛋白及骨髓小粒含铁血黄素均明显降低。先天性者幼儿发病，伴发育不良和多脏器功能受累；获得性者有原发病的表现。

（七）治疗

治疗 IDA 的原则是：根除病因，补足贮铁。

1. 病因治疗　应尽可能地去除导致缺铁的病因。如婴幼儿、青少年和妊娠妇女营养不足引起的 IDA，应改善饮食；月经过多引起的 IDA 应调理月经；寄生虫感染者应驱虫治疗；恶性肿瘤者、消化性溃疡引起者应针对性进行专科治疗等。

2. 补铁治疗

（1）口服铁剂治疗：明确诊断为 IDA 的无症状患者口服铁剂即可。治疗性铁剂有无机铁和有机铁两类。无机铁以硫酸亚铁为代表，有机铁则包括左旋糖酐铁、葡萄糖酸亚铁、山梨醇铁、富马酸亚铁、琥珀酸亚铁和多糖铁复合物等。无机铁剂的不良反应较有机铁明显。一般来说，铁替代治疗需要每日供给 200 mg 元素铁，首选口服铁剂，如硫酸亚铁 200 mg，每日 3 次；或左旋糖酐铁 50 mg，每日 2~3 次。餐后服用胃肠道反应小且易耐受。应注意，进食谷类、乳类和茶等会抑制铁剂的吸收，鱼、肉类、维生素 C 可加强铁剂的吸收。口服铁剂有效的表现先是外周血网织红细胞增多，高峰在口服药后 5~10 天，2 周后血红蛋白浓度升高，一般 2 个月左右恢复正常。IDA 的治疗目标不仅是纠正贫血，而且要提供至少 0.5~1.0 g 的储存铁。要达到这个目标铁剂治疗应在血红蛋白恢复正常后至少持续 4~6 个月，待铁蛋白水平恢复正常后停药。口服补铁并发症中，最常见的是胃肠道不适，会出现于 15%~20% 的患者，腹痛、恶心、呕吐或便秘导致患者依从性不好。

（2）胃肠外铁剂治疗：若口服铁剂不能耐受或胃肠道正常解剖部位发生改变而影响铁的吸收、需要快速补铁或者由于持续胃肠道失血需要补铁的患者，需要胃肠外补铁治疗。应用重组促红细胞生成素（EPO）治疗时，储存铁的生理性释放或口服铁剂不能满足 EPO 引发的铁需求，胃肠外补铁应用迅速增加。

1）铁剂肌内注射：左旋糖酐铁是最常用的注射铁剂，首次给药需用 0.5 mL 作为试验剂量，1 h 后无过敏反应可给足量治疗，注射用铁的总量按公式计算：（需达到的血红蛋白浓度 – 患者的血红蛋白浓度）× 0.33 × 患者体重（kg）。

2）静脉补铁：静脉补铁的安全性需要关注，静脉输注大分子量蔗糖铁的严重不良反应率为 0.7%。有些新的铁的复合物已经在临床应用，如纳米氧化铁（ferumoxytol，feraheme）、葡萄糖酸钠铁（ferrlecit）、蔗糖铁（venofer）和羧基麦芽糖三价铁（carboxymaltose ferric）。静脉补铁有两种方式：一种是给药总量，是纠正贫血所需铁量加上至少 500 mg 储存铁含量；另一种是长期多次给予小剂量铁剂，主要用于透析中心，每周给予 100 mg 铁元素，共 10 周，这样可以增强重组 EPO 治疗的疗效。铁需要量可按以下公式计算：体重（kg）× 2.3 × ［15– 患者血红蛋白（g/dL）］ + 500 或 1 000 mg（供储存）。铁输注早期，患者如果出现胸痛、喘息、血压下降或其他症状，应该立即停止输注。

红细胞输注仅限于有严重缺铁症状、心血管状态不稳定和大量失血需要立即干预的患者。这些患者主要是处理严重贫血的后果，输血可以让患者情况稳定，以便采用其他治疗手段。

（八）预防

预防重点是婴幼儿、青少年和妇女的营养保健。对婴幼儿应早添加富含铁的食品，如蛋类、肝等；对青少年纠正偏食，定期查、治寄生虫感染；对孕妇、哺乳期妇女可补充铁剂；对月经期妇女应防止月经过多。做好肿瘤性疾病和慢性出血性疾病的人群防治。

（九）预后

1. 单纯营养不足者易恢复正常；继发于其他疾病者，取决于原发病能否根治。

2. 疗效标准

（1）铁剂治疗后血红蛋白水平上升 15 g/L 以上作为有效标准，上升 20 g/L 以上更为可靠。

（2）治愈标准须完全符合下述四条指标：①临床症状完全消失。②血红蛋白恢复正常，即男性 > 120 g/L，女性 > 110 g/L，孕妇 > 100 g/L。③前述诊断缺铁的指标恢复正常，特别是反映储存铁和红细胞内铁的指标，如血清铁蛋白、红细胞游离原卟啉、血清可溶性运铁蛋白受体等，即 SF ≥ 50 μg/L，FEP < 0.9 μmol/L（50 μg/dL）（全血），sTfR ≤ 2.25 mg/L。④缺铁的病因消除。

（3）铁剂治疗有效者，当血红蛋白水平恢复正常后仍需治疗一阶段以补充储存铁；何时可以停用铁剂，其标准建议为：SF 恢复到 50 μg/L，FEP < 0.9 μmol/L（50 μg/dL）（全血），sTfR ≤ 2.25 mg/L。

☞ 典型病例 3-1
患者女性，28 岁。因"头晕、乏力半年，加重 1 月余"就诊。

二、巨幼细胞贫血

叶酸或维生素 B_{12}（钴胺素）缺乏或某些影响核苷酸代谢的药物导致细胞核脱氧核糖核酸（DNA）合成障碍所致的贫血称巨幼细胞贫血（megaloblastic anemia，MA）。本病的特点是呈大细胞性贫血，骨髓内出现巨幼红细胞、巨大的形态异常的幼粒细胞及巨大的多倍体巨核细胞。巨幼红细胞的前体细胞比正常大，相对于胞核的大小有较多的胞质。原巨幼红细胞胞质蓝，无颗粒，"盐和胡椒"颗粒样染色质，而正常原红细胞胞质呈毛玻璃样。随着细胞的分化，其染色质凝集成较黑的块状并融合，但融合不均匀，使细胞核出现特征性的网状外观，染色质的凝集过程较正常慢。随着血红蛋白的合成，胞质逐渐成熟，而胞核看起来不成熟，这一特征称为核质发育不平衡。巨幼粒细胞的前体细胞较正常大。特征性的细胞为巨大晚幼粒细胞，该细胞有一大的马蹄形核，有时呈不规则形，染色质凹凸不平。巨幼细胞、巨核细胞胞体可能异常的大，多分叶，胞质颗粒缺乏。在重度巨幼细胞症时，其核呈无连接状分叶。

根据缺乏物质的种类，该病可分为单纯叶酸缺乏性贫血、维生素 B_{12} 缺乏性贫血及叶酸和维生素 B_{12} 同时缺乏性贫血。根据病因可分为：①食物营养不够：叶酸或维生素 B_{12} 摄入不足；②吸收不良：胃肠道疾病、药物干扰和内因子抗体形成（恶性贫血）；③代谢异常：肝病、某些抗肿瘤药物的影响；④需要量增加：哺乳期、孕妇；⑤利用障碍：嘌呤、嘧啶自身合成异常或化疗药物影响等。

（一）流行病学

叶酸缺乏通常为营养性，可见于酗酒者和贫困老人，同时还可见于静脉营养的溶血性贫血或血液透析患者。在美国、加拿大这些实施叶酸强化饮食的国家，叶酸缺乏症发病率明显下降。妊娠期即使轻度的叶酸缺乏亦可致胎儿神经管闭合异常，因此妊娠期妇女应常规补充叶酸。在北美，自叶酸强化饮食实施后神经管异常的发病率也显著下降。该病在经济不发达地区或进食新鲜蔬菜、肉类较少的人群多见。在我国，叶酸缺乏者多见于陕西、山西、河南等地。而在欧美，维生素 B_{12} 缺乏或有内因子抗体者多见。

（二）病因和发病机制

1. 叶酸代谢及缺乏的原因

（1）叶酸代谢和生理作用：叶酸由喋啶、对氨基苯甲酸及 L- 谷氨酸组成，属维生素 B 族，富含于新鲜水果、蔬菜、肉类食品中，含量最高的是动物肝脏、菠菜、其他绿色蔬菜和坚果。食物中的叶酸经长时间烹煮可损失 $50\% \sim 90\%$。叶酸主要在十二指肠及近端空肠吸收。每日需从食物中摄入叶酸 $100 \sim 200\ \mu g$。食物中多聚谷氨酸型叶酸经肠黏膜细胞产生的解聚酶作用，转变为单谷氨酸或双谷氨酸型叶酸后进入小肠黏膜上皮细胞，再经叶酸还原酶催化及还原型烟酰胺腺嘌呤二核苷酸磷酸（NADPH）作用还原为二氢叶酸（FH_2）和四氢叶酸（FH_4），后者再转化为有生理活性的 N_5- 甲基四氢叶酸（N_5-FH_4），经门静脉入肝。叶酸剂量 $> 400\ \mu g$ 时，可以大量无转换吸收，在肝内转换为天然叶酸；叶酸剂量低时通过肠道吸收转换为 N_5-FH_4。每天 $60 \sim 90\ \mu g$ 叶酸经胆汁排泄到小肠后重新吸收，即叶酸的肠肝循环。当吸收不良时，这些叶酸的丢失与小肠脱落细胞内的叶酸一起加快了叶酸缺乏的速度。血浆中 N_5-FH_4 与白蛋白结合后转运到组织细胞（经叶酸受体）。在细胞内，经维生素 B_{12} 依赖性甲硫氨酸合成酶的作用，N_5-FH_4 转变为 F_4，一方面为 DNA 合成提供一碳基团如甲基（$-CH_3$）、甲烯基（$-CH_2-$）和甲酰基（$-CHO$）等；另一方面，FH_4 经多聚谷氨酸叶酸合成酶的作用再转变为多聚谷氨酸型叶酸，并成为细胞内辅酶。人体内叶酸储存量为 $5 \sim 20\ mg$，近 1/2 在肝，储存量足够正常成年人用 $3 \sim 4$ 个月。叶酸主要经尿和粪便排出体外，每日排出 $2 \sim 5\ \mu g$。

（2）叶酸缺乏的原因：①摄入减少：大多数叶酸缺乏患者都是营养原因。美国和其他国家，采用了叶酸强化膳食，叶酸缺乏发病率明显降低。国内主要原因是食物加工不当，如烹调时间过长或温度过高，破坏大量叶酸；其次是偏食，食物中蔬菜、肉蛋类减少。②需要量增加：婴幼儿、青少年、妊娠和哺乳妇女需要量增加而未及时补充；甲状腺功能亢进症、慢性感染、肿瘤等消耗性疾病患者，叶酸的需要量也增加。慢性溶血性贫血，特别是镰状细胞贫血、自身免疫性溶血性贫血和先天性球形细胞增多症患者及其他红细胞更新加速的疾病（如

骨髓纤维化、恶性肿瘤等），由于要发挥辅酶的功能，叶酸不能完全再利用，所以会导致缺乏。③吸收障碍：腹泻、小肠炎症、肿瘤、手术、炎症状态（食欲下降和叶酸需求量增加，如结核、类风湿关节炎、克罗恩病、银屑病、剥脱性皮炎、细菌性心内膜炎和慢性细菌感染等）及某些药物（抗癫痫药物、柳氮磺吡啶、氨苯蝶啶、乙醇等）影响叶酸的吸收。④利用障碍：抗核苷酸合成药物，如甲氨蝶呤、甲氧苄啶、氨苯蝶啶、氨基蝶呤和乙胺嘧啶等均可干扰叶酸的利用；一些先天性酶缺陷（甲基 FH_4 转氨酶、N_5, N_{10}- 甲烯基 FH_4 还原酶、FH_2 还原酶和亚氨甲基转移酶）可影响叶酸的利用。⑤叶酸排出增加：血液透析、酗酒可增加叶酸排出。

2. 维生素 B_{12} 代谢及缺乏的原因

（1）维生素 B_{12} 代谢和生理作用：维生素 B_{12} 只能由某些微生物合成；动物最终依靠微生物的合成为其提供维生素 B_{12}。含维生素 B_{12} 的食物主要来源于动物：肉、肝、肾、海鲜、蛋和乳制品，植物中尚未发现维生素 B_{12}。维生素 B_{12} 在人体内以甲胺钴胺素形式存在于血浆，以 5- 脱氧酰胺钴胺素形式存在于肝及其他组织中。食物中的维生素 B_{12} 与蛋白结合，经胃酸和胃蛋白酶消化，与蛋白分离，再与胃黏膜壁细胞合成的 R 蛋白结合成 R- 维生素 B_{12} 复合物（R-B_{12}）。R-B_{12} 进入十二指肠经胰蛋白酶作用，R 蛋白被降解。两分子维生素 B_{12} 又与同样来自胃黏膜上皮细胞的内因子（intrinsic factor，IF）结合形成 IF-B_{12} 复合物。IF 保护维生素 B_{12} 不受胃肠道分泌液破坏，到达回肠末端与该处肠黏膜上皮细胞刷状缘的 IF-B_{12} 受体结合并进入肠上皮细胞，继而经门静脉入肝。维生素 B_{12} 主要经粪便、尿排出体外，每天丢失 $1 \sim 3\ \mu g$，由于身体没有降解钴胺的能力，日需要量也是 $1 \sim 3\ \mu g$。官方推荐的成人每日膳食供给量为 $2.4\ \mu g$；生长发育时，高代谢状态，妊娠期日常需要量增加。婴儿出生第一年推荐每日膳食供给量为 $1 \sim 2\ \mu g$。人体内维生素 B_{12} 的储存量为 $2 \sim 5\ mg$，主要储存在肝

和肾。相对日常需求量，体内维生素 B_{12} 的贮存量远远多于叶酸的储量，如果没有供应，也能够用 $3 \sim 4$ 年。

（2）维生素 B_{12} 缺乏的原因：维生素 B_{12} 缺乏通常是吸收不良引起的，膳食内钴胺含量不足也是原因之一。

1）摄入减少：完全素食者因摄入减少导致维生素 B_{12} 缺乏，常需较长时间才出现。这些人群通常也不会出现 MA，因为大多数素食者的饮食中并不是完全没有钴胺的，钴胺的肠菌循环还是完整的。

2）吸收障碍：这是维生素 B_{12} 缺乏的最常见原因，可见于内因子缺乏，如恶性贫血、胃切除、胃黏膜萎缩等；胃酸和胃蛋白酶缺乏；胰蛋白酶缺乏；胃肠道疾病；先天性内因子缺乏或维生素 B_{12} 吸收障碍；药物（对氨基水杨酸、新霉素、二甲双胍、秋水仙碱和苯乙双胍等）影响；胃肠道寄生虫（如阔节裂头绦虫病）或细菌大量繁殖消耗维生素 B_{12}。

3）利用障碍：先天性转钴胺素 Ⅱ（TC Ⅱ）缺乏引起维生素 B_{12} 输送障碍；麻醉药氧化亚氮可将甲钴胺不可逆地氧化成无活性前体，并灭活甲硫氨酸合酶。

3. 叶酸 - 维生素 B_{12} 相互关系　在叶酸和维生素 B_{12} 缺乏症中，用适当的维生素治疗可完全纠正 MA。维生素 B_{12} 缺乏性 MA 中，仅补充叶酸而不给予维生素 B_{12} 亦可不同程度地纠正贫血，虽然缓解只是部分的、暂时性的。相反，叶酸缺乏性贫血用维生素 B_{12} 治疗完全无效。这些临床现象提示维生素 B_{12} 缺乏性 MA 实际上是因叶酸代谢异常所致。尿中排泄亚胺甲基谷氨酸（FIGlu）和 AICAR 通常被认为是叶酸缺乏的一种表现，而在单纯维生素 B_{12} 缺乏者中有时也可观察到这一现象，进一步说明维生素 B_{12} 缺乏使叶酸代谢紊乱。已经提出了两种解释来说明维生素 B_{12} 缺乏性 MA 对叶酸有反应的原因：①甲基叶酸陷阱（methyl folate trap）假说，已被大部分专家接受；②甲酸酯缺乏（formate starvation）假说。

（1）甲基叶酸陷阱假说：甲基叶酸陷阱假说的基础是需要叶酸的 N_5- 甲基 FH_4- 同型半胱氨酸甲基转移酶同样需依赖维生素 B_{12}。在维生素 B_{12} 缺乏的组织中因甲基转移反应变慢，叶酸逐渐转变为 N_5- 甲基四氢叶酸，甲基化的叶酸是叶酸从贮存池排除的唯一形式。随着 N_5- 甲基 FH_4 水平升高，其他形式的叶酸水平下降，它们所参与反应的速度减慢，特别是 MTHFR 反应不可逆，当亚甲基 –THF 耗尽，dTMP 合成减慢，随即发生 MA。该假说认为维生素 B_{12} 缺乏时组织中 N_5- 甲基 FH_4 水平异常高，其他形式叶酸水平异常低，虽然血清 N_5- 甲基 FH_4 水平常升高，但组织中叶酸，主要为多谷氨酸链型，水平下降。下降的水平似乎与叶酸结合酶的底物特异性相关。该酶与 N_5- 甲基 FH_4 反应效率极低，因新摄入的叶酸不能转化成合适的底物形式（即游离 FH_4 或甲酰 FH_4），所以不能使维生素 B_{12} 缺乏细胞中的新摄入的单谷氨酸型 N_5- 甲基 FH_4 进行正常的 $\gamma-$ 谷氨酸化。所以，虽然组织 N_5- 甲基 FH_4 池扩大扣留了叶酸，是甲基转移酶活性被阻断的原因之一，但主要问题却是新摄入的叶酸不能转化成能在细胞中贮存的形式。因未结合的叶酸可漏出，组织叶酸缺乏可进一步加重。由于甲基转移酶活性减弱，蛋氨酸的供应也减少，组织 SAM 水平亦降低，从而加重了整个叶酸缺乏过程。SAM 为甲基转移酶活化所必需，也对 $N_5, N_{10}-$ 亚甲基四氢叶酸还原酶（MTHFR）有强大的抑制作用，而 MTHFR 又是 N_5- 甲基四氢叶酸生成所需的酶。随着 SAM 水平下降，其对 MTHFR 的抑制作用被解除，加快了叶酸流向 N_5- 甲基四氢叶酸，使甲基转移酶活性受损引起的代谢不平衡进一步恶化。

若 N_5- 甲基 FH_4 可通过其他途径转化为结合酶的底物形式，这个问题即可解决。理论上，这可通过 $N_5, N_{10}-$ 亚甲基 FH_4 还原酶的反向反应来完成。但实际上，在体内 $N_5, N_{10}-$ 亚甲基四氢叶酸还原反应是不可逆的，且 N_5- 甲基 FH_4 对生物胺的甲基化作用太慢，没有太大缓解作用。

图 3-4
甲基叶酸陷阱假说

（2）甲酸酯缺乏假说：该假说认为甲酸酯缺乏是维生素 B_{12} 缺乏性 MA 对叶酸治疗有效的基础。这个理论基于维生素 B_{12} 缺乏的淋巴母细胞将甲醛掺入至嘌呤和蛋氨酸的能力减弱。试验中显示维生素 B_{12} 缺乏时，相比 FH_4 而言，N_5- 甲基 FH_4 能更有效地纠正叶酸代谢异常。在维生素 B_{12} 缺乏的状态下，随着蛋氨酸合成减少，甲酸盐的合成亦受抑（因为正常情况下过多的蛋氨酸甲基会很快被氧化成甲酸盐），导致 N_5- 甲酰 FH_4 合成下降。

图 3-5
甲酸酯缺乏假说

4. 发病机制　叶酸的各种活性形式，包括 N_5-甲基 FH_4 和 N_5,N_{10}- 甲烯基 FH_4 作为辅酶为 DNA合成提供一碳基团。其中最重要的是胸苷酸合成酶催化 dUMP 甲基化形成 dTMP，继而形成 dTTP。由于叶酸缺乏，dTTP 形成减少，DNA 合成障碍，DNA 复制延迟。RNA 合成所受影响不大，细胞内RNA/DNA 比值增大，造血细胞体积增大，胞核发育滞后于胞质，形成巨幼变。骨髓中红系、粒系和巨核系细胞发生巨幼变，分化成熟异常，在骨髓中过早死亡，导致全血细胞减少。

在骨髓之后，最常受累的组织是口腔、胃、小肠及呼吸道、泌尿道和女性生殖道的上皮组织。维生素 B_{12} 缺乏导致甲硫氨酸合成酶催化高半胱氨酸转变为甲硫氨酸障碍，这一反应由 N_5-FH_4 提供甲基。因此，N_5-FH_4 转化为甲基 FH_4 障碍，继而引起 N_5,N_{10}- 甲烯基 FH_4 合成减少。后者是 dUMP形成 dTTP 的甲基供体，故 dTTP 合成和 DNA 合成障碍。这些上皮细胞巨大，多核细胞和死亡细胞增多。维生素 B_{12} 和叶酸的缺乏也可以导致宫颈涂片的异常。

性腺也受影响，叶酸或维生素 B_{12} 缺乏时，男性和女性不育很常见。母体缺乏叶酸是早产的原因之一，叶酸和维生素 B_{12} 同时缺乏会导致反复流产和神经管畸形。受精和妊娠的 12 周内补充叶酸可以把胎儿的神经管畸形的发病率降低约 70%。维生素 B_{12} 缺乏还可引起神经精神异常，其机制与两个维生素 B_{12} 依赖性酶（L- 甲基丙二酰 –CoA 变位酶和甲硫氨酸合成酶）的催化反应发生障碍有关。前者催化反应障碍导致神经髓鞘合成障碍，并有奇数碳链脂肪酸渗入髓鞘中；后者催化反应障碍引起神经细胞甲基化反应受损。

（三）临床表现

1. 血液系统表现　起病缓慢，患者常有面色苍白、乏力、耐力下降、头晕、头昏、心悸等贫血症状；重者全血细胞减少，反复感染和出血；少数患者可出现轻度黄疸。

2. 消化系统表现　口腔黏膜、舌乳头萎缩，舌面呈"牛肉样舌"，可伴舌痛。胃肠道黏膜萎缩可引起患者食欲不振、恶心、腹胀、腹泻或便秘。

3. 神经系统表现和精神症状　对称性远端肢体麻木、深感觉障碍，共济失调或步态不稳，味觉、嗅觉减退，锥体束征阳性、肌张力增加、腱反射亢进，视力下降、黑矇征，重者可有大、小便失禁。叶酸缺乏者有易怒、妄想等精神症状。维生素 B_{12} 缺乏者有抑郁、失眠、记忆力下降、谵妄、幻觉、妄想甚至精神错乱、人格变态等。

（四）实验室检查

1. 血象　外周血象为本病最重要的起始筛选实验，观察血涂片细胞形态对诊断很重要。本病为大细胞正色素性贫血（MCV 增高，通常 > 100 fL、MCHC 正常），红细胞和血红蛋白的下降不平行，红细胞下降更明显。血涂片上的红细胞形态明显大小不等（RDW 增高），形态不规则，以大椭圆形红细胞多见，着色较深。异形红细胞增多，可见巨红细胞、点彩红细胞、Howell-Jolly 小体及有核红细胞。网织红细胞绝对计数减少。白细胞数正常或减少，中性粒细胞胞体偏大，出现分叶过多的中性粒细胞是 MA 的早期征象，分叶多者可达 9 叶以上。

血小板数正常或减低，可见巨大血小板。

2. **骨髓象** 骨髓增生活跃或明显活跃。以三系细胞均出现巨幼变为特征。红细胞系统：红系明显增生伴显著巨幼样变，粒红比值降低或倒置。由于较成熟细胞的凋亡，正常形态的幼红细胞减少或不见，各阶段的巨幼红细胞出现，其比例常大于10%，可见核畸形、碎裂和多核巨幼红细胞。由于发育成熟受阻，原巨幼红细胞和早巨幼红细胞比例增高，有的病例占幼红细胞比例可高达50%。核分裂象和 Howell-Jolly 小体易见。胞核的形态和"核幼质老"的改变是识别巨幼样变的两大要点。粒细胞系统：略有增生或正常，粒系细胞比例相对降低。中性粒细胞自中幼阶段以后可见巨幼变，以巨晚幼粒和巨杆状核细胞多见，可见巨多叶核中性粒细胞。巨核细胞系统：数量正常或减少，可见巨核细胞胞体过大，分叶过多（正常在5叶以下）与核碎裂；胞质内颗粒减少。骨髓形态学对检查巨幼细胞贫血的诊断起决定性作用，特别是发现粒系细胞巨变对疾病的早期诊断和疑难病例的诊断具有重要价值。

🄔 图 3-6
MA 血象

3. **细胞化学** 骨髓铁染色显示铁粒幼细胞增多和巨噬细胞含铁量（细胞外铁）增加；糖原染色发现原、幼红细胞阴性，偶见弱阳性。

4. **染色体** 骨髓细胞、转化的淋巴细胞和其他体内增殖细胞都有一系列的变化，包括随机断裂、浓聚减少、着丝粒的蔓延、继发性染色体缢痕增大和突出的卫星体。抗代谢药物（阿糖胞苷、羟基脲、甲氨蝶呤）干扰 DNA 复制或叶酸代谢，也可以造成相似改变，细胞出现巨幼样变。

5. **叶酸缺乏的检查**

（1）血清和红细胞叶酸测定：叶酸缺乏实验室最早的发现为血清叶酸降低。叶酸降低有助于诊断叶酸缺乏引起的 MA，还可见于红细胞过度增生，叶酸利用增加（如溶血性贫血、骨髓增生性疾

病）。大多数实验室的正常值范围是 11~82 nmol/L（2~15 μg/L）。严重维生素 B_{12} 缺乏时，血清叶酸会升高；血清叶酸水平的高低与其进食密切相关，故血清叶酸水平降低（约 < 3 ng/mL）可能仅仅提示过去几日叶酸摄入减少。同理，除吸收不良引起的缺乏，再次给予叶酸饮食，下降的血清叶酸可迅速上升。因红细胞叶酸不受当时叶酸摄入情况的影响，能反映机体叶酸的总体水平及组织的叶酸水平，诊断价值更大。叶酸缺乏导致的 MA 患者的红细胞叶酸水平降低，严重维生素 B_{12} 缺乏的患者中有 2/3 也会出现红细胞叶酸水平降低。

（2）脱氧尿嘧啶核苷酸抑制试验：当叶酸或（和）维生素 B_{12} 缺乏时，可被叶酸纠正的为叶酸缺乏，可被维生素 B_{12} 纠正的为维生素 B_{12} 缺乏。

（3）组氨酸负荷试验：叶酸缺乏时，组氨酸转变为谷氨酸的过程受阻，代谢中间产物亚氨甲基谷氨酸产生增加，大量从尿中排出，尿中含量增高。灵敏度较高，阴性结果对排除诊断很有价值。

（4）血清同型半胱氨酸测定：在血清叶酸下降前，血清同型半胱氨酸水平可能已升高，但同型半胱氨酸升高的特异性差，因为多种因素均可致其升高。血清同型半胱氨酸水平在维生素 B_{12} 缺乏和叶酸缺乏时升高。

6. **维生素 B_{12} 缺乏试验**

（1）血清维生素 B_{12} 测定：血清维生素 B_{12} 减少对 MA 诊断及病因分析有重要价值。正常范围为 118~738 pmol/L（160~1 000 ng/L）。维生素 B_{12} 缺乏导致 MA 时，血清维生素 B_{12} 通常低于 74 pmol/L。

（2）甲基丙二酸测定：维生素 B_{12} 缺乏患者血清和尿中该物质含量增高。尿和血清中甲基丙二酸水平升高可早期诊断维生素 B_{12} 缺乏。

（3）维生素 B_{12} 吸收试验（Schilling test）：尿中排出量减少，MA < 7%，恶性贫血 < 5%。本实验主要是对维生素 B_{12} 缺乏进行病因诊断而不是诊断是否存在维生素 B_{12} 缺乏。如内因子缺乏，加入内因子可使结果正常。

（4）血清内因子阻断抗体测定：内因子阻断抗

体能阻断维生素 B_{12} 与内因子的结合而影响维生素 B_{12} 的吸收。由维生素 B_{12} 缺乏引起的 MA、恶性贫血等可表现为内因子阻断抗体阳性。

7. 诊断性治疗试验　MA 对治疗药物的反应很敏感，用药 48 h 左右网织红细胞即开始增多，于 5～10 天达高峰。据此设计的试验简便易行，准确率较高，对不具备进行维生素 B_{12} 和叶酸测定的单位可用以判断叶酸缺乏还是维生素 B_{12} 缺乏。方法是给患者小剂量叶酸（0.1～0.2 mg/d）或维生素 B_{12}（每日肌内注射 1～5 μg 或一次性肌内注射 100 μg）7～10 天。若 4～6 天后网织红细胞上升，应考虑相应的物质缺乏。

8. 其他试验　胆红素测定：由于有核红细胞在骨髓内的死亡（无效造血）可出现血浆间接胆红素增加、尿胆原升高，结合珠蛋白降低，尿含铁血黄素阳性，血清乳酸脱氢酶水平升高。胃液检查：在恶性贫血患者胃液中游离胃酸消失，对组胺反应下降。

（五）诊断与鉴别诊断

1. 诊断　根据营养史或特殊用药史、贫血表现、消化道及神经系统症状、体征，结合特征性血象、骨髓象改变和血清维生素 B_{12} 及叶酸水平等测定可做出诊断。若无条件检测血清维生素 B_{12} 和叶酸水平，可予诊断性治疗。叶酸或维生素 B_{12} 治疗 1 周左右网织红细胞上升者，应考虑叶酸或维生素 B_{12} 缺乏。

2. 鉴别诊断　大细胞可发生在没有 MA 的酗酒者、肝病、甲状腺功能减退症、再生障碍性贫血、某些类型的骨髓增生异常综合征、妊娠及任何可引起网织红细胞增多的情况（如自身免疫性溶血性贫血）。然而，在这些情况下，MCV 很少超过 110 fL。而在叶酸缺乏中，如果没有并发小红细胞增多，MCV 通常大于 110 fL。

（1）造血系统肿瘤性疾病：如急性非淋巴细胞白血病 M6 型、急性红白血病、骨髓增生异常综合征，骨髓可见巨幼样改变等病态造血现象，叶酸、维生素 B_{12} 水平不低且补之无效。

（2）有红细胞自身抗体的疾病：如温抗体型自身免疫性溶血性贫血、伊文思综合征、免疫相关性全血细胞减少，不同阶段的红细胞可因抗体附着而"变大"，又有间接胆红素增高，少数患者尚合并内因子抗体，故极易与单纯叶酸、维生素 B_{12} 缺乏引起的 MA 混淆。MA 患者由于补体激活，抗人球蛋白试验可呈弱阳性，会误诊为自身免疫性溶血，其鉴别特点是此类患者有自身免疫病的特征，用免疫抑制剂方能显著纠正贫血。

（3）合并高黏滞血症的贫血：如多发性骨髓瘤，因 M 蛋白成分黏附红细胞而使之呈"缗钱状"（成串状），血细胞自动计数仪测出的 MCV 偏大，但骨髓瘤的特异性表现是 MA 所没有的。

（4）非造血系统疾病：甲状腺功能减退症、肿瘤化疗后等。

（六）治疗

1. 原发病的治疗　有原发病（如胃肠道疾病、自身免疫病等）的 MA，应积极治疗原发病；用药后继发的 MA，应酌情停药。

2. 补充缺乏的营养物质

（1）叶酸缺乏：口服叶酸，每次 5～10 mg，每日 3 次，用至贫血表现完全消失。若无原发病，不需要支持治疗；如同时有维生素 B_{12} 缺乏，则需同时注射维生素 B_{12}，否则可加重神经系统损伤。

（2）维生素 B_{12} 缺乏：治疗包括肠外给予氰钴胺素（维生素 B_{12}）或羟钴胺以补充每日丢失，补足贮存池。该治疗基本无毒性，剂量没有明确上限，多余的自尿中排泄。经典的治疗方案包括 1 000 μg 维生素 B_{12} 肌注每日一次，连用 2 周，以后每周一次至血细胞比容正常，然后再每月一次，恶性贫血患者，治疗维持终生。有神经系统表现者，建议 1 000 μg 每 2 周一次，共 6 个月。对某些遗传性疾病患者（TC 缺乏）可给予更高剂量。有时，当血细胞比容低于 15% 或当患者处于衰弱、感染、心衰时需要输血。在这种情况下，为避免肺水肿，应缓慢输入浓缩红细胞。感染会影响维生素 B_{12} 的治疗效果，必须积极治疗。无维生素 B_{12} 吸收障碍者可口服维生素 B₁₂ 片剂 500 μg，每日 1 次，直至血象恢复正常。

（七）预防

纠正偏食及不良烹调习惯。高危人群可予适当干预措施，如婴幼儿及时添加辅食；青少年和妊娠妇女多补充新鲜蔬菜，亦可口服小剂量叶酸或维生素 B₁₂ 预防；妊娠期妇女每日至少给予 400 μg 叶酸。对有维生素 B₁₂ 缺乏风险（素食者或有吸收不良的患者）的孕妇，妊娠期每 3 个月肠外给予 1 mg 维生素 B₁₂，即可有效预防孕期维生素 B₁₂ 缺乏。应用干扰核苷酸合成药物治疗的患者，应同时补充叶酸和维生素 B₁₂。

（八）预后

1. 多数患者预后良好；原发病不同，疗程不一。

2. 疗效标准　MA 的疗效标准如下。

（1）有效：①临床：贫血及消化道症状消失。②血象：血红蛋白恢复正常。白细胞计数 > 4 × 10⁹/L，粒细胞核分叶过多及核肿胀现象消失，血小板计数约 100 × 10⁹/L。③骨髓象：粒细胞核肿胀、巨型变及红细胞巨型变消失，巨核细胞形态正常。

（2）部分有效：①临床症状明显改善；②血红蛋白上升 30 g/L；③骨髓中粒、红系的巨型变消失。

（3）无效：经充分治疗后，临床症状、血象、骨髓象无改变。

（唐古生　张春玲）

第三节　再生障碍性贫血及其他相关贫血

诊疗路径：

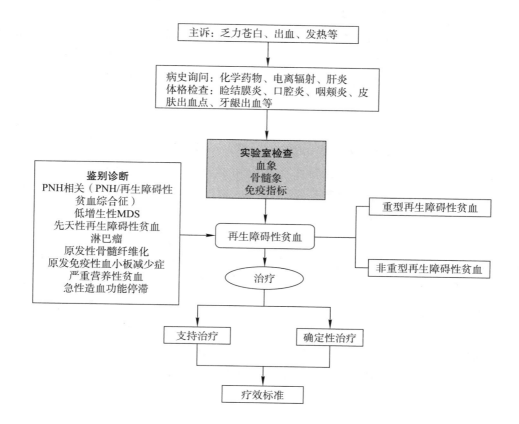

一、再生障碍性贫血

（一）概述

再生障碍性贫血（aplastic anemia，AA）简称再障，是一种骨髓造血衰竭综合征，为多种病因和发病机制导致的以全血细胞减少、骨髓有核细胞增生低下为主要临床特征的疾病。按照临床严重程度分为非重型再障（nonsevere aplastic anemia，NSAA）、重型再障（severe aplastic anemia，SAA）、极重型再障（very severe aplastic anemia，VSAA）；按照发病原因分为获得性和先天性，绝大多数再障为获得性。获得性再障可发生于任何年龄阶段，T淋巴细胞活化、功能亢进造成造血干/祖细胞损伤在获得性再障发病机制中占主要地位。新近研究显示，遗传背景在再障的发病及进展中也可能发挥一定作用，如端粒酶基因突变，也有部分病例发现体细胞突变。先天性再障罕见，主要为范科尼贫血（Fanconi anemia）、先天性角化不良（dyskeratosis congenita，DKC）、Shwachmann-Diamond 综合征等，多于幼年发病，但部分年轻成人发病也非罕见，需要进行鉴别。SAA 为致命性疾病，20 世纪 70 年代之前 SAA 患者大多生存期很短，直到 21 世纪早期造血干细胞移植和免疫抑制剂治疗可使大多数患者获得长期生存。

（二）流行病学

20 世纪 80 年代，一项在欧洲和以色列完成的前瞻性流行病学调查显示再障的发病率是每百万人中 2 例，但在东南亚地区的发病率可能是这一水平的 2~3 倍。有报道，我国再障的年发病率为 0.74/10 万人，可发生于各年龄组，多见于儿童和青年人，但在老年人群中也有一个发病高峰，男性、女性发病率无明显差异。但也有观点认为再障的诊断经常不够精准，对其发病率的准确估计也就无从谈起。

（三）病因和发病机制

1. 病因　化学药物、苯及其衍生物、电离辐射、杀虫剂、病毒等均可能与获得性再障的发病相关。种类繁多的化学药物如苯、氯霉素类抗生素等可以导致骨髓衰竭；放射线等电离辐射导致的骨髓衰竭与剂量相关；肝炎相关性再障（hepatitis associated aplastic anemia，HAAA）多继发于非甲非乙型感染，发病率约占 3%，其他病毒如 EB 病毒、微小病毒 B19 等也会导致再障发生。

2. 发病机制　关于再障的发病机制，之前曾经提出过"种子""土壤""虫子"等设想，分别代表了造血干细胞改变、造血微环境变化和体内外因素对造血组织损伤等几方面因素。这些学说，不管正确与否，对于临床诊治都曾经发挥重要推动作用。随着生物学研究技术手段在基础和临床研究中的广泛应用，目前对于再障的发病机制有了较为全面、准确的认识。

（1）自身免疫反应：20 世纪 70 年代，Mathé 等率先提出再障的自身免疫反应致病假说。他们在抗胸腺细胞球蛋白预处理后给再障患者实施了部分相合供者的骨髓移植，尽管移植的骨髓未能植入，但部分病例却出现了自身造血恢复，提示造血干细胞的生长和分化可能受到了自身免疫系统的抑制。对国际骨髓移植登记处中孪生再障患者的数据分析也提示其中大部分患者中存在自身免疫性因素：给孪生再障患者直接输注其孪生兄弟的骨髓干细胞，约 70% 的病例无法重建造血；但在大剂量环磷酰胺预处理后进行干细胞输注，则几乎所有病例都可植入。第一个支持再障发病机制中存在自身免疫机制的实验室证据，是再障患者的淋巴细胞在体外可抑制他人和患者本人造血干细胞的克隆形成，后续试验证实再障患者体内的细胞毒性 T 细胞介导了对造血干细胞的免疫破坏。这些细胞更多集中于骨髓中，并产生大量对造血有直接抑制作用的 γ 干扰素和肿瘤坏死因子，同时上调 $CD34^+$ 细胞表面的 Fas 表达。再障患者来源的永生化 $CD4^+$ 和 $CD8^+$ T 细胞克隆还可产生 Th1 细胞因子，后者对 $CD34^+$ 细胞有直接毒性作用。还有证据提示，体液免疫机制也可能参与其中。

（2）造血干细胞异常：造血干/祖细胞数量减

少为再障患者广泛存在的实验室异常，CD34$^+$细胞、可检测的造血前体细胞，以及长期培养起始细胞均显著减少。然而，大部分再障患者体内仍保存有部分健康的造血干细胞，因此经过免疫抑制治疗后可能恢复正常造血。研究发现，再障患者来源的T细胞，按照HLA-DR限制性方式，通过Fas配体（FasL）杀伤造血干细胞，而造血干细胞群体包含具有不同增殖及分化能力的细胞，FasL和HLA-DR的表达水平也不尽相同（二者的表达水平随着干细胞的成熟而增加），最原始的造血干细胞不表达或仅表达少量HLA-DR或FasL。因此，这些不足10%的CD34$^+$最原始的造血干细胞，对自身反应性细胞相对而言是"视而不见/无法识别的"，这些逃避了免疫攻击的原始造血干细胞是接受免疫抑制治疗AA患者造血缓慢恢复的基础。与之相反，相对比较成熟的造血干细胞可能是免疫攻击的主要靶细胞。

（3）造血微环境异常：造血微环境是指所有参与调控造血的间质成分，包括微血管、神经、网状细胞、基质细胞（成纤维细胞、内皮细胞、吞噬细胞、脂肪细胞）、细胞外基质、其他结缔组织及各种造血调节因子等，调控造血细胞的增殖、分化、发育及成熟。早期对于再障发病机制的认识也包括骨髓造血微环境损伤，但也有不同观点。近年有动物实验提示脂肪细胞、造血微环境中的基质成分和造血"龛"内细胞间相互作用均对造血有调控作用。这些发现有可能为目前相对简单的T细胞紊乱发病机制模式做出补充修正。

（四）临床表现

再障起病可急可缓，其主要表现有贫血、出血、感染等几方面的临床症状，而这些症状的轻重程度和血象的改变程度具有相关性。非重型再障起病缓慢，病情较轻；重型再障起病往往较急，病情较重，也可以由非重型再障发展而来。

（五）实验室检查

1. **血象**　全血细胞（包括网织红细胞）减少，淋巴细胞比例增高。至少符合以下三项中的两项：

血红蛋白 < 100 g/L，血小板计数 < 50×10^9/L，中性粒细胞绝对值 < 1.5×10^9/L。部分再障患者早期可仅表现为一系减少，最常见的是血小板计数减少，随病情进展逐步出现全血细胞减少。血涂片常见大红细胞和不均性红细胞异形，中性粒细胞可见中毒颗粒，血小板多体积较小；而粒细胞发育不良、血小板畸形、原始细胞增多及出现其他异常细胞如"毛细胞"等提示其他疾病可能。

2. **骨髓象**　多部位（不同平面）骨髓增生减低或重度减低；小粒空虚，非造血细胞（淋巴细胞、网状细胞、浆细胞、肥大细胞等）比例增高；巨核细胞明显减少或缺如；红系、粒系细胞均明显减少。骨髓活检（髂骨）：全切片增生减少，造血组织减少，脂肪组织和（或）非造血细胞增多，网硬蛋白不增加，无异常细胞。再障患者的骨髓一般是低增生性改变，但也有个别病例在总体低增生的背景下会有个别"热点"造血灶的存在，刚巧被骨穿发现（骨穿的本质是抽样检查，存在偶然性）。所以多部位穿刺，以及足够长度 1～2 cm 的骨髓活检是必要的。

图 3-7

再障骨髓切片

3. **免疫指标**　T细胞亚群（如CD4$^+$、CD8$^+$、Th1、Th2、Treg等）及细胞因子（如IFN-γ、IL-4、IL-10等）、自身抗体和风湿抗体、造血干细胞及大颗粒淋巴细胞白血病相关标志检测。同正常人群比较，再障患者的T辅助细胞明显减少，在所减少的CD4亚群中Treg比例下降，Th1比例升高，Th2无明显变化。相反，细胞毒性T细胞（CD8）增多。

（六）诊断及鉴别诊断

1. **诊断标准**　在确立再障诊断的同时，还需要确定再障严重程度以便指导临床治疗。通常采用的是Camitta标准：①重型再障（SAA）要求骨髓细胞增生程度 < 25%；如骨髓细胞增生程度为 25%～50%，则残存的造血细胞应 < 30%；血常

规需具备下列三项中的两项：中性粒细胞绝对值 < 0.5×10^9/L，网织红细胞绝对值 < 20×10^9/L，血小板计数 < 20×10^9/L。若中性粒细胞绝对值 < 0.2×10^9/L，则属于极重型再障。②非重型再障（NSAA）：患者血象及骨髓改变均未达到重型再障标准。

2. 鉴别诊断　与白血病、淋巴瘤等血液系统疾病不同，获得性再障的诊断缺乏特异性的实验室变化，属于排除性诊断。再障之外的其他血液病、非血液性疾病也会导致类似的血象和骨髓象的变化，在确立诊断时需要排除其他骨髓衰竭性疾病的可能。

（1）阵发性睡眠性血红蛋白尿症（PNH）相关（PNH/再障综合征）：PNH 来源于携带 X 染色体连锁基因 *PIGA* 突变，其基因产物对于糖基磷脂酰肌醇（glycolphosphatidylinositol，GPI）锚的合成是必需的，故 PNH 患者体内借助其锚定在细胞膜上的 GPI 锚定蛋白（glycosylphosphatidylinositol-anchored protein，GPI-AP）均有缺陷。GPI-AP 的功能非常重要，如 CD59 可保护红细胞免受补体介导的免疫攻击，其缺如将引起补体介导的血管内溶血。依据流式细胞术阈值设定的不同，PNH 克隆在再障患者中为 29% ~ 80%。通常，再障患者可检出 20% 左右的 GPI-AP 缺陷的粒细胞，但也有患者可检出更大比例的克隆。更有甚者，这些患者会显示突变克隆的扩增，乃至进展出现 PNH 的临床表现。有趣的是，再障患者接受免疫抑制治疗后，这些突变克隆将会发生退缩、保持稳定或扩增，但扩增往往见于再障复发。克隆扩增的机制尚不明，但有研究提示这些突变克隆似乎在再障环境中有生存优势。另外还有认为"二次打击"突变可能是导致 PNH 克隆生存优势的原因，这些假说都缺少证据。依据疾病及 PNH 向再障转化的阶段不同，患者的临床表现不同，检测外周血红细胞和白细胞表面 GPI 锚定蛋白可以鉴别。

（2）低增生性 MDS：区别再障和低增生性 MDS 通常比较困难，尤其是老年患者中低增生性 MDS 更为常见。尽管克隆性细胞遗传学异常的存在可以为 MDS 提供重要诊断依据，但许多成年 MDS 和大部分儿童 MDS 患者缺乏明显的染色体异常。低增生性 MDS 常表现为粒系、巨核系增生减低，外周血、骨髓涂片和骨髓活检中存在幼稚细胞。骨髓活检标本中，CD34$^+$ 细胞增加及较多的残存造血面积提示为低增生性 MDS 而非再障。再障患者中骨髓 CD34$^+$ 细胞多 ≤ 0.3%，而低增生性 MDS 则多在正常水平（0.5% ~ 1.0%）或升高。若存在前体细胞异常定位，则更加提示 MDS。红系病态造血在再障患者骨髓中也较常见，不能据此鉴别 MDS 和再障。

（3）先天性再障：在对新发再障病例的评估中，须切记还有不常见的遗传性骨髓衰竭性疾病的存在。这些遗传性疾病也可伪装成获得性再障，但却对免疫抑制治疗罕有反应，其治疗多采取支持治疗，严重病例需接受骨髓移植。先天性再障多在出生后前十年间发病，常伴发育畸形如体型短小、上肢缺陷、性腺功能不全、牛奶咖啡斑等，但遗传性再障也可延迟至成年发病。部分患者有血细胞减少的家族史，在询问病史时需加以注意，即使没有体质性异常，也应排除遗传性疾患。范科尼贫血是最常见的遗传性骨髓衰竭疾病，常表现为常染色体隐性遗传性疾病，疾病特点为 DNA 修复缺陷，除基因诊断外也可通过丝裂霉素 C 试验筛查，易于发生白血病和实体肿瘤。先天性角化不良（dyskeratosis congenita，DKC）是一种 X 性染色体连锁型疾病，发病机制是端粒组成成分的突变，常有三联征：异常皮肤色素、甲营养不良、黏膜白斑，但这些表现可以很轻微。活化端粒复合物由端粒逆转录酶 TERT 和端粒酶 RNA 成分 TERC 组成，两者的突变均可引起 DKC 发病。端粒缩短加快可导致骨髓衰竭、基因不稳定、提前衰老等。先天性无巨核细胞性血小板减少症的特点是出生时即表现为严重的血小板减少和巨核细胞缺如，*c-mpl* 基因错义或无义突变可见于大部分病例。其中较高比例患者可于 10 ~ 20 岁间出现多系列骨髓衰竭。Shwachman-Diamond 综合征是一种常染色体隐性遗传病，特点为胰腺外分泌障碍、干骺端成骨不全及骨髓衰竭。与范科尼贫血类似，也存在早期发生 MDS 或白血病的风险增加。通过 DNA 测序等新型分子生物学技术的应用，目前可通过基因诊断对这些疾病进行鉴别，这些手段也在不断完善中。

（4）霍奇金淋巴瘤或非霍奇金淋巴瘤：可表现为全血细胞减少、骨髓增生减低，骨髓涂片可见局部淋巴瘤细胞浸润。再障患者淋巴细胞显著增高，但系正常淋巴细胞，可通过免疫分型和基因重排检测与淋巴瘤进行鉴别。

（5）原发性骨髓纤维化：骨髓网状纤维重度增生、造血面积减少，常伴随出现泪滴样异常红细胞、外周血幼稚红细胞、脾大，常伴有 *JAK2*、*MPL*、*CALR* 等基因突变。

（6）原发性免疫性血小板减少症：部分再障患者初期仅表现为血小板减少，后期出现全血细胞减少，这部分再障患者多有骨髓增生减低、巨核细胞减少或消失。在全血细胞减少出现后，及时复查骨穿及活检可有效加以区分。

（7）严重营养性贫血：营养性巨幼细胞贫血也可表现为严重的全血细胞减少，但骨髓象有典型的改变，可伴有消化道及神经系统表现，诊断性治疗可迅速改善血象。

（8）急性造血功能停滞：国外多称之为再生障碍危象（aplastic crisis），是由于多种原因所致的骨髓造血功能急性停滞，外周血中红细胞及网织红细胞减少或三系细胞减少，骨髓变化与再障类似，但可见原红细胞。目前研究发现 B19 病毒是其主要病因，致病的基础在于人类的红系前体细胞是其唯一已知的天然宿主，但病毒受体并不存在于造血干细胞表面，这也是造血能够自主恢复的原因。

此外，还需除外自身抗体介导的全血细胞减少，包括伊文思综合征。这些患者可检出外周成熟血细胞的自身抗体或骨髓未成熟血细胞的自身抗体，可有全血细胞减少并骨髓增生减低，但外周血网织红细胞或中性粒细胞比例往往不低甚或偏高，骨髓红系细胞比例不低且易见"红系造血岛"，对

糖皮质激素和（或）大剂量静脉滴注丙种球蛋白治疗反应较好。

（七）对症支持治疗

1. 输血　有症状的贫血和伴出血表现的血小板减少需要成分输血支持（按需输血）。所有疑似再障患者输血需输注照射血制品以免发生输血相关的移植物抗宿主病（graft vs host disease，GVHD）。如患者是潜在骨髓移植受者且巨细胞病毒（cytomegalovirus，CMV）阴性，需防止 CMV 输入，可通过使用去白或 CMV 阴性血制品。避免使用患者家属来源的血制品，以免发生同种异体免疫，影响将来骨髓移植。病情稳定后输血制品需谨慎减少，一般患者血小板数量达 10×10^9/L 即可耐受，部分患者可耐受更低数量的血小板。

2. 抗生素　由于患者长期处于粒细胞减少，甚至缺乏状态，严重的细菌及真菌脓毒血症是再障患者最常见的致死原因。大多数情况下，预防性抗生素应用是不必要的。但当极重型再障粒细胞数量低于 0.2×10^9/L 时，必须使用抗生素及抗真菌药物进行预防。发热患者需立即应用广谱抗生素，如使用抗生素患者仍有发热时需考虑增加抗真菌的药物。再障患者发热应按"中性粒细胞减少伴发热"的治疗原则来处理，首先应用广谱抗生素控制感染，之后根据药敏结果选择针对性抗生素，即所谓"降阶梯"治疗，这样可最大限度地保证患者安全度过感染危险期。

3. 生长因子　再障患者体内并不缺乏各种促造血生长因子（EPO/促红细胞生成素、TPO/血小板生成素、G-CSF/粒细胞集落刺激因子），而且体内造血生长因子水平往往呈现代偿性升高。因此，造血生长因子无须与对因治疗同时应用。通常在免疫抑制治疗或大剂量环磷酰胺之后应用促细胞生长因子以加速造血恢复，但并未显示能够改善生存。有报道 GM-CSF、G-CSF 配合免疫抑制剂使用可发挥促造血作用。艾曲波帕（eltrombopag）是血小板受体激动剂，美国 FDA 已批准用于难治性重型再障的治疗。有报道重组人血小板生成素（TPO）及

IL-11 联合免疫抑制也可有效治疗再障。

4. 祛铁治疗　长期反复输血超过 20 个单位和（或）血清铁蛋白水平增高达铁过载标准的患者，可酌情予祛铁治疗，除改善肝、心脏等脏器铁沉积外，在部分再障患者中尚可获得一定血液学疗效。其机制可能与改善铁沉积对造血微环境的影响有关。

（八）确定性治疗

再障一旦确诊，应明确疾病严重程度，尽早治疗。强烈免疫抑制治疗（IST）和异基因造血干细胞移植（allo-HSCT）是治疗重型再障（SAA）的两种主要手段（图 3-2）。对年龄 > 35 岁或虽然年龄 ≤ 35 岁但无 HLA 相合同胞供者的 SAA 患者首选 IST；对年龄 ≤ 35 岁且有 HLA 相合同胞供者的 SAA 患者，首选 HLA 相合同胞供者造血干细胞移植。HLA 相合无关供者造血干细胞移植一般用于 ATG/ALG 和环孢素治疗无效的年轻 SAA 患者。有合适 HLA 配型相合移植供者，年龄 > 35 岁者也可以考虑首选移植治疗。输血依赖的 NSAA 可采用环孢素联合促造血（雄激素、造血生长因子）治疗，如治疗 6 个月无效则按 SAA 治疗。

1. 非重型再障（NSAA）的治疗　NSAA 有进展可能，也有不少患者会多年保持稳定，甚至在没有给予确定性治疗的情况下会自发恢复。治疗应基于外周血细胞减少的程度，而非骨髓增生程度，无症状的低细胞患者可以无需治疗。更显著的细胞减少，如症状性贫血，使用免疫抑制治疗如 ATG 和环孢素可能会获益。但治疗这些患者是否改善生存还不清楚。

2. 重型再障（SAA）的治疗

（1）造血干细胞移植：同胞全合异基因造血干细胞移植（MSD allo-HSCT）是 SAA 患者最常应用的治疗手段之一。环磷酰胺（Cy，200 mg/kg）+ 抗胸腺细胞球蛋白［ATG，2.5 mg/（kg·d）× 5 d］是目前 SAA 患者 MSD allo-HSCT 最常用预处理方案。现在研究认为上述剂量仅适用于年轻患者（年龄不超过 40 岁），而对于年龄 > 40 岁的 SAA 患者，上述环磷酰胺的剂量往往毒性过强，而选用含氟达拉滨（Flu）的预处理方案。目前不少学者认为以 Flu 为基础的预处理方案耐受性好，但也有学者认为其具有增加严重急性 GVHD（aGVHD）的风险。因此上述结论仍有待大系列随机对照研究证实。此外，白消安（Bu）+Cy 的经典预处理方案也可用于 SAA 患者的 MSD allo-HSCT。SAA 患者无关供者全相合异基因造血干细胞移植（URD allo-HSCT）最佳预处理方案尚无明确定论。目前认为低剂量全身

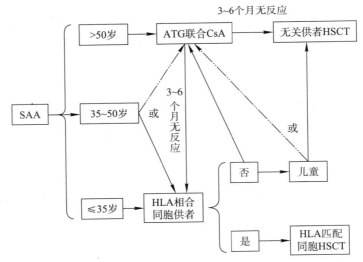

注：CsA：环孢素A；HSCT：造血干细胞移植

图 3-2　重型再生障碍性贫血（SAA）治疗选择

放疗（TBI）+Cy+ATG 的预处理方案在 URD allo-HSCT 治疗中能达到稳定植入，减少器官毒性，提高移植疗效的作用。URD allo-HSCT 预处理除采用包含 TBI 方案外，也可采用强烈免疫抑制预处理，如 Flu。单倍体异基因造血干细胞移植（haplo-HSCT）可成为无 HLA 相合同胞及无关供者 SAA 患者的候选方案。目前最佳预处理方案尚无定论，有学者应用 Bu+Cy+ATG 的预处理方案，还有学者应用 Cy+Flu+ATG 的预处理方案，均取得一定疗效。脐血移植（CBT）由于单份脐带血中包含的细胞数较少，而 SAA 患者增加输注 HSC 数量可以促进植入，因此 SAA 患者仍面临 CBT 植入失败的问题。也有研究者对成人患者应用双份脐血进行移植以增加 HSC 数量，促进植入，取得较好疗效。预处理方案采用 Cy+Flu+TBI。

20 世纪 90 年代以前认为骨髓是治疗再障唯一的造血干细胞来源，因为骨髓中不仅包括基质细胞，还包括其他造血恢复所需要的细胞。90 年代开始使用细胞集落刺激因子动员骨髓采集外周血，Heldal 等证实 PBSCT 不仅能完全替代 BMSCT 治疗 SAA，并且有一定的优势，如：中性粒细胞和血小板恢复的时间缩短，免疫功能恢复快，另外 CD34+ 细胞数量经过 G-CSF 动员后外周血中数量明显升高；而且由于供者受创伤小，外周血干细胞采集已经成为获取造血干细胞的趋势。但是外周血移植物中 T 细胞也较骨髓中明显增多，随着应用 PBSCT 治疗再障患者数量的增加，发现慢性 GVHD 的发生率有所增加。在血液恶性肿瘤疾病中，GVHD 可引起抗肿瘤效应，但对于再障患者，GVHD 会降低生存率和生活质量，应尽量避免。因此，如果条件许可，再障患者造血干细胞来源更倾向于骨髓造血干细胞；但随着 GVHD 预防和处理水平的日益升高，PBSCT 也已成为安全的治疗方法。

（2）IST：马抗胸腺细胞球蛋白（ATG）联合 CSA 是一线 IST 治疗 SAA 方案，血液学有效率为 60%～70%，可以使许多患者获得长期生存。在 ATG/CSA 基础上增加其他免疫抑制剂如麦考酚酸

酯、西罗莫司等不会增加疗效；应用普乐可夫代替环孢素 A 也不会增加治疗有效率。兔 ATG 联合 CSA 也可作为 SAA 免疫治疗的一线治疗方案。一些回顾性研究结果提示，兔 ATG 联合方案与马 ATG 联合方案相比有效率略有降低。但近期的一些前瞻性研究结果显示，兔 ATG 联合方案有效率约为马 ATG 方案的一半，为 37%～53%。目前国内只有兔 ATG，只能选择兔 ATG 联合 CSA 作为 SAA 一线 IST 方案。ATG 应用没有年龄上限，但对于 60 岁以上的 SAA 患者，应用 ATG 治疗病死率增加，因此对于老年 SAA 患者采用 ATG 治疗应慎重选择。

马 ATG 剂量 40 mg/（kg·d）连续 4 天，输注时间不少于 4 h，也可以延长到 24 h 以提高耐受性；兔 ATG 剂量为 3.5～4.0 mg/（kg·d）连续 5 天，首剂输注时间不少于 6 h，其后输注时间 4 h 以上。所有应用 ATG 的患者需要应用糖皮质激素预防血清病，一般与 ATG 同时应用甲泼尼龙 mg/（kg·d），并口服氯苯那敏；ATG 应用结束后可以口服醋酸泼尼松 1 mg/（kg·d）1 周后减量维持 1 周。大部分患者在接受 ATG/CSA 治疗后 6～12 周内产生反应，3～6 月无反应可以开始第二疗程 IST 治疗。通常情况下，第二疗程 ATG 应该选用与第一疗程不同来源的 ATG，以减少血清病的发生。

环孢素 A 可以与 ATG 同时应用，剂量为 5 mg/（kg·d）分 2 次口服，维持药物谷浓度 200～300 μg/L；环孢素应持续应用至血细胞持续上升或接近正常至少 12 个月，开始逐渐减量，减量速度宜缓慢，2～3 月减少 25 mg 以减少复发。

大剂量环磷酰胺（cyclophosphamide，Cy）联合 ATG 仍是目前最常用的再障预处理方案。有 10%～15% 的再障患者在接受异基因造血干细胞移植后会发生自体造血恢复，这些病例大部分可长期缓解。EBMT 报道，10% 的再障患者接受 CTX+ATG 预处理方案后可出现自体造血恢复。更须注意的是，自体造血恢复者的 10 年生存率（84%）等同

于或优于植入的再障患者。这一现象也提示再障的发病机制并非源于造血干细胞的问题。

CTX 是前体药，经过肝 P450 酶系作用后形成 4 羟环磷酰胺及其异构体醛磷酰胺。这些化合物弥散进入细胞后，降解转化为活性烷化剂磷酰胺氮芥，其解毒的主要机制是通过胞内醛脱氢酶作用后失活。造血干细胞内富含的 ALDH1 酶具备这一解毒能力，因此大剂量 CTX 对造血干细胞并不能产生细胞毒作用，而淋巴细胞内 ALDH1 水平低，无法逃脱大剂量 CTX 的毒性作用。所以，大剂量 CTX 显示出高度免疫抑制作用，而非骨髓抑制作用，这就允许内源性造血干细胞得以重建造血。

大剂量 CTX 单独、不联合造血干细胞移植多用于缺少合适供者的再障患者。John Hopkins 的研究者们使用大剂量 CTX 治疗了 67 例 SAA 患者，44 例未经治疗，23 例对之前的一项或多项免疫抑制治疗无反应。10 年后，44 例初治患者的实际生存率 88%、反应率 71%、无事件生存率 58%。另外 23 例患者，实际生存率 62%、反应率 48%、无事件生存率 27%。44 例患者中仅 2 例复发，其中 1 例再次接受大剂量 CTX 治疗后再次达到缓解。尽管大剂量 CTX 方案具有高反应率和低复发风险、低继发克隆性疾病的优势，但很多受试者因其可能伴随长期的骨髓增生障碍而不愿采用，因此还需要更多大规模、随机试验来完整认识这一治疗措施的意义。

（3）促造血治疗：雄激素可以刺激骨髓红系造血，减轻女性患者月经期出血过多症状，是再障治疗的基础促造血用药。其与环孢素配伍，治疗 NSAA 有一定疗效。一般应用司坦唑醇、十一酸睾酮或达那唑，应定期复查肝功能。

3. 复发难治 SAA　当 SAA 患者对 ATG/CSA 无反应或复发时的治疗，目前尚无标准路径。实际有 30%～50% 患者对初始治疗无反应，另有 20%～40% 有效患者会复发。选择包括异基因造血干细胞移植（通常是无关供者或非全相合供者）、再次 ATG/CSA 治疗，阿伦单抗（alemtuzumab），或

大剂量 CTX。其中替代供者的造血干细胞移植，对于儿童和年轻患者而言可能是最佳治愈机会，但对较年长患者则有显著的致死和致残风险。复发再障患者再次给予 ATG/CSA，较原发耐药者更容易产生疗效。大剂量 CTX 和单抗也可挽救约 30% 的难治 SAA 患者。这些选择需与患者进行研讨，但患者年龄、体能状态、时间限制、有无现成骨髓配型供者、医疗保险、机构经验等都应纳入决策。

4. 妊娠期再障患者的处理　再障可发生于妊娠过程中，有些患者需要支持治疗，也有再障患者妊娠后出现疾病进展。对于妊娠期再障患者主要是给予支持治疗，输注血小板维持患者 PLT ≥ 20 × 10^9/L。不推荐妊娠期使用 ATG/ALG，可予 CsA 治疗。妊娠期间应该严密监测患者孕情、血常规和重要脏器功能。

（九）再障的疗效标准

1. 基本治愈　贫血和出血症状消失，男性血红蛋白达 120 g/L、女性血红蛋白达 110 g/L，中性粒细胞绝对值 > 1.5 × 10^9/L，血小板计数 > 100 × 10^9/L，随访 1 年以上未复发。

2. 缓解　贫血和出血症状消失，男性血红蛋白达 120 g/L、女性血红蛋白达 100 g/L，白细胞计数达 3.5 × 10^9/L 左右，血小板计数也有一定程度增加，随访 3 个月病情稳定或继续进步。

3. 明显进步　贫血和出血症状明显好转，不输血，血红蛋白较治疗前 1 个月内常见值增长 30 g/L 以上，并能维持 3 个月。判定以上 3 项疗效标准者，均应 3 个月内不输血。

4. 无效　经充分治疗后，症状、血常规未达明显进步。

（十）预后及转归

随着干细胞移植及免疫抑制治疗的推广应用，再障患者的生存情况不断得到改善，大部分患者得以长期生存，但仍有部分患者在疾病早期死于脑出血、严重感染等并发症。对于骨髓衰竭的患者，克隆演变成骨髓增生异常综合征或急性髓系白血病仍然是严重的并发症，也是导致死亡的主要原因。

二、纯红细胞再生障碍性贫血

纯红细胞再生障碍（pure red cell aplasia, PRCA）是一组选择性影响骨髓红系祖细胞生长和分化成熟的综合征，表现为正细胞正色素性贫血，伴有显著的网织红细胞、骨髓红细胞前体减少或缺乏。PRCA 的异常只限于红系，如若伴有其他系异常通常是并存其他疾病。

（一）病因及发病机制

PRCA 可以为原发性疾病，也可继发于其他一系列疾病。依据病因的不同，将 PRCA 可分为先天性和获得性两大类。

先天性 PRCA 的代表是 Diamond-Blackfan 贫血（DBA），常伴有体格上异常，是核糖体蛋白基因突变所致的一类遗传性疾病。

获得性 PRCA 按病因不同分为原发性和继发性。原发性获得性 PRCA 是一种自身免疫病，通常是由自身抗体或者其他免疫过程介导的免疫异常导致的红系分化障碍。原发性获得性骨髓增生异常 PRCA 是骨髓增生异常综合征的少见表现，形态学特征是红系增生减低，病理生理学上不同于本文描述的其他类型 PRCA。继发性获得性 PRCA 一般有较明确的病因，其机制多为免疫性的，但并非全部都为抗体介导所致。继发性获得性 PRCA 的常见病因如下。

1. 微小病毒 B19 相关 PRCA　人类微小病毒 B19 与慢性溶血患者（如镰状细胞贫血）发生再障危象有关，也可在免疫受抑的患者中诱发慢性 PRCA，病毒通过红细胞表面 P 抗原直接感染红系前体细胞。因此，红细胞前体不表达 P 抗原的个体则对微小病毒 B19 感染有一定的抵抗力。

2. 重组人促红细胞生成素（recombinant human erythropoietin, rhEPO）诱导的抗体介导的 PRCA

rhEPO 抗体引起原发性自身免疫性 PRCA 的病例比较少见。20 世纪 90 年代起开始有报道肾功能不全患者使用重组人 EPO 治疗后发生与抗 EPO 抗体有关的 PRCA。发病患者主要与皮下使用 EPO 有关，超过 90% 的病例与某种 EPO 产品有关。流行病学研究显示预充注射器的橡胶塞滤液，特别是某些 EPO 配方中的稳定剂可能与诱发 PRCA 有关。上述可疑因素解决后，很少再出现新发病例。

3. 胸腺瘤相关 PRCA　胸腺瘤与继发 PRCA 关系较为密切，曾经认为 50% 以上的 PRCA 与胸腺瘤相关，但最近研究显示 PRCA 在胸腺瘤患者中发生率不足 5%，PRCA 的患者中胸腺瘤发生率为 7%~10%。PRCA 可出现在胸腺瘤前，也可能发生于胸腺瘤切除后。胸腺瘤引起的 PRCA 机制不清，可能与抗体或 T 细胞免疫介导红系分化障碍有关。

4. 淋巴增殖性疾病相关 PRCA　淋巴增殖性疾病中慢性淋巴细胞白血病和大颗粒淋巴细胞白血病与 PRCA 关系最为密切。其他疾病如霍奇金淋巴瘤、非霍奇金淋巴瘤及华氏巨球蛋白血症也与 PRCA 的发生有关。一些小型研究提示，原发性获得性 PRCA 中克隆性 T 细胞疾病的发生率有所增加，这类 PRCA 也是由免疫介导的，但通常不是抗体因素。

5. 药物和化学物质相关 PRCA　至少 50 种药物和化学物质与 PRCA 有关，包括许多具有可疑血液毒性的药物，如苯妥英钠、硫唑嘌呤和异烟肼等。相关机制的研究不多，可能与一些药物例如苯妥英钠或者利福平等能诱发 IgG 介导的红系生成受抑制有关。

6. 妊娠　可导致 PRCA，并常常能在产后缓解，但再次妊娠后可能复发。妊娠期间的 PRCA 并不一定由妊娠诱发，仍需谨慎考虑是否与微小病毒 B19 的感染相关。

7. ABO 血型不合干细胞移植相关 PRCA　ABO 血型不合骨髓或干细胞移植后 PRCA 最常见于 A 型供者和 O 型受者之间。主要血型不合移植后 PRCA 与受者体内存在对抗供体来源的红系祖细胞的 ABO 血型抗体有关。此种 PRCA 经过一段时间输血支持治疗后，很大部分可自行缓解，但仍有 30%～40% 的患者发展为慢性 PRCA，需要进一步治疗。

（二）临床表现与诊断

1. 临床表现　起病大多较为缓慢，症状取决于贫血发展的速度和严重程度。原发性获得性 PRCA 并没有特异的临床表现，症状体征只与贫血有关。PRCA 通常只是单纯贫血，血红蛋白逐渐下降给患者某种程度的适应过程，因此症状可能与贫血程度并不相符。继发性 PRCA 伴有基础疾病的症状和体征，有时可能比贫血症状更为严重。

2. 实验室检查

（1）外周血计数：PRCA 常常是正细胞、正色素性贫血，但 T 大颗粒淋巴细胞白血病并发的 PRCA 往往红细胞体积增大。网织红细胞绝对计数低于 10 000/μL（网织红细胞比例小于 1%）。网织红细胞水平较高时诊断 PRCA 就需要谨慎。通常 PRCA 的白细胞计数、白细胞分类和血小板计数正常。

（2）骨髓形态学：确诊 PRCA 需要行骨髓穿刺。骨髓象红细胞系统各阶段明显减少，甚至缺如。幼稚红细胞缺如或小于 1%，少数患者虽有但不超过 5%；粒细胞系统各阶段与巨核细胞系统均正常。巨大早幼红细胞伴胞质空泡和伪足时常提示微小病毒 B19 感染，但不具有诊断作用。淋巴细胞、浆细胞可能会有轻度增多，这种现象提示一定程度的免疫活化。

（3）细胞免疫学及细胞遗传学：与诊断全血细胞减少一样，诊断 PRCA 应当留取骨髓标本进行相关检查，包括细胞免疫学、细胞遗传学和基因重排的克隆性检测。PRCA 如存在细胞遗传学异常提示可能为骨髓增生异常综合征。PRCA 的淋巴细胞或浆细胞增多，应该是多克隆的；如果存在克隆性淋巴细胞增多，则提示 PRCA 继发于某种淋巴增殖性疾病，应当常规进行基因重排检测。

（4）微小病毒 B19 的检测：所有诊断 PRCA 的病例应进行微小病毒 B19 的检测。常用的方法为外周血 PCR。

（5）影像学检查：成人 PRCA 患者在无微小病毒 B19 感染证据或继发 PRCA 的其他疾病证据时，应常规进行胸部 CT 检查以排除胸腺瘤。诊断胸腺瘤对疾病的治疗有指导意义。

PRCA 虽然少见，但诊断相对容易。诊断要点是仅有血红蛋白降低而白细胞和血小板数量正常，网织红细胞减少甚至缺如，骨髓象红系明显减少或缺如，幼稚红细胞不超过 5%。其他各项检查是为了与其他贫血相鉴别。

（三）治疗

1. 总体评估及支持治疗　与胸腺瘤、微小病毒 B19、ABO 血型不合干细胞移植、EPO 诱导抗体介导或妊娠相关 PRCA 将在下文详述。DBA 患者应给予糖皮质激素治疗，对于激素治疗无效的患者可行造血干细胞移植。如果患者正在使用与 PRCA 有关的药物，应考虑试验性停药。如果存在与 PRCA 相关的感染性疾病，应给予相应治疗。如果是慢性淋巴细胞白血病、霍奇金或非霍奇金淋巴瘤或是其他淋巴增殖性疾病引起的 PRCA，则应积极治疗原发疾病。

对于原发性获得性自身免疫性 PRCA、大颗粒淋巴细胞白血病相关的 PRCA、实体瘤相关 PRCA 或对其他治疗反应欠佳的继发性 PRCA，应给予免疫抑制治疗。治疗目标是摆脱输血且达到正常的血红蛋白值。部分缓解则是摆脱输血，血红蛋白虽未达正常但仍在可接受范围内。

多数患者在获得治疗反应前需输注红细胞改善贫血症状，反复输注者易继发铁过载，需祛铁治疗。

2. 免疫抑制治疗　免疫抑制是治疗 PRCA 最常用的手段，持续的免疫抑制治疗，可使大约 2/3 的患者获得缓解。免疫抑制药物的选择可根据导致 PRCA 的机制（如 T 细胞介导的 PRCA）选用环孢素 A、环磷酰胺等；抗体介导的 PRCA，可以选择利妥昔单抗等。

传统的免疫抑制治疗方法是口服糖皮质激素（常为泼尼松），治疗剂量为每天 1 mg/kg，缓解率约为 40%。治疗缓解后泼尼松逐渐减量；如果未获缓解，泼尼松可减量后与其他药物（如环孢素 A）联合治疗。

最有效的免疫抑制药物为环孢素 A，总体反应率超过 75%。环孢素 A 可作为 PRCA 治疗的一线选择，也可作为激素治疗后的二线方案。起始剂量为每天 5 mg/kg，环孢素 A 谷浓度应当维持在 150~250 ng/mL 范围内。同时还应监测肝肾功能。当患者血红蛋白浓度正常后，缓慢减量，部分患者可能还需要维持治疗。环孢素 A 还可与每日 30 mg 泼尼松合用。

细胞毒药物如咪唑硫嘌呤或环磷酰胺（通常与口服激素联合），可用于激素或环孢素 A 治疗无效的患者，反应率约为 40%。他克莫司对 PRCA 也有效，可作为环孢素 A 的替代药物。利妥昔单抗对原发性自身免疫性 PRCA 有效，但主要用于继发于淋巴增殖性疾病引起的 PRCA。抗胸腺细胞球蛋白（ATG）的治疗剂量与再障相同，可使约 50% 原发性自身免疫性 PRCA 获得缓解。对于原发难治性 PRCA 还可以尝试静脉注射大剂量丙种球蛋白、血浆置换、脾切除和骨髓移植等。

3. 微小病毒 B19 相关 PRCA 的治疗 所有诊断 PRCA 的患者应进行微小病毒 B19 的检测。一旦发现病毒感染证据就应给予静脉丙种球蛋白治疗。静脉丙种球蛋白的疗程与特发性血小板减少性紫癜相似，通常为 0.4 mg/kg 连续应用 5 天。该治疗通常非常有效。有研究显示第一疗程丙种球蛋白治疗后可使 93% 的患者获得缓解，但大约 1/3 的患者会复发，中位复发时间为 4.3 个月。

4. 胸腺瘤相关 PRCA 的治疗 如果 PRCA 患者同时存在胸腺瘤，应首选手术切除，但仅有不足 1/3 的患者获得缓解，且血红蛋白也可能不能完全恢复正常。手术切除有效后复发也很常见。此外，

在没有 PRCA 的胸腺瘤患者中，也存在胸腺瘤切除后才出现 PRCA 的情况。对于不能手术切除的胸腺瘤患者可以选择放疗。胸腺瘤手术切除后复发或出现的 PRCA，可以选择环孢素 A 或口服糖皮质激素治疗。

5. ABO 血型不合造血干细胞移植后 PRCA ABO 血型不合造血干细胞移植时，可因为受者体内存在靶向供者红细胞和前体红细胞的抗体，导致 PRCA。这类 PRCA 的自发缓解率很高，但患者可能需要更久的输血支持。如果移植后抗供者红细胞抗体持续存在超过 2 个月，自然缓解的可能性较低；减少免疫抑制剂、供者淋巴细胞输注、血浆置换和利妥昔单抗等治疗往往可以纠正 PRCA。

6. 重组人 EPO 诱导的抗体介导的 PRCA 认识了诱导抗 EPO 抗体产生的风险因素并加以改善后，PRCA 的发生率已经大大降低。对已出现 PRCA 的患者应首选环孢素 A 单用或联合泼尼松治疗，还可考虑肾移植。

7. 妊娠相关 PRCA 该类 PRCA 比较少见，也无相关治疗推荐。多数 PRCA 患者在妊娠结束后可获得缓解；也可予输血治疗及泼尼松免疫抑制治疗，环孢素 A 和其他免疫抑制剂对胎儿有明显影响，增加孕妇并发症的发生率，应避免使用。

（四）总结

患者仅有单纯贫血伴有明显网织红细胞减少时应考虑诊断 PRCA。明确诊断需要骨髓检查，证实红系各阶段细胞减少或缺如。诊断获得性 PRCA 应着重鉴别是否为红系低增生的骨髓增生异常综合征、药物相关 PRCA，或者微小病毒 B19 感染、胸腺瘤或是与淋巴增殖性疾病相关 PRCA。无论是原发还是继发获得性 PRCA，免疫抑制治疗都是主要治疗方法，而环孢素 A 单用或联合泼尼松似乎是最有效的免疫抑制治疗方法。

（魏道林 吴 琳 邵 珊 宋献民）

第四节　溶血性贫血

诊疗路径：

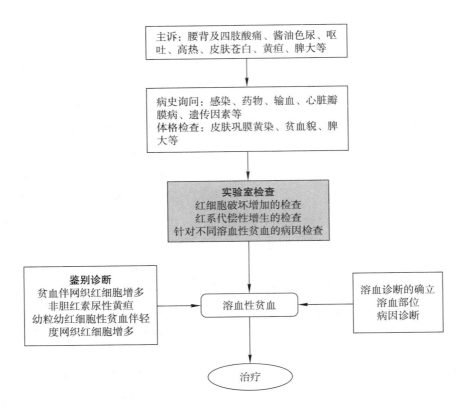

一、溶血性贫血概述

溶血（hemolysis）是各种原因导致的红细胞破坏速度增加、寿命缩短的过程。正常红细胞的寿命约为120天，骨髓具有6~8倍的红系造血代偿潜力。当溶血发生而骨髓能够代偿时，可无贫血，称为溶血状态（hemolytic state）或溶血性疾病。当红细胞破坏速度超过骨髓的代偿能力，红细胞平均寿命短于15天，则出现贫血，称为溶血性贫血（hemolytic anemia，HA）。溶血性贫血占全部贫血的5%左右，可发生于各个年龄阶段。

（一）临床分类

溶血性贫血可按不同方式分类。按病因可分为遗传性和获得性溶血性贫血；按发病机制可分为红细胞自身异常和红细胞外在因素异常所致的溶血性贫血；按溶血发生的部位可分为血管内和血管外溶血性贫血；按发病和病情可分为急性和慢性溶血性贫血。

（二）病因和发病机制

引起溶血的原因有200余种，红细胞自身异常或外部环境因素异常都可能导致溶血。红细胞自身异常，如膜结构、血红蛋白稳定性或代谢功能缺陷等，可导致红细胞自发性寿命缩短及对环境因素的敏感性增加；红细胞外部环境因素的改变，如机械性外伤、感染、自身免疫性损伤等都可能导致正常红细胞的破坏。除阵发性睡眠性血红蛋白尿症以外，红细胞自身异常均为先天性的，绝大多数红细胞外部因素所致溶血多为后天获得性的（表3-2）。

表 3-2 溶血性贫血的病因和发病机制分类

分类	疾病名称
遗传性溶血性贫血	
遗传性红细胞膜缺陷	
	遗传性球形红细胞增多症
	遗传性椭圆形红细胞增多症
遗传性红细胞酶缺陷	
戊糖磷酸途径酶缺陷	葡萄糖 -6- 磷酸脱氢酶（G6PD）缺乏症
无氧糖酵解酶缺陷	丙酮酸激酶缺乏症
	其他葡萄糖酵解酶缺乏
血红蛋白病	
遗传性珠蛋白生成障碍	α 珠蛋白生成障碍性贫血
	β 珠蛋白生成障碍性贫血
异常血红蛋白病	血红蛋白 S 病
	不稳定血红蛋白病
获得性溶血性贫血	
免疫性	
自身免疫性溶血性贫血（AIHA）	温抗体型自身免疫性溶血性贫血
	冷抗体型自身免疫性溶血性贫血
	冷凝集素综合征
	阵发性冷性血红蛋白尿症
	混合性自身免疫性溶血性贫血
同种免疫性溶血性贫血	新生儿溶血病
	溶血性输血反应
机械性	
微血管病性溶血性贫血	血栓性血小板减少性紫癜
	溶血尿毒症综合征
	弥散性血管内凝血
瓣膜病	人工心脏瓣膜
血管壁受到反复挤压	行军性血红蛋白尿
生物因素	细菌、原虫感染等
物理及化学因素（包括药物及生物毒素）	大面积烧伤、砷化物、硝基苯、亚硝酸盐、铅中毒、蛇毒等
	血浆中渗透压改变
获得性红细胞膜缺陷	阵发性睡眠性血红蛋白尿症
其他	脾功能亢进

1. 红细胞自身异常所致的溶血性贫血

（1）红细胞膜异常：红细胞膜主要由双层脂质和蛋白质构成，红细胞膜结构的正常是保持其变形性和柔韧性的基础；也是其顺利通过直径比它小的脾窦状隙（直径 2～5 μm），防止被脾血窦网状内皮细胞吞噬的必要条件。而细胞膜异常的红细胞变形性和柔韧性降低、硬度增加，极易被单核巨噬细胞系统（特别是脾）吞噬并破坏，从而发生溶血。

1）遗传性红细胞膜缺陷：主要是红细胞膜骨架蛋白异常所致。细胞骨架蛋白量或（和）质的缺陷及蛋白之间相互作用的异常使红细胞不能维持正常的双凹圆盘状，出现各种异常的形状和膜生化物理特性的改变，从而使其易在单核巨噬细胞系统中被破坏。典型代表为遗传性球形红细胞增多症等。

图 3-8

球形红细胞

2）获得性红细胞膜缺陷：阵发性睡眠性血红蛋白尿症（PNH）源于造血干细胞 *PIG-A* 基因突变，使一组通过糖化肌醇磷脂锚链在细胞表面的膜蛋白缺失，导致受累红细胞对补体介导的溶血敏感度增高，引发血管内溶血。

（2）遗传性红细胞酶缺陷：红细胞代谢正常是维持其细胞膜柔韧性、完整性和血红蛋白生理功能的基础。成熟红细胞无细胞核，不含线粒体，能量代谢通过葡萄糖无氧糖酵解及磷酸戊糖途径进行。参与红细胞代谢的部分酶可出现遗传性缺陷，影响红细胞的代谢与功能，从而发生溶血。目前发现可引起溶血性贫血的酶有近 20 种，通常根据其参与代谢途径的不同而进行分类，最常见的为以下两类：

1）磷酸戊糖途径酶缺陷：生理情况下，磷酸戊糖途径只参与红细胞内 5%~10% 的葡萄糖代谢，但却是红细胞内谷胱甘肽代谢的重要辅酶——还原型烟酰胺腺嘌呤二核苷酸磷酸（reduced nicotinamide adenine dinucleotide phosphate，NADPH）的唯一来源，保证红细胞不受氧化损伤作用损害。磷酸戊糖途径酶的缺陷，可导致红细胞在氧化应激条件下，NADPH 产生降低，还原型谷胱甘肽减少，从而使细胞易受到氧化损伤，珠蛋白变性并附着于细胞膜，形成海因小体（Heinz body），导致红细胞变得僵硬，变形性降低，发生溶血。葡萄糖-6-磷酸脱氢酶（glucose-6-phosphate dehydrogenase，G6PD）缺乏症是最常见的遗传性红细胞酶缺陷性疾病。

2）无氧糖酵解途径酶缺陷：葡萄糖是红细胞能量代谢的主要底物。正常情况下，约 90% 的葡萄糖通过糖酵解途径代谢，是红细胞产生能量的主要途径。无氧糖酵解途径酶缺陷可导致红细胞能量来源不足，损伤红细胞的各种功能，从而发生溶血。该途径酶缺陷所致的溶血性贫血中，90% 为丙酮酸激酶缺乏症，发病率在红细胞酶病中居第 2 位，仅次于 G6PD 缺乏症。

此外，红细胞核苷酸代谢酶异常及谷胱甘肽代谢酶缺陷也可引起溶血性贫血。

（3）遗传性珠蛋白生成障碍：可分为珠蛋白肽链结构异常和肽链合成数量异常两类。其溶血发生的机制为：作为血红蛋白的组成成分之一，珠蛋白的异常导致血红蛋白发生理化性质和功能的变化或异常，即形成异常血红蛋白。异常血红蛋白在红细胞内易形成聚合体、结晶体或包涵体，造成红细胞的柔韧性和变形性降低，硬度增加，易被单核巨噬细胞系统，特别是在脾内被吞噬破坏。

1）珠蛋白肽链结构异常：即异常血红蛋白病。血红蛋白的变异 90% 以上是由于珠蛋白肽链单个氨基酸替代导致，其余少见异常包括双氨基酸替代、缺失、插入、链延伸及链融合等肽链结构改变。上述异常血红蛋白的表型均以基因变异为基础，可发生于任何一种珠蛋白肽链，其中以 β 珠蛋白肽链受累最为常见。常见疾病为血红蛋白 S（HbS）病（又称镰状细胞贫血）、不稳定血红蛋白病等。

图 3-9

镰状红细胞

2）珠蛋白肽链数量异常：即珠蛋白生成障碍性贫血，原称海洋性贫血、地中海贫血。因某个或多个珠蛋白基因异常引起一种或一种以上珠蛋白肽链不能合成或合成不足，导致珠蛋白链比例失衡而引起的溶血性贫血，但缺失或不足的珠蛋白肽链一级分子结构正常。其典型代表为α珠蛋白生成障碍性贫血（α地中海贫血）、β珠蛋白生成障碍性贫血（β地中海贫血）等。

2. 红细胞外部异常所致的溶血性贫血

（1）免疫性溶血性贫血：是由于机体产生针对红细胞的自身抗体或药物以及血型不合等原因引起同种抗体作用于红细胞，导致红细胞寿命缩短、破坏加速的一种获得性溶血性贫血，大致可分为自身免疫性溶血性贫血和同种免疫性溶血性贫血。

1）自身免疫性溶血性贫血（autoimmune hemolytic anemia，AIHA）：是最常见的一种获得性溶血性贫血，也是最重要的一种免疫性溶血性贫血。根据有无病因分为原发性和继发性自身免疫性溶血性贫血。根据抗体作用于红细胞的最佳温度分为温抗体型、冷抗体型和混合型。其共同的病理生理基础是患者体内 B 淋巴细胞免疫调节紊乱，产生针对自身红细胞的病理性抗体，自身抗体与红细胞膜表面抗原结合使红细胞致敏，致敏的红细胞易在单核巨噬系统内被吞噬破坏，从而导致血管外溶血的发生；或是自身抗体促进补体与红细胞的结合，并激活补体，形成膜攻击复合物使红细胞破坏增加，从而发生血管内溶血。

2）同种免疫性溶血性贫血：典型代表为新生儿溶血病。新生儿溶血病是母婴之间血型不合所致的溶血性疾病，以 ABO 溶血病最常见，其次是 Rh 溶血病。胎儿由父亲遗传获得母体所不具有的血型抗原，胎儿红细胞通过胎盘进入母体后，该血型抗原即刺激母体产生相应的 IgG 血型抗体，这种抗体又经胎盘循环至胎儿血循环，作用于胎儿红细胞使其致敏并导致溶血。此外，血型不符的输血反应也属于同种免疫性溶血。

（2）血管性溶血性贫血

1）微血管病性溶血性贫血：微小血管损伤是其关键机制。多种原因可导致微血管受损，使微血管内发生纤维蛋白沉积、血栓形成、狭窄。当红细胞流经受损的微血管时，在血循环的压力作用下其强行通过或阻挂在纤维蛋白丝上而被压碎割裂，发

生血管内溶血。有的受损红细胞可暂时自行封闭缺口，在循环血液中出现各种形状的破碎红细胞和球形红细胞，流经脾等单核巨噬细胞系统时可被吞噬，发生血管外溶血。如溶血性尿毒综合征（HUS）、血栓性血小板减少性紫癜（TTP）、弥散性血管内凝血（DIC）等。

2）瓣膜病：心脏瓣膜发生病变或置换人工心脏瓣膜时，当其表面变得粗糙，红细胞流经时可发生摩擦甚至被割裂，从而被破坏；另外，瓣膜病导致的瓣膜狭窄、关闭不全及心室压力增大等因素可引起局部血流动力学改变，超过正常红细胞所能承受的冲击，导致红细胞被破坏。最常见的疾病为钙化性主动脉瓣狭窄及人工心脏瓣膜等。

3）血管壁受到反复挤压：脚掌或手掌等体表部位受到反复挤压或撞击时，表浅微血管被反复挤压、损伤，从而变得狭窄和粗糙，使流经的红细胞受到过多的挤压、撕裂，导致溶血。其典型代表为行军性血红蛋白尿。

（3）生物因素：多种病原体感染可引起溶血。原虫感染引起的溶血以疟疾最为常见，寄生于红细胞内的疟原虫无性增殖可直接导致大量红细胞被机械性破坏。此外，疟原虫感染后导致的机体免疫系统改变也可诱发正常的红细胞被破坏。严重细菌感染，如产气荚膜梭状芽孢杆菌败血症等也可诱发溶血。

（4）理化因素：物理因素如大面积烧伤、血浆中渗透压改变；化学因素如苯肼、亚硝酸盐类等中毒，可因引起获得性高铁血红蛋白血症而溶血。

（三）病理生理

溶血性贫血的病因繁多，不同病因导致的溶血性贫血其红细胞破坏的具体机制不同，红细胞被破坏后机体发生的相应的病理生理改变及临床表现却具有相似的特点。

1. 红细胞破坏增加

（1）血管内溶血：正常衰老的红细胞 10%～20% 在血管内溶解并破坏，游离的血红蛋白旋即被血浆结合珠蛋白结合，并迅速被肝细胞摄取。未

结合血红蛋白的结合珠蛋白半衰期约为 4 天，而已结合血红蛋白的结合珠蛋白数分钟内即被主要位于肝的单核巨噬细胞系统去除，在该系统中血红蛋白及结合珠蛋白均被降解。因此，正常人血浆中游离血红蛋白小于 40 mg/L。结合珠蛋白（haptoglobin，HP）为一种相对分子质量为 85 000 的酸性糖蛋白，广泛存在于血浆及其他体液，主要在肝合成，半衰期为 3.5 ~ 4 天，主要功能为与游离血红蛋白形成稳定的复合物，复合物相对分子质量大，阻止血红蛋白从肾小球滤过，避免血红蛋白对肾小管损伤，并呈现出新的抗原决定簇与巨噬细胞表面的血红蛋白清除受体 CD163 结合而被吞噬降解，生成珠蛋白和血红素，血红素在一系列酶的作用下生成胆红素。当大量红细胞在血管内溶解并破坏，血中游离的血红蛋白即增多，结合珠蛋白因消耗而减少或消失。若肝生成结合珠蛋白的能力达不到需要，血浆中的血红蛋白很不稳定，亚铁血红素超过 1 h 即可被氧化为高铁血红素，形成高铁血红蛋白，迅速分解为珠蛋白及高铁血红素。后者除与高铁血红素结合蛋白（一种 β 球蛋白）结合，形成高铁血红素结合蛋白 – 高铁血红素复合体外，还可与白蛋白结合形成高铁血红素白蛋白，这两种复合体均可使血浆呈棕色，一般不会在尿中出现。已结合的高铁血红素被肝细胞摄取后降解代谢。未被结合的血红蛋白可从肾小球滤过，正常情况下大部分被近端肾曲小管重吸收；若经肾小球滤过的量超过近端肾曲小管的重吸收能力，则出现血红蛋白尿。血红蛋白尿的出现说明有急性大量血管内溶血。被肾曲小管重吸收的血红蛋白被分解为珠蛋白、原卟啉和铁。一部分铁进入血浆，一部分以铁蛋白和含铁血黄素形式沉积在近端肾曲小管中，再缓慢地吸收入血，或随肾曲小管细胞脱落，由尿液排出。带有含铁血红素的尿沉渣用普鲁士蓝染色呈现阳性反应。

图 3-10

血管内、外溶血性贫血

（2）血管外溶血：正常衰老的红细胞被脾等单核巨噬细胞系统吞噬消化，释出的血红蛋白在组织蛋白酶作用下被分解为珠蛋白和血红素。血红素在催化酶作用下转变为胆绿素，后者再经还原酶还原为胆红素。正常人每日由红细胞破坏形成的血红蛋白约 7.5 g，生成胆红素 4 275 μmol/L，占全部胆红素的 80% ~ 85%，其他 15% ~ 20% 来自骨髓幼稚细胞的血红蛋白及肝内含有亚铁血红素的蛋白质。上述形成的胆红素为游离胆红素，游离胆红素入血后经肝细胞摄取，与葡萄糖醛酸结合形成结合胆红素并随胆汁排入肠道，经肠道细菌作用还原形成尿胆原，大部分随粪便排出，称为粪胆原。少量粪胆原又被肠道重吸收入血并经肝细胞代谢，重新随胆汁排泄到肠道中，即"粪胆原的肠肝循环"；被吸收回肝的小部分（10% ~ 20%）尿胆原通过肾随尿排出。当溶血程度超过肝处理胆红素的能力时，发生溶血性黄疸。慢性血管外溶血由于长期高胆红素血症导致肝功能损害，可出现结合胆红素升高。

无效性红细胞生成（ineffective erythropoiesis）或原位溶血指骨髓内的幼红细胞在释入血循环之前已在骨髓内破坏，可伴有黄疸，其本质是一种血管外溶血，常见于巨幼细胞贫血等。

血管内与血管外溶血存在共同途径，不论血管内或血管外溶血均可出现下述血红蛋白代谢产物增多的改变：①血中未结合胆红素增高；②粪胆原增加、尿胆原增加。

不同的溶血性疾病，由于红细胞主要破坏场所不同，可表现为以血管内或血管外溶血为主。

2. 红系代偿性增生

（1）网织红细胞升高：溶血发生时，机体缺氧引起肾皮质肾小管周围间质细胞分泌促红细胞生成素（EPO）增加导致骨髓红系代偿性增生。此时，外周血网织红细胞比例明显增加，可达 0.05 ~ 0.20。

（2）外周血红细胞形态改变：外周血可出现有核红细胞，约 1%，主要是晚幼红细胞。严重溶血时可见到幼稚粒细胞。部分红细胞内含有核残余物，如 Howell-Jolly 小体和 Cabot 环。由于网织红细胞和其他较不成熟的红细胞自骨髓大量释放至外周血，故外周血中大红细胞增多。

（3）骨髓红系比例升高：骨髓增生活跃，红系比例增高，以中晚幼红细胞为主，粒红比例可倒置（＜1.5）。

（四）临床表现

溶血性贫血患者的临床表现取决于溶血发生的速度、程度、部位、持续时间和患者的代偿能力。因上述因素的差异，不同类型溶血性贫血患者的临床表现差别极大，可无明显症状，也可出现危及生命的急重症。

1. 急性溶血性贫血　多为血管内溶血，起病急骤，临床表现为严重的腰背及四肢酸痛，伴头痛、呕吐、寒战，随后出现高热、面色苍白和血红蛋白尿、黄疸。严重者出现周围循环衰竭甚至急性肾衰竭。

2. 慢性溶血性贫血　多为血管外溶血，起病缓慢，临床表现有贫血、黄疸和脾大三大特征。因病程较长，患者呼吸系统和循环系统往往对贫血有良好的代偿，故症状较轻。溶血所致的黄疸多为轻至中度，不伴有皮肤瘙痒。长期高胆红素血症可并发胆石症和肝功能损害。慢性溶血病程中，某些诱因（如病毒感染等）可使溶血突然加重，超出骨髓代偿能力，发生严重贫血，称为溶血危象（hemolytic crisis）；或发生暂时性骨髓造血停滞，即再生障碍危象（aplastic crisis）；或因饮食中叶酸供给不足、机体对叶酸需求增加（如反复溶血、妊娠等），可出现巨幼细胞贫血危象（megaloblastic crisis）。慢性重度溶血性贫血时，长骨部分的黄髓可变成红髓；儿童时期骨髓都是红髓，严重溶血时骨髓腔可以扩大，骨皮质变薄，骨骼变形。髓外造血可致肝、脾大。

（五）实验室检查

除血常规等贫血的一般实验室检查外，溶血性贫血的实验室检查可根据上述溶血发生后机体的病理生理改变分为三个方面：①红细胞破坏增加的检查；②红系代偿性增生的检查；③针对不同溶血性贫血的病因检查。前两者属于溶血性贫血的筛查试验（表3-3），用于确定是否存在溶血及溶血部位。后者属于溶血性贫血的特殊检查，用于确立病因和鉴别诊断。

表3-3　溶血性贫血的筛查试验

筛查试验	项　目	结　果
红细胞破坏增加的检查	胆红素代谢异常	血游离胆红素升高
		尿胆原升高
		尿胆红素阴性
	血浆游离血红蛋白*	升高
	血清结合珠蛋白*	降低
	尿血红蛋白*	阳性
	尿含铁血黄素*	阳性
	外周血涂片	破碎和畸形红细胞升高
	红细胞寿命测定（^{51}Cr标记）（临床较少应用）	缩短
红系代偿性增生的检查	网织红细胞	升高
	外周血涂片	可见有核红细胞
	骨髓检查	红系增生旺盛
		粒红比例降低或倒置

*为血管内溶血的实验室检查

（六）诊断和鉴别诊断

1. 诊断 根据溶血性贫血的临床表现，实验室检查有贫血、红细胞破坏增多、骨髓红系代偿性增生的证据，可确定溶血性贫血的诊断及溶血部位。通过详细询问病史及溶血性贫血的特殊检查可确定溶血性贫血的病因和类型。

2. 鉴别诊断 易与溶血性贫血混淆的下列情况需注意鉴别：①贫血伴网织红细胞增多：如失血性、缺铁性或巨幼细胞贫血的恢复早期；②非胆红素尿性黄疸：如家族性非溶血性黄疸（Gilbert 综合征等）；③幼粒幼红细胞性贫血伴轻度网织红细胞增多，如骨髓转移瘤等。以上情况虽类似溶血性贫血，但本质不是溶血，缺乏红细胞破坏增多的实验室证据，故容易鉴别。

（七）治疗

溶血性贫血是一组异质性疾病，其治疗应因病而异，去除病因的同时应给予积极的对症支持治疗，其基本治疗原则如下：

1. 去除病因 有溶血诱发因素者，如药物诱发的溶血性贫血，应立即停药并避免再次用药；冷抗体型自身免疫性溶血性贫血应注意防寒保暖；G6PD 缺乏症应避免食用蚕豆和应用具有氧化性质的药物。

2. 糖皮质激素和其他免疫抑制剂 主要用于免疫性溶血性贫血。糖皮质激素对温抗体型自身免疫性溶血性贫血具有较好的疗效，对阵发性睡眠性血红蛋白尿症频发型可减轻溶血发作。环孢素和环磷酰胺对某些糖皮质激素治疗无效的温抗体型或冷抗体型自身免疫性溶血性贫血可能有效。

3. 脾切除术 适用于红细胞破坏主要发生在脾的溶血性贫血（如遗传性球形红细胞增多症），需要大剂量糖皮质激素才能维持或药物治疗无效的自身免疫性溶血性贫血，某些类型的珠蛋白生成障碍性贫血等。

4. 红细胞输注 可改善贫血症状，但自身免疫性溶血性贫血和 PNH 患者输血易发生溶血反应，故应严格掌握指征。

5. 补充造血原料 溶血患者的骨髓造血代偿性加速，对造血原料的需求增加，某些慢性溶血性贫血叶酸消耗增加，应额外补充叶酸；长期血红蛋白尿患者铁丢失增加，证实缺铁后应适当补充，但对 PNH 患者补铁需慎重。

6. 其他治疗 严重的急性溶血性贫血可导致急性肾衰竭、休克及电解质紊乱等致命并发症，应予积极处理。对伴有血栓形成的 PNH 患者，应给予抗凝治疗。

二、遗传性溶血性贫血

（一）遗传性球形红细胞增多症

遗传性球形红细胞增多症（hereditary spherocytosis，HS）是一种红细胞膜蛋白基因异常所导致的遗传性疾病，主要表现为溶血性贫血、间歇性黄疸和脾大。本病见于世界各地，欧美发病率约为 1：5 000，我国亦有报道，但无确切的统计学数据。

1. 病因和发病机制 本病多数为常染色体显性遗传，少数可能为常染色体隐性遗传，无家族史的散发病例可能为新发基因突变所致。

红细胞膜包含三种主要成分，磷脂和胆固醇为主要成分的脂质双层；嵌入在脂质双层并跨越细胞膜的内在蛋白：带 3 蛋白、血型糖蛋白等；位于红细胞膜内侧维持细胞结构完整性的膜骨架，主要有膜收缩蛋白、锚蛋白、蛋白 4.1、蛋白 4.2、肌动蛋白和内收蛋白。带 3 蛋白具有与其他膜蛋白相互作用的重要结合位点，膜收缩蛋白是膜骨架的主要成分。红细胞膜的骨架蛋白呈高度有序排列的六边形网状结构，通过几种蛋白质的相互作用固定于内膜蛋白。红细胞膜的可变形性是红细胞生存需要的最基本特征。变形性是指红细胞发生扭曲变形后能重新恢复其正常形态，不形成碎片，也不丧失其完整性，其面积、体积比所决定的细胞几何形状对红细胞膜的变形性最为重要。

本病的病理基础为红细胞膜蛋白的基因异常。基因异常可以导致相关膜蛋白缺陷，干扰膜骨架蛋白、衔接蛋白和脂质双层蛋白之间的相互作用，使细胞膜脂质丢失、细胞表面积减少而形成球形，大大降低了红细胞的变形性。红细胞膜的缺陷同时会导致一系列的继发性代谢异常如 ATP 消耗增加、糖酵解增加及细胞内 pH 降低，这些代谢异常使红细胞处于轻度脱水状态，进一步降低了细胞的变形性。当球形红细胞通过脾内皮细胞间隙时很容易被巨噬细胞捕获破坏，从而出现血管外溶血。脾不仅可以扣留破坏球形红细胞，其内部的弱酸性的微环境及巨噬细胞产生的局部高浓度氧自由基都可对细胞膜造成进一步损伤。

2. 临床表现　任何年龄均可发病。反复发生的溶血性贫血、间歇性黄疸和不同程度的脾大为常见临床表现，三者可单一出现，也可以同时发生。半数有阳性家族史，由于遗传方式和血红蛋白异常程度不同，病情异质性很大。

最常见的合并症是胆囊结石（50%），主要为慢性溶血导致的胆色素性结石。少见的并发症有下肢复发性溃疡、慢性红斑性皮炎、痛风，这些表现可能与红细胞的变形性改变有关；髓外造血也可出现，表现为髓外肿块。严重者常因感染（如微小病毒 B19）诱发溶血危象和再生障碍危象。此外，饮食中叶酸供给不足或机体对叶酸需求增加有诱发巨幼细胞贫血危象的可能。

3. 实验室检查

（1）血象：红细胞及血红蛋白正常或轻中度降低，白细胞和血小板正常，网织红细胞常增高。由于球形红细胞处于轻度脱水状态，半数遗传性球形红细胞增多症患者可出现 MCHC 增高，而 MCV、MCH 多正常或减低。外周血涂片可见缺乏中央淡染区、大小不等的小球形红细胞，多占血涂片的 10% 以上。

（2）红细胞渗透脆性试验：主要测定红细胞在低渗盐水内的吸水膨胀能力。异常的球形红细胞由于胞膜异常，其渗透脆性增加，发生溶血的生理盐水浓度较正常红细胞高。

（3）酸化甘油溶血试验：原理是利用球形红细胞的表面积与体积比降低，测定一定浓度的甘油试剂中内红细胞裂解的速度。

（4）伊红 -5- 马来酰亚胺（eosin-5-maleimide，EMA）结合试验：原理是 EMA 的荧光探针与带 3 蛋白复合可以相互作用。应用 EMA 标记红细胞，通过流式细胞仪测定荧光强度，直接靶向反映遗传性球形红细胞增多症的结构缺陷。作为遗传性球形红细胞增多症筛检试验，其灵敏度为 92.7%，特异度为 99.1%。

（5）其他检查：利用分子生物学手段分析特异的红细胞膜蛋白及相关基因的异常改变，可以协助本病的诊断。溶血相关的其他实验室检查见本章第一节。

4. 诊断　有遗传性球形红细胞增多症的临床表现和血管外溶血为主的实验室依据，外周血小球形红细胞增多（＞10%），红细胞渗透脆性增加，结合阳性家族史，本病不难诊断。若家族史阴性，需排除自身免疫性溶血性贫血等原因造成的继发性球形红细胞增多；部分不典型患者诊断需要借助更多试验，如红细胞膜蛋白组分分析、基因分析及酸化甘油溶血试验和 EMA 结合试验等。

5. 治疗　脾切除对本病有显著疗效。术后 90% 的患者贫血及黄疸可改善，但球形红细胞依然存在。脾切除后可发生致命的肺炎链球菌感染（特别是年龄＜6 岁的小儿）。脾切除的适应证需严格掌握：①血红蛋白含量≤80 g/L，网织红细胞计数≥10% 的重型患者。②血红蛋白含量为 80～100 g/L，网织红细胞计数≥8% 的患者具有以下一种情况才考虑脾切除：a. 贫血影响生活质量或体能活动；b. 贫血影响重要脏器功能；c. 发生髓外造血性肿块。③年龄限制：主张 10 岁以后手术，对于重型遗传性球形红细胞增多症，也应尽可能延迟至 6 岁以上。贫血严重时输注红细胞，注意补充叶酸以防叶酸缺乏而加重贫血或诱发危象。

本病预后良好，少数死于溶血危象或脾切后并发症。

（二）红细胞葡萄糖-6-磷酸脱氢酶缺乏症

红细胞葡萄糖-6-磷酸脱氢酶（G6PD）缺乏症（erythrocyte glucose-6-phosphate dehydrogenase deficiency）是指因 G6PD 基因突变导致参与红细胞磷酸戊糖途径代谢的 G6PD 活性降低和/或酶性质改变导致的以溶血为主要表现的一种遗传性疾病。该病在非洲、地中海、亚洲人种族中常见；我国以广西某些地区、海南省黎族和云南省傣族多见，淮河以北较少见。

1. 发病机制

（1）遗传形式：G6PD 突变基因位于 X 染色体（Xq28），呈 X 连锁不完全显性遗传，男性多见，携带 G6PD 变异基因的男性表现为酶缺陷，而杂合子女性因 Lyon 现象（两条 X 染色体中一条随机失活），细胞 G6PD 活性从正常至明显缺乏不等。

（2）G6PD 正常红细胞的代谢：正常红细胞的能量约 90% 来自糖酵解途径，10% 来自于磷酸戊糖途径。G6PD 是磷酸戊糖通路中的限速酶，是生成还原型烟酰胺腺嘌呤二核苷酸磷酸（NADPH）的唯一来源。NADPH 可以使谷胱甘肽（GSH）处于还原状态，维持血红蛋白及其他酶类的巯基，保护细胞不受氧化损伤。当红细胞受到氧化威胁时，磷酸戊糖途径的活性可以增强数倍以上，在 G6PD 的参与下，增加 NAPDH 的合成，在 GSH 的作用下使各种氧化物失活，保持红细胞稳定而不发生溶血。

（3）G6PD 异常红细胞的代谢：G6PD 缺乏的患者在氧化应激状态下，由于酶活力下降不足以生成足量 NADPH，进而影响还原型 GSH 生成，可造成细胞膜和血红蛋白、膜收缩蛋白、带 3 蛋白等的巯基直接氧化损伤，并生成高铁血红素和变性珠蛋白即海因茨小体（Heinz body），而膜收缩蛋白的氧化交联可使红细胞的变形能力明显下降，导致易被单核巨噬细胞系统破坏，或通过脾时被脾摘除海因小体而形成缺失膜表面积的咬痕细胞。上述改变可使红细胞易于被脾巨噬细胞吞噬发生慢性血管外溶血，而膜脂质异常则是导致急性血管内溶血的主要因素。

（4）不同诱因导致红细胞 G6PD 缺乏症患者溶血的机制

1）药物诱发溶血：某些具有氧化性的药物可以与血红蛋白相互作用形成过氧化氢，同时一些药物可形成自由基，将体内的 GSH 氧化，形成氧化型谷胱甘肽（GSSG），红细胞膜和血红蛋白易受氧化损伤，诱发溶血。

2）蚕豆诱发溶血：较复杂，蚕豆中的成分（蚕豆嘧啶、香豌豆嘧啶、异尿咪和伴蚕豆嘧啶核苷）可能是其致氧化性溶血的成分，但至今氧化损伤途径不明。

3）新生儿溶血：新生儿红细胞内氧化还原代谢酶的活力偏低，新生儿红细胞代谢率高，易产生过多的过氧化物质，故红细胞对氧化损伤易感性偏高，G6PD 缺乏的新生儿更加敏感。

4）感染诱发溶血：尚不清楚，可能与感染时白细胞吞噬功能增强，释放氧化性物质增多有关。

以上常见几种溶血的始动机制不完全一致，但其根本原因都是 G6PD 缺乏使 NADPH 和还原型 GSH 减少，红细胞中血红蛋白和含巯基蛋白不能维持还原状态而受氧化性损伤。

溶血自限性是 G6PD 缺乏症急性溶血的特点。G6PD 是典型的细胞年龄依赖性酶，酶活力随着红细胞衰老而逐渐下降。衰老红细胞与年轻红细胞相比，G6PD 下降 50% 以上。氧化损伤导致急性溶血发作时，衰老红细胞可于数日内破坏殆尽。此后由于贫血使机体红系代偿增生，产生大量年轻红细胞，溶血可自行减轻以至终止。

2. 临床表现　除少数罕见病例外，G6PD 缺乏症的临床表现只发生于氧化应激情况下。根据溶血诱因和临床表现分为：药物性溶血、蚕豆病、新生儿溶血、感染性溶血及慢性溶血性贫血，其中前四种表现为急性血管内溶血，最后一种以慢性血管外溶血为主。

（1）药物性溶血：典型表现为服药后 2~3 天急性血管内溶血发作，1 周左右贫血最严重，甚至发生周围循环衰竭或肾衰竭。溶血程度与酶缺陷类型有关。停药后 7～10 天溶血逐渐停止，是由于新生红细胞具有接近正常的 G6PD 活性，故常为自限性（Gd^{A-}），但也可呈非自限性（Gd^{Med}）。重复用药可再度发作。如间歇或持续小剂量用药，可发生慢性溶血。

引起溶血常见的药物包括抗疟药（伯氨喹、奎宁等）、解热镇痛药（阿司匹林、对氨基水杨酸等）、硝基呋喃类（呋喃妥因、呋喃唑酮）、酮类（噻唑酮）、磺胺类、砜类（硫砜、噻唑砜），其他药物（维生素 K、樟脑、丙磺舒、萘、苯胺、奎宁丁等）。

（2）蚕豆病：多见于 10 岁以下儿童，男孩多见。40% 的患者有家族史。发病集中于每年蚕豆成熟季节（3 月—5 月）。起病急，一般于食新鲜蚕豆或其制品后 2 h 至几天（一般 1～2 天）突然发生，出现贫血、黄疸及典型血红蛋白尿，严重者可出现溶血危象，危重患者可迅速出现惊厥、昏迷、急性肾衰竭甚至休克等危及生命表现。溶血程度与食蚕豆的量无关。

（3）新生儿溶血：G6PD 缺乏是除血型不相合以外常见的导致新生儿溶血的原因，发生新生儿黄疸的所有男婴中约 30% 存在 G6PD 缺乏。出生时很少出现黄疸，常在生后 1～4 天出现，以间接胆红素增高为主，早产儿严重者可出现核黄疸，危及生命。

（4）感染诱发的溶血：常见感染包括肺炎、流感、伤寒、甲肝或乙肝病毒、巨细胞病毒、沙门菌、大肠埃希菌、溶血性链球菌、立克次体感染。其临床表现与原发病的轻重有关，少数病毒性肝炎导致的溶血可发生致命的急性肾衰竭。

（5）慢性非球形红细胞性溶血性贫血：较少见，大多数表现为慢性溶血的一般状态和体征。其特点是以血管外慢性溶血为主，有脾大，可伴有胆结石，慢性溶血状态受到氧化应激和病毒感染时可加重。

3. 实验室检查　确诊是否发生溶血性贫血的检查详见概述。确诊该病的特异性实验室检查分为 G6PD 活性筛选试验和定量测定两类。前者包括高铁血红蛋白还原试验、荧光斑点试验、硝基四氮唑蓝纸片试验、红细胞海因茨小体生成试验；酶活性定量测定可以准确反映酶的活性，常用方法有多种，但各种测定结果均应低于正常平均值的 40%。在溶血的高峰期酶活性可接近正常值，通常在溶血发生 2～3 个月后复查可以较为准确地反映酶的活性。近年来，分子检测技术可以用来检测常见的基因突变。

4. 诊断　G6PD 缺乏症的诊断主要依靠实验室检查。对于有阳性家族史、有食蚕豆或服药等诱因者，应考虑本病并进行针对该病的特异性实验室检查，其中 G6PD 活性筛选试验中有两项中度异常或一项严重异常，或定量试验异常即可明确诊断。

5. 治疗

（1）去除诱因：停止服用诱发溶血的食物、药物，治疗感染。

（2）支持治疗：输红细胞（避免亲属血）、补充叶酸、水化碱化尿液、纠正酸中毒、预防肾衰竭等。

（3）新生儿高胆红素血症：可采用光照疗法、血浆置换、补充核黄素、苯巴比妥治疗等。

（4）产前预防性用药：产前 4～6 周小剂量服用苯巴比妥，对减轻新生儿高胆红素血症、预防核黄疸有一定作用。

（5）脾切除：对急性血管内溶血无效。对慢性溶血脾大者、输血依赖者可考虑脾切除，疗效不确切。

（6）抗氧化剂：国外报道，维生素 E 和硒制剂对慢性溶血者有改善作用。

（三）血红蛋白病

血红蛋白病（hemoglobinopathy）是一组由于血红蛋白缺陷导致的先天性溶血性贫血，包括珠蛋白结构异常（异常血红蛋白病）和珠蛋白数量异常（珠蛋白生成障碍性贫血，即地中海贫血）两大类。血红蛋白由血红素和珠蛋白组成。每一个血红蛋白含有 2 对珠蛋白肽链，包括 α 链（α 链和 ξ 链）和非 α 链（ε、β、γ 及 δ 链）。每一条肽链和一个血红素结合，构成一个血红蛋白单体。人类血红蛋白由 2 对（4 条）血红蛋白单体聚合而成。正常人出生 3 ~ 6 个月后有三种血红蛋白：①血红蛋白 A（HbA，α2β2，占 95% 以上）；②血红蛋白 A2（HbA2，α2δ2，占 2% ~ 3%）；③胎儿血红蛋白（HbF，α2γ2，约占 1%）。胎儿期主要有两种血红蛋白：①胎儿血红蛋白（HbF，α2γ2，占 70% ~ 80%）；②血红蛋白 A（HbA，α2β2，占 20% ~ 30%）。

1. **异常血红蛋白病**　是一组遗传性珠蛋白结构异常的血红蛋白病。90% 以上的珠蛋白结构异常表现为肽链中单个氨基酸替代，其余少见异常包括双氨基酸替代、缺失、插入、链延伸及链融合等，肽链结构改变导致血红蛋白功能和理化性质的变化或异常，可表现为珠蛋白链多聚体形成（镰状细胞贫血）、氧亲和力变化、形成不稳定血红蛋白或高铁血红蛋白等，以溶血、发绀、血管阻塞为主要临床表现。大多数异常血红蛋白病为常染色体显性遗传。

（1）镰状细胞贫血：又称血红蛋白 S（HbS）病，是世界上第一个发现的分子病（1949 年），为常染色体显性遗传，主要见于黑人。HbS 的变异是由 β 珠蛋白链第 6 位谷氨酸被缬氨酸替代所致。HbS 在缺氧情况下形成溶解度很低的螺旋形多聚体，使红细胞扭曲成镰状细胞（镰变）。这类细胞机械脆性增高，变形性差，易发生血管外和血管内溶血，以血管外溶血为主。镰状细胞对血管内皮的黏附性增加，在微循环中容易淤滞造成血管阻塞，引起局部缺氧和全身炎症反应导致相应部位疼痛。

临床表现为贫血、黄疸、肝脾大及慢性器官损害。当机体出现缺氧、酸中毒、感染时，可能诱发病情急剧加重或出现危象，血管阻塞危象最常见，可造成肢体或脏器疼痛或功能障碍甚至坏死，其他急性事件包括再生障碍危象、巨幼细胞危象、脾扣留危象、溶血危象，可能危及生命。本病根据其病史、家族史、种族地区发病情况、临床表现、溶血

筛查试验（见溶血性贫血概述）及确诊本病的特异性检查（镰变试验阳性和血红蛋白电泳发现 HbS）即可确立诊断。

本病目前主要是对症治疗，包括吸氧、止痛，各种急性事件的预防和处理，抗感染、输血和补液等。羟基脲能够诱导 HbF 合成，HbF 有抗镰变作用，可以在一定程度上缓解病情和疼痛。2017 年美国 FDA 批准左旋谷氨酰胺用于相关并发症的治疗。异基因造血干细胞移植为根治本病的措施。多次输血的患者需注意铁过载。基因替代治疗尚处于试验研究中。

（2）不稳定血红蛋白病：本病是由于珠蛋白链氨基酸替换或缺失导致血红蛋白空间构象改变，形成不稳定血红蛋白所致。本病有 120 余种，80% 以上的不稳定血红蛋白累及 β 链，受累肽链不能折叠，导致珠蛋白变性而形成不稳定的珠蛋白链，在红细胞内发生沉淀，形成海因茨小体，使红细胞变形性降低和膜通透性增加，易在脾内被破坏。

不稳定血红蛋白病患者的临床表现差异较大，轻者可无贫血。一般表现为慢性溶血或发作性溶血，发热或氧化性药物可诱发溶血，有黄疸、脾大。实验室检查除了溶血筛查试验（见溶血性贫血概论）阳性外，诊断本病的特异性检查（海因茨小体生成试验、异丙醇试验及热变性试验）阳性有助于诊断，而异常血红蛋白电泳检出率不高。

目前本病无特殊治疗，主要应预防和控制感染，避免服用磺胺类及其他氧化剂类药物。治疗取决于溶血程度，轻症患者除非发生溶血危象，平时无需治疗。重症患者需要长期输血支持治疗。脾切除对部分溶血性贫血明显且脾大患者有一定疗效，但对于氧亲和力增高的不稳定血红蛋白病患者应避免切脾，因切脾后易发生红细胞增多症和血栓形成从而导致病情加重，甚至死亡。

（3）血红蛋白 M（HbM）病：HbM 是由于珠蛋白肽链发生氨基酸替代，使血红素的铁易于氧化为高铁（Fe^{3+}）状态，至今共发现 7 种变异类型。本病的发病率很低，为常染色体显性遗传，患者均

为杂合子。患者主要表现为自幼发绀，又称"家族性发绀症"，其他临床症状不明显，生活如常人。某些变异型可有轻度溶血，服用氧化剂类药物可使症状加重。本病高铁血红蛋白有特殊的光谱吸收特征，在适当条件下血红蛋白电泳，如中性 pH 琼脂糖凝胶电泳可识别 HbM，热不稳定反应可呈阳性。本病不需治疗。

（4）氧亲和力异常的血红蛋白病：本病是由于珠蛋白肽链发生氨基酸替代，改变了血红蛋白的立体空间构象，造成其氧亲和力的异常（增高或降低）和氧解离曲线的改变（左移或右移），引起血液向组织供氧能力的改变。氧亲和力降低的血红蛋白病，血红蛋白的输氧功能不受影响，动脉氧分压和组织氧合正常，但因高铁血红蛋白增多出现发绀。氧亲和力增高的血红蛋白病存在氧解离障碍，引起动脉氧饱和度下降和组织缺氧，可出现代偿性红细胞增多。氧亲和力增高的血红蛋白病更具有病理和临床意义，测定氧解离曲线有助于与真性红细胞增多症相鉴别，如出现明显的血液高黏滞征象应予对症治疗。

（5）其他：包括 HbE、HbC、HbD 等。HbE 病多见于东南亚，常见于我国广东和云南省。杂合子不发病，纯合子仅有轻度溶血性贫血，呈小细胞低色素性改变，靶形细胞可达 25%～75%。HbE 对氧化剂不稳定，异丙醇试验多呈阳性，治疗与珠蛋白生成障碍性贫血相似。

2. 珠蛋白生成障碍性贫血　原称为地中海贫血（thalassemia），亦称海洋性贫血，是某个或多个珠蛋白基因异常引起一种或一种以上珠蛋白链合成减少或缺乏，导致珠蛋白链比例失衡所引起的遗传性溶血性疾病。主要有 α 和 β 珠蛋白生成障碍性贫血两类，还有其他少见类型。本病呈世界性分布，多见于东南亚、地中海区域，我国西南、华南一带为高发地区。

（1）分类

1）α 珠蛋白生成障碍性贫血

① 病因及发病机制：由于 α 珠蛋白基因缺失或缺陷导致 α 珠蛋白链合成受抑制（多数为基因缺失所致），称为 α 珠蛋白生成障碍性贫血，也称 α 地中海贫血。正常人自父母双方各继承 2 个 α 珠蛋白基因（αα/αα）。患者临床表现的严重程度取决于遗传有缺陷 α 基因的数目。α 链合成减少使含有此链的 3 种血红蛋白 HbA（$\alpha2\beta2$）、HbA2（$\alpha2\delta2$）和 HbF（$\alpha2\gamma2$）合成减少，故在胎儿及新生儿导致 γ 链过剩，聚合形成 Hb Bart（$\gamma4$）；在成人导致 β 链过剩，形成血红蛋白 H（HbH，$\beta4$）。这两种血红蛋白对氧有高度亲和力，造成组织缺氧；由于 γ4 和 β4 四聚体是可溶性的，所以在骨髓内的红细胞不出现明显沉淀，故 α 珠蛋白生成障碍性贫血没有严重的无效造血。然而，HbH 可在红细胞老化时沉淀，形成包涵体（靶形红细胞），造成红细胞僵硬和膜损伤，导致红细胞在脾内被破坏，引起溶血。

② 分型及临床表现：根据 α 基因缺失的数目和临床表现，可分为以下几个类型。

静止型携带者：有 1 个 α 基因异常（-α/αα），α/β 链合成比 0.9，接近正常 1.0，无临床症状，无贫血及包涵体。

标准型：有 2 个 α 基因异常（--/αα）或（-α/-α），α/β 链合成比约 0.6，无明显临床表现，红细胞呈小细胞低色素性。经煌焦油蓝温育后，少数红细胞内有 HbH 包涵体。血红蛋白电泳无异常发现。

HbH 病：有 3 个 α 基因异常（--/-α），α/β 链合成比 0.3～0.6，轻到中度贫血，伴肝脾大和黄疸，少数可达重度贫血。感染或服用氧化剂药物后，贫血加重。小细胞低色素性贫血明显，靶形细胞可见，红细胞渗透脆性降低。可见大量 HbH 包涵体，血红蛋白电泳分析 HbH 占 5%～40%。

Hb Bart 胎儿水肿综合征：有 4 个 α 基因异常（--/--），该型是所有珠蛋白生成障碍性贫血中最严重的类型。α 链绝对缺乏，胎儿不能合成 HbF（$\alpha2\gamma2$），过剩的 γ 链自相聚合成 Hb Bart（$\gamma4$），其氧亲和力异常增高，致使组织严重缺氧。胎儿多在妊娠 30～40 周宫内死亡。如非死胎，娩出婴儿呈发育不良、明显苍白、全身水肿伴腹水、心肺窘迫症状严重、肝脾显著增大，称为 Hb Bart 胎儿水肿综合征。患儿多在出生数小时内因严重缺氧而死亡。实验室检查血红蛋白为 40~100 g/L，红细胞呈明显低色素，血片可见破碎红细胞、靶形红细胞及有核红细胞，网织红细胞增多。血红蛋白电泳见 Hb Bart 占 80%~100%。

2）β 珠蛋白生成障碍性贫血

① 病因及发病机制：由于 β 珠蛋白基因缺陷（多数为基因突变所致）导致 β 珠蛋白链合成受抑，称为 β 珠蛋白生成障碍性贫血，也称 β 地中海贫血。正常人自父母双方各继承一个 β 珠蛋白基因（β/β），若继承了异常的 β 基因，则 β 链合成减少或缺乏，α 链相对增多，γ 和 δ 链可代偿性合成，致 HbA2（$\alpha2\delta2$）和 HbF（$\alpha2\gamma2$）增多。未结合的 α 链极难溶解，在红细胞前体及其子代细胞中沉淀。这些大的包涵体导致红系前体细胞在骨髓内破坏（无效红细胞生成）；过剩的 α 链产生高铁血红素，继而造成红细胞膜结构损伤；少数能进入外周血的红细胞很快被脾和肝清除。由此造成的严重贫血可使循环中 EPO 水平增高，骨髓和髓外造血组织增生明显，造成骨骼畸形和不同程度的生长和代谢紊乱。因 HbF 的氧亲和力高，其代偿性增加可加重组织缺氧。

② 分型及临床表现：β 珠蛋白生成障碍性贫血多为基因突变所致，由于突变的部位与类型不同，对 β 链合成抑制的程度不同，导致贫血严重程度不同。临床上根据贫血严重程度，可分为以下类型：

轻型：患者只有 1 个 β 基因异常，临床可无症状或轻度贫血，偶有轻度脾大。血红蛋白电泳 HbA2 大于 3.5%（4%~8%），HbF 正常或轻度增加（小于 5%）。

重型：又称 Cooley 贫血，患者 2 个 β 基因均异常。患儿出生后半年逐渐苍白，贫血进行性加重并依赖输血，伴有黄疸及肝、脾大；生长发育迟缓，骨质疏松，甚至发生病理性骨折；由于长期骨髓造血增生旺盛，使骨髓腔增宽、骨骼变形，额部隆起，鼻梁凹陷，上颌与牙齿前突，呈特殊面容。靶形细胞在 10%~35%。血红蛋白电泳 HbF 高达 30%~90%，HbA 多低于 40% 甚至为 0。红细胞渗透脆性明显降低。X 线检查见颅骨板障增厚，皮质变薄，骨小梁条纹清晰，似短发直立状。

中间型：临床表现介于轻型和重型之间，其遗传学背景非常复杂。临床上可表现为中度贫血，脾大；少数有轻度骨骼改变，性发育延迟。可见靶形细胞，红细胞呈小细胞低色素性，HbF 可达 10%。

（2）诊断：珠蛋白生成障碍性贫血是遗传性疾病，根据家族史、临床表现、溶血筛查试验（见溶血性贫血概论）及诊断本病的特异性检查（血涂片可见靶形红细胞、红细胞渗透脆性减低、血红蛋白电泳异常、颅骨 X 线检查等），临床诊断不难。对疑似病例可采用限制性内切酶酶谱法、聚合酶链反应（PCR）及寡核苷酸探针杂交法等进一步做出基因诊断。

（3）预防及治疗：根据疾病类型及病情程度，主要是对症治疗，如输红细胞支持治疗，但长期输血可导致铁过载，引起继发性血色病，需要及时祛铁治疗；脾切除适用于输血需求逐渐增多、发生脾功能亢进及巨脾时。对诱发溶血的因素应积极防治。对于重型患者，异基因造血干细胞移植是目前唯一的根治措施。羟基脲、5-氮胞苷、白消安、丁酸钠等可以作为 γ 珠蛋白基因活化剂，增加 γ 珠蛋白的表达及 HbF 的合成，对于中间型 β 珠蛋白生成障碍性贫血效果较好。虽然轻型患者不需治疗，但患者间婚配可能产生重型地中海贫血患儿，严格的产前基因诊断可有效预防严重地中海贫血胎儿出生，对遗传保健有重要意义。

三、自身免疫性溶血性贫血

自身免疫性溶血性贫血（autoimmune hemolytic anemia，AIHA）是由于机体产生了抗自身红细胞的抗体和（或）补体，使红细胞破坏加速超过骨髓代偿能力所致的一种溶血性贫血。AIHA 根据致病抗体最佳活性温度可分为温抗体型、冷抗体型和混合型。

（一）温抗体型 AIHA

1. 流行病学 AIHA 年发病率为（1～3）/10 万。温抗体型 AIHA（warm AIHA，WAIHA）最常见，约占 70%；可见于各年龄段，发病高峰为 70 岁左右，女性多于男性。大多数原发性 WAIHA 呈散发性，无明显家族聚集性。

2. 病因

（1）原发性或特发性 WAIHA：原发性 WAIHA约占 50%，需进行密切随访，注意潜在基础疾病的呈现。

（2）继发性 WAIHA

1）淋巴细胞增殖性疾病：主要包括慢性淋巴细胞白血病、淋巴瘤等。

2）自身免疫病：主要包括系统性红斑狼疮、类风湿关节炎、干燥综合征、混合结缔组织性疾病、甲状腺疾病及溃疡性结肠炎等。

3）微生物感染：病毒、细菌、立克次体感染均可引起 WAIHA，其中病毒感染最为多见，包括肝炎病毒、巨细胞病毒及 EB 病毒感染等。

4）药物：常见药物有嘌呤类似物（氟达拉滨、克拉屈滨），头孢菌素，哌拉西林，β 内酰胺酶抑制剂（他唑巴坦、舒巴坦），其他药物包括 α- 甲基多巴、α- 左旋多巴等。

5）其他：免疫缺陷性疾病、慢性炎症、肿瘤等。

3. 发病机制 由于机体免疫调节功能紊乱，产生了抗自身红细胞抗体，结合了自身抗体的红细胞主要在单核巨噬细胞系统内被破坏而发生血管外溶血。

（1）自身抗体的产生

1）抗体产生异常：感染可激活多克隆 B 细胞，使 B 细胞数量增多、功能亢进；淋巴系统肿瘤、胸腺疾病及免疫缺陷等因素可导致机体免疫耐受被打破，无法识别自身红细胞。上述两种情况均可促进自身抗体产生。

2）T 细胞失衡学说：AIHA 患者可出现抑制性

T 细胞减少或功能障碍（如调节性 T 细胞 –Treg 数量及功能异常），促使能够产生抗自身红细胞抗体的 B 细胞活化；也可出现辅助性 T 细胞中特定亚群 Th2 的活化，IL-10、IL-12 分泌增多，刺激 B细胞反应性增殖。上述两种情况均可导致抗自身红细胞抗体的产生。

3）抗原变异：某些药物、化学物质等作为外来抗原或半抗原，电离辐射作用于红系造血细胞致基因突变，引起红细胞膜抗原变异，进而刺激机体产生抗自身红细胞的抗体。

4）交叉免疫：某些病原微生物具有与人体血细胞相似的抗原成分，当其侵入人体后刺激机体产生交叉抗体，这些抗体在抗病原微生物的同时也抗人体血细胞，即相当于产生了抗自身抗体。

（2）溶血机制：温抗体在 37℃ 左右作用最活跃，多为不完全抗体，主要为 IgG，其次为非凝集性 IgM，IgA 罕见。该 IgG 又可分为多种亚型，主要为 IgG1 及 IgG3，IgG2 及 IgG4 均少见。主要引起血管外溶血，过程如下：

1）致敏：温性不完全抗体吸附于红细胞膜表面而使红细胞致敏，抗体主要为 IgG，其次为 C3，IgG 与补体 C3 同时存在时引起的溶血最重；补体 C3 单独存在引起的溶血最轻。

2）吞噬过程：包括识别、附着、摄入三个阶段。致敏红细胞膜上的 IgG 的 Fc 片段和补体 C3 能够分别与巨噬细胞膜上 Fc 受体（FcR）及 C3b 受体结合，两者同时存在时可起到协同效应。致敏的红细胞被巨噬细胞识别附着，其接触部分即有变形，最后被吞噬。若红细胞膜仅有一部分被巨噬细胞吞噬。导致膜发生缺损，则红细胞趋于球形，最终主要在脾索内阻留破坏。

4. 临床表现 WAIHA 多为慢性血管外溶血，成年女性多见，1/3 的患者有贫血及黄疸，1/2 以上有轻中度脾大，1/3 有肝大。长期高胆红素血症可并发胆石症和肝功能损害。抗磷脂抗体阳性者多并发血栓栓塞性疾病。重型患者或急性发作全身症状较明显，可有发热、寒战、腰背痛、腹痛、呕吐等。继发性者多有原发病的表现。

当合并感染或叶酸相对缺乏时，可诱发 AIHA 危象包括溶血危象、再生障碍危象。

当 AIHA 同时或相继发生特发性血小板减少症（ITP）时称为伊文思综合征。发生率占 AIHA 的 17.8% ~ 23%，女性多于男性，女性：男性 = 3.3 : 1；成人多于儿童，以 ITP 继发 AIHA 多见。

5. 辅助检查

（1）溶血相关的检查：通过血常规检测明确贫血的存在；通过溶血筛查试验明确溶血的存在及溶血的部位（见概述部分）；通过直接抗人球蛋白试验（direct anti-human globulin test，DAT）和（或）间接抗人球蛋白试验（indirect anti-human globulin test，IAT）确诊本病，以 DAT 更为重要。

（2）继发性 AIHA 的原发病检查：浅表淋巴结超声，必要时行 PET/CT、淋巴结活检取病理等明确有无淋巴系统增殖性疾病，抗核抗体系列、类风湿因子等明确有无自身免疫病，病毒血清学抗体、病毒抗原定量等明确有无微生物感染，肿瘤标志物、相应部位的影像学及病理检查等明确有无恶性肿瘤。部分病例需密切随访。

6. 诊断及鉴别诊断　温抗体型 AIHA 的诊断依据：①有溶血性贫血的临床表现和实验室证据；② DAT 阳性，冷凝集素效价在正常范围；③近 4 个月内无输血和特殊药物应用史；④如 Coombs 试验阴性者，肾上腺皮质激素或脾切除治疗有效，除外其他溶血性贫血（特别是遗传性球形红细胞增多症），仍可诊断为 Coombs 阴性的 WAIHA。另外，依据能否查到病因诊断为原发性或继发性 WAIHA。

WAIHA 发作时，外周血涂片可见球形红细胞增多，故需与遗传性球形红细胞增多症（hereditary spherocytosis，HS）鉴别，HS 多有阳性家族史，自幼发病，可呈巨脾，小球形红细胞增多更明显，Coombs 试验阴性，红细胞渗透脆性增加，红细胞自溶试验增强并可为葡萄糖明显纠正，分子生物学技术如单链构象多态性分析、聚合酶链反应结合核苷酸测序技术可确定膜蛋白基因突变点。

7. 治疗　治疗原则：消除自身抗体形成的病因，阻断抗体的产生，积极对症治疗。

（1）病因治疗：继发性 WAIHA，治疗原发疾病最为关键。

（2）一般治疗

1）输血：应慎重，原因是：①交叉配血困难；②抗红细胞自身抗体具有同种特异性，对输入的红细胞同样有致敏作用且易导致严重输血反应，加重溶血；③输入的血浆提供补体，可加重溶血。故需有输血指征时才能进行输血，且以输注洗涤红细胞为宜。输血指征：①急性 AIHA；②溶血危象；③可能危及生命的极重度贫血。输血时的注意事项：①严格的交叉配血；②输血速度宜慢，并密切观察有无输血反应。

2）预防性抗凝治疗：本病活跃期，深静脉血栓栓塞及脾梗死等血栓现象相对常见，对伴随抗磷脂抗体阳性或其他静脉栓塞危险因素的 AIHA 患者应考虑给予预防性抗凝治疗。

3）补充造血原料：若有铁、叶酸及维生素 B_{12} 缺乏，应补充。

（3）控制溶血治疗

1）一线治疗：肾上腺皮质激素（简称激素）为 WAIHA 的一线治疗，有效率达 80% 以上。起始剂量要足，常用泼尼松 1 ~ 1.5 mg/（kg·d）口服，急性溶血的危重患者可于最初 24 h 内分批静脉注射甲泼尼龙 100 ~ 200 mg。多数患者 1 周后出现疗效，糖皮质激素用至血红蛋白水平稳定于 100 g/L 以上才考虑减量。有效者泼尼松剂量在 4 周内逐渐减至 20 ~ 30 mg/d，如病情继续好转，应缓慢减量（5 mg/ 周）直至 15 ~ 20 mg/d，上述剂量应维持至急性溶血停止后 2 ~ 3 个月，此后逐渐停药。足量激素治疗 3 周无反应则视为激素治疗无效。在长期激素治疗期间，应密切防治其不良反应。

作用机制：①抑制淋巴细胞、浆细胞产生抗体；②降低抗体对红细胞膜上抗原的亲和力；③减少巨噬细胞上 IgG 和 C3 受体或抑制这些受体与红细胞结合。

2）二线治疗：尽管许多患者初次用药后溶血得到完全缓解，但停药后仍有可能复发。复发患者除可能需要再次应用糖皮质激素，还可选择脾切除及其他免疫抑制剂等二线治疗。

A. 脾切除：有效率为 60% ~ 80%。

指征：①激素无效；②泼尼松维持剂量 > 15 mg/d；③有激素应用禁忌证或不能耐受者。

作用机制：脾是产生抗体又是破坏致敏红细胞的场所。

B. 抗 CD20 单克隆抗体：利妥昔单抗是一种直接针对 B 淋巴细胞表面 CD20 抗原的单克隆抗体，用于治疗 AIHA 时其可特异性清除 B 淋巴细胞，其中包括产生红细胞自身抗体的淋巴细胞。但其作用机制可能更为复杂。标准用法为每周 375 mg/m^2，连续 4 周；一年有效率 80% ~ 100%。应用前需接种脑膜炎奈瑟菌疫苗。也可小剂量应用，即每周 100 mg/m^2，连续 4 周，与标准剂量疗效相似。

作用机制：通过补体依赖性细胞毒性反应、抗体依赖细胞介导的细胞毒作用清除 CD20$^+$ B 细胞克隆，阻断自身抗体产生；直接阻断巨噬细胞 Fc 受体介导的红细胞破坏；增加调节性 T 细胞（Treg）数量，改善其功能。

C. 其他免疫抑制剂

指征：①激素和脾切除都无效者；②有脾切除禁忌证；③泼尼松维持剂量 > 10 mg/d。常用的免疫抑制剂有：环磷酰胺（cyclophosphamide CTX）1.5 ~ 2 mg/（kg·d）；硫唑嘌呤（azathioprine AZA）2 ~ 2.5 mg/（kg·d）；环孢素（cyclosporine CSA）4 ~ 6 mg/（kg·d），根据血药浓度调整剂量，维持血药浓度不低于 150 ~ 200 ng/μL，起效后逐渐减量至维持剂量 6 个月以上。上述免疫抑制剂与激素同用可提高疗效，治疗 3 个月无效者需更换其他疗法。

作用机制：① CTX：杀伤多种免疫细胞而抑制机体的免疫反应；② CSA：抑制辅助 T 细胞生成，从而阻断淋巴因子产生；对 B 细胞产生的抗体也有抑制作用；③ AZA：抑制淋巴细胞增生，阻止淋巴细胞转化为免疫母细胞而发挥作用。

D. 大剂量静脉注射丙种球蛋白（IVIG）：因疗效有限，用于严重溶血、输血依赖、激素治疗反应不佳时。

用法：0.4 g/（kg·d），连续 5 天；或 1.0 g/（kg·d），1 ~ 2 天。疗效与剂量相关，起效快，但作用常不持久，停药后需以激素或其他药物维持治疗。

作用机制：①竞争性抑制单核巨噬细胞 FcR 与红细胞自身抗体的结合；②抑制自身抗体的产生；③加速循环免疫复合物的灭活；④抑制抗体或循环免疫复合物与红细胞上相应抗原结合。

E. 达那唑（danazol）：是人工合成的 17α- 乙炔睾酮衍生物，雄性激素作用较弱。

用法：0.2 g，每日 3 次，口服。严重 AIHA 患者可与肾上腺糖皮质激素连用，有一定的协同作用，贫血纠正后激素可逐渐减量直至停药，单用达那唑维持，疗程一般不少于 1 年。

作用机制：①具有免疫调节功能，使 CD4 阳性淋巴细胞增加，CD3 与 CD4 阳性淋巴细胞比值恢复正常；②减少巨噬细胞 FcR 的表达，抑制补体与致敏红细胞的结合。

F. 抗 CD52 单克隆抗体：人源化 CD52 单抗——阿伦单抗（alemtuzumab）对部分难治性 AIHA 有效。

用法：第 1 天 3 mg，第 3 天 10 mg，第 5 天 30 mg，随后 30 mg，每周 3 次，皮下注射或静脉输液 2 h 以上，共 8 周。

作用机制：通过补体依赖性细胞毒性反应、抗体依赖细胞介导的细胞毒效应靶向 T、B 淋巴细胞，同时可通过 Caspase 依赖或非依赖途径诱导靶细胞的凋亡。

（4）血浆置换（plasma exchange，PE）：对部分难治性 AIHA 治疗有效，不单用，常配合其他治疗，如激素、免疫抑制剂等。PE 次数及间隔时间视病情而定。可快速清除自身抗体、补体等减少其对红细胞的损伤，明显减轻溶血后游离血红蛋白、免疫反应物质对器官尤其是肾的损害，以缓解症状。

8. 预后　绝大多数患者经过积极治疗，血象可恢复正常，但需维持治疗数月至数年。多数原发性 WAIHA 患者病程迁延、反复，肺栓塞、感染、心血管并发症为主要死因。继发性 WAIHA 的预后很大程度上取决于原发基础性疾病的严重程度。

（二）冷抗体型 AIHA

1. 流行病学　冷抗体型 AIHA（cold AIHA，CAIHA）包括冷凝集素综合征（cold agglutinin syndrome，CAS）和阵发性冷性血红蛋白尿（paroxysmal cold hemoglobinuria，PCH）。CAS 占所有 AIHA 的 15%，女性较男性多见，原发性 CAS 发病高峰在 50 岁以后，继发性 CAS 好发于青少年和青壮年；PCH 占所有 AIHA 的 2%～5%。无证据表明 CAIHA 与遗传及种族相关。

2. 病因与发病机制　CAIHA 以继发性多见，约占 90%，对原发性 CAIHA 应密切随访以发现潜在基础疾病。CAS 多继发于肺炎支原体感染、传染性单核细胞增多症，偶见于患水痘的儿童。PCH 多继发于病毒及梅毒感染。两种 CAIHA 均可继发于淋巴系统增殖性疾病。

冷性抗体在 20℃以下作用最活跃，主要包括 IgM 冷凝集素及冷热抗体（donath Landsteiner antibody，D-L 抗体），分别引起 CAS 和 PCH。

（1）CAS：引起 CAS 的自身抗体多为 IgM 冷凝集素，偶尔为 IgG 或 IgA。IgM 冷凝集素抗体为完全抗体，在低温条件下可直接使红细胞在血循环中发生凝集反应，加温后凝集反应消失。CAS 患者末梢循环温度通常为 28～31℃，冷凝集素抗体在此温度下能结合在红细胞膜上，使红细胞发生凝集反应，导致雷诺现象的发生；同时可激活补体，发生血管内溶血。但严重的血管内溶血罕见，因为磷脂酰肌醇锚链的红细胞膜蛋白能保护红细胞免受自身补体损伤。红细胞在流经身体深部复温后，红细胞释放冷凝集素，只留有 C3 和 C4 调理素片段，主要在肝中被巨噬细胞清除，发生慢性血管外溶血。

（2）PCH：D-L 抗体是一种非凝集性 IgG 冷抗体，对红细胞血型抗原 P 具有特异性，极易固定补体，20℃以下时其吸附于红细胞膜上并固定补体，当复温至 37℃时抗体脱落，但补体经典途径激活已完成，形成膜攻击复合物，对附着的红细胞膜产生损伤作用，发生血管内溶血。

3. 临床表现

（1）CAS：末梢部位发绀在寒冷环境中，耳郭、鼻尖、手指及足趾的发绀，加温后消失。溶血：急性型可有发热、寒战、血红蛋白尿及急性肾功能不全，慢性型可有贫血、黄疸及肝脾大。继发性 CAS 可见原发病表现。

（2）PCH：全身症状明显，暴露于寒冷环境数分钟至数小时，可出现背部、腿部剧痛，腹部疼挛，可能会出现头痛、寒战及发热。随之出现血红蛋白尿，呈暗红色或酱油色，伴有黄疸及贫血。全身症状显著重于 CAS，发作可持续数小时或数天。继发性 PCH 应有原发病的表现。

4. 辅助检查

（1）CAS：静脉抽血时发现有红细胞自凝现象，应考虑 CAS 的可能。血常规常呈现轻至中度贫血，且贫血的出现与冷接触密切相关；白细胞及血小板多正常。即使无明显血红蛋白尿，含铁血黄素尿常阳性。CAS 的特异性实验——冷凝集素试验阳性。

（2）PCH：白细胞计数多正常。血管内溶血的相应检查多阳性。用于诊断 PCH 的特异性实验——冷热溶血试验阳性。

5. 诊断与鉴别诊断　冷抗体型 AIHA 的诊断依据：

（1）CAS：①寒冷条件下出现外露凸出部位或肢端发绀，升温后消失；②冷凝集素试验阳性，即 >1∶40；③DAT 阳性，主要为 C3 型，而 IgG 阴性。

（2）PCH：①受寒后出现急性发作的血红蛋白尿；②D-L 试验阳性；③DAT 阳性，主要为 C3 型，IgG 阴性。

冷抗体型 AIHA 需与阵发性睡眠性血红蛋白尿

症（PNH）鉴别，因两者均可出现酱油色尿、尿含铁血黄素阳性。但 PNH 多见于男性，检测红细胞补体敏感性的血清学实验（Hams 或蔗糖溶血试验）阳性；检测 PNH 克隆存在的流式细胞术可有阳性结果；Coombs 试验阴性。

6. 治疗与预后　治疗原发病最为重要，其次是保暖及支持治疗，输血时血制品应预热至 37℃，保暖条件下缓慢输注。有症状者可接受利妥昔单抗治疗，用法为每周 375 mg/m²，连续 4 周，约半数患者有效，复发患者再次应用，仍有相同有效率。急性 CAS，病程短，可自愈。慢性 CAS，主要为免疫抑制治疗，苯丁酸氮芥治疗有效，剂量为 2~4 mg/d，疗程不短于 3 个月；环磷酰胺，250 mg/d，连用 4 天，2~3 周后重复 1 次，或 100 mg/d 口服，可使冷凝集素浓度降低；激素和脾切除效果均不理想。对于 PCH 患者，目前除利妥昔单抗外无较有效的治疗措施。利妥昔单抗治疗 CAIHA 有效率可达 52%。绝大多数原发性 CAIHA 患者可存活多年。感染引起的 CAIHA 表现为自限性，数周内可恢复。糖皮质激素与脾切除对本病治疗无效。

（三）混合型 AIHA

1. 流行病学及病因　混合型 AIHA（mixed-type AIHA，MAIHA）占所有 AIHA 中极小部分，低于 5%。各年龄组均可发病，但以 50 岁以上为主，男性和女性之比为 1∶1.5。本症可分为原发性和继发性两类，继发性 MAIHA 多见于系统性红斑狼疮等。

2. 发病机制　患者红细胞表面既有温型自身红细胞抗体（多为 IgG），又有冷型自身红细胞抗体（多为冷凝集素 IgM）。溶血主要与温抗体相关，故溶血机制以 WAIHA 为主，多为慢性血管外溶血，偶有急性加重。

3. 临床表现及辅助检查　兼有 WAIHA 及 CAS 的特点，表现为严重贫血、不同程度的黄疸和肝脾大，多为慢性溶血表现，溶血程度与受寒关系不密切，但遇冷后有雷诺现象，偶有血红蛋白尿，与

单纯 CAS 显著不同。外周血涂片可见红细胞凝集，血清学检查 DAT IgG 和 C3 多阳性，冷凝集素试验阳性（常 <1∶64），有宽温幅特征（4~37℃均有活性），D-L 抗体阴性。

4. 诊断　符合 WAIHA 诊断依据，同时冷凝集素实验阳性，DAT 为 IgG 及 C3 多阳性。

5. 治疗及预后　可应用糖皮质激素，溶血控制后应减为小量维持，不宜过早停药，以防复发。如激素治疗效果不满意，可考虑达那唑、环孢素或其他免疫抑制剂；脾切除效果不肯定；血浆置换仅作为急救辅助治疗。

四、阵发性睡眠性血红蛋白尿症

阵发性睡眠性血红蛋白尿症（paroxysmal nocturnal hemoglobinuria，PNH）是一种后天获得性造血干细胞基因突变引起的良性克隆性疾病，造血干细胞经获得性体细胞 *PIG-A* 基因突变造成糖化磷脂酰肌醇（glycosyl phosphatidyl inositol，GPI）合成异常，导致由 GPI 锚链接在细胞膜上的一组膜蛋白丢失。临床上主要表现为慢性血管内溶血，造血功能衰竭和反复血栓形成。

（一）流行病学

PNH 为一种罕见病，发病率为 1.3/ 百万；可发生于所有年龄段，发病高峰年龄为 30~40 岁。本病是一种获得性疾病，无已知的发病的遗传危险因素。

（二）病因和发病机制

PNH 是一种造血干细胞水平 *PIGA*（位于 Xp22，1）基因突变所致的疾病。*PIGA* 的蛋白产物是糖基转移酶，为合成 GPI 锚过程所必需。红细胞膜上有抑制补体激活及膜反应性溶解的蛋白质共十余种，均通过 GPI 锚连在细胞膜上，统称为 GPI 锚定蛋白。其中以 CD55 及 CD59 最重要，CD55 在补体激活的 C3、C5 转化酶水平起抑制作用。CD59 可以阻止液相的补体 C9 转变成膜攻击复合物。PNH 患者的红细胞、粒细胞、单核细胞及淋巴细胞上 GPI 锚链蛋白部分或全部丢失，引起

补体介导的红细胞溶解。患者体内红细胞部分为正常红细胞,部分是对补体敏感的 PNH 细胞,后者的数量决定了血红蛋白尿发作的频度。PNH 患者的血液是正常和异常细胞的"嵌合体",不同患者 *PIGA* 突变克隆的大小差别显著。此外,*PIGA* 基因表型的嵌合决定了 GPI 锚定蛋白的缺失程度。PNH Ⅲ型细胞为完全缺失,Ⅱ型细胞部分缺失,Ⅰ型细胞表达正常。患者体内各型细胞数量与溶血程度有关。PNH 具有血栓形成倾向,机制尚未明确,可能与血小板被补体激活、溶血造成的促凝物质增加、纤维蛋白生成及溶解活性异常等因素有关。

(三)临床表现

典型的 PNH 以慢性血管内溶血、血红蛋白尿及含铁血黄素尿为主要表现,疲倦、乏力、嗜睡等全身症状在病程中也表现明显。部分患者常不典型,发病隐袭,病程迁延,病情轻重不一。发病高峰年龄为 20~40 岁,男性显著多于女性。首发症状为贫血占 50% 以上,血红蛋白尿仅占 25%。

1. 血红蛋白尿 睡眠时呼吸频率减慢,酸性代谢产物二氧化碳和乳酸堆积,血液酸化,达补体作用最适宜的 pH 为 6.8~7.0,所以血红蛋白尿常与睡眠有关,早晨较重,下午较轻。尿液外观为酱油或红葡萄酒样,伴乏力、胸骨后及腰腹疼痛、发热等。轻型血红蛋白尿仅表现为尿隐血试验阳性。此外,感染、月经、输血、手术、情绪波动、饮酒、疲劳或服用铁剂、维生素 C、阿司匹林、氯化铵等,也都可诱发血红蛋白尿。

慢性肾衰竭可发生在血红蛋白尿后数年,由以下原因所致:①微血管血栓形成及含铁血黄素沉淀所致的肾小管坏死;②肾静脉血栓致肾灌注减低;

2. 血细胞减少 可以是一系、两系或全血细胞减少。血细胞的减少可由血细胞的破坏及骨髓造血衰竭所致。临床表现为不同程度的贫血,中性粒细胞减少及功能缺陷可致各种感染,血小板减少可有出血倾向。

3. 血栓形成 国外统计 40%~67% 的 PNH 患者出现血栓。血栓形成与溶血后红细胞释放促凝物

质及补体作用于血小板膜,促进血小板聚集有关。多数为不典型的部位发生血栓,其中肝静脉血栓形成(Budd-Chiari 综合征)较常见,其次为深静脉血栓和肺栓塞,如肠系膜、脑静脉和下肢深静脉。我国患者血栓形成相对少见。

(四)实验室检查

1. 血象 常为大细胞或正细胞性贫血,尿铁丢失过多可呈小细胞低色素性贫血。网织红细胞增多,但不如其他溶血性贫血明显。血涂片中有红细胞碎片。半数患者全血细胞减少。

2. 骨髓象 骨髓增生活跃或明显活跃,尤以红系明显,如呈增生低下骨髓象应考虑 AA-PNH。长期尿铁丢失过多,铁染色示骨髓内、外铁减少。

3. 血管内溶血检查 见第一章第三节血液检查相关内容。

4. 特异性血清学试验(针对 PNH 红细胞的补体敏感性)

(1)酸溶血试验(Ham 试验):患者红细胞与含 5% 盐酸的正常同型血清混合,pH 6.4,37℃ 孵育 2 h,溶血明显。本试验特异度高,敏感度差。

(2)蛇毒因子溶血试验:蛇毒因子能通过补体交替途径,使补体敏感的红细胞发生溶血。本试验特异度强,敏感度优于酸溶血试验。

(3)热溶血试验和蔗糖溶血试验:因特异度差,常作为筛选方法。

5. 流式细胞术测 CD55 和 CD59 及气单胞菌溶素前体变异体(Flaer)(针对血细胞膜上 GPI 锚定蛋白缺乏) PNH 时,红细胞、粒细胞和单核细胞的细胞膜上的 CD55 和 CD59 表达下降。当 CD59、CD55 阴性细胞 >10% 时诊断为 PNH。CD59 广泛表达于造血干祖细胞到成熟细胞的各个阶段。嗜水气单胞菌产生的气单胞菌溶素前体可以特异性结合 GPI 锚定蛋白。通过流式细胞术检测外周血粒细胞和单核细胞经荧光标记的变异体(fluorescent aerolysin,FLAER),可以区分 GPI 蛋白阳性和阴性细胞。目前 FLAER 一般用于有核细胞的检测,不能评价红细胞 PNH 克隆,是 PNH 检

测的新方法，敏感度和特异度更高，特别是对检测微小 PNH 克隆敏感度较高，且不受输血和溶血的影响。

（五）诊断标准及分类

1. 临床表现　符合 PNH。

2. 实验室检查

（1）酸化血清溶血试验（Ham 试验）、蔗糖溶血试验、蛇毒因子溶血试验、尿隐血（或尿含铁血黄素）等项试验中，凡符合下述任何一种情况即可诊断。

1）两项以上阳性。

2）一项阳性但是具备下列条件：① 两次以上阳性；②有溶血的其他直接或间接证据，或有肯定的血红蛋白尿出现；③能除外其他溶血性疾病。

（2）流式细胞术检测发现，外周血中 CD55 或 CD59 阴性的中性粒细胞或红细胞数量 >10%（5% ~ 10% 为可疑），或 FLAER 阴性细胞数量 >1%。

临床表现符合，实验室检查具备 1 项或 2 项者皆可诊断，1）和 2）两项可以相互佐证。

本病需与自身免疫性溶血性贫血（尤其是 CAS 或 PCH）、骨髓增生异常综合征及再生障碍性贫血等鉴别。

3. PNH 分类（国际 PNH 工作组）

（1）经典型 PNH：该类患者有典型的溶血和血栓形成。

（2）合并其他骨髓衰竭性疾病：如再生障碍性贫血或骨髓增生异常综合征。

（3）亚临床型 PNH：患者有微量 PNH 克隆，但没有溶血和血栓的实验室和临床证据。

（六）鉴别诊断

本病需与自身免疫性溶血性贫血，尤其是 CAS 或 PCH 相鉴别。有小细胞低色素性贫血时，应与 IDA 及血红蛋白病相鉴别。全血细胞减少时要与再生障碍性贫血、骨髓增生异常综合征等进行鉴别。

（七）治疗

避免感染、劳累等诱发因素，以免加重 PNH 的病情。

1. 支持对症治疗

（1）输血：必要时输注红细胞，宜采用去白红细胞。

（2）雄激素：可用十一酸睾酮、达那唑、司坦唑醇等刺激红细胞生成。

（3）铁剂：如有缺铁证据，用小剂量（常规量的 1/10 ~ 1/3）铁剂治疗，如有溶血应停用。

2. 控制溶血发作

（1）糖皮质激素：对部分患者有效。可给予泼尼松 0.25 ~ 1 mg/（kg·d），为避免长期应用的不良反应，应酌情短周期应用。

（2）碳酸氢钠：口服或静脉滴注 5% 碳酸氢钠，碱化血液、尿液。

（3）抗氧化药物：对细胞膜有保护作用，如大剂量维生素 E，效果并不肯定。

（4）重组人源型抗补体蛋白 C5 单克隆抗体，依库珠单抗（eculizumab，soliris）：PNH 是由于补体在红细胞外激活形成 C5b-7，然后结合到红细胞膜上，再与 C8 及 C9 作用形成膜攻击复合体 C5b-9，由于红细胞表面缺乏某些锚蛋白，如 C3 转化酶衰变加速因子（DAF）（可阻止 C3 转化酶的形成），因而大量 C3 转化为 C3b，进而形成 C5b，以致 C5b-9 破坏红细胞膜导致溶血。

依库珠单抗治疗 PNH 用于 PNH 输血依赖性溶血性贫血，抑制末端补体成分活化的重组人源型单克隆抗体（单抗），能特异性地结合到人末端补体蛋白 C5，通过抑制人补体 C5 向 C5a 和 C5b 的裂解以阻断炎症因子 C5a 的释放及 C5b-9 的形成。推荐剂量：每周静脉滴注 600 mg，用 4 次，第 5 周 900 mg，以后每 2 周 900 mg，持续 12 周。依库珠单抗只能控制溶血症状，无法彻底治愈 PNH，并且有加重血管外溶血的可能性。应用前需接种脑膜炎奈瑟菌疫苗。

（5）异基因造血干细胞移植（allo-HSCT）：是目前唯一可以治愈 PNH 的方法，尤其适用于有移植适应证的难治性 PNH。移植适应证为：①合并骨髓衰竭（再生障碍性贫血或骨髓增生异常综合征）；②难治性 PNH，输血依赖性溶血性贫血；③存在 PNH 引起的严重并发症，如威胁生命、反复发作的血栓栓塞事件等；④依库珠单抗治疗效果欠佳。有文献报道接受 HLA 相合同胞供者移植的 PNH 患者总生存率在 50%～60%。造血干细胞移植治疗 PNH 尚需更多病例及更长时间观察。

（6）联合化疗：对于激素原发、继发耐药或激素依赖、溶血不易控制、反复发作、骨髓增生良好的 PNH 患者，为有效地减少 PNH 异常克隆，最大限度地控制溶血，可尝试联合化疗，利用正常克隆较 PNH 克隆耐受补体能力强，对造血生长因子反应好，正常造血恢复快的优势，使正常克隆逐步取代 PNH 克隆而达到治疗目的。

（八）预后

本病中位存活期约 10 年，患者预后取决于：①对补体敏感的细胞数量。②骨髓增生不良的程度。③血栓形成的程度和频度。脑血管意外、肾衰竭、转变成急性白血病或再生障碍性贫血可引起死亡。少数患者可转化为骨髓增生异常综合征，也有部分患者疾病随着时间逐渐减轻，达到不同程度的缓解。

📹 视频 3-1
溶血性贫血

（高素君）

第五节　骨髓增生异常综合征

诊疗路径：

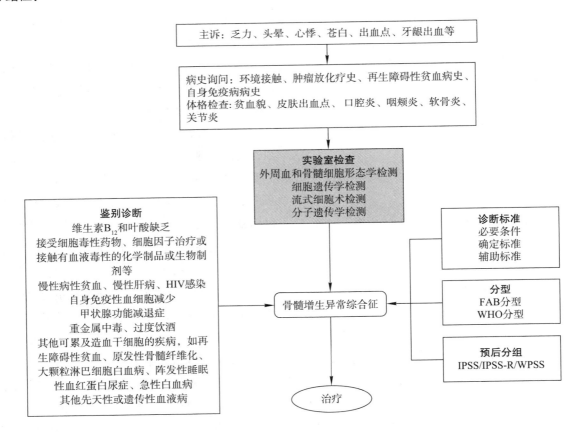

主诉：乏力、头晕、心悸、苍白、出血点、牙龈出血等

病史询问：环境接触、肿瘤放化疗史、再生障碍性贫血病史、自身免疫病病史
体格检查：贫血貌、皮肤出血点、口腔炎、咽颊炎、软骨炎、关节炎

实验室检查
外周血和骨髓细胞形态学检测
细胞遗传学检测
流式细胞术检测
分子遗传学检测

鉴别诊断
维生素 B_{12} 和叶酸缺乏
接受细胞毒性药物、细胞因子治疗或接触有血液毒性的化学制品或生物制剂等
慢性病性贫血、慢性肝病、HIV 感染
自身免疫性血细胞减少
甲状腺功能减退症
重金属中毒、过度饮酒
其他可累及造血干细胞的疾病，如再生障碍性贫血、原发性骨髓纤维化、大颗粒淋巴细胞白血病、阵发性睡眠性血红蛋白尿症、急性白血病
其他先天性或遗传性血液病

诊断标准
必要条件
确定标准
辅助标准

分型
FAB 分型
WHO 分型

预后分组
IPSS/IPSS-R/WPSS

骨髓增生异常综合征

治疗

骨髓增生异常综合征（myelodysplastic syndromes，MDS）是一类起源于造血干细胞的克隆性髓系疾病，其特点为髓系细胞分化及发育异常，表现为病态造血及无效造血、难治性血细胞减少、造血功能衰竭，高风险向急性髓系白血病（acute myeloid leukemia，AML）转化。

（一）病因

MDS 根据有无明确病因分为原发性和继发性。原发性 MDS 是指在诊断阶段无法确定相关原因的一大类 MDS。继发性 MDS 一般认为指与放化疗等治疗相关 MDS（t-MDS），占 10%~15%。近年来报道显示，再生障碍性贫血、自身免疫病和遗传易感性疾病与 MDS 也有密切关系，这些疾病有一定的概率进展成为 MDS。

1. 原发性 MDS　MDS 的发病率随着年龄的增长而增加，大于 60 岁后几乎成倍数增长，故 MDS 又被认为是一种衰老性疾病。MDS 大多是散发的原发性 MDS，与随时间发展日益累积的基因损伤相关，包括 DNA 复制错误、正常代谢产物的自发性突变和造血干细胞的编码突变积聚等。当 DNA 累积突变影响造血干和（或）祖细胞的生存或生长时，则出现克隆造血。在超过 70 岁的人群中，约 10% 携带有髓系肿瘤相关的基因突变，如 *DNMT3A*、*TET2*、*ASXL1*，且每年有 0.5%~1.0% 的概率再获得其他基因突变，多次打击后最终出现优势克隆并持续扩张，进展为 MDS 或其他恶性血液病。这些基因损伤可能被一些危险因素所诱发，包括生活习惯如吸烟、饮酒、染发剂使用，环境接触如农药、苯等溶剂，电离辐射及服用某些中草药等。

2. 治疗相关 MDS（t-MDS）　2008 年世界卫生组织（WHO）分类中第一次纳入了 t-MDS，即肿瘤或非肿瘤疾病患者接受放化疗后出现的 MDS。t-MDS 常见于生存期相对长的肿瘤患者，如乳腺癌、霍奇金淋巴瘤、卵巢癌和睾丸癌。t-MDS 的出现时间与原发病类型相关，原发恶性血液病、原发实体瘤、非肿瘤疾病从初次治疗到出现骨髓发育异常的中位时间分别为 64、55、130 个月。t-MDS 的出现也与细胞毒性药物的种类、剂量强度、累计剂量有关，目前明确的相关药物主要有烷化剂和拓扑异构酶Ⅱ抑制剂两大类。暴露于烷化剂（如环磷酰胺、美法仑、氮芥）的患者，其特点为潜伏期较长（3~10 年），有典型的骨髓发育异常，常出现 -5/5q-、-7/7q- 或合并复杂核型等染色体异常，以及高频率 *TP53* 突变；暴露于拓扑异构酶Ⅱ抑制剂（如依托泊苷、阿霉素、米托蒽醌）的患者，其特点为潜伏期短，仅几个月至 3 年，往往缺乏骨髓发育异常期，而直接呈现急性白血病状态，常出现的核型改变为染色体平衡易位，尤其涉及 11q23 或 21q22。放疗也会引起 t-MDS。20 世纪八九十年代的传统放疗引起的 t-MDS 模式和特点类似于烷化剂致 t-MDS。而在过去的 20 年中，通过改善成像方式与辐射范围的精准调整，使得放疗明显减少了造血骨髓的暴露。

3. 再生障碍性贫血继发 MDS　一项超过 10 年的随访研究表明，9.3%（12/128）的再生障碍性贫血（再障）患者在病程中转化成 MDS。在我国，对 1 003 例再障患者 5 年（中位数）的随访显示，再障转 MDS 和（或）AML 的比例为 2.69%。再障患者通过常规核型分析可检出约 11% 的核型异常，而新技术的应用如荧光原位杂交技术（FISH）可以检出更多（约占 8%）的微小核型异常。再障患者转化成 MDS 的进程中常会出现预后不良的核型异常，其中 40%（12/30）为 "-7" 核型异常，可能与再障患者端粒缩短引起染色体不稳定相关。而 "+8" "20q-" 等染色体异常一般不具有扩展性，仅具有寡克隆性。

近来 Yoshizato 等对 439 例再障患者进行二代测序和单核苷酸分析联合检测发现，47% 的再障患者有克隆造血证据。与没有基因突变的再障患者相比，有基因突变的患者更易转化为 MDS 和（或）AML。再障患者在疾病进程中，不同基因突变影响疾病转归，克隆演化有此消彼长的特点，如 *PIG-A*、*BCOR*、*BOCRL1* 突变往往提示预后良好，其频率在病程中会减少或者消失，而与 MDS 或

AML 相关的 *DNMT3A*、*ASXL1* 等基因突变频率增加往往提示疾病向恶性演化。因此，区分再障的真克隆和假克隆、优势克隆和寡克隆，对于理解再障向 MDS/AML 转化中的克隆演变有重要意义。

4. 自身免疫性疾病与 MDS 不同自身免疫病继发 MDS 的亚型及治疗反应不同。血管炎是西方国家最常见继发原因，也可与 MDS 同时出现，其临床起病急，呈激素依赖，转化为白血病的比例高达 75%（9/12），预后差；类风湿关节炎、白塞综合征是我国相对常见的继发 MDS 的原因。常有"+8"核型异常，部分患者骨髓移植后血象恢复，症状消失或缓解；合并的 MDS 类型以 RCUD-RA 最常见，多与药物（甲氨蝶呤、苯丁酸氮芥）相关，停药后部分患者可逆转，以激素治疗为主，也有报道尝试他克莫司联合激素治疗。

部分 MDS 患者在病程中出现自身免疫异常或明确的自身免疫病。这可能与 MDS 和自身免疫病在免疫调节机制上有共通之处，都存在免疫调节细胞数量和功能的异常有关。从临床治疗反应来看，针对自身免疫病的治疗药物如环孢素、抗胸腺细胞球蛋白等免疫抑制剂对部分 MDS 患者（尤其是低危 MDS）也有一定疗效。有学者将遗传易感性疾病后出现 MDS 归为继发性 MDS。

（二）发病机制

MDS 起源于突变多能干细胞的克隆性扩增，可能存在一些获得性细胞遗传学异常、体细胞突变和表观遗传学调节因子异常。另外，许多微环境的改变也导致了 MDS 造血功能的异常。

1. 细胞遗传学 克隆性造血的标志是存在体细胞遗传学异常，约 50% 的 MDS 患者具有明显的核型异常，最常见的染色体异常是染色体片段的缺失或整条染色体的丢失（单体）。MDS 相关染色体异常具有重要的临床意义。例如，染色体异常可引起克隆性造血，并且在适当的情况下，这种异常可作为诊断 MDS 的证据，是确定预后的关键因素。

（1）Del（5q）：5 号染色体长臂缺失是 MDS 最常见的核型异常，见于 15% 的病例，其中一半患者具有一些其他核型异常。del（5q）的致病机制并不完全了解。通常，del（5q）患者另一条完整的 5q 臂不携带点突变，提示经典肿瘤抑制基因失活不影响这类病变相关的选择性优势。相反，染色体 5q 缺失区域的基因丢失引起的单倍体剂量不足是导致疾病表型的主要因素。del（5q）通常是复杂核型异常患者（定义为 3 个或 3 个以上染色体异常）的染色体异常之一。在这种情况下，del（5q）与不良预后、对来那度胺反应差相关，且常与 *TP53* 突变或包含 *TP53* 基因的 17p 异常共存，提示这些异常存在协同致病作用。即使在孤立性 del（5q）患者中，*TP53* 亚克隆也占了 15%~20%。这些患者向 AML 转化的风险比预测更大，且对来那度胺的反应更差。

（2）单体 7 和 Del（7q）：7 号染色体异常是一类预后不良的病变，见于近 5% 的 MDS 患者，通常是作为复杂核型的一部分而出现。研究显示，孤立性 7 号染色体单体预后比孤立性 del（7q）更差，两类异常在接触过烷化剂的患者中发生率更高（约 50%）。一些再现性突变会发生在染色体 7q 上。组蛋白甲基转移酶基因 *EZH2* 位于 7q36，其突变发生在大约 6% 的 MDS 病例中。在某些患者中，*EZH2* 突变伴随 7q 染色体的 aUPD，但大部分 *EZH2* 突变患者并没有 -7 或 del（7q），大部分 -7 或 del（7q）患者也没有 *EZH2* 突变。在 AML 中，已提出位于 7q36 的 *MLL3* 基因的单倍体剂量不足导致疾病发生。相邻的位于 7q22 的 *CUX1* 基因同样参与 MDS 发病，其与 *EZH2* 相似，且这种突变与不良预后相关。*CUX1* 的失活突变通常是杂合性的，提示 7q22 上这个基因的单倍体剂量不足可能是驱动疾病进展的一个因素。

（3）三体 8：见于约 5% 的病例中，这类异常具有高度非特异性，因为其也存在于骨髓增殖性肿瘤、AML，甚至是再障患者中。三体 8 提示中等预后，且经常在疾病晚期阶段出现。三体 8 如何导致选择性生长优势尚不清楚。含有三体 8 的前体细胞高表达凋亡相关基因，而免疫应答相关基因表达降低。患者体内含有可优先抑制三体 8 前体细胞的 T 淋巴细胞，特别对三体 8 细胞中高表达的 Wilms 肿瘤 1（*WT1*）基因发生免疫应答。这些发现表明免疫系统对疾病克隆的选择性压力，潜在地对正常造血产生间接自身免疫抑制。即使非整倍体克隆在治疗应答之后发生扩增，单体 8 患者也可能获益于免疫抑制。其他自身免疫现象，如白塞综合征，与三体 8 MDS 同样具有相关性。

（4）Del（20q）：是另一类非特异的再现性染色体异常，见于近 2% 的 MDS 病例。作为一种独立的病变，Del（20q）的预后危险度与正常核型 MDS 相似。然而，Del（20q）可能在疾病晚期出现，这时候则提示克隆进展及不良预后。染色体 20q 的互补决定区（CDR）已经确定，但没有发现可以造成 MDS 中 del（20q）克隆重现性选择从而致病的单个基因。20q 上可能致病的基因包括 CDR 内的 *MYBL2*，以及 CDR 外的 *ASXL1*，后者突变在大部分 MDS 患者中存在，无论其是否有 del（20q）。del（20q）患者似乎更有可能发生血小板减少症，且这种血小板减少在剪接因子 *U2AF1* 突变的患者中更为严重。

（5）Y 染色体缺失：单独 Y 染色体缺失是一类少见的再现性异常，只发生于超过 2% 的男性 MDS 患者。与 del（20q）异常一样，−Y 与正常核型患者风险相当。有学者指出，−Y 不是 MDS 的致病性因素，而是发生在无血细胞减少的男性中，且与年龄相关的事件。然而，−Y 作为一种体细胞改变的存在提示即使不是单克隆性，也是寡克隆性造血，因此与血细胞减少患者 MDS 的诊断相一致。−Y 的克隆数目越多，越有可能找到发生如 MDS 的肿瘤的证据。其他遗传学异常，包括 *TET2* 和 *DNMT3A* 基因突变虽然也存在于没有血细胞减少的老年患者或其他恶性血液病患者，但这些突变被认为是 MDS 的致病因素。目前尚不清楚具有这些克隆性标记（如 −Y）且 MDS 诊断证据不足的血细胞减少患者是否与 MDS 预后相似。

（6）17 号染色体异常：*TP53* 基因位于 17p13.1，在这些罕见的存在 del（17p）或单体 17 的患者中经常发生缺失。在这种情况下，17p 通常保留一个拷贝，提示此区域的完全缺失是机体无法耐受的。然而，另一条染色体上的 *TP53* 基因经常发生突变，导致无野生型的蛋白。17 号染色体异常的患者预后通常不好，尤其是存在 *TP53* 突变的患者。等臂染色体 17q 异常［i（17q）］患者 17p 区域也发生丢失，发生率不超过 1%。虽然这些病变预示向白血病转化风险较高，却很少与 *TP53* 突变共存。相反，［i（17q）］往往与 *SETBP1* 突变共同发生，而 *SETBP1* 突变通常发生于既有发育异常又有增殖性疾病特征的患者中。

（7）复杂核型和单体核型：MDS 核型可以由染色体异常的数量而不是所累积的具体区域而定义。复杂核型的定义是存在 3 种或 3 种以上任何核型异常，且与不良预后具有显著相关性。单体核型的定义是 2 条或者 2 条以上整条染色体丢失或者一条染色体丢失且同时存在另一种结构性异常。单体核型不一定是复杂核型，复杂核型也不一定是单体核型，但实际上两者有很大一部分重叠。单体核型和复杂核型中最常见的是涉及 5 号及 7 号染色体的异常。约 50% 复杂核型患者同时具有 *TP53* 突变，占据了 *TP53* 基因突变的大多数。当复杂核型包含 del（5q−）作为相关异常时，*TP53* 突变发生率尤其高。复杂核型相关的不良预后很大程度上由其与 *TP53* 突变的经常共存所引起。具有完整 *TP53* 的复杂核型 MDS 患者与非复杂核型患者相比预后中等，而伴 *TP53* 突变的复杂核型患者预后显著变差。

2. 体细胞突变　MDS 患者中单个基因的获得性突变比染色体核型异常更常见。标准染色体核型技术检测出的染色体异常存在于不超过 50% 的病例中，更高精度、更敏感的检测方法在另外 25% 患者中发现小范围或中性拷贝数异常。然而，采用靶向测序技术可以在超过 80% 的 MDS 患者中发现单个基因的再现性突变，如果采用全基因组测序技术可能在所有患者中发现突变。大部分再现性突变影响单个基因的编码区，使其以及其介导的相关信号通路成为致病驱动因素。到目前为止，MDS 患者中已知超过 50 种再现性突变基因。少数基因突变发生率高（10%～35%），其他基因发生率在 5%～10%。绝大部分再现性突变基因很少见，仅发生于不超过 5%、通常不超过 1% 的病例中。在某些情况下，这些罕见突变基因，如剪接因子 U2AF2 或 SF1，与更常见的突变基因位于同一家族。在其他病例中，不常见突变基因，如 GNAS 和 GNB1，具有各自的分子信号通路，提示克隆性骨髓增生异常是一种可由各种致病机制导致的表现。一些基因，如剪接因子，主要在早期发生突变，通常是优势疾病克隆的一部分。其他基因，如 NRAS 和 SETBP1，往往在疾病晚期获得继发性改变，被认为是在进展阶段出现的可能扩增的亚克隆。

MDS 患者中最常见发生突变的基因类别编码剪接因子蛋白，这些蛋白参与成熟前体 mRNA 链内含子的切除和外显子的连接。MDS 中至少有 8 种再现性突变的剪接因子基因，将近 2/3 的患者携带该基因家族中的一个突变基因。大部分剪接因子突变相互排斥。携带一个剪接因子突变的患者很少携带其他同类突变，提示这些突变互不相容。因此，获得第二剪接因子突变的疾病干细胞不具有选择性优势，而作为第二个突变的结果很可能产生选择性劣势。尽管致病机制可能相似，不同剪接因子基因突变患者临床表型往往差异很大。这部分是因为疾病表现通常是由驱动突变对疾病干细胞分化形成的细胞的影响所决定的。

SF3B1 基因突变见于 20%～30% 的 MDS 患者，是预后良好的体细胞突变。临床上，SF3B1 突变与环状铁粒幼细胞的存在紧密相连。超过 85% 的 RARS 和 RARS-t 患者携带 SF3B1 突变，这些突变也常见于 MDS 其他亚类，如铁粒幼细胞存在时的难治性血细胞减少伴多系发育异常。SRSF2 是第二个最频繁突变的剪接因子，占 10%～15% 的 MDS 和 40% 的 CMML 病例。SRSF2 突变与其他基因的突变共存，如 TET2、ASXL1、CUX1、IDH2 和 STAG2，其中很多都常见于 CMML 患者。SRSF2 突变通常与不良预后有关。U2AF1 是第三种频繁突变的剪接因子，约占 12% 的患者。临床上，U2AF1 突变预后更差，向急性白血病转化的风险更高。Del（20q）患者可能富含 U2AF1 突变。其他 MDS 中可能发生突变的剪接因子包括 ZRSR2、SF1 和 U2AF2。其中大部分都是功能丧失性突变，但很大程度上与其他剪接因子突变互斥，提示这些突变具有共同的致病机制。

3. 表观遗传学调节因子　表观遗传学改变是一种染色质遗传性共价修饰，但不改变 DNA 的碱基序列，对 MDS 进展和其他的恶性肿瘤的发生起到一定的作用。DNA 中胞嘧啶的甲基化代表了一种表观遗传学的修饰，可以在 MDS 中出现失调。异常 DNA 甲基化导致重要肿瘤抑制基因的病理性沉默，因此具有致癌性。引起去甲基化的药物，抑制 DNA 甲基转移酶催化胞嘧啶甲基化，被认为可解除这些肿瘤抑制基因的沉默，提供治疗上的益处。表观遗传学调节因子组成了 MDS 中突变基因的第二大种类。与剪接因子不同，大多数的表观遗传学调节因子基因并不相互排斥而是常常共存。

（1）DNA 甲基化调节基因：现已知几个参与 DNA 甲基化调节的基因在相当一部分 MDS 患者中存在突变。DNMT3A 基因编码 DNA 甲基转移酶从头合成，是 MDS 中唯一容易发生突变的 DNA 甲基转移酶基因。约占 15% 的病例，在 AML、骨髓增殖性肿瘤（MPN），甚至淋巴系统恶性肿瘤中也可见到 DNMT3A 突变。DNMT3A 突变通常见于核型正常的患者，常伴 SF3B1 突变。具有 DNMT3A 突变的 MDS 患者预后欠佳。TET2 也是 MDS 最常见的突变基因之一，占患者的 20%～30%；在 CMML 患者中超过 40%。与 DNMT3A 一样，TET2 突变可见于不同的髓系和淋巴系恶性疾病，以及伴克隆性造血和无血液病患者中。临床上，TET2 突变不是决定 MDS 预后的因素，预后良好、中等或差的报道均有。异柠檬酸脱氢酶基因 1 和 2（IDH1 和 IDH2）的突变与 TET2 的突变是相互排斥的，提示两者存在共同的致病机制。*IDH* 突变常见于 AML 和神经胶质瘤，但罕见于 MDS，仅约占 5%。在 MDS 中 *IDH* 突变的临床意义是混杂的，可能取决于突变的性质。由于 2-HG 的作用似乎是可以逆转的，具有新生活性的突变 IDH 酶的抑制剂为治疗带来了希望。*EZH2* 功能缺失型突变发生于 6% 的 MDS 患者，预后不良，且独立于常规预后评分系统。这主要是因为 *EZH2* 突变与预后不良临床特征如原始细胞比例增加、复杂核型或严重血细胞减少等并没有显著的相关性。*ASXL1* 突变见于 20% 的 MDS 和 40% 的 CMML 患者，这些突变比单独的常见临床评估预测具有更加不良的预后，与其他不同基因如 *SRSF2*、*U2AF1*、*TET2* 和 *NRAS* 中的突变有协同作用。

（2）突变的转录因子基因：MDS 中造血转录因子的突变通常是体细胞突变，但在极个别病例中也存在胚系突变，以遗传性的或自发性先天突变的形式存在。*RUNX1* 突变在 MDS 中最常见，并且与不良预后相关。*RUNX1* 在 10%~15% 的 MDS 中存在突变，与预后不良、白血病进展加速和血小板减少相关。ets- 样转录因子 6（ETV6）突变约在 5% 的 MDS 中存在，是总体生存率缩短和疾病进展的相关独立危险因素。胚系 *GATA2* 突变可引起不同具有重叠特征的先天性综合征，包括骨髓衰竭倾向、MDS 和 AML；*GATA2* 突变是唯一罕见有体细胞突变的。*TP53* 突变存在于约 10% 的 MDS 病例中，独立于其他危险因素，和不良预后显著相关。大多数有 *TP53* 突变的患者存在复杂核型，其他典型的 MDS 基因少有突变。伴有 del（5q）的患者更可能存在 *TP53* 突变，尤其是在有复杂核型的情况下，提示这些异常存在的致病协同作用。

（3）生长因子信号转导通路基因突变：信号转导通路突变通常是相互排斥的，表明某种功能上的重叠，更常见于以单核细胞增生为特征的 CMML 患者。在 MDS 中，这些突变更常见于少数的疾病亚克隆，提示这类突变是在疾病过程的后期才获得的。尽管发生频率低，但信号转导通路突变常

预示疾病转化和更短的总体存活。激活性 *NRAS* 突变在这一类别中最常见，但仅见于 5%~10% 的病例，这些病变与原始细胞过多和血小板减少相关。其他极为罕见但反复出现突变的基因包括 *KRAS*、*BRAF*、*KIT* 和 *CBLB*。*JAK2* 基因 *V617F* 突变见于 3%~5% 的 MDS 患者，与其他信号转导通路突变互排。这一突变似乎对预后没有意义，在 RARS-t 及 MDS/MPN 交界疾病中更常见。

（4）黏连蛋白基因：*RAD21*、*STAG2*、*SMC3* 和 *SMC1A* 是黏连蛋白基因家族中重复出现突变的成员，在约 10% 的 MDS 病例中出现该类突变，可能与预后不良相关。黏连蛋白在一个大复合体中与染色质结合，据报道可保护染色质结构并引导染色体有丝分裂。

（5）其他类型突变基因：几类其他突变基因也反复见于 MDS 中，包括 DNA 修复酶、RNA 解旋酶和 G 蛋白信号转导通路中的一些成员。这一系列在 MDS 中虽重复发生却罕见的突变基因，提示发育异常是共同的终末表现，可由各种不同的致病异常引起，每种异常都有其本身的严重程度、进展风险和临床表现方面的差异。

4. 微环境变化 并非所有 MDS 患者骨髓中见到的异常都是导致疾病发生的克隆性细胞所固有。许多微环境的改变可引起 MDS 特征性造血异常。在很多病例中存在骨髓细胞因子水平的改变。循环单核细胞集落刺激因子（M-CSF）在一些 MDS、AML 和其他恶性血液病患者中表达增加。白细胞介素（IL）-1α 和粒-巨噬细胞集落刺激因子（GM-CSF）水平在大多数患者中检测不到。IL-6、粒细胞集落刺激因子（G-CSF）和促红细胞生成素（EPO）浓度变化不一。肿瘤坏死因子（TNF）浓度与血细胞比容成反比。干细胞因子是一种多系血细胞生成素，在一些患者可见其减少。

肿瘤性克隆可能诱导固有免疫系统的激活。染色体 5q 的 CDR 区域的 miRNA 145 和 146a 缺失，引起 Toll- 白细胞介素受体接头蛋白（TIRAP）和肿瘤受体相关因子（TRAF）6 上调，二者都是 Toll

样受体下游固有免疫转导的成员。Toll 样受体也可能是激活核因子（NF）-κB 的体细胞突变的靶点。髓系来源的抑制性细胞，不同于克隆性病变细胞，参与导致细胞因子所在微环境的变化，并促进异常造血。

适应性免疫系统的失调也有报道。CD40 在单核细胞中表达增加，CD40L 在 T 细胞中表达亦然，推测这是一些非进展期患者造血衰竭的一个致病因素。许多 MDS 患者会表现为寡克隆 T 细胞扩增，伴有 T 细胞受体 Vβ 亚单位偏移，与在再障患者中的所见相似。在免疫抑制疗法有效的患者中，这种 T 细胞的寡克隆性可以纠正。在再障和低增生性 MDS 之间，可能存在相当程度的病理重叠。免疫抑制在两种疾病中都能改善造血，都表现出阵发性睡眠性血红蛋白尿（PNH）克隆，都可存在 MDS 典型的体细胞突变。大颗粒淋巴细胞白血病（LGL）可引起免疫性血细胞减少，大颗粒淋巴细胞可以出现在一些 MDS 和再障患者中。与 MDS 克隆不同，这些淋巴细胞可携带有 *STAT3* 体细胞突变，表现出其克隆特性。

（三）临床表现

MDS 患者的临床表现取决于血细胞异常的程度，通常以贫血为最主要的临床征象，患者常有头晕、乏力、心悸、气短等症状，主诉有面色苍白。如血小板计数明显减少，低于 $20 \times 10^9/L$ 时可有不同程度的出血，但较急性白血病少见，程度也较轻。出血常表现为皮肤出血点及瘀斑、鼻出血、牙龈渗血、育龄期妇女月经过多或淋漓不尽，内脏出血较少见。患者即使白细胞及中性粒细胞减少，但感染，尤其是严重的感染并不常见。此外，肝、脾不大，淋巴结大多无明显肿大，即使肿大，程度也轻。当其发展至向急性白血病转化阶段，则急性白血病的临床表现可逐渐或突然显示，如以发热为特征的各种感染、出血倾向，或原有的出血明显加重，包括内脏出血，如咯血、呕血、黑便、尿血，甚至突发颅内出血而造成偏瘫、意识不清直至昏迷。很多 MDS 患者免疫功能紊乱，包括复发多软骨炎、血管炎和血清阴性的多发性关节炎。这两种疾病几乎同时被诊断，表明病理生理学上具有相关性。

（四）实验室检查

MDS 诊断依赖于多种实验室检测技术的综合使用，其中骨髓细胞形态学和细胞遗传学检测技术是 MDS 诊断的核心。MDS 的主要诊断方法见表 3-4。

表 3-4　骨髓增生异常综合征（MDS）的诊断方法

项目	内容
病史、体检	三系血细胞减少相应症状、体征；化疗 / 放射线、化学毒物接触史；MDS/AML 家族史及其他病史；肝脾淋巴结
排除反应性发育异常	酒精中毒、HIV 感染、巨幼细胞贫血、PNH、LGL、溶血、自身免疫病、甲状腺疾病、肿瘤、药物、化疗、生长因子等
必需的检测项目	
血常规 + 网织红细胞	
血清铁蛋白	
维生素 B_{12}+ 叶酸	
EPO 水平	红细胞输注前检测
外周血涂片	各系血细胞发育异常、原始细胞比例
骨髓涂片	各系血细胞发育异常、原始细胞比例、环形铁粒幼红细胞比例
骨髓病理	细胞增生情况、CD34 原位免疫组化、纤维化
细胞遗传学检测	R 显带或 G 显带核型分析

续表

项目	内容
推荐的检测项目	
荧光原位杂交技术	核型分析失败的患者
骨髓细胞流式细胞术检查	各系血细胞免疫表型
可选的检测项目	
SNP-array	
基因突变检测	检测 DNA 拷贝数异常或单亲二倍体

注：AML：急性髓系白血病；PNH：阵发性睡眠性血红蛋白尿症；LGL：大颗粒淋巴细胞白血病；SNP-array：单核苷酸多态性微阵列

1. 细胞形态学检测　MDS 患者外周血和骨髓的形态学异常分为两类：原始细胞比例增高和细胞发育异常。其中原始细胞可分为 2 型：Ⅰ型为无嗜天青颗粒的原始细胞；Ⅱ型为含有嗜天青颗粒但未出现核旁高尔基区的原始细胞，出现核旁高尔基区者则判断为早幼粒细胞。典型的 MDS 患者，发育异常细胞占相应系列细胞的比例≥10%。拟诊 MDS 患者均应进行骨髓铁染色计数环形铁粒幼红细胞，其定义为幼红细胞胞质内蓝色颗粒在 5 颗以上且围绕核周 1/3 以上者（图 3-3）。怀疑为 MDS 的患者均应接受骨髓病理活检，通常在髂后上棘取骨髓组织，长度不少于 1.5 cm。骨髓病理活检有助于排除其他可能导致血细胞减少的因素或疾病，并提供患者骨髓内细胞增生程度、巨核细胞数量、原始细胞群体、骨髓纤维化及肿瘤骨髓转移等重要信息。怀疑为 MDS 的患者建议进行 Gomori 银染色和原位免疫组化（immunohistochemical，IHC），常用的检测标志包括 CD34、MPO、GPA、CD61、CD42、CD68、CD20 和 CD3。

2. 细胞遗传学检测　怀疑 MDS 的患者均应进行染色体核型检测，通常需分析≥20 个骨髓细胞的中期分裂象，并按照《人类细胞遗传学国际命名体制（ISCN）2013》进行核型描述。40%~60% 的 MDS 患者具有非随机的染色体异常，其中以 -5/5q-、-7/7q-、+8、20q- 和 -Y 最为多见。MDS 患者常见的染色体异常中，部分异常具有特异性诊断价值，包括 -7/7q-、-5/5q-、i（17q）/t（17p）、-13/13q-、11q-、12p-/t（12p）、9q-、idic（X）（q13）、t（11；16）（q23；p13.3）、t（3；21）（q26.2；q22.1）、t（1；3）（p36.3；q21.2）、t（2；11）（p21；q23）、inv（3）（q21；q26.2）和 t（6；9）（p23；q34）。而 +8、20q- 和 -Y 亦可见于再障及其他非克隆性血细胞减少疾病，部分伴有单纯 +8、20q- 或 -Y 的患者免疫抑制治疗有效，且长期随访未出现提示 MDS 的形态学依据。形态学未达到标准（一系或多系细胞发育异常比例＜10%），但同时伴有持续性血细胞减少的患者，如检出具有 MDS 诊断价值的细胞遗传学异常，应诊断为 MDS 不能分类（MDS-U）。应用针对 MDS 常见异常的组套探针进行 FISH 检测，可提高部分 MDS 患者细胞遗传学异常检出率。因此，对疑似 MDS 者，骨髓干抽、无中期分裂象、分裂象质量差或可分析中期分裂象＜20 个时，可进行 FISH 检测，通常探针应包括：

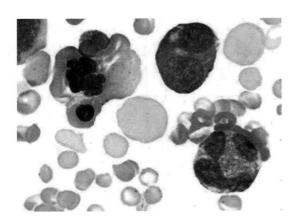

图 3-3　MDS 骨髓象

5q31、CEP7、7q31、CEP8、20q、CEPY 和 p53。

3. 流式细胞术检测　目前尚未发现 MDS 特异性的抗原标志或标志组合，但流式细胞术对于低危 MDS 与非克隆性血细胞减少症的鉴别诊断有应用价值。对于无典型形态和细胞遗传学证据而无法确诊 MDS 的患者，如流式细胞术检测有≥3 个异常抗原标志，提示有 MDS 的可能。

4. 分子遗传学检测　单核苷酸多态性微阵列（SNP-array）等基因芯片技术可以在多数 MDS 患者中检测出 DNA 拷贝数异常和单亲二倍体，从而进一步提高 MDS 患者细胞遗传学异常的检出率。在有条件的单位，SNP-array 可作为常规核型分析的有益补充。随着基因芯片、第二代基因测序等高通量技术的广泛应用，多数 MDS 患者中可检出体细胞性基因突变，常见突变包括 TET2、RUNX1、ASXL1、DNMT3A、EZH2、N-RAS/K-RAS、SF3B1 等。对常见基因突变进行检测对于 MDS 的诊断有潜在的应用价值。

（五）诊断

1. 诊断标准　MDS 诊断需满足两个必要条件和一个确定标准。

（1）必要条件：①持续一系或多系血细胞减少：血红蛋白 < 110 g/L、中性粒细胞绝对计数（ANC）< 1.5×10^9/L、血小板计数 < 100×10^9/L；②排除其他可以导致血细胞减少和发育异常的造血及非造血系统疾患。

（2）确定标准：①发育异常：骨髓涂片中红细胞系、粒细胞系、巨核细胞系中发育异常细胞的比例≥10%；②环状铁粒幼红细胞占有核红细胞比例≥15%；③骨髓涂片中原始细胞达 5%～19%；④常见染色体异常。

（3）辅助标准：①流式细胞术检测结果显示骨髓细胞表型异常，提示红细胞系和（或）髓系存在单克隆细胞群；②遗传学分析提示存在明确的单克隆细胞群；③骨髓和（或）外周血中祖细胞的 CFU（±集簇）形成显著和持久减少。

当患者符合必要条件、未达确定标准（不典型的染色体异常、发育异常细胞 < 10%、原始细胞比例≤4% 等）、存在输血依赖的大细胞性贫血等常见 MDS 临床表现、临床表现高度疑似 MDS 时，应进行 MDS 辅助诊断标准的检测。符合者基本为伴有骨髓功能衰竭的克隆性髓系疾病，此类患者诊断为高度疑似 MDS。若辅助检测未能够进行，或结果呈阴性，则对患者进行随访，或暂时归为意义未明的特发性血细胞减少症（idiopathic cytopenia of undetermined significance，ICUS）。部分 ICUS 可逐渐发展为典型 MDS，因此应严密监测，随访过程中如患者出现典型的细胞遗传学异常，即使仍然缺乏原始细胞增加及细胞发育异常的表现，应诊断为 MDS。

2. 鉴别诊断　MDS 的诊断依赖于骨髓细胞分析中所发现细胞发育异常的形态学表现、原始细胞比例升高和细胞遗传学异常。MDS 的诊断一定程度上仍然是排除性诊断，应首先排除其他可能导致反应性血细胞减少或细胞发育异常的因素或疾病，常见需要与 MDS 鉴别的因素或疾病包括：①维生素 B_{12} 和叶酸缺乏；②接受细胞毒性药物、细胞因子治疗或接触有血液毒性的化学制品或生物制剂等；③慢性病性贫血（感染、非感染性炎症或肿瘤）、慢性肝病、HIV 感染；④自身免疫性血细胞减少、甲状腺功能减退症或其他甲状腺疾病；⑤重金属中毒、过度饮酒；⑥其他可累及造血干细胞的疾病，如再障、原发性骨髓纤维化（尤其需要与伴有纤维化的 MDS 相鉴别）、大颗粒淋巴细胞白血病（LGL）、阵发性睡眠性血红蛋白尿（PNH）、急性白血病［尤其是伴有血细胞发育异常的形态学特点的患者或急性髓系白血病（AML）-M7］及其他先天性或遗传性血液病（如先天性红细胞生成异常性贫血、遗传性铁粒幼细胞性贫血、先天性角化不良、范科尼贫血、先天性中性粒细胞减少症和先天性纯红细胞再生障碍等）。

（六）分型

近年来，MDS 的诊断分型和诊断理念经历了重大的变革。1982 年 FAB（French-American-

British）分型完全依靠形态学标准诊断 MDS，2001 年世界卫生组织（World Health Organization，WHO）在分型标准中纳入染色体的指标，2007 年维也纳会议首次提出多指标诊断 MDS 的思想，2008 年 WHO 对既往分型做了修订，MDS 的诊断理念发生了由单一指标向多指标综合诊断的质的改变，分型也更加合理。2016 年，WHO 对 MDS 的细胞形态学重现性特征细化，并综合染色体、分子生物学变化及临床预后，对 MDS 分类进行了修订。

1. FAB 分型　1982 年 FAB 协作组提出以形态学为基础的 MDS 分型体系（表 3-5），主要根据 MDS 患者外周血和骨髓细胞发育异常的特征，特别是原始细胞比例、环形铁粒幼细胞比例、Auer 小体及外周血单核细胞数量，将 MDS 分为 5 型：难治性贫血（refractory anemia，RA）、环形铁粒幼红细胞性难治性贫血（RA with ringed sideroblasts，RAS）、难治性贫血伴原始细胞增多（RA with excess blasts，RAEB）、难治性贫血伴原始细胞增多转化型（RAEB in transformation，RAEB-t）、慢性粒-单核细胞白血病（chronic myelomonocytic leukemia，CMML）。

表 3-5　骨髓增生异常综合征（MDS）的 FAB 分型体系

FAB 类型	外周血	骨髓
RA	原始细胞 <1%	原始细胞 <5%
RAS	原始细胞 <1%	原始细胞 <5%，环形铁粒幼细胞 > 有核细胞的 15%
RAEB	原始细胞 <5%	原始细胞 5%~20%
RAEB-t	原始细胞 ≥5%	原始细胞 20%~30%，或幼稚粒细胞出现 Auer 小体
CMML	原始细胞 <5%，单核细胞绝对值 >10⁹/L	原始细胞 5%~20%

注：RA：难治性贫血；RAS：环形铁粒幼红细胞性难治性贫血；RAEB：难治性贫血伴原始细胞增多；RAEB-t：RAEB 转化型；CMML：慢性粒-单核细胞白血病

2. WHO（2008）分型　1997 年 WHO 开始修订 MDS 的 FAB 分型方案。2008 年 WHO 推出了修订的 MDS 分型方案（WHO 2008）。目前，WHO 2008 分型已被广泛接受，MDS 患者均应按照 WHO 2008 分型方案进行诊断分类。与 FAB 分型相比，主要包括以下变化：①将诊断 AML 的骨髓原始细胞比例阈值由 30% 降至 20%，将 RAEB-t 亚型并入 AML；②增加了难治性血细胞减少伴单系发育异常的亚型（RCUD）；③将 CMML 划分入 1 个新的髓系肿瘤类别 MDS/骨髓增殖性肿瘤（MPN）；④增加 1 个以 5q- 为分类特征的亚类：伴有单纯 5q- 的 MDS；⑤将伴有多系发育异常的环形铁粒幼细胞（RCMD-RS）归入 RCMD；⑥根据外周血和骨髓的原始细胞比例将 RAEB 分为 RAEB-1 和 RAEB-2。

☞ 拓展阅读 3-1
骨髓增生异常综合征（MDS）2008 年 WHO 修订分型

3. WHO（2016）分型　2016 年，WHO 对 MDS 的细胞形态学重现性特征细化，并综合染色体、分子生物学变化及临床预后，对 MDS 分类进行了再修订（WHO 2016）。新标准中依然肯定了细胞形态学在 MDS 诊断分型中的基石作用，同时也做出许多重要的更新：①取消以血细胞减少系列的名称，代以 MDS 伴相应病态造血、原始细胞和细胞遗传学异常；②骨髓原始细胞比例以全髓有核细胞计，取消既往的"非红系"计算，使得过去符合急性红白血病患者大部分再分类为 MDS-EB；③ del（5q）预后良好，除外单体 7 和 del（7q），再伴有 1 个额外核型异常亦不影响预后；④在原始细胞增多和出现 MDS 典型染色体时，不需要形态学病态造血指标达标即可诊断 MDS；⑤基因突变用于诊断在 2016 版标准中得到了体现，*TP53* 突变或缺失则预后不良，NPM1 和 MLL 阳性提示进展为 AML；⑥ MDS 伴环形铁粒幼红细胞包括伴单系病态造血（SLD）和伴多系病态造血（MLD）两个亚型，环状铁粒幼红细胞≥15% 且有显著红系病态造血者可诊断为 MDS，5%≤环状铁粒幼红细胞＜15%，若出现 *SF3B1* 突变，也可以明确诊断 MDS。

> ☞ 拓展阅读 3-2
> 骨髓增生异常综合征（MDS）2016 年 WHO 分类特点

（七）治疗和预后

1. MDS 预后分组

（1）国际预后评分系统（IPSS）：IPSS 基于 FAB 分型，可评估患者的自然病程。危险度的分级根据以下 3 个因素确定：原始细胞百分比、血细胞减少的程度和骨髓的细胞遗传学特征。

（2）修订的 IPSS（IPSS-R）：2012 年，MDS 预后国际工作组依据 5 个 MDS 数据库，共 7 012 例 MDS 患者的研究结果，对 IPSS 预后评分系统进行了修订，对染色体核型、骨髓原始细胞数和血细胞减少程度进行了细化分组积分。核型分析结果是 IPSS-R 分类最重要的参数，共分为 5 个级别。

（3）基于 WHO 分类的预后评分系统（WPSS）：红细胞输注依赖及铁超负荷不仅导致器官损害，也可直接损害造血系统功能，从而可能影响 MDS 患者的自然病程。2011 年修订的 WPSS 预后评分系统将评分依据中的红细胞输注依赖改为血红蛋白水平，WPSS 作为一个时间连续性的评价系统，可在患者病程中的任何阶段对预后进行评估。

> ☞ 拓展阅读 3-3
> 骨髓增生异常综合征的国际预后积分系统（IPSS）、骨髓增生异常综合征修订国际预后积分系统（IPSS-R）和骨髓增生异常综合征 WHO 分型预后积分系统（WPSS）

2. 治疗　MDS 治疗宜个体化，强调分层治疗，同时结合患者的年龄、体能状况、治疗依从性等进行综合分析，选择治疗方案。MDS 患者可按预后分组系统分为两组：相对低危组（IPSS- 低危组、中危 -1 组，IPSS-R- 极低危组、低危组和中危组，WPSS- 极低危组、低危组和中危组）和相对高危组（IPSS- 中危 -2 组、高危组，IPSS-R- 中危组、高危组和极高危组，WPSS- 高危组和极高危组），对于相对低危组的治疗目标是减轻血细胞减少，常用药物为免疫抑制剂、红细胞刺激因子、来那度胺；而对于相对高危组的治疗目标为延长生存期，包括去甲基化药物及异基因造血干细胞移植。

（1）支持治疗：最主要的目标是提升患者的生活质量，包括输血、EPO、G-CSF 或 GM-CSF 和祛铁治疗。

1）成分输血：一般在血红蛋白＜60 g/L 或伴有明显贫血症状时可给予红细胞输注。患者为老年、机体代偿能力受限、需氧量增加时，可放宽输注指征，血小板计数＜10×10^9/L 或有活动性出血时，应给予血小板输注。

2）造血生长因子：G-CSF/GM-CSF 推荐用于中性粒细胞缺乏且伴有反复或持续性感染的 MDS 患者，输血依赖的相对低危组 MDS 患者可采用 EPO±G-CSF 治疗，治疗前 EPO 水平＜500 U/L 和红细胞输注依赖较轻（每月＜4 U）的 MDS 患者 EPO 治疗反应率更高。

3）去铁治疗：接受输血治疗，特别是红细胞输注依赖患者可出现铁超负荷，并导致输血依赖 MDS 患者的生存期缩短。此外，铁超负荷亦可导致接受异基因造血干细胞移植（allo-HSCT）的MDS患者生存率下降。因此，对于红细胞输注依赖的患者应定期监测血清铁蛋白（SF）水平、累计输血量和器官功能（心、肝、胰腺），评价铁超负荷程度。祛铁治疗可有效降低 SF 水平及器官中的铁含量。SF > 1 000 µg/L 的 MDS 患者可接受祛铁治疗。常用的祛铁药物有去铁胺和地拉罗司等。

（2）免疫调节治疗：常用的免疫调节药物包括沙利度胺（thalidomide）和来那度胺（lenalidomide）等。部分患者接受沙利度胺治疗后可改善红系造血，减轻或脱离输血依赖，然而患者常难以耐受长期应用沙利度胺治疗后出现的神经毒性等不良反应。对于伴有 5q- 的 IPSS- 低危或中危 1 组 MDS患者，如存在输血依赖性贫血且对细胞因子治疗效果不佳，可应用来那度胺治疗，部分患者可减轻或脱离输血依赖，并获得细胞遗传学缓解，生存期延长。来那度胺的常用剂量为 10 mg/d × 21 d，28 d 为 1 个疗程。伴有 5q- 的 MDS 患者，如出现下列情况不建议应用来那度胺：骨髓原始细胞比例 > 5%；复杂染色体异常；IPSS- 中危 2 或高危组；检出 p53 基因突变。

（3）去甲基化药物：常用的去甲基化药物包括5- 阿扎 -2- 脱氧胞苷（decitabine，地西他滨）和5- 阿扎胞苷（azacitidine，AZA）。去甲基化药物可应用于相对高危组 MDS 患者，与支持治疗组相比，去甲基化药物治疗组可降低患者向 AML 进展的风险，改善生存质量。相对低危组 MDS 患者如出现严重血细胞减少和（或）输血依赖，也可应用去甲基化药物治疗，以改善血细胞减少、减轻或脱离输血依赖。

1）地西他滨：推荐剂量为 20 mg/（m² · d）×5 d，28 d 为 1 个疗程。推荐 MDS 患者接受地西他滨治疗 4 ~ 6 个疗程后评价治疗反应，有效患者可持续使用。

2）AZA：推荐用法为 75 mg/（m² · d）× 7 d，皮下注射或静脉输注，28 d 为 1 疗程。接受 AZA 治疗的 MDS 患者，首次获得治疗反应的中位时间为3 个疗程，约 90% 治疗有效的患者在 6 个疗程内获得治疗反应。因此，推荐 MDS 患者接受 AZA 治疗6 个疗程后评价治疗反应，有效患者可持续使用。

（4）化疗：相对高危组尤其是原始细胞比例增高的患者预后较差，化疗是其治疗方式之一，但标准 AML 诱导方案完全缓解率低、缓解时间短，且高龄患者常难以耐受，小剂量阿糖胞苷的缓解率亦仅有 30% 左右。预激方案为小剂量阿糖胞苷（10 mg/m²，每 12 h 一次，皮下注射 14 d）基础上加用 G-CSF，并联合阿克拉霉素或高三尖杉酯碱或去甲氧柔红霉素。预激方案在国内广泛应用于相对高危组 MDS 患者，治疗相对高危组 MDS 患者的完全缓解率可达 40% ~ 60%，且老年或身体机能较差的患者对预激方案的耐受性优于常规 AML 化疗方案。

（5）allo-HSCT：是目前唯一能根治 MDS 的方法，造血干细胞来源包括同胞全相合供者、非血缘供者和单倍型相合血缘供者。

allo-HSCT 的适应证：①年龄 < 65 岁、相对高危组 MDS 患者；②年龄 < 65 岁、伴有严重血细胞减少、经其他治疗无效的中低危患者。拟行 allo-HSCT 的患者，如骨髓原始细胞 ≥ 5%，在等待移植的过程中可应用化疗或联合去甲基化药物桥接allo-HSCT，但不应该耽误移植的进行。

（6）免疫抑制治疗（IST）：即抗胸腺细胞球蛋白单药或联合环孢素治疗，可考虑用于具备下列条件的患者：≤ 60 岁的 IPSS 低危或中危 -1、骨髓原始细胞比例 < 5% 或骨髓增生低下、正常核型或单纯 +8、存在输血依赖、HLA-DR15 或存在 PNH克隆。

（7）其他：雄激素对部分有贫血表现的 MDS患者有促进红系造血作用，是 MDS 治疗的常用辅助治疗药物，包括达那唑、司坦唑醇和十一酸睾酮。接受雄激素治疗的患者应定期检测肝功能。此外有报道，全反式维 A 酸及某些中药成分对MDS 有治疗作用，建议进一步开展临床试验证实。

（八）疗效标准

MDS 国际工作组（International Working Group，IWG）于 2000 年提出国际统一疗效标准，2006 年又进一步修订，使不同临床治疗方案结果间具有可比性。MDS 的治疗反应包括以下四种类型：改变疾病的自然病程、细胞遗传学反应、血液学改善和改善生存质量。

☞ 拓展阅读 3-4

骨髓增生异常综合征（MDS）国际工作组（IWG）疗效标准

（卢英豪）

数字课程学习

⬇ 教学PPT　　　✎ 自测题

第四章

血液肿瘤疾病

关键词

白血病	淋巴瘤	浆细胞肿瘤
骨髓增殖性肿瘤	急性淋巴细胞白血病	急性髓细胞性白血病
免疫学	细胞遗传学	分子生物学
急性早幼粒细胞白血病		*BCR-ABL* 融合基因
霍奇金淋巴瘤	非霍奇金淋巴瘤	Ann
Arbor 分期	国际预后指数	多发性骨髓瘤
M 蛋白	原发性血小板增多症	原发性骨髓纤维化

第一节　血液肿瘤疾病总论

思维导图：

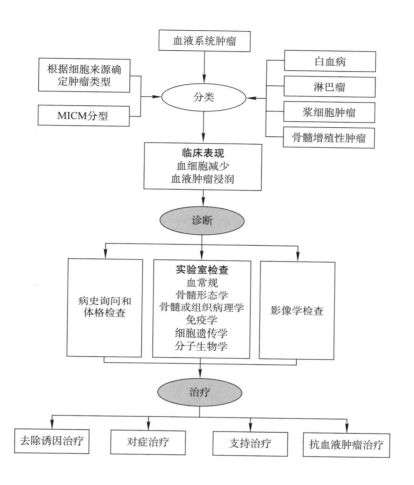

一、概述

（一）定义

血液肿瘤是血液系统疾病中恶性血液病的统称，指发生于造血系统、造血组织和器官的一组肿瘤性疾病，多为造血干细胞恶性克隆性疾病。

（二）来源和分类

WHO 的血液系统肿瘤分类主要依据细胞系来源确定肿瘤类型，在每一类型内，结合临床特点，根据细胞形态学（morphology，m）、免疫学（immunology，i）、细胞遗传学（cytogenetic，c）和分子生物学（molecular biology，m）来确定不同病

种。常见的血液系统恶性肿瘤主要包括白血病、淋巴瘤、浆细胞肿瘤、骨髓增殖性肿瘤等恶性血液疾病。

1. 白血病（leukemia）　是起源于造血干细胞的恶性克隆性疾病，常根据受累的细胞系分为髓细胞性白血病和淋巴细胞白血病两大类，又根据其受累细胞的分化程度和自然病程分为急性白血病和慢性白血病，如急性髓细胞性白血病（acute myelogenous leukemia，AML）和急性淋巴细胞白血病（acute lymphoblastic leukemia，ALL），慢性髓细胞性白血病（chronic myelogenous leukemia，CML）和慢性淋巴细胞白血病（chronic lymphocytic

leukemia，CLL）等。

2. 淋巴瘤（lymphoma）　是一组淋巴细胞恶性增生的高度异质性肿瘤，起源于淋巴结和淋巴组织中的 B、T、NK 细胞，主要分为霍奇金淋巴瘤（Hodgkin's lymphoma，HL）和非霍奇金淋巴瘤（non-Hodgkin's lymphoma，NHL）两大类。

3. 浆细胞肿瘤　是一组克隆性浆细胞或浆细胞样淋巴细胞增生性疾病，主要包括多发性骨髓瘤（multiple myeloma，MM）、孤立性骨浆细胞瘤和髓外浆细胞瘤、华氏巨球蛋白血症（waldenstrom macroglobulinemia，WM）和 POEMS 综合征等。

4. 骨髓增殖性肿瘤（myeloproliferative neoplasm，MPN）　是造血干细胞克隆性增殖所引起的一组肿瘤性疾病，主要包括真性红细胞增多症（polycythemia vera，PV）、原发性血小板增多症（primary thrombocythemia，PT）和原发性骨髓纤维化（primary myelofibrosis，PMF）。

二、临床表现

（一）正常血细胞减少的临床表现

1. 发热　由于白细胞数量减少和 / 或功能缺陷易合并感染，突出表现为发热或伴寒战，发热也可由血液肿瘤疾病本身所致。

2. 出血　血小板数量、质量异常和凝血因子的减少是引起出血的主要原因。多以自发性、广泛性出血为特点，皮肤黏膜出血最常见，凝血机制障碍者主要表现为外伤后出血不止、关节腔出血或深部肌肉血肿。

3. 贫血　由于骨髓红细胞生成受抑或失血等因素造成。贫血是血液肿瘤患者最常见的症状，表现为皮肤黏膜苍白、心慌、气促、头晕、眼花、耳鸣、腹胀、腹泻等重要组织、脏器缺氧的一系列症状。

（二）血液肿瘤浸润的临床表现

浸润为血液肿瘤疾病的特征性表现，最常见的浸润部位依次为骨髓、肝、脾、淋巴结等造血组织，多表现为自发性骨痛或骨骼压痛（尤其是胸骨），出现肝、脾大及淋巴结肿大等。

三、诊断

（一）病史询问和体格检查

血液肿瘤疾病的诊断首先要依靠详细询问现病史、既往史、家族遗传史、危险因素暴露史和详细的体格检查获得重要线索和临床资料。

（二）实验室和影像学检查

实验室和影像学检查分为血液学常规检查、骨髓形态学和骨髓或组织病理学检查、免疫学检查、细胞遗传学检查、分子生物学和影像学检查等与血液肿瘤疾病相关的发病机制和预后风险评估等检查。

四、治疗

（一）去除诱因治疗

对于有害化学物质或药物、电离辐射等接触史的患者或相关高危职业从业者，应加强职业防护并尽量脱离有害环境。加强营养和饮食调整，纠正不良饮食和生活习惯。同时还要注重血液肿瘤患者的心理疏导和心理治疗。

（二）对症治疗

通过补充造血原料、应用造血生长因子、合理应用抗感染药物等综合措施以达到刺激骨髓造血功能、保持正常血液成分和有效控制各种感染的目的。

通过血细胞分离机可以选择性去除异常白细胞、血小板、红细胞和富含异常免疫物质的血浆。

（三）支持治疗

适当输注血液细胞成分和血浆成分以维持机体基本生理功能要求。

（四）抗血液肿瘤治疗

1. 联合化疗　肿瘤的化学治疗（chemotherapy）即化疗，是联合应用多种作用于不同作用机制的细胞毒性药物达到杀灭和治疗肿瘤细胞的目的，是血液肿瘤治疗中的主要方法。

2. 诱导分化治疗　是通过应用非细胞毒性作

用的诱导分化剂如全反式维 A 酸和三氧化二砷等特异性诱导急性早幼粒白血病细胞向成熟细胞分化以达到清除白血病细胞的新手段。诱导分化治疗是血液肿瘤治疗中极具特色的、不同于实体瘤治疗的新途径。

3. 靶向药物治疗　以单克隆抗体和酪氨酸激酶抑制剂为代表的靶向治疗，已成熟应用于淋巴瘤和慢性粒细胞白血病的治疗中，临床缓解率高，疗效肯定。

4. 局部或全身放疗　血液肿瘤细胞主要位于血液、骨髓、肝、脾及淋巴结内，对放射线具有较高的敏感性，利用 γ 线和 X 线等放射治疗手段也可杀灭白血病或淋巴瘤细胞。

5. 手术治疗　适用于血液肿瘤如淋巴瘤病灶局限部位的治疗，如脾淋巴瘤、胃淋巴瘤或肠道淋巴瘤等。

6. 细胞免疫治疗　肿瘤的细胞免疫治疗主要通过调动宿主天然防御机制或给予机体某些外源性生物活性物质来获得抗肿瘤治疗的效应，包括主动免疫治疗和过继免疫治疗，如瘤苗、自体 T 细胞和供者淋巴细胞输注等。

7. 造血干细胞移植　先通过预先应用超大剂量的化疗和放疗最大限度地清除体内残存的肿瘤细胞和摧毁患者原有的免疫和造血功能，再通过植入正常人的造血干细胞，达到移植后重建造血和免疫功能的目的。

（刘华胜）

第二节　急性白血病

诊疗路径：

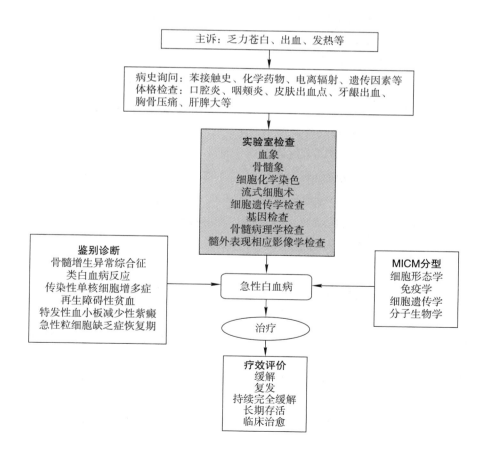

（一）病因和发病机制

急性白血病（acute leukemia）是一类造血干细胞的恶性克隆性疾病。其克隆中的白血病细胞增殖失控、分化障碍、凋亡受阻而停止在细胞发育的不同阶段。在骨髓和其他造血组织中白血病细胞大量增殖蓄积，并浸润其他组织和器官，而使正常造血受抑制。临床以感染、出血、贫血和髓外组织器官浸润为主要表现，病情进展迅速，自然病程仅有数周至数月。一般可根据白血病细胞系列归属分为急性髓细胞性白血病（AML）和急性淋巴细胞白血病（ALL）两大类。

1. 导致白血病的常见病因　尽管目前引发白血病的病因不甚清楚，但相关因素包括：

（1）病毒因素：RNA病毒在鼠、猫、鸡和牛等动物的致白血病作用已经肯定，这类病毒所致的白血病多属于T淋巴细胞白血病。

（2）化学因素：一些化学物质有致白血病的作用。接触苯及其衍生物的人群白血病发生率高于一般人群。亦有亚硝胺类物质、保泰松及其衍生物、氯霉素等诱发白血病的报道。某些抗肿瘤细胞毒药物，如氮芥、环磷酰胺、甲基苄肼、VP16、VM26、乙双吗啉等都有致白血病作用。

（3）物理因素：多项研究发现各种电离辐射如X线、γ线可以引起人类白血病。白血病的发生取决于人体吸收辐射的剂量，整个身体或部分躯体受到中等剂量或大剂量辐射后都可诱发白血病。小剂量辐射能否引起白血病仍不确定。经常接触放射性物质（如钴-60）者白血病发病率明显增加。大剂量放射线诊断和治疗可使白血病发生率增高。日本在广岛原子弹爆炸后白血病的发病率明显增高。

（4）遗传因素：有染色体畸变的人群白血病发病率高于正常人。有研究发现白血病患者第一代家属中白血病患病率比一般人群高2.8～3.0倍，比远亲高2.3倍。

（5）多因素致病：遗传因素的作用较为明确，约5%的急性粒细胞白血病和ALL与遗传因素直接相关，经常累及与基因稳定性和DNA修复有关的基因。但是多数情况下，仅有遗传因素是不足以引起白血病的，不同后天因素的作用与特定的染色体异常共同导致白血病的发生。

2. 急性白血病发病机制　基因重排及突变在白血病发病中起关键作用：目前认为至少有两类基因突变在白血病的发病机制中起重要作用：第一类突变累及酪氨酸激酶，如*FLT3*基因突变、*C-Kit*基因突变及CLL中的*BCR-ABL*融合基因；第二类突变累及造血调控相关转录因子，如急性早幼粒细胞白血病中的*PML/RARα*融合基因、*AML1-ETO*融合基因和*CEBPA*基因突变"多次打击"学说（阶梯式发病机制）。对动物模型的研究提示，上述两类基因突变单独发生时可分别引起慢性粒细胞白血病样或骨髓增生异常综合征样（MDS-like）的造血异常，两者合并作用可导致白血病的发生。总之，遗传学的不稳定性、药物和化学物质及环境因素等都可以成为白血病的发病因素。造血干/祖细胞通过多个步骤获得对致白血病因子的敏感性，白血病的发生是一个多因素、多步骤的过程。形成的白血病干细胞被认为是白血病发生、发展及治疗后复发的根源，具有其特异的性状特征，以及自我更新、增殖和分化等能力。

（二）分类

1975—1976年，法国、美国、英国的7位血液学者在伦敦和巴黎先后观察了大量的血及骨髓标本，讨论并制订了急性白血病分型方案，称为FAB分型。他们将急性白血病分为淋巴细胞型和非淋巴细胞型（髓细胞性白血病），前者可分为L1、L2、L3，后者可分为M1～M6。后又经多次修改及补充，1985年又将急性巨核细胞白血病划为M7，1991年又提出急性髓细胞性白血病未分化型（M0）。FAB分型方法已被国外广泛采用。我国1978年在南宁的全国血液学会议上提出了"关于白血病分型的建议"，同年12月在广州召开的中华内科学会会议上又进行了修改。1986年9月在天津会议上又对急性非淋巴细胞白血病的分型进行了认真地修改补充，以使国内的诊断标准尽可能地与国外的 FAB 分型相吻合。1997 年在美国与欧洲血液病理学学会的联合主持下，来自世界各国的近百名血液病理学与临床血液学专家经过反复讨论后，共同制定了造血组织肿瘤的新 WHO 分类。目前，其他分类体系（Kiel、WF、REAL 及 FAB）的倡导者已一致同意将 WHO 分类作为一种新的国际性标准，用于造血组织肿瘤的诊断。

☞拓展阅读 4-1
2016 版造血与淋巴组织肿瘤 WHO 分类急性白血病分型

☞拓展阅读 4-2
急性白血病 FAB 分型

🔴 图 4-1
急性髓细胞性白血病骨髓象（M1、M2a、M2b、M3、M4、M5、M7）

（三）临床表现

急性白血病的所有临床表现都是由本病的骨髓正常造血衰竭和白血病细胞髓外浸润所引发。起病有急有缓，主要取决于白血病细胞的体内增殖速度和蓄积程度。急骤者表现突发高热、严重出血倾向、骨关节疼痛或全身衰竭等；缓慢者仅有渐进性苍白、疲乏、低热或轻微出血。患者就医前的症状平均约 6 周（可短于 1 周至长达 1 年），一般起病越缓慢的患者，治疗后的缓解时间也越持久。常见临床表现如下。

1. 发热　是白血病最常见的症状之一，表现为不同程度的发热和热型。发热的主要原因是感染，其中以咽峡炎、口腔炎、肛周感染最常见，肺炎、扁桃体炎、牙龈炎等次之，而耳部发炎、肠炎、痈、肾盂肾炎等也可见，严重者可发生败血症、脓毒血症等。发热也可以是急性白血病本身所导致的症状，而不伴有任何感染迹象。

2. 感染　病原体以细菌多见，以革兰氏阴性杆菌、革兰氏阳性球菌为主，少数情况下合并厌氧

菌感染。疾病后期，由于长期粒细胞低于正常和广谱抗生素的使用，真菌感染的可能性逐渐增加。病毒感染虽少见但凶险，须加以注意。

3. 出血　出血部位可遍及全身，以皮肤、牙龈、鼻腔出血最常见，也可有视网膜、耳内出血和颅内、消化道、呼吸道等内脏大出血。女性月经过多也较常见，可以是首发症状。

4. 贫血　多数患者出现贫血症状，而且早期即可出现，少数病例可在确诊前数月或数年先出现骨髓增生异常综合征（MDS）或骨髓增殖性肿瘤（MPN），以后再发展成白血病。患者往往伴有乏力、面色苍白、心悸、气短、下肢水肿等症状。贫血可见于各种类型的白血病患者，老年患者更多见。

5. 骨和关节疼痛　骨和骨膜的白血病浸润可引起骨痛，可为肢体或背部弥漫性疼痛，亦可局限于关节痛，常导致行动困难。逾 1/3 患者有胸骨压痛，此征有助于本病诊断。

6. 肝脾大和淋巴结肿大　以轻、中度肝脾大为多见。ALL 患者比 AML 患者肝脾大的发生率高，起病缓慢者比急性起病者脾大更为常见，程度也更明显。淋巴结肿大在 ALL 患者中也比 AML 患者多见，可累及浅表或深部如纵隔、肠系膜、腹膜后等淋巴结。

7. 中枢神经系统白血病（CNSL）　是急性白血病严重的并发症，常见于 ALL 和 AML 中的 M4 和 M5，但其他类型也可见到。由于常用化疗药物难以透过血脑屏障，因此成为急性白血病治疗的难点。浸润部位多发生在蛛网膜、硬脑膜，其次为脑实质、脉络膜或脑神经。重症者有头痛、呕吐、项强、视乳头水肿，甚至抽搐、昏迷等颅内压增高的典型表现，可类似颅内出血，轻者仅诉轻微头痛、头晕。脑神经（第 Ⅵ、Ⅶ 对脑神经为主）受累可出现视力障碍和面瘫等。

8. 口腔表现　急性白血病患者的口腔表现可由浸润、感染和出血引起，可见到巨舌或齿龈增生，出血与黏膜溃疡也比较常见。口咽部淋巴组

织、扁桃体及唾液腺均可因浸润或炎症而肿大，有时可见继发性口干燥症。

9. 肺部表现　急性白血病患者的肺部表现可由感染、浸润及白细胞淤滞等引起，常可见咳嗽、咳痰、气急、胸痛、呼吸窘迫等症状。

10. 其他组织和器官浸润　ALL 患者的皮肤浸润比 AML 患者少见，但睾丸浸润较多见，睾丸白血病也常出现在缓解期 ALL 患者，表现为单或双侧睾丸的无痛性肿大，质地坚硬、无触痛，是仅次于 CNSL 的白血病髓外复发根源。白血病浸润还可累及肺、胸膜、肾、消化道、心、脑、子宫、卵巢、乳房、腮腺和眼部等各种组织和器官，并表现出相应脏器的功能障碍，但也可无症状表现。

（四）实验室检查

1. 血象　多数急性白血病患者在确诊时会有不同程度的贫血，贫血一般属于正细胞正色素性，少数患者如红白血病或急性白血病治疗后可为大细胞性，个别患者网织红细胞数可增加，甚至可达 10%。白细胞数常增加，多在（30~50）×10⁹/L，少数可高达 100×10⁹/L 以上，1/3 左右的患者白细胞数低于 5.0×10⁹/L。血涂片中可出现数量不等的原始及幼稚细胞，有时还可见到有核红细胞。90% 以上的患者有血小板数减少，极少数患者血小板数可正常，甚至增加。

2. 骨髓象　典型的骨髓象显示有核细胞增生明显或极度活跃，少数可呈增生活跃或减低。骨髓中相应系列的原始或幼稚细胞大量增生，比例明显增加。急性白血病患者骨髓中除各阶段细胞比例有变化外，细胞还应存在质的异常。白血病细胞形态特点有：①胞体大小不均，胞核增大，胞质的量减少；②核形态不规则，常有折叠或分叶，核染色质较正常细胞粗糙及核仁大；③胞核和胞质发育不平衡，通常胞核的发育落后于胞质；④胞质中易见空泡，出现 Auer 小体等。

3. 细胞化学染色　多种细胞化学染色可使血细胞形态学分型的符合率提高，使之更符合急性白血病细胞的生物学特征。

（1）过氧化物酶（POX）染色：POX 是主要存在于中性粒细胞、单核细胞嗜天青颗粒及嗜酸粒细胞特异性颗粒中的一种溶酶体酶。粒细胞中等含量，单核细胞次之，淋巴细胞缺如。

🅔 图 4-2
过氧化物酶染色阳性及阴性

（2）苏丹黑（SB）染色：SB 与 POX 染色意义相同。SB 比 POX 出现早，AML-M1 型 SB 阳性反应比 POX 强。另外，少部分 ALL 的 SB 也可呈阳性反应，但阳性反应弱，阳性反应物的颗粒细小。

（3）特异性酯酶（CE）染色：以萘酚 ASD 氯乙酸为作用物的底物，此酶存在于粒细胞的溶酶体内，单核细胞微量或缺如。AML 的 M1 和 M2a 型的原始及早幼粒细胞一般呈阴性反应，少部分可呈弱阳性反应（+~++），中、晚幼粒细胞及 AML-M3 型的异常粗颗粒早幼粒细胞呈强阳性反应。部分 NK 细胞 CE 呈阳性（>50%），它可作为大颗粒淋巴细胞白血病的诊断依据之一。

（4）非特异性酯酶（AE）染色：此酶存在于粒、单核、巨核及浆细胞的溶酶体内，单核细胞含量比粒细胞多，如用氟化钠则可抑制单核细胞的 AE 活性，而粒细胞 AE 活性不受明显影响。另外，用 α-丁酸萘酯作为底物，可将单核细胞与巨核细胞区别，前者呈阳性反应，后者呈阴性反应。ALL 患者中仅有少数可呈灶性细颗粒型阳性反应。

（5）碱性磷酸酶（ALP）染色：此酶主要存在于成熟中性粒细胞中，组织细胞和吞噬细胞的酶活力也很强，而其他细胞均为阴性。各种粒细胞白血病患者此酶活性显著降低，而类白血病反应、ALL 时此酶活性增高。ALP 染色可鉴别白血病和类白血病反应。

（6）酸性磷酸酶（ACP）染色：ACP 存在于细胞的溶酶体内，其中以原始单核细胞的含量多，原始粒细胞含量极少，原始淋巴细胞含量也少，但急性 T 淋巴细胞白血病（T-ALL）时，此酶的活性会明显增高。

（7）过碘酸－碱性复红（PAS）反应：此染色可显示糖原颗粒。各种血细胞都含有糖原颗粒。原始淋巴细胞多为粗大颗粒或呈小珠、团块状，原始单核细胞为细小颗粒或粉末状弥散分布，原始粒细胞多呈细小颗粒弥散状分布。红白血病时幼稚红细胞多呈阳性反应。阳性程度可高低不一，它的阳性有助于红白血病的诊断。

（8）溶菌酶：正常人血清和尿中有微量溶菌酶。急性单核细胞白血病时血清及尿中溶菌酶含量可明显增高，而急性粒细胞白血病时则轻度增高或正常，ALL时减少或正常。

4. 流式细胞术检查　多参数流式细胞术能快速、客观地定性和定量检测细胞膜、质及核的抗原免疫表达。不仅对白血病分型，而且对白血病细胞的性质、分化发育阶段能作出较客观的判断，白血病免疫残留对治疗及预后判断有指导意义。

（1）T淋巴细胞标记：T淋巴细胞的成熟可分成4个阶段：第一阶段CD7、CD10呈高水平表达，但缺乏CD3。CD45的表达水平较低，CD1a的表达强度逐渐增强，部分细胞可表达CD34，但随着CD1a表达的增强很快消失。第二阶段与第三阶段非常相似，CD45表达水平比第一阶段增强，CD5和CD3呈中等水平表达，而CD7则逐渐减弱，CD1a继续增强并达高峰；此阶段CD4和CD8呈双表达。第四阶段CD45、CD5、CD7和CD3的表达均增强，CD1a逐渐减弱，CD4和CD8呈单阳性。

目前认为CD7、CyCD3同属于检测T-ALL的最敏感指标。但CD7与髓系（AML）有5%~10%的交叉反应，只表达CD7阳性不能诊断T-ALL。CD5与部分B淋巴细胞有交叉反应，CD25为激活的T、B细胞的标记。

（2）B淋巴细胞标记：B淋巴细胞分化发育通常由B祖细胞、前前B细胞向前B细胞、未成熟B细胞，最后向成熟B细胞、浆细胞分化发育。第一阶段的B淋巴细胞表达低水平的CD19、CD22和CD45，而CD10、CD34和TdT高水平表达。第二阶段的B淋巴细胞CD19和CD45的表达水平升高，CD10的表达水平下降，CD34和TdT消失，并开始表达CD20。此阶段胞质IgM阳性。第三阶段的B淋巴细胞CD20和CD45的表达水平达高峰，CD10的表达水平逐渐下降，最后消失。CD5呈一过性阳性，此阶段往往呈CD10和CD5双阳性。FMC7开始表达并很快达到高峰，且一直持续到第四阶段。此阶段出现胞膜IgM阳性。第四阶段的B淋巴细胞CD22的表达增强并出现CD23表达。

B细胞分化抗原CD10、CD19、CD20、CD21和CD22。CD19的反应谱系广，从早前B细胞至前浆细胞，是鉴别全B系的敏感而又特异的标记。CD10为诊断Common-ALL的必需标记，但在少数T细胞和髓系有交叉表达。胞质CD22（CyCD22）先于膜表达，且出现很早，髓系均不表达，证明CyCD22用于检测早期B细胞来源的急性白血病是相当特异而敏感的。浆细胞由成熟B细胞分化而成，失去了SmIg，但胞质有Ig形成，胞质表达CyIg、浆细胞抗原PC-1和PCA-1均阳性。

（3）粒单核细胞标记：第一阶段的骨髓粒细胞表达CD34和HLA-DR，CD13和CD33呈高水平表达，但不表达成熟粒细胞的其他标记如CD11b、CD15和CD16。第二阶段的骨髓粒细胞CD34和HLA-DR消失，CD33有所降低，CD15的表达增强，CD11b仍阴性。第三阶段的骨髓粒细胞CD11b呈中等水平的表达，CD13消失。第四阶段的骨髓粒细胞CD13再次表达并与CD16呈平行性上升，CD33呈轻度下降。第五阶段的骨髓粒细胞抗原表达同外周血粒细胞，CD13、CD16、CD11b和CD45的表达都达到最高水平。骨髓单核细胞的成熟可分为三个阶段。第一个阶段与粒细胞基本相同。第二阶段则不同于粒细胞，其HLA-DR抗原持续存在，CD11b迅速出现并很快达到高峰，CD45呈中等水平的表达，CD13和CD33逐渐升高而CD15仅呈低水平的表达。第三阶段的单核细胞CD45和CD14的表达强度增强。

尚无特定的单克隆抗体（单抗）对某种AML

的白血病细胞呈现特异性反应，粒单核细胞的主要标记有 CD33、CD13、CD14、CD15、CD11、CD64，这些标记在 ALL 无交叉表达（个别除外）。CD33、CD13 反应谱系较广，亦可表达在细胞质中，且十分稳定。CD14 为单核细胞特异的。胞质中 CD13（CyCD13）、CD14（CyCD14）、CD15（CyCD15）表达早于膜表面表达，且特异性更强。髓过氧化物酶（MPO）为髓系所特有。

（4）红细胞标记：骨髓红系统的成熟可分为三个阶段。第一阶段的骨髓红系统 CD45 消失，CD71 表达增强并达到高峰。第二阶段的骨髓红系统 CD71 持续存在，并出现血型糖蛋白和血红蛋白的标记。骨髓红系统的最后发展阶段表现为细胞核消失，CD71 表达下降和网织红细胞中的 RNA 片段的丢失，但血型糖蛋白持续存在。红细胞表面有多种抗原存在，构成独立的血型系统。与红白血病的免疫分型有关的主要是血型糖蛋白 A、H 和 CD71（转铁蛋白受体）。

（5）巨核细胞标记：巨核细胞在分化发育过程中主要表达血小板膜糖蛋白 IIb/IIIa，即 CD41a（IIb/IIIa）、CD41b（IIb）和 CD61（IIIa），CD42b（Ib）出现较晚。CD41$^+$ 和 CD61$^+$ 见于 AML-M7，但血小板黏附于细胞上可造成假阳性。

5. 细胞遗传学检查　有些急性白血病患者细胞染色体核型或数目可正常，有些患者可以正常核型及异常核型同时存在，有的患者可仅为异常核型。染色体异常在急性白血病血液学缓解期间减少或消失，复发时再现或出现新的异常。分子遗传学方法如荧光原位杂交技术（FISH）的发展，弥补了传统的染色体分带技术的某些不足，FISH 能同时检测分裂期、间期细胞某些特异性核苷酸系列，发现一些染色体分带技术不能发现的染色体结构异常；同时还能用于固定的组织、细胞或石蜡切片的检测。

（1）急性淋巴细胞白血病（ALL）细胞遗传学改变：ALL 时可具有特异性核型异常染色体，如 6q-、14q+、t（4；11）、t（9；22）。B-ALL 多

合并 8 号染色体易位，其中以 t（8；14）（q24；q32）最多见，t（5；14）（q31；q32）易位常见于伴嗜酸粒细胞增多的 B 细胞系 ALL，前 B-ALL 有 t（1；19）、t（9；22）等易位，早期前 B-ALL 有 t（4；11）、t（9；22）等易位。T-ALL 常发生 T 细胞受体（TCR）基因重排。7 号染色体长臂（7q32～36）为 TCRβ 基因所在位置，该部位的断裂仅见于 T-ALL，而不发生于 B-ALL。3%～6% 的儿童和 17% 的成人 ALL 存在 t（9；22）（q34；q11）易位，它与慢性粒细胞白血病 Ph 染色体在分子水平上仅有 22 号染色体 bcr 断裂点处 50 kb 的碱基对的异常。Ph 阳性 ALL 多发生于 10 岁以上的患者，其白细胞数较高，易早期发生耐药。ALL 的白血病细胞二倍体或近二倍体非常普遍，其中以染色体 21、6、18、14、4 和 10 二倍体最多见。

📧 图 4-3

ALL 骨髓染色体核型

（2）急性髓细胞性白血病（AML）细胞遗传学改变：AML 核型异常较多，M1 可有 t（9；22）（p34；q11）、t（6；9）（p23；q34）及 -5（del 5q）等。约 90% 有 t（8；21）异常的急性白血病为 M2（尤为 M2b），少部分 M4 也有 t（8；21）异常，使 21 号染色体上 AML1 基因与 8 号染色体上 ETO 基因融合，形成 AML1/ETO 融合基因。t（15；17）（q22；q12）为 M3 特异性染色体，t（15；17）的分子基础为 15 号染色体上 PML 基因和 17 号染色体上 RARα 基因融合产生 PML/RARα 融合基因。少部分 M3 患者存在 t（11；17）（q23；q22）和 t（1；17）（p36；q21）易位，这部分患者往往对全反式维 A 酸反应不佳。约 22% 的 M5 患者发生 11 号染色体长臂染色体畸变、丢失或易位，但以 t（9；11）（p22；q23）最多见。90% 以上 M4EO 患者有 16 号染色体倒位 [inv（16）（p13；q22）]，AML 患者染色体数目异常比 ALL 少见，常为二倍体或近二倍体，最常见的数目异常为 +8、-7。部分 AML 和 MDS 患者也可有 -5（或 5q-）。

图 4-4
t（8；21）AML 骨髓染色体核型

6. 基因检测　现已发现部分急性白血病亚型与某些基因异常密切相关。例如 B-ALL 的 *c-myc* 癌基因与 *IgH*、*Igκ* 或 *Igλ* 基因、*BCR-ABL* 融合基因，T-ALL 的 *TCR* 基因，AML-M2 的 *AML1/ETO* 又称 *MTG8* 融合基因，M3 的 *PML-RARα* 融合基因，M4EO 的 *CBFB/MYH11* 等。基因检测不但为某些分型困难或急性混合型白血病提供诊断依据，且可用于微小残留病的检测。

7. 骨髓病理检测　骨髓病理活检可较全面地了解骨髓造血的情况，可弥补骨髓穿刺局限性的不足，尤其是在骨髓增生极度活跃或增生减低，骨髓脂肪化、纤维化或合并骨髓坏死等情况下更适合做病理检查。骨髓活检病理检查已作为急性白血病诊断中的一个重要指标。骨髓活检不仅可以观察骨髓组织变化和增生情况，还可以准确反映造血细胞的分布及数量，尤其是巨核细胞数量及骨髓基质的变化情况，还可以观察到脂肪组织和造血组织的比例变化，以及基质水肿情况，消除因骨髓涂片取材受局限性增生影响而造成的假阴性判断。

8. 其他检测　其他检测如电子显微镜检测，电镜的分辨能力强，放大倍数大，可观察到细胞内部微细结构的变化，因此对一些难以用光学显微镜来分辨的特殊类型白血病标本可借助于电镜来进行正确分型，如毛细胞白血病的诊断。

（五）诊断和鉴别诊断

1. 急性白血病的诊断　急性白血病精确的诊断分型目前国际上通用的是 MICM 分型，指的是细胞形态学（morphology）、免疫学（immunology）、细胞遗传学（cytogenetics）和分子生物学（molecular biology）分型。

急性髓细胞性白血病的诊断标准参照 WHO（2016）造血和淋巴组织肿瘤分类标准，诊断 AML 的外周血或骨髓原始细胞比例下限为 20%。当患者被证实有克隆性重现性细胞遗传学异常 t（8；

21）（q22；q22）、inv（16）（p13q22）或 t（16；16）（p13；q22）以及 t（15；17）（q22；q12）时，即使原始细胞比例 <20%，也应诊断为 AML。其中急性早幼粒细胞白血病（AML-M3）的诊断要求具有典型的 APL 细胞形态学表现，细胞遗传学检查 t（15；17）阳性或分子生物学检查 *PML-RARα* 阳性者为典型 APL（非典型 APL 显示为少见的 *PLZF-RARα*、*NuMA-RARα*、*NPM-RARα*、*Stat5b-RARα*、*F1P1L1-RARα*、*PRKAR1A-RARα*、*BCOR-RARα* 等分子改变）。ALL 诊断的最低标准应包括细胞形态学、免疫表型检查，以保证诊断的可靠性；骨髓中原始/幼稚淋巴细胞比例 ≥20% 才可以诊断 ALL。

2. 特殊类型白血病的诊断

（1）低增生性急性白血病（hypoplastic acute leukemia）：患者的肝、脾不大，淋巴结一般不肿大。外周血常呈全血细胞减少，可以见到或不能见到原始细胞或幼稚细胞。两次以上不同部位骨髓检查均增生减低，有核细胞少，但原始细胞在 20% 以上。骨髓活体组织检查证实为本病。

（2）慢性粒细胞白血病急性变（chronic myeloid leukemia in blast crisis）：可呈粒变、淋变、红白变、粒 - 单核变、单核变、巨核变等。如果具有下列之一的慢性粒细胞白血病患者可诊断为急性变：①原始粒细胞（Ⅰ、Ⅱ型），原始、幼稚淋巴细胞，或原始、幼稚单核细胞在外周血或骨髓中的比例 ≥20%；②有髓外原始细胞浸润；③骨髓活检提示原始细胞大量聚集或成簇。如果原始细胞明显地呈局灶集聚于骨髓，即使其余部位的骨髓提示为慢性期，仍可诊断为急性变。

图 4-5
慢性粒细胞白血病急粒变骨髓象

（3）浆细胞白血病（plasmacytic leukemia）：临床上呈白血病的临床表现或多发性骨髓瘤的表现。外周血白细胞分类中浆细胞比例 ≥20% 或绝对值 ≥2×10⁹/L。骨髓中浆细胞明显增生，原始、幼稚及成熟浆细胞比例均明显增多，且伴有形态的异常。

（4）成人T淋巴细胞白血病（adult T-cell leukemia）：临床上均发生于成年人，有浅表淋巴结肿大，而无纵隔或胸腺肿瘤。外周血白细胞数常增高，多形核淋巴细胞（花瓣细胞）占10%以上，有成熟T细胞表面标志。血清抗HTLV-1抗体阳性。

图 4-6
成人T淋巴细胞白血病骨髓象

（5）急性嗜碱性粒细胞白血病（basophilic cell leukemia）：是一种主要向嗜碱性粒细胞分化的急性髓系白血病。临床上具有白血病的各种临床表现。外周血中嗜碱性粒细胞明显增多，且可见幼稚嗜碱性粒细胞，可有皮肤累及、器官肿大、溶骨性损害和高组胺血症相关症状。骨髓中可见到大量嗜碱性粒细胞，最特征性的细胞化学反应是甲苯胺蓝异染性阳性。需排除其他原因所致的嗜碱性粒细胞增多，如慢性粒细胞白血病、中毒（铅、汞、铋、锌等）、恶性肿瘤、系统性肥大细胞增多症、色素性荨麻疹、淋巴瘤等。

（6）肥大细胞白血病（mast cell leukemia，MCL）：符合系统性肥大细胞增生症标准，骨髓活检示不典型、不成熟的肥大细胞弥漫性浸润，常为紧压性。骨髓涂片提示肥大细胞≥20%。典型的MCL外周血白细胞中肥大细胞≥10%，罕见类型：外周血白细胞中肥大细胞<10%，常无皮肤病损。临床上具有白血病的各种临床表现（肝、脾大，淋巴结肿大）及肥大细胞释放组胺和其他物质引起的局部和全身变化（皮肤潮红、瘙痒、支气管痉挛、呼吸困难、心悸、低血压、晕厥、休克等）。

图 4-7
肥大细胞白血病骨髓象

（7）大颗粒淋巴细胞白血病（large granular lymphocytic leukemia）：持续性（>6个月）外周血大颗粒淋巴细胞（LGL）增多（绝对值>0.5×

10^9/L）。LGL分为T细胞和NK细胞。大颗粒T细胞白血病流式细胞术检测LGL免疫表型呈CD3$^+$CD8$^+$CD57$^+$CD56$^-$CD28$^-$TCRαβ$^+$。TCR基因重排、Southern blot或染色体核型分析证实LGL为克隆性增殖。临床表现为血细胞减少相关症状和（或）脾大、类风湿关节炎症状等。大颗粒NK细胞白血病免疫表型呈CD3$^-$CD8$^+$CD16$^+$和（或）CD16$^+$/CD56$^+$。

图 4-8
大颗粒淋巴细胞白血病骨髓象

（8）急性未分化型白血病（acute undifferentiated leukemia，AUL）：原始细胞的形态学、细胞化学和免疫表型缺乏任何分化特征。系列特异性抗原如CD3、MPO、CD79a等均阴性，通常也不表达或仅个别表达系列相关性抗原，但常HLA-DR$^+$、CD34$^+$、CD38$^+$，也可TDT$^+$、CD7$^+$。其形态学特点为胞质较丰富，胞质呈灰蓝色或蓝色，无颗粒。胞核多呈圆形或椭圆形，有较明显的核仁，核染色质呈粗颗粒状。

图 4-9
急性未分化型白血病骨髓象

（9）混合表型急性白血病（mixed phenotype acute leukemia）：历史上混合表型急性白血病的名称和定义曾存在混淆。急性双系白血病的名称曾用于含有一个系列以上各自独立的原始细胞组群的白血病。而双表型白血病的名称曾用于含有共表达一系以上抗原的单一原始细胞组群的白血病，而有时后一名称也包括双系白血病。WHO 2016版分型中的混合表型白血病一般是通指这组疾病，包括上述两种情况。混合表型急性白血病不能仅凭形态学诊断，还应结合细胞化学、单抗、染色体核型、电镜以及分子生物学技术（基因重排）等综合分析判断，流式细胞术是确定诊断的首选方法。1994年白血病免疫学特征欧洲协作组（european group of immunological characterization of leukemia，EGIL）

制定了一个新的双表型急性白血病诊断积分系统，1997年与1999年又有所补充。其积分系统见表4-1。WHO 2016版分型对混合表型急性白血病的诊断标准见表4-2。

表4-1 双表型急性白血病诊断积分系统（EGIL）

积分	B 淋巴细胞系	T 淋巴细胞系	髓细胞系
2	CyCD79a CyIgM CyCD22	CyCD3 抗 TcRα/β 抗 TcRγ/δ	抗 MPO
1	CD19、CD10、CD20	CD2、CD5、CD8、CD10	CD117、CD13、CD33、CDw65
0.5	TdT CD24	TdT CD7	CD14、CD15、CD64、CD11b/c

表4-2 混合表型急性白血病 WHO2016 版诊断标准

系列	诊断标准
髓系	髓过氧化物酶阳性（流式细胞术、免疫组化或细胞化学）或单核细胞分化标记（NSE、CD11c、CD14、CD64、溶菌酶至少两种阳性）
T 细胞系	胞质 CD3（CD3ε 链抗体）强表达或膜 CD3 阳性
B 细胞系	CD19 强表达，CD79a、CyCD22、CD10 至少一种阳性；或 CD19 弱表达，CD79a、CyCD22、CD10 至少两种阳性

3. 急性白血病的鉴别诊断

（1）骨髓增生异常综合征（MDS）：临床表现主要为贫血，常伴出血、感染。外周血有一系、两系或全血细胞的减少，可有巨大红细胞、巨大血小板、有核红细胞等病态造血表现。其中 RAEB 型可有骨髓象原始细胞的增多，但 <20%。

（2）类白血病反应：严重的感染可出现类白血病反应，白细胞计数明显增多。但可找到感染病灶，抗感染治疗有效。一般无贫血和血小板计数减少。骨髓检查无异常增多的原始细胞，碱性磷酸酶活力显著增高。

（3）传染性单核细胞增多症：可有发热、咽喉炎、淋巴结肿大，外周血淋巴细胞显著增多并出现异常淋巴细胞，但本病病程短，可自愈，异形淋巴细胞与原始细胞不同，嗜异性凝集试验阳性，EB 病毒抗体阳性。

（4）再生障碍性贫血：主要表现为贫血、出血、感染，但罕有肝、脾大及淋巴结肿大，血象表现为全血细胞减少，骨髓象示骨髓增生不良，无明显病态造血。

（5）特异性血小板减少性紫癜：主要表现为皮肤瘀点、瘀斑，但一般不伴感染，血象表现为血小板计数明显减少，红细胞计数、白细胞计数一般正常。骨髓象表现为巨核细胞数目增多或正常，伴成熟障碍，抗血小板抗体阳性。

（6）急性粒细胞缺乏症恢复期：在药物或某些感染引起的粒细胞缺乏症的恢复期，骨髓中早幼粒细胞明显增加。但该症多有明确病因，血小板正常，早幼粒细胞中无奥氏小体。短期内骨髓成熟粒细胞恢复正常。

（六）治疗和预后

1. 支持治疗 是白血病化疗的基础和重要保障。

（1）血制品的预防性输注：为了减少血制品输注的不良反应和并发症，应采用成分输血。一般血红蛋白 ≤80 g/L 或患者有明显贫血症状时应输注红细胞，血小板计数过低时需输注单采血小板，维持血小板计数 >10×10⁹/L，但急性早幼粒细胞白血病（APL）例外，APL 患者在凝血异常纠正前应维持血小板计数在 50×10⁹/L 以上，一般不主张进行白细胞输注。对有可能进行 SCT 的患者应将巨细胞病毒（CMV）筛查作为常规，接受氟达拉滨或造血干细胞移植患者血制品输注应常规在输注前辐照。

（2）高白细胞的处理：当白细胞计数 >100×10⁹/L 时称高白细胞性急性白血病。这些患者可采用白细胞单采术去除白细胞，但高白细胞性 APL 则不宜采用。

（3）肿瘤溶解综合征的预防：白细胞计数 >

$100 \times 10^9/L$ 的 AL 患者易出现以高尿酸血症、高钙血症、高磷血症和低钾血症为特征的急性肿瘤溶解综合征（ATLS），其基本预防措施是水化碱化和口服别嘌呤醇，密切监测血尿酸和电解质。

（4）感染的防治：患者个人卫生和病房的环境卫生非常重要，现并不推荐常规进行细菌、真菌和病毒的预防性给药。尽管 G-CSF 可缩短中性粒细胞减少、发热和住院的时间，但也并不推荐作为常规使用。治疗后中性粒细胞减少期发热患者必须给予经验性抗生素，然后进行可疑感染灶的病原菌培养并据此结果改用针对性治疗。

2. 非急性早幼粒细胞白血病（AML）的治疗

AML 诊断时可根据《成人急性髓细胞性白血病（非急性早幼粒细胞白血病）中国诊疗指南（2017年版）》进行危险度分层，根据危险度分层选择治疗方案，预后危险度分级（表 4-3）。

表 4-3　急性髓细胞性白血病（AML）患者的预后危险度分级

预后等级	细胞遗传学	分子遗传学
预后良好	inv（16）（p13q22）或 t（16；16）（p13；q22） t（8；21）（q22；q22）	NPM1 突变但不伴有 FLT3-ITD 突变 CEBPA 双突变
预后中等	正常核型 t（9；11）（p22；q23） 其他异常	inv（16）（p13q22）　或 t（16；16）（p13；q22）伴有 C-Kit 突变 t（8；21）（q22；q22）伴有 C-Kit 突变
预后不良	单体核型 复杂核型（≥3 种），不伴有 t（8；21）（q22；q22）、inv（16）（p13q22）或 t（16；16）（p13；q22）或 t（15；17）（q22；q12） -5 -7 5q- -17 或 abn（17p） 11q 23 染色体易位，除外 t（9；11） inv（3）（q21q26.2）或 t（3；3）（q21；q26.2） t（6；9）（p23；q34） t（9；22）（q34.1；q11.2）	TP53 突变 RUNX1（AML1）突变 ASXL1 突变 FLT3-ITD 突变

（1）诱导缓解治疗

1）常规的诱导缓解方案：标准剂量阿糖胞苷（Ara-C）100～200 mg/（m²·d）×7 d 联合去甲氧柔红霉素（IDA）12 mg/（m²·d）×3 d 或柔红霉素（DNR）60～90 mg/（m²·d）×3 d。IDA 和 DNR 的用量可以根据患者的情况，按照上述化疗药物推荐剂量范围进行调整。

2）含中大剂量 Ara-C 的诱导治疗方案：①蒽环类药物（包括 IDA、DNR 等）联合中大剂量 Ara-C：蒽环类药物为 3 d 用药，剂量同下述化疗药物推荐使用剂量；Ara-C 用量为 1.0～2.0 g/m²，每 12 h 1 次，第 1、3、5 天或第 1～5 天。②含中剂量 Ara-C 的 HAD 方案：高三尖杉酯碱（HHT）2 mg/（m²·d）×7 d，DNR 40 mg/（m²·d）×3 d，Ara-C 前 4 天为 100 mg/（m²·d），第 5、6、7 天为 1.0～1.5 g/m²，每 12 h 1 次。③其他诱导方案：HA+蒽环类药物组成的方案，如 HAA［HA+阿克拉霉素（Acla）］、HAD（HA+DNR）方案等。HA 为 HHT（或三尖杉酯碱）联合标准剂量 Ara-C 的方案。

3）诱导治疗后监测：诱导治疗过程中建议在骨髓抑制期（停化疗后第 7 ~ 14 天）、恢复期（停化疗后第 21 ~ 28 天）复查骨髓。根据骨髓抑制期、恢复期的骨髓情况进行治疗调整。

（2）完全缓解后的治疗选择

1）预后良好组：①多疗程的大剂量 Ara-C：大剂量 Ara-C（3 g/m²，每 12 h 1 次，6 个剂量），3 ~ 4 个疗程，单药应用。②其他缓解后治疗方案：a. 中大剂量 Ara-C（1 ~ 2 g/m²，每 12 h 1 次，6 个剂量）为基础的方案：与蒽环/蒽醌类、氟达拉滨等联合应用，2 ~ 3 个疗程后行标准剂量化疗，总的缓解后化疗周期≥4 个疗程。b. 2 ~ 3 个疗程中大剂量 Ara-C 为基础的方案巩固，继而行自体造血干细胞移植（auto-HSCT）。c. 标准剂量化疗（Ara-C 联合蒽环/蒽醌类、HHT、鬼臼类等），总的缓解后化疗周期≥6 个疗程或标准剂量化疗巩固 3 ~ 4 个疗程后行 auto-HSCT。

2）预后中等组：①异基因造血干细胞移植（allo-HSCT）：寻找供者期间行 1 ~ 2 个疗程的中大剂量 Ara-C 为基础的化疗或标准剂量化疗。②多疗程的大剂量 Ara-C：大剂量 Ara-C（3 g/m²，每 12 h 1 次，6 个剂量），3 ~ 4 个疗程，单药应用。③2 ~ 3 个疗程中大剂量 Ara-C 为基础的巩固治疗后行 auto-HSCT。④其他巩固治疗方案：a. 中大剂量 Ara-C（1 ~ 2 g/m²，每 12 h 1 次，6 个剂量）为基础的方案：与蒽环/蒽醌类等药物联合应用，2 ~ 3 个疗程后行标准剂量化疗，总的缓解后化疗周期≥4 个疗程。b. 标准剂量化疗（Ara-C 联合蒽环/蒽醌类、HHT、鬼臼类等），总的缓解后化疗周期≥6 个疗程或标准剂量化疗巩固 3 ~ 4 个疗程后行造血干细胞移植。

3）预后不良组：①尽早行 allo-HSCT。寻找供者期间行 1 ~ 2 个疗程的中大剂量 Ara-C 为基础的化疗或标准剂量化疗。②无条件移植者予大剂量 Ara-C（3 g/m²，每 12 h 1 次，6 个剂量），3 ~ 4 个疗程，单药应用。③其他巩固治疗方案：a. 2 ~ 3 个疗程的中大剂量 Ara-C 为基础的化疗，或标准剂

量化疗巩固治疗，继而行 auto-HSCT。b. 标准剂量化疗巩固治疗（≥6 个疗程）。

（3）AML 患者中枢神经系统白血病（CNSL）的诊断、预防和治疗：AML 患者 CNSL 的发生率远低于 ALL 患者，为 3% 以下。参考美国国立综合癌症网络（NCCN）的意见，在诊断时对无症状的患者不建议行腰椎穿刺（腰穿）检查。有头痛、精神错乱、感觉改变的患者应先行放射学检查（CT/MRI），排除神经系统出血或肿块。这些症状也可能是由于白细胞淤滞引起，可通过白细胞分离等降低白细胞计数的措施解决。若体征不清楚、无颅内出血的证据，可在纠正出凝血紊乱和血小板支持的情况下行腰椎穿刺术。脑脊液中发现白血病细胞者，应在全身化疗的同时鞘内注射（鞘注）Ara-C（40 ~ 50 mg/次）和（或）甲氨蝶呤（MTX，5 ~ 15 mg/次）+ 地塞米松（5 ~ 10 mg/次）。若症状持续存在，脑脊液无异常，应复查。已达 CR 的患者，尤其是治疗前白细胞计数≥40×10⁹/L 或单核细胞白血病（M4 和 M5）、t（8；21）/AML1-ETO、inv（16）白血病患者，建议至少行腰椎穿刺术、鞘注 1 次，以进行 CNSL 筛查。

🄔视频 4-1

腰椎穿刺术

（4）年龄≥60 岁的 AML 患者

1）适合接受强烈化疗的患者诱导治疗：根据年龄、PS 评分及合并基础疾病判断患者为适合接受强烈化疗：治疗前应尽量获得遗传学检测结果，根据患者的预后可以分为两种情况。

A. 没有不良预后因素（预后不良遗传学异常、前期血液病病史、治疗相关 AML）：对于治疗前没有获得遗传学结果的患者，治疗原则可以参照没有不良预后因素的情况。①标准剂量化疗：标准剂量 Ara-C［100 mg/（m²·d）×7 d］联合 IDA［8 ~ 12 mg/（m²·d）］或 DNR［40 ~ 60 mg/（m²·d）］或 Mitox［6 ~ 8 mg/（m²·d）］1 ~ 2 个疗程。②低强度化疗方案。

B. 具有不良预后因素（预后不良遗传学异常、前期血液病病史、治疗相关 AML）①低强度化疗：地西他滨［20 mg/（m² · d），5～10 d］；小剂量化疗 ± G-CSF（如小剂量 Ara-C 为基础的 CAG、CHG、CMG 等方案。C：Ara-C；A：Acla；H：HHT；M：Mitox）；地西他滨联合小剂量化疗等。②标准剂量化疗：标准剂量 Ara-C［100 mg/（m² · d）×7 d］联合 IDA［8～12 mg/（m² · d）］、DNR［40～60 mg/（m² · d）］或 Mitox［6～8 mg/（m² · d）］1～2 个疗程。

2）不适合标准剂量化疗的患者的诱导治疗：①低强度化疗：地西他滨［20 mg/（m² · d），5～10 d］，地西他滨联合小剂量化疗；②小剂量化疗 ± G-CSF（如小剂量 Ara-C 为基础的 CAG、CHG、CMG 等方案），小剂量 Ara-C（20 mg，每日2 次，连用 10 d，4～6 周为 1 个疗程）。

3）完全缓解后的治疗选择：①标准剂量Ara-C［75～100 mg/（m² · d）×5～7 d］为基础的方案巩固强化。可与蒽环或蒽醌类（IDA、DNR 或Mitox 等）、HHT、鬼臼类等联合。总的缓解后化疗周期 4～6 个疗程。②年龄＜70 岁，一般状况良好、重要脏器功能基本正常、伴有预后不良因素、有合适供者的患者，可进行非清髓预处理的 allo-HSCT。③去甲基化药物（如地西他滨）治疗，直至疾病进展。

3. 急性早幼粒细胞白血病（APL）的治疗
APL 的预后危险度分层标准是：诱导治疗前外周血白细胞计数≤10×10⁹/L，低危组血小板计数＞40×10⁹/L，中危组血小板计数≤40×10⁹/L。目前常常把低危组和中危组放在一起作为低危组，治疗策略相同。高危组：诱导前外周血白细胞计数＞10×10⁹/L。

（1）诱导治疗：按危险度（白细胞和血小板计数）分层。

1）低/中危组：方案包括① ATRA+ 柔红霉素（DNR）或去甲氧柔红霉素（IDA）；② ATRA+ 亚砷酸或口服砷剂 + 蒽环类药物；③ ATRA+ 亚砷酸或口服砷剂双诱导治疗。

2）高危组：方案包括① ATRA+ 亚砷酸或口服砷剂 + 蒽环类药物；② ATRA+ 蒽环类药物；③ ATRA+ 蒽环类药物 ± 阿糖胞苷（Ara-C）。

3）诱导阶段评估：ATRA 的诱导分化作用可以维持较长时间，在诱导治疗后较早行骨髓评价可能不能反映实际情况。因此，骨髓评价一般在第4～6 周、血细胞计数恢复后进行，此时，细胞遗传学一般正常。分子学反应一般在巩固 2 个疗程后判断。

（2）缓解后巩固治疗：建议根据危险分层进行治疗。

1）ATRA 联合蒽环类药物达到 CR 者。

A. 低/中危组：ATRA+ 蒽环类药物 ×3 d，共2 个疗程。

B. 高危组：ATRA+ 亚砷酸 + 蒽环类药物 ×3 d+Ara-C 150 mg/（m² · d）×7 d，共 2～4 个疗程。ATRA+ 高三尖杉酯碱（HHT）2 mg/（m² · d）×3 d+Ara-C 1 g/m² 每 12 h 1 次 ×3 d，1～2 个疗程。以上方案 ATRA 用法为 20 mg/（m² · d）×14 d。

2）ATRA+ 亚砷酸或口服砷剂达到 CR 者

A. ATRA+ 亚砷酸 ×28 d，共巩固治疗 6～8个疗程或 ATRA+ 亚砷酸 ×14 d，共巩固治疗12～16 个疗程。

B. 以蒽环类为主的化疗：蒽环类药物 ×3 d+Ara-C 100 mg/（m² · d）×5 d，共 3 个疗程。

C. 亚砷酸 0.15 mg/（kg · d），每周 5 d，共 4 周，间隔 4 周，共 4 个循环周期；ATRA 45 mg/（m² · d），共 14 d，间隔 14 d，共 7 个循环周期，结束治疗。巩固治疗结束后进行患者骨髓细胞融合基因的定性或定量 PCR 检测。融合基因阴性者进入维持治疗；融合基因阳性者 4 周内复查，复查阴性者进入维持治疗，复查阳性者按复发处理。

（3）维持治疗：建议根据危险分层进行治疗。

1）低/中危组

A. ATRA：20 mg/（m² · d）×14 d，间歇 14 d（第 1 个月）；亚砷酸 0.16 mg/（kg · d）×14 d，间歇 14 d 后同等剂量再用 14 d（第 2～3 个月）或亚

砷酸 0.16 mg/（kg·d）×28 d（第 2 个月）；完成 5 个循环周期。

B. ATRA：20 mg/（m²·d）×14 d，间歇 14 d（第 1 个月）；口服砷剂 60 mg/（kg·d）×14 d，间歇 14 d 后同等剂量再用 14 d（第 2~3 个月）；完成 8 个循环周期（2 年）。

2）高危组

A. ATRA：20 mg/（m²·d）×14 d，间歇 14 d（第 1 个月）；亚砷酸 0.16 mg/（kg·d）×14 d，间歇 14 d 后同等剂量再用 14 d（第 2~3 个月）或亚砷酸 0.16 mg/（kg·d）×28 d（第 2 个月）；甲氨蝶呤（MTX）15 mg/m²，每周 1 次，共 4 次或 6-巯基嘌呤（6-MP）50 mg/（m²·d）共 2~4 周（第 3 个月）；完成 5 个循环周期。

B. ATRA：20 mg/（m²·d）×14 d，间歇 14 d（第 1 个月）；口服砷剂 60 mg/（kg·d）×14 d，间歇 14 d 后同等剂量再用 14 d（第 2~3 个月）；完成 8 个循环周期（2 年），2 年内每 3 个月应用 PCR 检测融合基因。融合基因持续阴性者继续维持治疗；融合基因阳性者 4 周内复查，复查阴性者继续维持治疗，确实阳性者按复发处理。

（4）APL 患者 CNSL 的预防及治疗：中低危组：应进行 2~4 次预防性鞘内注射；高危组或复发患者，因发生 CNSL 的风险增加，对这些患者应进行 6 次预防性鞘内注射治疗。对已诊断 CNSL 患者可连续鞘内给药及予以大剂量 MTX 或 Ara-C 治疗。

4. 急性淋巴细胞白血病（ALL）的治疗 患者一经确诊后应尽快开始治疗，治疗应根据疾病分型采用合适的治疗方案、策略。以下患者予以预治疗，以防止肿瘤溶解综合征的发生：确诊 Burkitt 淋巴瘤/白血病（BL）的患者；ALL（Ph 阴性或 Ph 阳性）患者，若白细胞计数 > 50×10⁹/L，或者肝、脾大及淋巴结肿大明显，或有发生肿瘤溶解特征。预治疗方案：糖皮质激素（如泼尼松、地塞米松等）口服或静脉给药，连续 3~5 d。可以和环磷酰胺（CTX）联合应用［200 mg/（m²·d），静脉滴注，连续 3~5 d］。急性淋巴细胞白血病诊断时可

根据中国成人急性淋巴细胞白血病诊断与治疗指南（2016 年版）进行危险度分层，根据危险度分层指导治疗，危险度分组指标分级（表 4-4）。

（1）Ph 阴性 ALL 的治疗

1）诱导缓解治疗：治疗原则如下。①年龄 < 40 岁的患者：临床试验或多药联合化疗（优先选择儿童特点方案）；②年龄 < 60 岁者，可以入组临床试验，或采用多药联合化疗；③年龄 ≥ 60 岁者，可以入组临床试验，或采用多药化疗（不强调门冬酰胺酶的应用），或糖皮质激素诱导治疗。临床试验：如常规的、前瞻性系统治疗方案；CD20 阳性的 ALL 患者可以采用化疗联合抗 CD20 的单克隆抗体治疗方案；其他有科学依据的探索性研究方案等。

具体治疗方案组合：一般以 4 周方案为基础。至少应予长春新碱（VCR）或长春地辛、蒽环/蒽醌类药物［如柔红霉素（DNR）、去甲氧柔红霉素（IDA）、阿霉素、米托蒽醌等］、糖皮质激素（如泼尼松、地塞米松等）为基础的方案（VDP）诱导治疗。推荐采用 VDP 方案联合 CTX 和左旋门冬酰胺酶（L-Asp）或培门冬酶组成的 VDCLP 方案，鼓励开展临床研究。也可以采用 Hyper-CVAD 方案。

2）缓解后巩固治疗：为减少复发、提高生存率，诱导治疗结束后应尽快开始缓解后的巩固强化治疗（诱导缓解治疗和缓解后治疗不要有过长的间歇期）。应根据患者的危险度分组情况判断是否需要行 allo-HSCT，需行 allo-HSCT 者积极寻找供者。治疗原则如下。①年龄 < 40 岁的患者：a. 继续多药联合化疗［尤其是微小残留病灶（MRD）阴性者］；b. allo-HSCT（尤其是 MRD 阳性、高白细胞计数或伴预后不良细胞遗传学异常的 B-ALL、T-ALL 患者）。②年龄 < 60 岁者，继续多药联合化疗（尤其是 MRD 阴性者）；或考虑 allo-HSCT（尤其是 MRD 阳性、高白细胞计数或伴预后不良细胞遗传学异常的 B-ALL、T-ALL 患者）。③年龄 ≥ 60 岁或不适合强烈治疗者（高龄、体能状态较差、严

表4-4　成人急性淋巴细胞白血病（ALL）预后危险度分组指标

指标	预后好	预后差	
		B-ALL	T-ALL
诊断时白细胞计数（×10⁹/L）	< 30	> 30	> 100（？）
诊断时免疫表型	胸腺 T	早期前 B（CD10-） 前体 B（CD10-）	早期前 T（CD1a-，sCD3-） 成熟 T（CD1a-，sCD3+）
遗传学或基因表达谱	TEL-AML1（？）HOX11 过表达（？）NOTCH1（？）9p 缺失（？）超二倍体（？）	t（9；22）/BCR-ABL t（4；11）/ALL1-AF4 t（1；19）/E2A-PBX（？）复杂异常（？） 低亚二倍体 / 近四倍体（？）	HOX11L2 过表达（？） CALM-AF4 过表达（？） 复杂异常（？） 低亚二倍体 / 近四倍体（？）
治疗反应			
泼尼松反应	好（？）	差（？）	
达 CR 的时间	早期	较晚（> 3～4 周）	
CR 后 MRD	阴性 / < 10⁻⁴	阳性 / > 10⁻⁴	
年龄	< 25 岁，< 35 岁	> 35 岁，> 55 岁，> 70 岁	
其他因素	依从性、耐受性及多药耐药、药物代谢基因的多态性等		

注：CR：完全缓解；MRD：微小残留病灶；"？"：可能有意义，但尚未达成共识

重脏器并发症等）可考虑继续化疗。

缓解后强烈的巩固治疗可清除残存的白血病细胞、提高疗效，但是巩固治疗方案在不同的研究组、不同的人群并不相同。一般应给予多疗程的治疗，药物组合包括诱导治疗使用的药物（如长春碱类药物、蒽环类药物、糖皮质激素等）、HD-MTX、Ara-C、6- 巯嘌呤、门冬酰胺酶等。因此，缓解后治疗可以有 1～2 个疗程再诱导方案，2～4 个疗程 HD-MTX、Ara-C、L-Asp 的方案。在整个治疗过程中应强调参考儿童 ALL 方案的设计，强调非骨髓抑制性药物（包括糖皮质激素、长春碱类、L-Asp）的应用，具体包括：①一般应含有 HD-MTX 方案。MTX 1～3 g/m²（T-ALL 可以用到 5 g/m²）。应用 HD-MTX 时应争取进行血清 MTX 浓度监测，注意甲酰四氢叶酸钙的解救，至血清 MTX 浓度 < 0.1 μmol/L（或 < 0.25 μmol/L）时结合临床情况可停止解救。②应含有 Ara-C 为基础的方案。Ara-C 可以为标准剂量、分段应用（如 CTX、Ara-C、6-MP 为基础的方案），或中大剂量 Ara-C 为基础的方案。③可以继续应用含 L-Asp 的方案（或培门冬酶）。④缓解后 6 个月左右参考诱导治疗方案给予再诱导强化 1 次。⑤干细胞移植的问题：考虑 allo-HSCT 的患者应在一定的巩固强化治疗后尽快移植。无合适供者的高危组患者（尤其是 MRD 持续阴性者）、标危组患者（MRD 阴性者）可以考虑在充分的巩固强化治疗后进行 AHSCT。AHSCT 后的患者应继续给予一定的维持治疗。无移植条件的患者、持续属于低危组的患者按计划巩固强化治疗。

3）维持治疗：ALL 患者强调维持治疗，维持治疗的基本方案：6-MP 60～75 mg/m² 每日 1 次，MTX 15～20 mg/m² 每周 1 次。注意：6-MP 晚上用药效果较好。可以用硫鸟嘌呤替代 6-MP。维持治疗期间应注意监测血常规和肝功能，调整用药剂

量。ALL 的维持治疗既可以在完成巩固强化治疗之后单独连续进行，也可与强化巩固方案交替序贯进行。自获得 CR 后总的治疗周期至少 2 年。维持治疗期间应尽量保证每 3~6 个月复查 1 次。

（2）Ph 阳性 ALL 的治疗

1）诱导缓解治疗：①临床试验。②多药化疗 + 酪氨酸激酶抑制剂（TKI）治疗。诱导治疗与一般 Ph 阴性 ALL 一样，建议给予 VCR 或长春地辛、蒽环 / 蒽醌类药物、糖皮质激素为基础的方案（VDP）诱导治疗；鼓励进行临床研究。一旦融合基因（PCR 方法）或染色体核型 /FISH 证实为 Ph/BCR-ABL 阳性 ALL，则进入 Ph 阳性 ALL 治疗序列，可以不再应用 L-Asp。自确诊之日起即可以加用（或酌情于第 8 或 15 天开始）TKI，推荐用药剂量：伊马替尼 400~600 mg/d、达沙替尼 100~140 mg/d，优先推荐 TKI 持续应用。若粒细胞缺乏持续时间较长（超过 1 周）、出现感染发热等并发症时，可以临时停用 TKI，以减少患者的风险。

2）缓解后巩固治疗：Ph 阳性 ALL 的缓解后治疗原则上参考 Ph 阴性 ALL，但可以不再使用 L-Asp。TKI 优先推荐持续应用，至维持治疗结束（无条件应用 TKI 的患者按一般 ALL 的治疗方案进行）。有合适供者的患者可以选择 allo-HSCT，移植后可以用 TKI 维持。无合适供者的患者，按计划继续多药化疗联合 TKI。无合适供者、BCR-ABL 融合基因转阴性者（尤其是 3~6 个月内转阴性者），可以考虑 AHSCT，移植后予 TKI 维持。应定期监测 BCR-ABL 融合基因水平，CNSL 的预防治疗参考一般 ALL 患者。

3）维持治疗：可以应用 TKI 治疗者，用 TKI 为基础的维持治疗（可以联合 VCR、糖皮质激素或 6-MP、MTX，或联合干扰素），至 CR 后至少 2 年。不能坚持 TKI 治疗者，采用干扰素维持治疗，300 万 U/ 次，隔日 1 次［可以联合 VCR、糖皮质激素和（或）6-MP、MTX］，缓解后至少治疗 2 年。或参考 Ph 阴性 ALL 进行维持治疗。维持治疗期间应尽量保证每 3~6 个月复查 1 次骨髓象、融合基因（BCR-ABL）定量和（或）流式细胞术 MRD。

4）老年 Ph 阳性 ALL（≥60 岁）的治疗：老年 Ph 阳性 ALL 的治疗原则上参考老年 Ph 阴性 ALL，同时联合 TKI。TKI 优先推荐持续应用，至维持治疗结束。

诱导缓解治疗：①临床试验；② TKI+ 糖皮质激素；③ TKI+ 多药化疗。

CR 后的治疗：继续 TKI+ 糖皮质激素，或 TKI+ 化疗巩固。之后参考非老年患者的维持治疗方案进行维持治疗。

（3）ALL 患者 CNSL 的预防：任何类型的成人 ALL 均应强调 CNSL 的早期预防。预防措施可以包括：①鞘内化疗；②放疗；③大剂量全身化疗；④多种措施联合。

鞘内化疗：诱导治疗过程中没有 CNS 症状者可以在血细胞计数达安全水平（血小板计数 >50×10⁹/L）后行腰椎穿刺、鞘内注射。鞘内注射主要用药包括地塞米松、MTX、Ara-C。常用剂量为 MTX 10~15 mg/ 次 或 MTX+Ara-c（30~50 mg/ 次）+ 地塞米松三联（或两联）用药。巩固强化治疗中也应进行积极的 CNSL 预防，主要是腰椎穿刺、鞘内注射（一般应 6 次以上，高危组患者可 12 次以上），鞘内注射频率一般每周不超过 2 次。

5. 急性白血病的新药治疗　近年新的生物技术，如 Micoarray 基因表达谱系分析、蛋白质组学、药物基因组学等在临床中的应用，可使白血病的诊断、分型和预后分组更加精细，指导药物的选择。近年来陆续有急性白血病治疗新药进入临床或临床试验。

ALL 治疗的新药有：单克隆抗体，如抗 CD20 抗体美罗华（rituximab）和抗 CD52 单抗 alemtuzumab；化疗药物，如 clofarabine、nelarabine、forodesine、trimetrexate 和 aminopterin 等；脂质体包裹药物，如脂质体长春新碱和柔红霉素等。博舒替尼为第二代 TKIs，是一种强效 Src 和 ABL 激酶双重抑制剂，既能抑制多种人肿瘤细胞中 Src 蛋白的自主磷酸化，具有高效的抗增殖活性，还可抑制细胞的增殖和存活，对 *Y253F*、*E255K* 和 *D276G* 等突变体有效，但对 *T315I* 突变体无效。普纳替尼是第三代 TKIs，对目前检测到的伊马替尼耐药基因突变（包括 T315I）均有效。CAR-T 细胞治疗作为一种新的肿瘤免疫治疗方法，在成人难治复发 ALL 的治疗上取得显著的临床效果。CAR-T 细胞是通过基因修饰后获得靶抗原单克隆抗体单链可变区的 T 细胞，通过抗原抗体结合的原理，特异性识别肿瘤细胞表面的抗原，从而靶向杀死肿瘤细胞，是目前有望攻克血液系统恶性肿瘤的有效治疗方法。

☞ 拓展阅读 4-3

ALL 新药治疗

AML 治疗的新药有：单克隆抗体，如抗 CD33 单抗；多药耐药抑制剂，如 PSC-388；法尼基转移酶抑制剂，如 zarnestra 等；组氨酸去乙酰化酶抑制剂；抗血管新生剂，如 SU5416；凋亡抑制剂，如 BCL2 反义寡核苷酸。新型 FLT-3 激酶抑制剂 lestaurtinib（CEP701）作为 AML 挽救治疗措施现正进行临床评估。具有 FLT-3 激活突变的患者给予化疗联合 CEP701 较单纯化疗具有更好的治疗反应，PKCA12 是另一种 FLT-3 激酶抑制剂，联合柔红霉素、阿糖胞苷治疗年龄≤60 岁初诊 AML 患者获得了更高的 CR 率。Tipifamib（R115777）是一种法尼基转移酶抑制剂，其联合化疗已成为 AML 和高危 MDS 一线治疗方案。吉妥珠单抗奥佐米星（GO）是人源化抗 CD33 单克隆抗体与细胞毒药物卡齐霉素形成的免疫交联物，高表达 CD33 的细胞对 GO 更加敏感。对 CBF-AML 患者应用 GO 组较未用 GO 组 5 年生存率更高。

☞ 拓展阅读 4-4

AML 新药治疗

6. 急性白血病疗效国内标准

（1）缓解标准

1）完全缓解（CR）：①骨髓象：原粒细胞 Ⅰ 型 + Ⅱ 型（原单 + 幼单或原淋 + 幼淋）比例≤5%，红细胞及巨核细胞正常。②血象：男性血红蛋白 ≥100 g/L，女性及儿童血红蛋白≥90 g/L，中性粒细胞绝对值≥1.5×10⁹/L，血小板计数≥100× 10⁹/L，外周血分类中无白血病细胞。③临床：无白血病细胞浸润所致的症状和体征，生活正常或接近正常。

2）部分缓解（PR）：骨髓象：原粒细胞 Ⅰ 型 + Ⅱ 型比例＞5% 且≤20%；或临床、血象 2 项中有 1 项未达上述标准者。

3）未缓解（NR）：骨髓象、血象及临床 3 项均未达上述标准者。

（2）复发标准：有下列三者之一者称为复发。①骨髓原粒细胞（原单、幼单、原淋 + 幼淋）占比为 5%～20%，经过抗白血病治疗一个疗程仍未达骨髓完全缓解者；②骨髓原粒细胞（原单、幼单、原淋）占比＞20% 者；③骨髓外白血病细胞浸润者。

（3）持续 CR：CR 之日起，其间无白血病复发达 3～5 年者。

（4）长期存活：白血病自确诊之日起，存活时间≥5 年者。

（5）临床治愈：指停止化学治疗 5 年或无病生存达 10 年者。

7. 急性白血病的预后　影响急性白血病患者预后的因素包括年龄、白血病细胞负荷及患者的一般状况等。AML 患者的不良预后因素包括：年龄≥60 岁、此前有 MDS 或 MPN 病史、治疗相关性/继发性髓系白血病、高白细胞计数（≥100×10⁹/L）、合并 CNSL、伴有预后差的染色体核型或分子遗传学标志、诱导化疗 2 个疗程未达 CR。影响 ALL 患者预后的因素有：初诊时血小板数、初诊时 LDH、获得 CR 的时间、细胞遗传学特征［t（9；22）、t（8；11）、t（4；11）等预后不良］、染色体数量改变等。急性白血病诊断时可根据《成人急性髓细胞性白血病（非急性早幼粒细胞白血病）中国诊疗指南（2017 年版）》及《中国成人急性淋巴细胞白血病诊断与治疗指南（2016 年版）》进行危险度分级。

☞典型病例 4-1
慢性粒细胞白血病

☞典型病例 4-2
急性白血病

（甄长青　王　欣）

第三节　慢性白血病

诊疗路径：

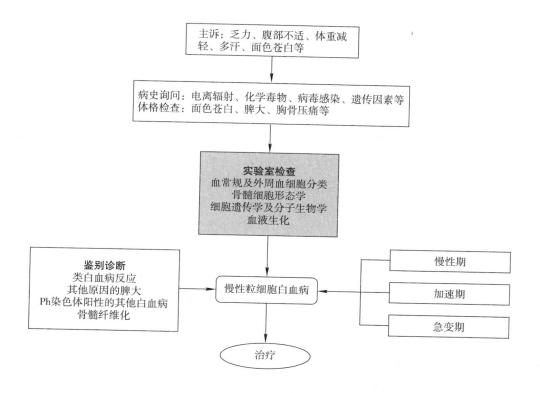

主诉：乏力、腹部不适、体重减轻、多汗、面色苍白等

病史询问：电离辐射、化学毒物、病毒感染、遗传因素等
体格检查：面色苍白、脾大、胸骨压痛等

实验室检查
血常规及外周血细胞分类
骨髓细胞形态学
细胞遗传学及分子生物学
血液生化

鉴别诊断
类白血病反应
其他原因的脾大
Ph染色体阳性的其他白血病
骨髓纤维化

慢性粒细胞白血病

慢性期

加速期

急变期

治疗

一、慢性粒细胞白血病

慢性髓细胞性白血病（chronic myelogenous leukemia，CML）又称为慢性粒细胞白血病（chronic granulocytic leukemia），是起源于多能干细胞的恶性增殖性疾病，其临床特征为贫血，血中粒细胞极度增多并出现未成熟粒细胞，嗜碱性粒细胞增多，常伴有血小板增多和脾大。

1960 年，Nowell 和 Hungerford 发现并报道患有脾大、严重贫血、外周血中存在大量白细胞的两位患者的染色体有明显的长臂缺失，这种异常很快被证实并命名为费城染色体。Rowley 利用显带技术分析染色体精细结构，发现染色体上明显丢失的染色体物质是 9 号和 22 号染色体相互易位的一部分。易位使得 9 号染色体上的原癌基因 ABL 与 22 号染色体片段上的断裂点丛集区域（BCR）融合，这一发现为分子病因学研究及靶向治疗奠定了基础。

CML 占成人白血病的 15%～25%，全球年发病率（1～2）/10 万，年龄校正后男性年发病率约 2.0/10 万，女性约 1.1/10 万。世界上此病的发病率的高低差异约为 2 倍，发病率最低的国家为瑞典和中国。我国流行病学调查显示全国 CML 的年发病率为 0.39/10 万。CML 可发病于各年龄段，以中老年为多，我国较西方国家更年轻化，中位发病年龄为 45～50 岁，而西方国家中位发病年龄为 67 岁。

根据临床表现和实验室检查，可将 CML 分为慢性期（chronic phase，CP）、加速期（accelerating phase，AP）和急变期（blastic phase，BP）。在酪氨酸激酶抑制剂（tyrosine kinase inhibitors，TKI）问世之前，本病的自然病程是克隆性演化，进入加速期和（或）快速进展期，类似急性白血病，并且是难治性的。

（一）病因和发病机制

CML 的病因尚不清楚，与电离辐射、化学物质和病毒等因素有关，此外，遗传因素也与发病有关。与可比人群的预期频率相比，暴露在很高剂量电离辐射中，可增加 CML 的发生率。在因广岛、长崎原子弹爆炸而受到辐射的日本人，患有强直性脊柱炎接受脊柱放射治疗的英国人及患有宫颈癌接受放疗的患者，罹患 CML（以及急性白血病）的频率显著高于非暴露对照人群，证实放射线是发病的重要因素之一。CML 是起源于多能造血干细胞的克隆性疾病，Ph 染色体是其特征性细胞遗传学标志，其实质是 9 号染色体长臂上 c-ABL 原癌基因易位至 22 号染色体长臂的断裂点丛集区（BCR），形成 BCR-ABL 融合基因，其编码的糖蛋白 p210、p190 或 p230 具有极强的酪氨酸激酶活性，可以对细胞蛋白酪氨酸残基产生磷酸化，引起多种信号通路转导异常，引发如黏附功能异常、有丝分裂原激酶活化和凋亡抑制等，最终导致 CML 发生。在粒系、红系、巨核系及 B 淋巴细胞系均可以发现 ph 染色体，体细胞、骨髓成纤维细胞及 T 淋巴细胞未发现有 ph 染色体，表明 CML 是造血干细胞突变所致的克隆性疾病。

图 4-10
t（9；22）易位示意图

（二）临床表现

70% 的患者在诊断时有临床症状，最常见的主诉包括易疲劳、乏力、体力下降、厌食、腹部不适、早饱、体重减轻、多汗。这些症状是不典型的，而且患者临床表现不一，起病缓慢，缺乏特异性。体格检查可发现面色苍白和脾大，脾大程度不一，质地坚实，如有脾周围炎可有触痛或摩擦感；如发生脾梗死则腹痛剧烈并放射至左肩。脾大程度与患者病情、病程尤其是白细胞数密切相关，治疗后白细胞数量下降时，脾可以缩小至正常，但疾病进展会再度增大。约 40% 患者有肝大，但不如脾大常见；有胸骨压痛，尤其是胸骨中下段压痛。

少见的症状包括类似甲亢的显著高代谢症状（盗汗、怕热、体重减轻）、急性痛风性关节炎（可能部分与高尿酸血症相关）、阴茎异常勃起、耳鸣或外周血白细胞极度增高所致的白细胞淤积性麻木感、血管加压素敏感尿崩症、高组胺血症相关的荨麻疹性痤疮；还可出现急性发热性中性粒细胞皮肤病（Sweet 综合征），指（趾）坏死也是一种罕见的副肿瘤事件。

20 岁以下的 CML 患者以白细胞计数增高及由此引起的症状和体征为常见的临床表现，诊断时白细胞计数常常是成年人的 2 倍，血液中原始细胞、早幼粒细胞和幼粒细胞比例明显高于成年 CML 患者。

CML 慢性期一般 1～4 年，无有效治疗时疾病逐渐进入加速期、急变期。进入加速期后患者常有不明原因的发热、虚弱、食欲缺乏、体重下降，淋巴结肿大、骨骼疼痛及贫血和出血，脾大与白细胞计数不成比例。传统的治疗药物如羟基脲不能逆转病情进展，或原来治疗有效的药物无效。加速期可维持数月，在有效治疗后部分患者可以回到慢性期。治疗无效则进展到急变期，临床表现酷似急性白血病。多数急性变为急粒变，约 20% 为急淋变，偶有单核细胞、巨核细胞和红细胞等类型的急性变。急变患者预后极差，往往在数月内死亡。

（三）实验室检查

1. 血常规及外周血细胞形态　可根据血细胞

计数和血涂片检查的结果做出 CML 初步诊断。白细胞总数明显增高，几乎总是高于 $25 \times 10^9/L$，至少一半患者白细胞总数 $> 100 \times 10^9/L$，不治疗患者白细胞总数进行性增高；极少数患者可有显著的白细胞计数周期性波动，范围可达一个数量级，周期间隔约 60 天。外周血分类中特征性的表现为粒细胞显著增多，可见各阶段粒细胞，以中性中幼、晚幼和杆状核粒细胞居多，原始细胞一般为 1%～3%，不超过 10%。嗜酸、嗜碱性粒细胞增多。疾病早期血小板计数多在正常水平，部分患者增多。90% 以上患者外周血中性粒细胞碱性磷酸酶（NAP）活性降低或呈阴性反应，反映粒细胞形态正常而功能缺陷。治疗有效时 NAP 活性可以恢复，疾病复发时又下降，合并细菌感染时可略升高，这区别于类白血病反应。

CML 患者诊断时的淋巴细胞总数绝对值增加，这是由于辅助性 T 细胞和抑制性 T 细胞的平衡增加所致，B 淋巴细胞不增加。

2. 骨髓细胞形态学　骨髓增生常明显至极度活跃，以粒细胞增生为主，粒红比例在 10:1～30:1，红细胞生成通常减少，巨核细胞数量正常或增加，晚期减少；嗜酸性粒细胞和嗜碱性粒细胞可增高。慢性期原始粒细胞不超过 10%，加速期可达到 10%～20%，急变期则超过 20%。部分晚期患者可伴有骨髓纤维化。

🌐 图 4-11
CML 骨髓象　　●

3. 细胞遗传学及分子生物学　细胞遗传学检查是确诊 CML 的重要依据。通过染色体 G 显带技术发现，超过 90% 的临床症状和实验室检查符合 CML 诊断标准的患者，骨髓及外周血有核细胞含有费城染色体（22q-），荧光原位杂交发现几乎所有患者存在 t（9；22）（q34；q11）（BCR-ABL）。约 70% 的慢性期患者细胞中有经典的费城染色体，其余 20% 的患者还伴有 Y 染色体缺失 [t（Ph），-Y]；一个额外的 C 组染色体异常通

常是 8 号 [t（Ph），+8]；或者 22q- 但没有 9q+ [t（Ph），22q-]；或者 t（Ph）附加另一稳定易位或另一次克隆。没有发现这些细胞遗传学变化对慢性期的病程有影响。约有 10% 的 60 岁以上的健康男性有 Y 染色体缺失。约 5% 的 CML 病例的费城染色体易位发生变异，涉及复杂重排（三条染色体），除了 Y 染色体外每条染色体都可以受累，此外还有少数的隐匿费城染色体或隐匿易位。

在一小部分临床上类似 CML 疾病的患者中，细胞遗传学研究不能发现经典、变异或隐匿费城染色体，荧光原位杂交技术（FISH）可以检测到 22 号染色体的断裂点丛集区，几乎所有 CML 患者有 22 号染色体长臂异常（BCR 重排）。有 BCR 重排的费城染色体阴性的 CML 细胞可表达 p210，这类患者的病程与费城染色体阳性的 CML 患者相似。

实时定量 PCR（聚合酶链反应）查 BCR-ABL 融合基因灵敏度高达 $1/10^6$，可用来监测患者造血干细胞移植后的残余病灶或疾病的复发，也可用来随访经酪氨酸激酶抑制剂治疗后常规细胞遗传学和 FISH 检测为费城染色体阴性的患者。不同实验室标化后 BCR-ABL 融合基因的水平可以相互比较。BCR-ABL 衍生的融合蛋白的相对分子质量大小因 BCR 断裂点位置不同而不同，主要产生的是相对分子质量 210 000 的融合蛋白（p210），少部分患者产生相对分子质量 230 000 的融合蛋白（p230）和相对分子质量 190 000 的融合蛋白（p190）。部分对酪氨酸激酶抑制剂耐药的患者常发生 ABL 基因的突变，由于突变位点不同，预后差异很大。

4. 血液生化　未经治疗的 CML 患者尿酸产生增加，出现高尿酸血症和高尿酸尿症。如果采取强烈治疗导致细胞快速裂解，增多的嘌呤排泄负荷可产生尿酸沉积，造成尿路阻塞。CML 患者常形成泌尿系尿酸结石。

CML 患者血清维生素 B_{12} 的平均水平比健康人高 10 倍以上。在未治疗患者中，这种增高与白细胞总数成正比；而治疗后维生素 B_{12} 水平会下降，但即使治疗后白细胞计数降至正常值，维生素 B_{12}

通常仍然会维持在较高水平。

CML 患者血清乳酸脱氢酶（LDH）水平升高，血清和尿中溶菌酶水平增高是单核细胞比例增高白血病的特征，不是 CML 的特征；CML 患者的血清胆固醇浓度降低。

（四）诊断与鉴别诊断

1. 诊断　根据临床脾大、白细胞计数异常增高，NAP 积分降低或为零分，ph 染色体和（或）BCR-ABL 基因阳性可做出诊断。对于临床上符合 CML 而 ph 染色体阴性者，应进一步做 FISH 或实时定量 PCR 检测 BCR-ABL 融合基因。

2. CML 分期

（1）慢性期：无临床症状或有乏力、低热、多汗、体重减轻和脾大；白细胞计数增多，主要为中性中幼、晚幼和杆状粒细胞，原始细胞 $< 10\%$；嗜酸性和嗜碱性粒细胞增多，可有少量幼红细胞；骨髓增生活跃，以粒系为主，中晚幼粒细胞和杆状核粒细胞增多，原始细胞 $< 10\%$；未达到加速期或急变期诊断标准。

（2）加速期：具有下列情况之一者可考虑。①在血或骨髓中，原始细胞占 $10\% \sim 19\%$；②在外周血中，嗜碱性粒细胞 $\geq 20\%$；③与治疗无关的血小板计数持续减少（ $< 100 \times 10^9/L$ ）或治疗无反应的血小板计数增加（ $> 100 \times 10^9/L$ ）；④治疗无反应的脾进行性大或白细胞计数进行性增多；⑤细胞遗传学提示克隆演变。

（3）急变期：如具有下列情况之一即可诊断。①在外周血和骨髓中，原始细胞 $\geq 20\%$；②骨髓活检证实有大的原始细胞聚集的集落；③髓外原始细胞浸润。

3. 鉴别诊断

（1）类白血病反应：是由于严重感染、恶性肿瘤、急性溶血、急性失血、创伤等原因导致的外周血白细胞异常升高，计数可高达 $50 \times 10^9/L$。在升高的白细胞中以中性粒细胞为主，血涂片上也可见幼粒细胞。但类白血病反应有原发病的病因和临床表现，原发病控制后，类白血病反应亦随之消失；

血小板计数和血红蛋白大多正常，脾大不如 CML 者显著，嗜酸性和嗜碱性粒细胞不增多。NAP 积分升高或正常。Ph 染色体和 BCR-ABL 融合基因阴性是与 CML 的根本区别。

（2）其他原因的脾大：血吸虫病肝病、慢性疟疾、黑热病、肝硬化、脾功能亢进等均有脾大。但各病均有原发病的特点，血象及骨髓象无 CML 的白细胞异常增高的改变，Ph 染色体和 BCR-ABL 融合基因阴性。

（3）Ph 染色体阳性的其他白血病：Ph 染色体虽为 CML 标记染色体，但在其他类型的急性白血病中也可出现，主要为成人 B-ALL 和少部分 AML，当 CML 急性变时需要注意与急性白血病鉴别。

（4）骨髓纤维化：原发性骨髓纤维化脾大显著，外周血白细胞增多，并出现幼粒细胞，NAP 积分增高，幼红细胞持续出现在外周血中，可见泪滴样红细胞，Ph 染色体和 BCR-ABL 融合基因阴性。多部位骨髓穿刺干抽，骨髓活检网状纤维染色阳性。

（五）治疗

CML 的治疗目标是尽快达到完全细胞学反应以及更深的分子学反应，提高患者的生活质量，达到无治疗缓解或功能性治愈。

1. 高尿酸血症　和高尿酸尿症是 CML 初诊时或复发时较常见的症状。是否需要治疗高尿酸血症，视治疗前升高的血清尿酸浓度、白细胞计数、脾大小和计划中的化疗剂量而定。如果有明显的细胞溶解的高风险，应在化疗前口服降低血尿酸的药物，充分碱化和水化。

2. 初始降细胞治疗

（1）白细胞清除术：只能暂时控制 CML，很少用于 CML 慢性期的治疗。它仅用于两类患者：快速降低高白细胞患者的白细胞数量，可逆转白细胞淤滞的症状和体征（如缺氧、耳鸣、视乳头水肿、阴茎异常勃起）；CML 孕妇在怀孕初期，当治疗给胎儿带来较高风险时，或在某些患者的整个孕期，进行白细胞清除而不需要其他治疗便可控制病情。白细胞清除术降低了肿瘤细胞的负荷从而减轻了患者治疗诱导的肿瘤细胞溶解、尿酸的产生和排泄。对于非妊娠的高白细胞患者，白细胞清除最好与羟基脲联合应用，以确保最快、最好地降低白细胞数量。

（2）羟基脲：根据白细胞计数高低，羟基脲1~6 g/d 口服，可用于起始的选择性治疗。白细胞计数极高的患者紧急治疗可能需要更高的剂量。羟基脲的剂量应随着白细胞总数降低而减少，如果白细胞计数 $< 5 \times 10^9/L$，应暂停使用。羟基脲与伊马替尼联合使用时，一旦观察到患者对伊马替尼治疗有血液学反应，羟基脲应逐渐减量至停药。

（3）阿拉格雷：能直接降低巨核细胞数量，导致血小板计数快速下降，可用于血小板计数升高的CML 患者，尤其是接受伊马替尼治疗后仍有显著血小板增多的 CML 患者。

3. 酪氨酸激酶抑制治疗 临床上常用的酪氨酸激酶抑制剂（TKIs）类药物为甲磺酸伊马替尼（一代）、尼洛替尼和达沙替尼（二代）。甲磺酸伊马替尼（IM）是一种低相对分子质量 2- 苯胺嘧啶复合物，可通过阻断 ATP 结合位点选择性抑制 BCR-ABL 蛋白的酪氨酸激酶活性，抑制慢性粒细胞白血病细胞的增殖。CML 慢性期患者推荐的首选剂量为 IM 400 mg/d，治疗期间应定期监测血液学、细胞及分子遗传学反应，进行治疗反应评估，随时调整治疗方案。TKIs 治疗 CML 反应标准（表 4-5）。

IM 治疗 3 个月，BCR-ABL 分子学水平 > 10%

的患者预后差，要了解患者服药的依从性，检测有无 ABL 激酶区突变及其突变类型，及时更换为二代 TKIs，越早换药获益越多。IM 不耐受的患者应及时更换二代 TKIs。

目前国内可供选择的二代 TKIs 有尼洛替尼和达沙替尼。在接受 IM 治疗的 CML 患者中，约15% 对治疗不敏感或耐药。BCR-ABL 融合基因突变是影响 IM 疗效的主要原因。达沙替尼为 SRC 和ABL 激酶双重抑制剂，其作用为 IM 的 300 倍以上，尼洛替尼是更特异的 ABL 激酶抑制剂，可以逆转伊马替尼耐药（包括绝大多数 ABL 激酶区突变耐药，但两者对 T315I 均无效），用于治疗伊马替尼耐药或不耐受的 CML 患者，对 CML 加速期和急变期也具有一定的疗效，但疗效短暂。

伯舒替尼和伯纳替尼是三代 TKI，对 BCR-ABL1 激酶区突变的标准伊马替尼剂量耐药的 CML患者有较好的疗效。伯舒替尼对 F317L、Y253H、和 F359C/I/V 突变的 CML 有效，伯纳替尼对多种突变导致的尼洛替尼或达沙替尼耐药的 CML 有效，尤其对 T315I 突变的 CML 有效。

☞ 拓展阅读 4-5
ABL1 突变的类型与 TKIs 选择

☞ 拓展阅读 4-6
CML 慢性期初始治疗 TKIs 选择

TKIs 的临床使用，使 CML 成为可控、可治愈的疾病，有望达到无治疗缓解，即功能性治愈。

表 4-5 TKIs 治疗反应程度的标准

反应	程度
血液学反应	白细胞计数 $< 10 \times 10^9/L$，血小板计数 $< 450 \times 10^9/L$，血液中没有未成熟髓细胞，所有与白血病相关的体征和症状消失（包括可触及的脾大）持续至少 4 周
主要细胞遗传学反应	根据细胞遗传学分析有 Ph 染色体的阳性细胞数占比 < 35%
完全细胞遗传学反应	根据细胞遗传学分析无 Ph 染色体的阳性细胞
主要分子学反应	外周血细胞 BCR-ABL/ABL 比例 ≤ 0.1%（PCR 信号较平均基准值下降 3 log 值）
深层次完全分子学反应	通常用巢式 RT-PCR 测不出血细胞 BCR-ABL 水平

4. **异基因造血干细胞移植**　20 世纪 90 年代，异基因造血干细胞移植（allo-HSCT）为 CML 一线治疗方法，也是唯一有望治愈 CML 的方法。随着 TKIs 药物的问世，使 allo-HSCT 的一线治疗地位受到挑战。目前 allo-HSCT 常作为挽救治疗手段，即 CML 慢性期接受 TKIs 治疗不佳或出现 *T315I* 突变的患者、疾病进展至加速期或急变期的患者。

5. **干扰素 -α**　在 TKIs 问世之前，干扰素 -α（IFN-α）常作为治疗 CML 的首选药物。IFN-α 诱导的完全细胞遗传学反应仅有 13%，但对治疗有反应者的 10 年生存率大约为 70%。对 IFN-α 的细胞遗传学反应稳定且持久，大约 50% 的完全反应者能够长期存活。使用 IFN-α 常见的不良反应包括疲劳、低热、体重下降、肝功能异常、血液学变化和神经精神症状。大多数研究显示，高剂量 IFN-α 与低剂量 IFN-α 相比（每天 500 万 U/m² *vs.* 每天 300 万 /m²，每周 5 次）没有给患者带来更大益处。聚乙二醇干扰素 -α 半衰期较长，每周只需注射一次 4.5 μg/kg，加小剂量阿糖胞苷疗效更好，但不良反应也明显。TKIs 治疗 CML 患者的总生存率优于 IFN-α 或 IFN-α 加阿糖胞苷，那些最初采用 IFN-α 治疗并达到完全细胞遗传学反应的患者，再用 TKIs 治疗能获得更好的分子反应，不能耐受 TKIs 治疗的患者也可采用 IFN-α 治疗。

6. **化疗**　虽然可使大部分 CML 患者血象及异常体征得到控制，达到完全血液学反应，但患者中位生存期并未改变。羟基脲是首选的化疗药物和基础治疗药物；白消安可使血液学缓解，但不能减少 Ph 染色体，不能防止急变，对加速期和急变期无效；高三尖杉酯碱多用于 IFN-α 或 TKIs 无效的慢性晚期患者，常与 IFN-α 联合或序贯使用，可使慢性期早期患者获得缓解，对加速期或急变期、甚至伊马替尼耐药者也可能有效。

7. CML 进展期的治疗

（1）加速期：根据患者既往治疗史、基础疾病基因 *BCR-ABL* 激酶突变等选择适合的 TKI，再次回到慢性期者继续 TKI 治疗，有合适的造血干细胞

供者来源，可考虑行 allo-HSCT。存在 *T315I* 突变或第二代 TKI 不敏感的患者，应尽早 allo-HSCT。

（2）急变期治疗：选择 TKI 单药或联合化疗提高诱导缓解率，缓解后尽快行 allo-HSCT。

（六）预后

CML 患者的预后与年龄、白细胞计数、嗜酸细胞计数、肝脾大的程度、贫血的程度、血小板计数等因素密切相关。Sokal 等根据 COX 模型将影响因素进行分级，提出 Sokal 的预后积分公式。Sokal 积分 =exp［0.011 6（年龄 -43.4）］+0.034 5（脾大小 -7.51）+0.188［（血小板计数 /700）²-0.563］+0.0887（原始细胞 -2.1）。

其中血小板计数以 ×10⁹/L 为单位，年龄以岁为单位，脾大小为肋缘下 cm 值。

二、慢性淋巴细胞白血病

诊疗路径：

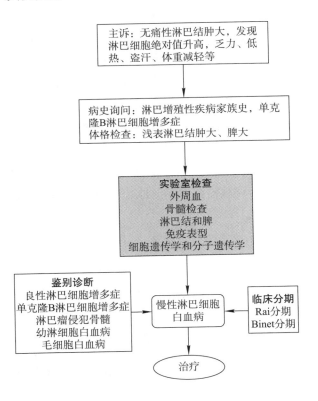

慢性淋巴细胞白血病（chronic lymphocytic leukemia，CLL）是一种肿瘤性疾病，其特点为成

熟的小淋巴细胞在外周血、骨髓和淋巴组织中克隆性增殖，最终导致正常造血功能衰竭。2008 版 WHO CLL 诊断标准要求外周血 B 淋巴细胞计数 $\geq 5 \times 10^9/L$；在 B 淋巴细胞计数 $< 5 \times 10^9/L$ 时，如存在 CLL 细胞骨髓浸润所致的血细胞减少，也可诊断 CLL。2016 版则认为，"如果没有髓外病变，在淋巴细胞计数 $< 5 \times 10^9/L$ 时即使存在血细胞减少或疾病相关症状，也不诊断为 CLL"。

在美国，CLL 的平均发病率为 2.7/10 万，全球范围内 CLL 的发病率为（1~5.5）/10 万。在西方国家，CLL 是最常见的成人白血病类型。

（一）病因及发病机制

CLL 的确切病因和发病机制不清楚，环境因素与 CLL 发病无明显相关，电离辐射、化学致癌物、杀虫剂及病毒感染如 HCV、EB 病毒等也与 CLL 无明显相关。老年、男性、白种人、CLL 及其他淋巴增殖性疾病家族史和单克隆 B 淋巴细胞增多症是 CLL 发病的危险因素。近年来的研究表明，B 细胞受体、遗传学异常及增殖和凋亡的平衡与 CLL 的发病机制有关。

（二）临床表现

诊断时大多数 CLL 患者年龄超过 60 岁，90% 以上大于 50 岁，中位年龄约 67 岁，在低于 25 岁的人群中极为罕见，男性和女性发病率比为 2：1。超过 25% 的患者诊断时无症状。这些患者通常是因为无痛性淋巴结肿大或无法解释的淋巴细胞绝对值升高在就诊时被发现。

淋巴结肿大范围不一，大多数累及颈部、锁骨上或腋下淋巴结，巨大的淋巴结肿大可能会引起局部器官的变形和功能受损。在疾病进展时，淋巴结可明显肿大、融合，但大多能活动。如单个部位淋巴结短期内明显肿大，以及有发热、乳酸脱氢酶明显升高表现，应考虑大细胞淋巴瘤转化（Richter 综合征）。

接近一半的 CLL 患者存在轻至中度的脾大，有时脾大能导致脾功能亢进，引起血小板计数减少和贫血。然而 CLL 患者的全血细胞减少更多是因为广泛的骨髓累及和（或）间断的自身抗体的释放，少数患者可由于 CLL 细胞的肝浸润导致肝大。半数以上尸检发现有肾受累，可有肾肿大，但肾功能多正常，中枢神经系统浸润罕见。

（三）实验室检查

1. 外周血 CLL 的诊断标准为单克隆淋巴细胞计数持续大于 $5 \times 10^9/L$。诊断时大多患者的淋巴细胞数 $> 20 \times 10^9/L$，并随病程持续增高。形态学上，CLL 的白血病细胞和正常小淋巴细胞的大小相似，细胞染色质浓集成块，无核仁或核仁不清晰，胞质少。约 20% 的 CLL 患者 Coombs 试验阳性，因为其非白血病 B 细胞产生的抗红细胞自身抗体 IgG，但仅约 8% 的 CLL 患者出现自身免疫性的溶血性贫血。在疾病的终末期，患者可能因骨髓白血病细胞浸润和脾功能亢进导致血小板下降。但在疾病的任何阶段，患者都有可能由于血小板抗体的存在出现免疫性血小板减少。

2. 骨髓检查 骨髓涂片显示有核细胞增生大多明显活跃，成熟小淋巴细胞比例显著增高（$\geq 40\%$），原始、幼稚淋巴细胞 $< 5\%$，粒系、红系增生不同程度减低。约 1/3 的患者为间质或花边型，这些患者的预后较好和（或）处于疾病的早期阶段。约 10% 的患者表现为结节状的骨髓累及，约 25% 的患者为结节间质混合型，这两种类型的患者预后较好；还有 25% 的患者表现为广泛的骨髓浸润，呈弥漫性，这部分患者通常处于疾病进展期和（或）疾病本身更具侵袭性。

图 4-12
CLL 骨髓象

图 4-13
CLL 骨髓病理切片

3. 淋巴结和脾 典型的淋巴结改变为淋巴结结构因小淋巴细胞的浸润而消失，这些小淋巴细胞与循环血中的白血病细胞形态相同。淋巴结组织学改变与低度恶性的小淋巴细胞淋巴瘤相似，可见分化较好的小淋巴细胞弥漫性增殖，常含不同数量的幼稚淋巴细胞。随着疾病的进展，多个淋巴结可融合成大而固定的团块。脾常以白髓受累为主，但红髓也可受累，可见到增殖中心，但不如淋巴结明显。

4. 免疫表型　免疫表型分析是淋巴增殖性疾病诊断、鉴别诊断、预后评估和检测微小残留病灶的重要方法。对形态学怀疑 CLL 的淋巴细胞增多患者均应该进行免疫分型。淋巴细胞表面免疫标志物能够确定 CLL 型淋巴细胞的存在及其单克隆性。流式细胞仪通过分析细胞分化抗原、表面免疫球蛋白和 κ 或 λ 轻链的表达来评估白血病细胞，区分 B-CLL、T-CLL 和其他类似于 B-CLL 的白血病。

☞ 拓展阅读 4-7
慢性 B 细胞白血病 / 淋巴瘤的免疫表型

CLL 的免疫表型特征主要表现为 3 个方面：①表达 B 细胞相关标志：CD19、CD20 dim（dim：弱表达）和 CD23；②sIg 弱表达，Ig 常为 IgM 或 IgM+IgD；轻链限制性表达，即单纯表达 κ 或 λ 轻链，证实 CLL 细胞克隆性；③共表达 CD5 与 B 细胞标志，不表达 CCND1 与 CD10。根据免疫标志积分与其他 B 细胞增殖性疾病鉴别（表 4-6），CLL 积分 4～5 分，其他 B 细胞增殖性疾病 0～2 分。

5. 细胞遗传学和分子遗传学　CLL 的细胞有丝分裂活性非常低，难以获得分裂象，常规染色体

表 4-6　CLL 的免疫标志积分

免疫标志	积分	
	1	0
CD5	++	-
CD23	++	-
FMC-7	-	++
sIg	+/-	+ ~ ++
CD 22/CD79β	+/- ~ -	+ ~ ++

分析阳性率低。在成功进行染色体核型分析的患者中，近 50% 的患者具有染色体异常。间期荧光原位杂交（FISH）技术由于不受分裂象的影响，可敏感、特异地检测染色体异常。CLL 常见的染色体异常如表 4-7 所示。在单个克隆异常中，del（17p）（p53 基因缺失）预后最差，del（13q）预后较好，+12 与正常核型预后相似，del（11q）（ATM 基因缺失）患者进展快、生存短。

（四）诊断、鉴别诊断与分期

1. 诊断　WHO 在 2008 年制定了 CLL 的诊断标准，2016 年对 CLL 的诊断做出修订：达到以下 3 项标准可以诊断：①外周血淋巴细胞计数 $\geq 5 \times 10^9/L$，至少持续 3 个月；如果没有骨髓外病变，B 淋巴细胞计数 $< 5 \times 10^9/L$ 时，即使存在血细胞减少或疾病相关症状也不诊断 CLL。②外周血涂片中有特征性表现：小的、形态成熟的淋巴细胞显著增多，其细胞质少、核致密、核仁不明显、染

表 4-7　CLL 常见的染色体异常及其临床特征

染色体异常	常规细胞遗传学	FISH	累及基因	临床特征
正常	50%	18%	-	-
Del（13q）	10%	55%	Rb，miR-15a，miR-16-1	预后好
Del（11q）	8%	18%	ATM	年轻、巨大淋巴结、预后差
+12	13%	16%	Mdm2	不典型形态学、晚期
Del（17p）	4%	7%	P53	CLL/PL、耐药、预后非常差
Del（6q）	4%	6%	-	-

色质部分聚集，并易见涂抹细胞。幼稚淋巴细胞占比＜10%；如幼稚淋巴细胞占10%~54%，诊断为CLL/PLL。③典型的免疫表型：CD19⁺、CD5⁺、CD23⁺、CD10⁻、FMC7⁻、CD43⁺/⁻；表面免疫球蛋白（sIg）、CD20及CD79b弱表达（dim）。④排除其他一些易误诊为CLL的LPD。

2. 鉴别诊断

（1）良性淋巴细胞增多症：T淋巴细胞增多的良性疾病如结核、梅毒等慢性感染，巨细胞病毒感染，EB病毒感染，百日咳病毒感染等；B淋巴细胞增多的良性疾病有持续性多克隆B淋巴细胞增多症、热带脾大综合征。

（2）单克隆B淋巴细胞增多症（MBL）：是指健康个体外周血存在低水平的单克隆B淋巴细胞，免疫分型显示B细胞克隆性异常（κ∶λ＞3∶1或＜0.3∶1），B淋巴细胞计数＜5×10⁹/L，无肝、脾、淋巴结肿大（所有淋巴结直径＜1.5 cm），无贫血及血小板减少，无LPD的其他临床表现。

（3）淋巴瘤侵犯骨髓：套细胞淋巴瘤、滤泡淋巴瘤、脾边缘区淋巴瘤、淋巴浆细胞样淋巴瘤等易

侵犯骨髓，导致和CLL相似的表现。免疫分型及必要的细胞遗传学和分子生物学检查可排除。

（4）幼淋巴细胞白血病（PLL）：外周血中幼稚淋巴细胞比例≥55%。患者发热、体重下降、巨脾常见，淋巴结肿大不明显，对化疗耐药。通常白细胞计数＞150×10⁹/L，几乎均为幼稚淋巴细胞，贫血及血小板计数减少常见。表达B系相关抗原，sIg阳性，FMC7几乎100%阳性，CD5、CD23大多阴性。

（5）毛细胞白血病（HCL）：多数HCL淋巴结不肿大，最突出的特点是脾大和全血细胞减少，外周血、骨髓和肝脾中可见"毛细胞"。白细胞数很少超过10×10⁹/L，特征性表现单核细胞减少。

3. 分期和预后

（1）临床分期：评估预后的最常用方法是Rai和Binet等建立的临床分期系统（表4-8、表4-9），这两种分期主要反映了肿瘤负荷及骨髓衰竭情况，主要指标包括淋巴结、肝、脾大的程度，血红蛋白和血小板减少的程度。

（2）其他预后指标：除了被广泛接受的Rai和

表4-8　CLL的Rai临床分期系统

分期	改良分期	诊断时临床特点	中位生存期（年）
0	低危	淋巴细胞增多*	＞10
I	中危	淋巴细胞增多＋淋巴结肿大	7~9
II	中危	淋巴细胞增多＋脾大	7~9
III	高危	淋巴细胞增多＋Hb＜110 g/L	1.5~5
IV	高危	淋巴细胞增多＋PLT＜100×10⁹/L	1.5~5

* 外周血淋巴细胞计数＞15×10⁹/L（持续4周）和骨髓淋巴细胞比例≥40%

表4-9　CLL的Binet临床分期系统

分期	诊断时临床特点	中位生存期（年）
A	血和骨髓中淋巴细胞增多，可有少于3个区域的淋巴组织肿大*	＞7
B	血和骨髓中淋巴细胞增多，有3个或3个以上区域的淋巴组织肿大	＜5
C	与B期相同外，尚有贫血（血红蛋白：男性＜110 g/L，女性＜100 g/L），或血小板计数减少（＜100×10⁹/L）	＜2

* 不论一侧或双侧颈、腋下、腹股沟淋巴结各作为一个区域，共计5个区域

Binet 分期系统外，还有一些其他的预后指标有助于判断高危患者。

1）淋巴细胞倍增时间（lymphocyte doubling time，LDT）：是判断疾病进展的有用指标。LDT 是指淋巴细胞绝对计数翻倍的时间。LDTs 短于 12 个月的患者总生存期和无治疗生存期较 LDTs 长的患者明显缩短。

2）免疫球蛋白基因改变：通过 CLL 细胞是否表达突变的免疫球蛋白基因可以把病患分为两大类，在疾病进展趋势方面两者显著不同。表达非突变的 *IgHV* 基因的 CLL 可伴 12 号染色体三体，且较表达突变的 *IgHV* 基因的 CLL 具有更不典型的形态，甚至更倾向累及 13q14。另外，白血病细胞表达非突变 *IgHV* 基因的患者较表达突变 *IgHV* 基因的患者疾病进展更明显。

3）CD38：疾病进展期患者的白血病细胞通常表达 CD38。有报道 CD38 是相对预后不良的标志物，甚至独立于临床分期。也有一项研究显示仅在 CLL 早期阶段，CD38 具有预后价值。

4）ZAP-70：是一种相对分子质量为 70 000 的细胞质蛋白酪氨酸激酶，通常仅表达于 NK 细胞和 T 细胞上。与突变的 Ig 受体的 CLL 细胞比较，无突变的 *IgHV* 基因的 CLL 细胞表达 ZAP-70 RNA，无突变 *IgHV* 基因的 CLL B 细胞表达 ZAP-70 蛋白的水平与血中正常 T 细胞相似，表达突变的 *IgHV* 基因的 CLL B 细胞普遍不表达 ZAP-70 蛋白。ZAP-70 阳性的 CLL 患者，无论其白血病细胞表达突变或非突变 *IgHV* 基因，诊断到初治所需时间两组患者无差异。然而与 ZAP-70 阴性 CLL 患者相比，无论是表达突变或非突变的 *IgHV* 基因，ZAP-70 阳性的 CLL 患者从诊断到初治的中位时间显著缩短。而在 ZAP-70 阴性患者中，*IgHV* 基因突变与 *IgHV* 基因无突变的患者从诊断到初治的中位时间分别为 11 年和 7.1 年。所以，不论 *IgHV* 的突变状态，ZAP-70 的表达可以作为 CLL 患者早期治疗有力的预测指标。

5）核型：伴异常核型患者的生存较正常核型相同分期的患者明显缩短，伴 12 号染色体且三体相关的多种染色体异常的患者预后较仅有 12 号染色体异常的患者差，但后者的预后差于正常核型或仅有 13q14 异常的患者。14 号或 6 号染色体结构性异常的患者通常也较正常核型患者的临床进程更凶险。白血病细胞伴有 12 号染色体三体、11q23 缺失或 17p13 缺失的患者预后不良，17p13 缺失的患者预后更差。17p13 缺失通常与 *TP53* 缺陷有关，但并非所有含 17p 缺失的白血病细胞存在 *TP53* 功能的丧失，约 1/4 含 17p 缺失的患者对标准联合化学免疫治疗的反应较好和（或）具有相对惰性的临床进程。

6）其他：血清 β_2 微球蛋白、胸腺嘧啶脱氧核苷激酶、可溶性 CD23、基质金属蛋白酶 -9、IL-8、IL-6 等与 CLL 的肿瘤负荷和生存有关。

☞ 拓展阅读 4-8
CLL 预后因素

（五）治疗

1. 治疗时机　新诊断无症状的早期 CLL 患者（Rai 0～1 期，Binet A 期）可随访观察无须治疗，直至患者出现临床进展。2008 年国际慢性淋巴细胞白血病工作组提出的 CLL 开始治疗的标准至少应该满足以下一个条件：①出现由疾病进展而引起的贫血和（或）血小板减少加重的骨髓衰竭；②2 个月内淋巴细胞增多大于 50%，或 LDT < 6 个月；③淋巴结肿大（如最长径 > 10 cm）或进行性增大；④脾大（左侧肋下 > 6 cm）或脾进行性增大；⑤自身免疫性贫血和（或）血小板减少对皮质类固醇或其他标准治疗反应不佳；⑥至少存在下列一种疾病相关症状：在以前 6 个月内无明显原因的体重下降 ≥ 10%；严重疲乏；无其他感染证据，发热 > 38℃，持续时间 ≥ 2 周；无感染证据，夜间盗汗持续时间 > 1 个月。

2. 治疗方案

（1）烷化剂

1）苯丁酸氮芥（chlorambucil，CLB）：是治

疗 CLL 的经典药物。作为最早用于 CLL 治疗的化疗药物，苯丁酸氮芥单药使用时反应率较低，目前仅用于老年或其他不能耐受联合化疗方案的一般状态差的患者。由于其疗效确切、价廉、口服应用方便，与 CVP（环磷酰胺、长春新碱、泼尼松）、CAP（环磷酰胺、多柔比星、泼尼松）、CHOP（环磷酰胺、表柔比星、长春新碱、泼尼松）等方案相比，疗效（ORR、CR、OS）无显著差异，目前仍是治疗 CLL 的主要药物之一。CLB 的用法有以下几种：0.4 mg/（kg·d），每 14 天一个疗程，每个疗程增加 0.1 mg/kg，直到缓解，最大剂量为 0.8 mg/kg；间断给药，40 mg/m²，每 4 周一次，缓解后或连续 2 个月病情无变化停药，最长应用时间 1 年；小剂量连续给药，0.1 mg/（kg·d），直至出现耐药；大剂量连续给药，15 mg/d，直至缓解、出现毒性反应或用药达 6 个月停药。缓解后 5~15 mg/d，每周 2 次维持治疗。

2）环磷酰胺（cyclophosphamide，CTX）：CTX 疗效与 CLB 相似，常用剂量为 2~3 mg/（kg·d）或 20 mg/kg，每 2~3 周一次。

3）苯达莫司汀（bendamustine）：70~100 mg/m² 静脉输注，每 4 周连续使用 2 天，用于复发/难治 CLL，其总有效率达 56%~93%，完全反应率达 7%~29%。对于初治 CLL 患者，苯达莫司汀疗效优于 CLB，FDA 于 2008 年批准苯达莫司汀用于治疗初治的 CLL 患者。

（2）嘌呤类似物：目前治疗 CLL 主要使用 3 种嘌呤类似物：氟达拉滨、克拉屈滨和喷司他丁。氟达拉滨单药治疗相比其他包含烷化剂或糖皮质激素的治疗方案具有更高的缓解率。氟达拉滨作为一线药物治疗进展期 CLL 具有较高的 CR 率和较长的缓解时间，但对长期生存率似乎并无明显影响。氟达拉滨作为初始治疗药物取得缓解并持续 1 年以上的病例，复发后再次单用氟达拉滨仍有 2/3 患者有效。

氟达拉滨的主要不良反应是骨髓抑制和 CD4⁺T 细胞受损，容易发生机会性感染。起始治疗时如果白细胞数较高，容易并发肿瘤溶解综合征。氟达拉滨的另一个并发症是 AIHA，在治疗前或治疗中发生了 AIHA，应避免应用或停用氟达拉滨。肾功能不全及老年患者使用氟达拉滨应十分小心，根据肌酐清除率减量使用或改用其他药物。

克拉屈滨、喷司他丁疗效与氟达拉滨相似，喷司他丁的骨髓抑制作用较轻，更适合老年患者。应用嘌呤类似物时如需输血，应输注辐照血或用经白细胞滤器过滤后的血液制品，防止输血相关的移植物抗宿主病。

（3）CD20 单克隆抗体：利妥昔单抗是一种人鼠嵌合的 CD20 阳性 B 细胞肿瘤治疗的单克隆抗体，含人免疫球蛋白恒定区及小鼠可变区。利妥昔单抗单药治疗有症状的 CLL 患者，标准剂量是 375 mg/m²，每周 1 次，连用 4 周，对初治病例的有效率达到 85%，对复发和难治 CLL 的有效率为 30%~50%，多数为 PR，缓解期 3~10 个月，增加剂量能提高缓解率。利妥昔单抗和氟达拉滨之间有协同作用，对初治身体状况较好的 CLL 患者常选择利妥昔单抗联合氟达拉滨或以氟达拉滨为基础的方案。

利妥昔单抗的主要不良反应是发热、寒战、低血压、皮疹等，与炎性细胞因子释放有关，输注相关反应的严重度和风险度随后续输注而减轻。初治相关不良反应可通过采取减慢输注速度、分摊首次剂量等措施减轻。

奥法木单抗是人源化 CD20 单克隆抗体，2014 年 FDA 批准奥法木单抗与苯丁酸氮芥联合用于既往未接受或不适于氟达拉滨疗法的 CLL 患者。

Obinutuzumab 是首个糖基化的 II 型抗 CD20 单克隆抗体，2013 年 FDA 批准 Obinutuzumab 联合苯丁酸氮芥用于既往治疗无效的虚弱 CLL 患者。

（4）阿仑单抗：是特异性针对人 CD52 人源化单抗，无论经静脉或皮下途径给药治疗 CLL 均有效，能清除 17p13 缺失的白血病细胞。主要不良反应是发热、寒战、低血压、皮疹及免疫抑制等。

（5）脾切除：可改善进展期 CLL 相关血细胞

减少，尤其是血小板减少，还能有效缓解疾病难治和复发相关的自身免疫性溶血性贫血和（或）血小板减少，给大多数经历此病程的患者带来持续改善。

（6）放射治疗：全身照射是最早用于 CLL 的治疗方式，能给患者带来一定程度的改善，但疗效短暂，常有严重的骨髓抑制。脾照射对治疗痛性脾大有效，尤其是不适宜脾切除的患者。

（7）造血干细胞移植：由于自体造血干细胞移植疗效并不优于化学免疫治疗，不推荐使用。异基因造血干细胞移植是 CLL 患者的唯一治愈手段，但由于 CLL 主要为老年患者，仅适应于：①氟达拉滨耐药：对嘌呤类似物为基础的治疗失败或治疗后 12 个月内复发；②具有 17p13 缺失或 p53 基因异常的患者；③伴 del（11q）的患者，初始治疗失败或仅部分缓解；④ Richter 转化。

（8）信号转导抑制剂：伊布替尼是一种 Bruton 酪氨酸激酶（BTK）抑制剂，于 2014 年 2 月获批用于治疗复发 / 难治性 CLL。有研究表明，伊布替尼以 420 mg/d 的治疗量表现出了较高的总反应率，并在 12 个月内显著改善了总体生存率，del（17p）的患者也有相似的临床获益。单药口服伊布替尼不良反应小、疗效好且受不良预后因素影响小，是一种有效的治疗 CLL/SLL 的挽救疗法，特别是对于老年患者（年龄≥70 岁）、不能耐受强化疗和（或）del（17p）的患者。不良反应较轻，主要为 1~2 级的一过性腹泻、疲乏及呼吸道感染，远期的安全性还有待研究。

Idelalisib 是第一个口服的 PI3Kδ 选择性抑制剂，Idelalisib 联合利妥昔单抗已经被美国及欧洲批准用于治疗复发 CLL。

（9）其他治疗：来那度胺具有免疫调节作用，通过改善 B 细胞突触的形成和上调共刺激分子，增强利妥昔单抗介导抗体依赖的 NK 细胞和 T 细胞的细胞毒作用。有研究显示，来那度胺联合利妥昔单抗方案治疗复发 / 难治 CLL，ORR 及 CR 分别为 66% 和 12%，预计 3 年总生存率为 71%。

嵌合抗原受体表达工程化 T 淋巴细胞（CAR-T），CAR 是胞外靶抗原特异性单链抗体片段与 T 细胞的活化性跨膜受体 CD3ζ 形成嵌合的抗原受体。以 CD19 为靶抗原的 CD19-CAR-T 治疗复发 / 难治 CLL 具有良好疗效。

📧 视频 4-2
慢性白血病

👉 拓展阅读 4-9
CAR-T 治疗

👉 典型病例 4-3
淋巴瘤

（杨明珍）

第四节 淋 巴 瘤

诊疗路径：

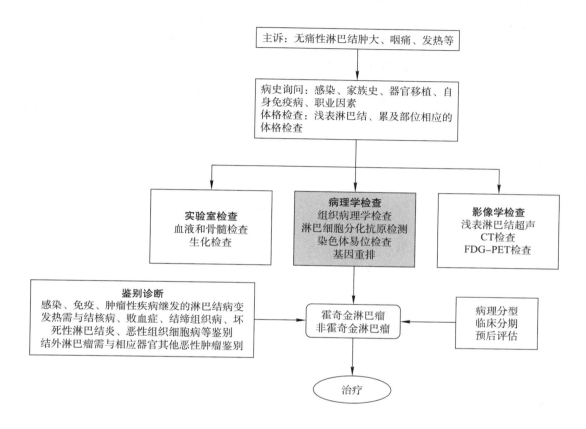

一、概述

淋巴瘤（lymphoma）是起源于淋巴结和淋巴组织的恶性肿瘤，可发生在身体的任何部位，临床表现具有多样性。病变如侵犯淋巴结，通常以无痛性进行性淋巴结肿大为特征性的表现；如侵犯淋巴结外的淋巴组织（扁桃体、鼻咽部、胃肠道、骨骼或皮肤等），则以相应组织器官受损的症状为主；当淋巴瘤浸润骨髓时可形成淋巴瘤细胞白血病。患者常有发热、消瘦、盗汗等全身症状。

淋巴瘤是一组高度异质性疾病。WHO 将其分为霍奇金淋巴瘤（Hodgkin lymphoma，HL）和非霍奇金淋巴瘤（non-Hodgkin lymphoma，NHL）两大类。二者在临床表现、生物学行为、形态学、

免疫表型等方面均存在较大差异。HL 包括两种主要类型：结节性淋巴细胞为主型霍奇金淋巴瘤（nodular lymphocyte predominant Hodgkin lymphoma，NLPHL）和经典型霍奇金淋巴瘤（classical Hodgkin lymphoma，CHL）。NHL 又分为 B 细胞、T/NK 细胞淋巴瘤两大类，其中 B 细胞 NHL 约占 75%，T 细胞与 NK 细胞来源的 NHL 约占 25%。在我国，HL 占淋巴瘤的 9% ~ 10%，NHL 约占 90%。

（一）流行病学

我国淋巴瘤的发病率为 6.68/10 万，在各种恶性肿瘤中占第 8 位，约占恶性肿瘤发病率的 4%。各年龄组人群均可发病，以 20 ~ 40 岁为多见，约占患者总数的 50%。城市的发病率高于农村。我国淋巴瘤患者病死率约为 3.75/10 万，在各种恶性肿

瘤中占第 10 位，并且淋巴瘤的发病率有逐年升高的趋势，可能与环境污染、病毒感染和人口老龄化等因素有关。

（二）与组织病理学亚型相关的染色体易位

1. 滤泡性淋巴瘤　约 85% 的滤泡性淋巴瘤有 t（14；18）（q32；q21），染色体 18q21 上的 *BCL2* 肿瘤基因与 14q32 上 *IgH* 位点连接，BCL2 蛋白表达增加，从而抑制细胞凋亡。

2. Burkitt 淋巴瘤　8 号染色体上的 *MYC* 基因易位到 14 号染色体上的 *IgH* 形成 t（8；14）（q24；q32），或易位到 2 号染色体上的 κ 区形成 t（2；8）（p13；q24），或易位到 22 号染色体上的 λ 区形成 t（8；22）（q24；q11）。

3. 间变性大细胞淋巴瘤　t（2；5）（p23；q35）涉及 5q35 上核磷蛋白（*NPM*）基因和 2p23 上 ALCL 酪氨酸激酶（*ALK*）基因形成新的融合基因，表达产生蛋白 p80。

4. 黏膜相关淋巴组织边缘区淋巴瘤（MALT）　不同部位 MALT 可发生易位，如 t（11；18）（*APT2-MALT1*），t（1；14）（*IgH-BCL10*），t（14；18）（*IgH-MALT1*）和 t（3；14）（*IgH-FOXP1*）。前三个易位与 MALT 淋巴瘤特异相关。

5. 套细胞淋巴瘤（MCL）　大多数 MCL 的细胞中存在 t（11；14）（q13；q32），导致 cyclin D1 上调，细胞周期阻滞。

（三）临床表现

1. 局部表现

（1）淋巴结肿大：最常见、最典型的临床表现是淋巴结无痛性、进行性肿大，肿大淋巴结表面光滑、活动，质地较韧、饱满、均匀。淋巴结早期孤立或散在于颈部等处，晚期则互相融合，与皮肤粘连，不活动，或形成溃疡。有些患者在抗感染治疗后，肿大的淋巴结可暂时消退，但不久再次出现肿大。高度侵袭性的淋巴瘤可表现为淋巴结迅速增大，造成局部压迫症状，或因肿块内部出血、坏死而导致迅速增大，可伴有疼痛、发热（图 4-1）。

（2）咽部病变口咽淋巴环：又称韦氏环，为结外淋巴瘤发生的常见部位，淋巴瘤发生以软腭、扁桃体居多，鼻咽部和舌根部相对少见。肿瘤侵及咽部时，可表现为咽痛、异物感、声音嘶哑、呼吸不畅等，多伴颈部淋巴结肿大。

（3）鼻腔病变：淋巴瘤侵及鼻腔，可出现鼻塞、流涕、鼻出血等，类似于鼻咽癌的表现。

（4）胸部病变：纵隔亦是淋巴瘤好发部位之一，肿大的淋巴结常位于中纵隔和前纵隔，表现为相应器官或组织的压迫症状。如纵隔巨大淋巴结可压迫上腔静脉，导致血液回流障碍，表现为面颈部肿胀、胸闷、胸痛、呼吸困难等。胸膜受侵时可出

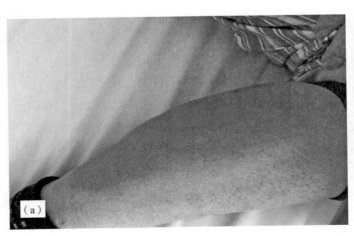
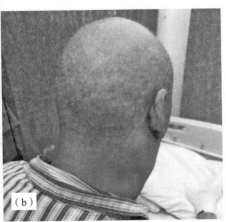

图 4-1　淋巴结肿大

（a）小腿淋巴结肿大；（b）颈部淋巴结肿大

现胸膜肿块、胸腔积液，胸腔积液为炎性或血性，病理学检查可发现幼稚淋巴细胞等。

（5）腹部和盆腔表现：原发于消化道的淋巴瘤较为常见，尤其是 NHL。胃肠道淋巴瘤的表现如同胃癌和肠癌，可出现腹痛、溃疡、出血、梗阻、腹泻等症状。盆腔、腹腔的肿大淋巴结可压迫胃肠道、输尿管等，造成肠梗阻、肾盂积水等。发生肝/脾侵犯的淋巴瘤临床常见肝、脾大，可伴有肝功能损伤和（或）脾功能亢进相关的临床症状。

（6）皮肤病变：原发于皮肤的淋巴瘤并不常见，但淋巴瘤累及皮肤较为常见，表现为皮肤肿块、结节、浸润斑块、溃疡、丘疹、皮肤瘙痒、带状疱疹、获得性鱼鳞癣、干皮症等（图4-2）。

（7）骨髓受侵：淋巴瘤骨髓浸润多数是由疾病进展所致。骨髓涂片或活检发现淋巴瘤细胞是淋巴瘤浸润骨髓的主要依据，但骨髓穿刺涂片的阳性率仅为3%，结合流式细胞术、细胞遗传学、分子生物学等技术，可提高阳性检出率。

（8）神经系统表现：淋巴瘤侵及颅脑时，可能会出现头晕、头痛、恶心、呕吐、视物模糊、性格改变、言语障碍、意识不清、部分躯体和肢体的感觉及运动障碍，甚至瘫痪。

（9）其他表现：淋巴瘤侵及淋巴系统以外的其他器官，表现为相应器官的受侵、破坏、压迫或梗阻等症状。

2. 全身表现

（1）全身症状：淋巴瘤患者的全身症状主要为发热、盗汗和体重减轻，其次为皮肤瘙痒、乏力。发热的形式多样，可为持续低热、不规则间歇热、偶尔高热、持续高热等，抗感染治疗多无效。约15%的 HL 患者出现周期性发热，称为 Murchison-Pel-Ebstem 热。发热时患者周身不适，乏力、食欲缺乏，体温下降后立感轻松。瘙痒症状初见于局部，可逐渐发展至全身，伴有表皮脱落、皮肤增厚等，严重时可因抓破皮肤引起感染及皮肤色素沉着。

（2）血液系统表现：早期患者血象大多正常，但对于某些类型的惰性淋巴瘤患者，淋巴细胞计数可升高。晚期并发骨髓侵犯后，患者可出现贫血、血小板减少等血象改变。部分类型的淋巴瘤可伴有特发性血小板减少性紫癜（ITP）、自身免疫性溶血性贫血（AIHA）等自身免疫病。

（3）噬血细胞综合征：淋巴瘤可伴发噬血细胞综合征。患者表现为发热、全血细胞减少、出凝血功能异常等，骨髓中可发现噬血现象。噬血细胞综合征的诊断参考国际组织细胞协会所制订的2004版诊断标准，诊断该病需具备下述条件中至少5项：①发热超过1周，热峰 > 38.5 ℃；②脾大；③两系或三系血细胞减少（血红蛋白 < 90 g/L，血

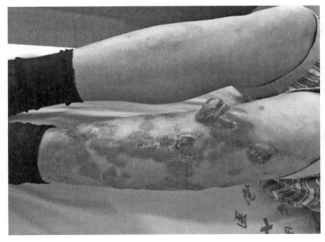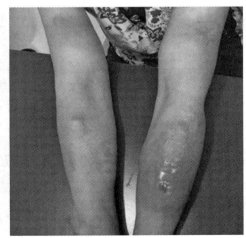

图4-2 皮肤病变

小板计数 < 100×10^9/L，中性粒细胞计数 < 1.0×10^9/L）；④血甘油三酯浓度升高（≥3 mmol/L）和（或）纤维蛋白原下降（< 1.5 g/L）；⑤血清铁蛋白升高（≥500 μg/L）；⑥ sCD$_{25}$升高（≥2 400 U/mL）；⑦ NK 细胞活性下降或缺乏；⑧淋巴结、脾、骨髓或脑脊液中发现噬血现象，未见恶性肿瘤细胞。若证实噬血细胞综合征由淋巴瘤引起，为继发性肿瘤相关噬血细胞综合征，则以治疗淋巴瘤为主。

（四）临床分期

淋巴瘤明确诊断后需进一步明确病变的范围，进行临床分期，并且评估患者的状况，从而制订合理的治疗及疗效评估方案。准确的分期是拟定治疗方案、判断预后的基础，不同的分期可能导致治疗方案的改变。NHL 首次分期主要是作为治疗后疗效评估的参照，一般对一线化疗方案影响不大。临床上常用的分期是 Ann Arbor 分期（表 4-10）。

表 4-10　Ann Arbor 分期

分期	表现
Ⅰ期	病变仅限于一个淋巴结区（Ⅰ）或单个结外器官局部受累（ⅠE）
Ⅱ期	病变累及膈同侧 2 个或更多的淋巴结区（Ⅱ），或病变局限侵犯淋巴结以外器官及同侧一个以上淋巴区（ⅡE）
Ⅲ期	膈上下均有淋巴结病变（Ⅲ），可伴脾累及（ⅢS），结外器官局限受累（ⅢE），或脾与局限性结外器官受累（ⅢSE）
Ⅳ期	一个或多个结外器官受到广泛性或播散性侵犯，伴或不伴淋巴结肿大。肝或骨髓只要受到累及均属Ⅳ期

分期记录符号：E：结外；X：直径 10 cm 以上的巨块；M：骨髓；S：脾；H：肝；O：骨骼；D：皮肤；P：胸膜；L：肺。

各期根据患者有无全身症状进一步分组：无症状者为 A，有症状为 B。全身症状包括三个方面：①发热 > 38 ℃，连续 3 天以上，且无感染原因；② 6 个月内体重减轻 > 10%；③盗汗。

PET/CT 是正电子发射断层（positron emission tomography，PET）和 X 线计算机断层（computed tomography，CT）图像的有机融合，一次成像可分别获得全身各部位的形态结构图像和功能代谢图像，尤其是在辨别坏死、纤维组织或肿瘤方面，比 CT、MRI 具有更佳的分辨能力。通过 PET/CT 扫描可显示处于增殖状态的淋巴瘤病灶的形态、大小、数量、分布部位及与周围组织关系等。目前在临床工作中，PET/CT 在淋巴瘤的诊断与分期、治疗后残存病灶判断、疗效的评估及判断预后等方面起着重要作用。

🔵 图 4-14
非霍奇金淋巴瘤 PET/CT 成像

🔵 视频 4-3
PET/CT 大讲堂

（五）疗效评价

国际工作组标准（IWC）是临床工作中采用较多的疗效评价标准（表 4-11）。

治疗有效的患者，淋巴结或淋巴结肿块可能会缩小，但不一定消失，也有可能存在炎症、纤维化或坏死等。PET 检查因可区分出病灶的活性而具有独特优势。因此，有学者提出了结合 PET 检查的疗效标准，取消了 CRu 的标准（表 4-12）。

（六）预后评估

国际预后指数（international prognostic index，IPI）和滤泡性淋巴瘤国际预后指数（follicular lymphoma IPI，FLIPI）等用来判断相应的淋巴瘤病理类型的预后（表 4-13、表 4-14）。

淋巴瘤的预后与多种因素有关，例如以上提及的患者年龄、是否具有 B 组症状、是否累及结外器官、血清 LDH 水平是否高于正常及疾病分期等。然而，这些因素仅能反映患者治疗的状态。对于不同个体来说，肿瘤对化疗药物的敏感性更能预测单个患者的预后。因此，在治疗早期及时了解疾病的治疗反应，尽早得知是否需要更改治疗方案，对肿瘤的治疗效果及预后有着重要意义。

表 4-11 NHL 的 IWC 疗效标准

疗效分类	体检	淋巴结	淋巴结肿块	骨髓
CR	正常	正常	正常	正常
CRu	正常	正常	正常	无法确定
	正常	正常	缩小≥75%	正常或无法确定
PR	正常	正常	正常	阳性
	正常	缩小≥50%	缩小≥50%	无关
	肝脾缩小	缩小≥50%	缩小≥50%	无关
复发或进展	肝脾增大	新出现或增加	新出现或增加	重新出现

注：CR：完全缓解；CRu：不确定的完全缓解；PR：部分缓解

表 4-12 修订的 IWC 疗效标准

疗效	定义	淋巴结	肝、脾	骨髓
CR	所有的病灶证据均消失	①治疗前 FDG 浓聚或 PET 阳性，治疗后 PET 阴性的任何大小淋巴结；②治疗前 FDG 不确定或 PET 阴性，CT 测量淋巴结恢复正常大小	不可触及，结节消失	重复检查均提示肿瘤浸润清除，如形态学不确定，需免疫组化阴性
PR	淋巴结缩小，没有新病灶	6 个最大病灶 SPD 缩小≥50%，其他淋巴结大小没有增加：①治疗前 FDG 浓聚或 PET 阳性，治疗后 FDG 摄取值低于治疗前；②治疗前 FDG 不确定或 PET 阴性，CT 测量淋巴结缩小 > 50%	所有病灶 SPD 缩小≥50%（单病灶最大横径缩小≥50%）；肝脾无增大	如果治疗前为阳性，则不作为疗效判断标准；细胞类型应该明确
SD	达不到 CR、PR 或 PD 的标准	①治疗前 FDG 浓聚或 PET 阳性，治疗后原病灶仍为 PET 阳性；CT 或 PET 检查没有发现新病灶；②治疗前 FDG 不确定或 PET 阴性，CT 测量淋巴结大小没有改变		
复发或进展	任何新增加的病灶；或者原病灶直径增大超过 50%	①出现任何直径 > 1.5 cm 的新病灶、多个病灶 SPD 增大≥50% 或治疗前单个径 > 1 cm 的单病灶的最大径增加超过 50%；②治疗前 FDG 浓聚或 PET 阳性者治疗后病灶 PET 阳性	任何病灶 SPD 增加 > 50%	新发或复发

注：CR：完全缓解；PR：部分缓解；PD：疾病进展；FDG：18F 脱氧葡萄糖；PET：正电子发射断层成像；SPD：最大垂直径乘积之和

表 4-13 国际预后指数（IPI）

相关因素	预后好	预后不良
年龄	≤60 岁	>60 岁
分期	Ⅰ、Ⅱ期	Ⅲ、Ⅳ期
结外侵犯部位数	0~1 个	>1 个

续表

相关因素	预后好	预后不良
体能分级（ECOG 标准）	0~1	2~4
乳酸脱氢酶（LDH）	正常	升高

注：预后分级：低危，0~1 个不良因素；低中危，2 个不良因素；高中危，3 个不良因素；高危，4~5 个不良因素

表 4-14　滤泡性淋巴瘤国际预后指数（FLIPI）

相关因素	预后好	预后不良
年龄	≤60 岁	>60 岁
分期	Ⅰ、Ⅱ期	Ⅲ、Ⅳ期
血红蛋白水平	≥120 g/L	<120 g/L
淋巴结区域数目	≤4	>4
乳酸脱氢酶（LDH）	正常	升高

注：预后分级：低危，0~1 个不良因素；中危，2 个不良因素；高危，≥3 个不良因素

二、霍奇金淋巴瘤

1832 年 Thomas Hodgkin 报告了一种淋巴结肿大合并脾大的疾病。1865 年 Wilks 命名此种疾病为 Hodgkin 病（Hodgkin disease）。1898 年 Reed-Sternberg（RS）细胞被发现，从而明确了该病的病理组织学特点。近年来随着免疫学和分子生物学研究的进展，大多数学者证实 RS 细胞起源于 B 淋巴细胞，WHO 提出将其更名为霍奇金淋巴瘤（HL）。

（一）病因与发病机制

HL 的病因和发病机制尚不完全清楚。

1. 感染因素

（1）Epstein-Barr 病毒：1964 年 Epstein 等首先从非洲儿童 Burkitt 淋巴瘤组织传代培养中分离出 Epstein-Bar（EB）病毒。荧光免疫法检测 HL 患者血清，可发现部分患者有高价抗 EB 病毒抗体。HL 患者的淋巴结在电镜下可见 EB 病毒颗粒。约 20% HL 的 RS 细胞中也可找到 EB 病毒。

因此，EB 病毒与 HL 关系极为密切。在我国，HL 组织中 EB 病毒的检出率为 48%~57%。

（2）人类免疫缺陷病毒（human immuno-deficiency virus，HIV）：感染 HIV 可增加某些肿瘤的发生风险，其中包括 HL。AIDS 患者中 HL 的发病率增加 2.5~11.5 倍。

（3）人疱疹病毒（human herpesvirus，HHV）-6：HHV 是一种 T 淋巴细胞双链 DNA 病毒，广泛存在于成年人中。HL 患者的 HHV-6 阳性率和抗体滴度均较非 HL 者高，且随着 HL 疾病进展 HHV-6 的抗体滴度也逐渐升高。

（4）麻疹病毒：有报道在 HL 患者组织中可检测到麻疹病毒（measles virus，MV）抗原和 RNA。最近流行病学研究证实，在孕期或围产期 MV 暴露与 HL 发病具有相关性。

2. 遗传因素　HL 在家庭成员中群集发生的现象已得到证实，有 HL 家族史者患 HL 的风险较其他人群高。通过对双胞胎进行研究发现，同卵双胞胎同时发生 HL 的风险比异卵双胞胎显著增高。HL 在世界各地发病情况差异较大，且与年龄有关，也提示遗传易感性可能起一定作用。此外，特定等位基因可增加 HL 易感性。携带 HLA-DPB1 位点 DPB1*0301 等位基因增加 HL 的危险性，携带 DPB1*0201 等位基因则危险性下降。

3. 发病的分子机制和异常信号通路　霍奇金和 Reed-Sternberg 细胞均丢失了 B 细胞的表型，只

保留了他们与 T 细胞相互作用的 B 细胞特征及抗原呈递功能。不仅如此，肿瘤细胞表达其他系的标志，如 T 细胞、树突状细胞、细胞毒细胞和粒细胞。*Notch1* 基因促进 T 细胞分化并抑制 B 细胞发育，在霍奇金细胞表达并促进 GATA2 的表达，后者是造血干细胞增生和存活必需的转录因子。由于霍奇金细胞和 RS 细胞缺乏功能性 B 细胞表面受体表达，逃脱凋亡可能是其生存的重要机制。

Janus 激酶（JAK）-STAT 通路和核因子 -κB（NF-κB）通路在霍奇金细胞和 RS 细胞中通常是被激活的。JAK2 过表达，JAK-STAT 阴性调节物的失活及细胞因子信号抑制物的表达下降，导致细胞因子的表达上升。细胞因子信号通路的增强又通过自分泌和旁分泌路径，反馈激活 JAK-STAT 和 NF-κB 通路。

（二）病理和病理生理

病理组织学检查发现 RS 细胞是 HL 的特点。典型 RS 细胞为双核或多核巨细胞，核仁嗜酸性，大而明显，胞质丰富，若细胞表现对称的双核称"镜影细胞"，可伴各种细胞成分和毛细血管增生以及不同程度纤维化。结节硬化型 HL 中 RS 细胞由于变形、胞质浓缩，两细胞核间似有空隙，称为腔隙型 RS 细胞。大部分学者认为 RS 细胞起源于高度突变的滤泡性 B 细胞。HL 通常从原发部位向邻近淋巴结依次转移，越过邻近淋巴结向远处淋巴结区的跳跃传布较少见。

HL 的分型曾普遍采用 1965 年 Rye 会议的分型方法。WHO 在欧美淋巴瘤分型修订方案（revised European American lymphoma classification，REAL 分型）基础上制定了造血和淋巴组织肿瘤病理学和遗传学分型方案。该方案既考虑了形态学特点，也反映了应用单克隆抗体，以及细胞遗传学和分子生物学等新技术对血液和淋巴系统肿瘤的新认识和确定的新病种。WHO 分类（表 4-15）在 Rye 分型基础上，将 HL 分为结节性淋巴细胞为主型霍奇金淋巴瘤（NLPHL）和经典型霍奇金淋巴瘤（CHL）两大类，这种分类反映了两类肿瘤在病理形态学、

免疫表型及分子生物学、临床表现和生物学行为方面的差异（表 4-16）。其中 CHL 又分为 4 个亚型：结节硬化型（nodular sclerosis，NSHL）、混合细胞型（mixed cellularity，MCHL）、富于淋巴细胞型（lymphocyte-rich，LRCHL）及淋巴细胞消减型

表 4-15　霍奇金淋巴瘤（HL）分型（WHO，2016 年）

组织学亚型	免疫表型
结节性淋巴细胞为主型	CD20⁺CD30⁻CD15⁻Ig⁺
经典型	CD20⁻*CD30⁺CD15⁺Ig⁻
结节硬化型	
混合细胞型	
淋巴细胞丰富型	
淋巴细胞削减型	

* 少见阳性

表 4-16　NLPHL 和经典 HL 的区别

	NLPHL	经典 HL
总体形态	结节性为主	弥散性、滤泡间、结节性
肿瘤细胞	淋巴细胞和 / 或组织细胞或爆米花样细胞	诊断性 RS 细胞，单核或腔隙细胞
背景	淋巴细胞、组织细胞	淋巴细胞、组织细胞、嗜酸性粒细胞、浆细胞
纤维化	少见	常见
CD15	−	+
CD30	−	+
CD20	+	−/+
CD45	+	−
上皮膜抗原（EMA）	+	−
EB 病毒（RS 细胞中）	−	+（＜50%）
Ig 基因	活性的，功能性的	无活性的
分布部位	外周淋巴结	纵隔，腹部，脾
确诊时分期	一般为Ⅰ期	常为Ⅱ或Ⅲ期
B 症状	＜20%	40%
病程	隐匿性	侵袭性

（lymphocytic depletion，LDHL）。WHO 分型和 Rye 分型的主要区别在于将后者的淋巴细胞为主型分为结节性淋巴细胞为主型和富于淋巴细胞经典型。结节性淋巴细胞为主型表现为淋巴结结构完全或部分被结节样或结节和弥漫混合的病变取代，细胞成分主要为小淋巴细胞、组织细胞、上皮样组织细胞和掺杂的淋巴－组织细胞样细胞，可见特征性的"爆米花样细胞"，免疫表型为 $CD20^+$、$CD15^-$、$CD30^-$。患者多为 I 期病变，男性多见。富于淋巴细胞经典型形态学上嗜酸性粒细胞和浆细胞较少，RS 细胞呈现经典 HL 的形态学和免疫表型（$CO30^+$、$CD15^+$、$CD20^-$）。国内以混合细胞型为最常见，结节硬化型次之，其他各型均较少见。各型并非固定不变，部分患者可发生类型转化，仅结节硬化型较为固定。

（三）临床表现

HL 多见于青年。

1. 全身症状　发热、盗汗和消瘦（6 个月内体重减轻 > 10%）较多见，其次是皮肤瘙痒和乏力。30%～40% 的 HL 患者以原因不明的持续发热为起病症状。周期性发热约见于 1/6 患者，表现为在数日内体温逐步上升至 38～40℃，持续数日，然后逐步下降至正常，经过 10 天至 6 周或更长的间歇期，体温又开始上升。如此周而复始反复出现，并逐步缩短间歇期。此外，可有局部及全身皮肤瘙痒，多为年轻患者，特别是女性患者。全身瘙痒可为 HL 的唯一全身症状。

2. 淋巴结肿大　浅表淋巴结肿大最为常见，常是无痛性颈部或锁骨上的淋巴结进行性肿大（占 60%～80%），其次为腋下淋巴结肿大。肿大的淋巴结可以活动，也可互相粘连，融合成块，质地为硬橡皮样，边缘清楚。少数患者仅有深部淋巴结肿大。淋巴结肿大可压迫邻近器官，如压迫神经，可引起疼痛；纵隔淋巴结肿大，可致咳嗽、胸闷、气促、肺不张及上腔静脉压迫症等；腹膜后淋巴结肿大可压迫输尿管，引起肾盂积水，硬膜外肿块导致脊髓压迫症等。特殊症状为饮酒痛，即饮酒后引起肿瘤部位疼痛，表现为酒后数分钟至几小时发生。发生饮酒痛时患者多有纵隔侵犯，且女性较多，并常随病变的缓解和发展而消失或重现。近年来，随早期诊断和有效治疗，饮酒痛不常见。

3. 淋巴结外受累　与 NHL 相比要少得多，即使累及器官，亦有器官偏向性，累及脾组织较常见，侵犯肺、胸膜较 NHL 多见，但病变累及胃肠道很少见。结外浸润可引起如肺实质浸润、胸腔积液、骨痛、腰椎或胸椎破坏、脊髓压迫症、肝大和肝痛、黄疸、脾大等。结外病变与淋巴结内病变常同时出现，或出现在淋巴结病变之后。总的说来，独立的结外表现（如皮下结节）而无淋巴结受累的情况是没有的，后者常提示 NHL。

（四）实验室检查

1. 血液和骨髓检查　HL 患者常有轻或中等贫血，少数白细胞轻度或明显增加，伴中性粒细胞增多。约 1/5 的患者嗜酸性粒细胞升高。骨髓被广泛浸润或发生脾功能亢进时，可有全血细胞减少。骨髓涂片发现 RS 细胞是 HL 骨髓浸润的依据。骨髓浸润大多由血源播散而来，骨髓穿刺涂片阳性率仅 3%，但活检法可提高至 9%～22%。

2. 化验检查　疾病活动期红细胞沉降率加快，30%～40% 患者出现血清乳酸脱氢酶活性增高。乳酸脱氢酶升高提示预后不良。当血清碱性磷酸酶活力增强或血钙浓度升高，提示有骨骼累及。β_2-微球蛋白是一种与 HLA 相关的细胞膜蛋白，与肿瘤负荷相关，广泛病变者高于局限病变者。

（五）影像学特征

1. 浅表淋巴结的检查　B 超检查可以发现体检触诊时遗漏的淋巴结。

2. 诊断时有 2/3 的患者存在胸腔内病变，纵隔淋巴结肿大非常常见，特别是结节硬化型的女性患者。胸部 X 线摄片可了解纵隔增宽、肺门增大、胸水及肺部病灶情况，胸部 CT 可确定纵隔与肺门淋巴结肿大。其他包括肺间质累及、胸腔积液、心包积液、胸壁肿块等，均可在胸部 CT 中体现。30%～60% 具有横膈上方临床症状体征的患者

CT 发现有腹部和盆腔淋巴结累及。腹腔、盆腔的 CT 检查不仅能显示后腹膜淋巴结情况，同时还显示肝、脾、肾受累的情况，所以增强 CT 是腹部检查首选的方法。B 超检查准确性不及 CT，重复性差，受肠气干扰较严重，但在无法进行 CT 检查时仍不失是一种较好的检查方法。

3. 正电子发射成像（PET） 全身 ^{18}F- 脱氧葡萄糖正电子发射成像（FDG-PET）是一种根据生化影像来进行肿瘤定性诊断的方法，可作为淋巴瘤诊断、疗效评估和随访的重要手段，是 HL 分期的标准。其与 CT 评估保持较好的一致性，但是 FDG-PET 对骨骼和肝病灶更为敏感。根据葡萄糖代谢增高水平，FDG-PET 在鉴别活动性残余病灶和无活动性残余组织方面（评估治疗后缓解状态的一个主要问题）优于 CT 扫描，目前该技术已经正式列入淋巴瘤疗效评估指南。除评估残余肿块，FDG-PET 也用于早期疗效评估以进行危险分层，或在临床试验中指导早期干预治疗。FDG-PET 预测的准确性依赖于影像学专业技术和临床相关性分析。在多数情况下，尤其在 FDG-PET 中容易出现阳性结果的解剖部位，若先前未受累或 CT 显示没有异常，通常需要进行组织活检以进一步证实。

🌐 图 4-15
霍奇金淋巴瘤 PET/CT 成像

（六）病理学特点

1. 淋巴结活检 选取较大的淋巴结，完整地取出，避免挤压，固定的淋巴结经切片和 HE 染色后做组织病理学检查。深部淋巴结可依靠 B 超或 CT 引导下粗针穿刺做细胞病理形态学检查。剖腹探查一般不易接受，但在必须为诊断提供可靠依据时，如发热待查病例，临床高度怀疑淋巴瘤，发现有脾受累或腹腔淋巴结肿大，但无浅表淋巴结或病灶可供活检的情况下，为明确诊断有时需要采用剖腹探查。

2. 淋巴细胞分化抗原检测 在几乎所有的经典型 HL 病例中，RS 细胞来源于 B 细胞。但是 RS 细胞已丢失大部分 B 细胞系抗原（包括 Ig 表达）。几乎所有经典 HL 病例中，RS 细胞表达 CD30，在大多数患者中表达 CD15。RS 细胞通常为 CD45 阴性，20%～40% 的患者中 B 细胞标志物 CD20 阳性（通常为少数细胞阳性，且染色强度不一）。NLPHL 的肿瘤细胞通常保留 CD45 和 B 细胞系标志物（CD20，Ig）表达，但 CD15 与 CD30 均阴性，从而不同于经典 RS 细胞（图 4-3）。

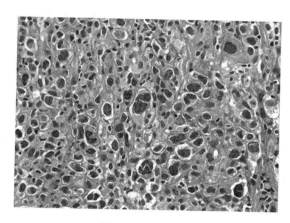

图 4-3 RS 细胞

3. 基因重排 绝大多数经典型 HL 病例中均可发现 B 细胞重链的基因重排，证实其来源于 B 细胞。

（七）诊断和鉴别诊断

1. 诊断 HL 确诊主要依赖病变淋巴结或肿块的病理学检查。病理检查可见典型的 RS 细胞。约 85% 的结节硬化型和混合细胞型 HL 表达 CD30。大部分经典 HL 的 RS 细胞表达 CD15 和白介素受体（CD25）。35%～40% 的结节硬化型和混合细胞型 RS 细胞表达 B 细胞抗原 CD19 和 CD20。NLPHD 是一种特殊亚型，其 RS 细胞如"爆米花样"，表达 B 细胞抗原 CD20 和 CD45。

为提高临床分期的准确性，肿大淋巴结也可穿刺涂片进行细胞形态学、免疫学和分子生物学检查。

2. 鉴别诊断 淋巴结肿大应与感染、免疫、肿瘤性疾病继发的淋巴结病变相鉴别。淋巴结炎多有感染灶，淋巴结肿大伴红、热、痛等。急性期过后，淋巴结缩小，疼痛消失。慢性淋巴结炎的淋巴结肿大一般为 0.5 ~ 1.0 cm，质地较软、扁，多活动，与 HL 肿大淋巴结的大、丰满和质韧不同。结节病多见于青少年及中年人，多侵及淋巴结，可伴多处淋巴结肿大，常见于肺门淋巴结对称性肿大，或有气管旁及锁骨上淋巴结受累，大多淋巴结直径 < 2 cm，一般质地较硬，可伴长期低热。活检病理可找到上皮样结节，血管紧张素转换酶活性在淋巴结及血清中均升高。肿瘤淋巴结转移多有原发病灶的表现，淋巴结活检有助于鉴别。

病理方面，混合细胞型因基质细胞丰富，需与外周 T 细胞淋巴瘤和富 T 细胞的 B 细胞淋巴瘤鉴别，此时免疫组化的结果非常关键。RS 细胞对 HL 的病理组织学诊断有重要价值，但近年报道 RS 细胞可见于传染性单核性细胞增多症、结缔组织病及其他恶性肿瘤。因此，在缺乏 HL 其他组织学改变时单独见到 RS 细胞，不能确诊 HL。

（八）治疗

早期（Ⅰ ~ Ⅱ期）病例对放射治疗敏感，治愈率达 80% 以上，但因单一放疗的近期和远期不良反应很大，为了减少治疗的不良反应，近 20 多年来对早期病例采用低毒性 ABVD 联合化疗，也取得类似放疗的好效果。进展期（Ⅲ ~ Ⅳ期）病例主张以 ABVD 方案为"金标准"治疗，治愈率在 60% 以上。而预后最差的复发和难治性病例，由于大剂量化疗和自体造血干细胞移植的发展，其疗效和生存期也得到改善。

对于 Ⅰ ~ Ⅱ期的 HL 患者，目前认为最佳的治疗方案是 4 ~ 6 个周期的 ABVD 方案（阿霉素、博莱霉素、长春新碱、达卡巴嗪）联合 20 ~ 30 Gy 的受累野的照射治疗。Ⅲ ~ Ⅳ期的 HL 患者仍以化疗为主，ABVD 方案仍然是标准方案。ABVD 方案 6 ~ 8 个周期，其中在 4 ~ 6 个周期后复查，若达到 CR/Cru，则继续化疗 2 个周期。治疗前有巨块或化疗后有残留病灶的患者可行局部巩固性放疗。

MOPP 方案因长春新碱的不良反应，氮芥等的骨髓抑制致化疗延期从而使疗效减低，故不常规推荐。少部分 60 岁以下国际预后评分 ≥ 4 分患者可考虑强烈化疗方案，如 BEACOPP 和 Stanford V 等。

对于联合化疗后复发和难治性的 HL，则包括 3 种情况：①原发耐药，初始化疗即未能获得 CR；②联合化疗虽然获得缓解，但是缓解时间 < 1 年；③化疗后缓解时间超过 1 年。缓解时间超过 1 年的复发病例仍然可使用以前的有效方案。近年来，国际多个霍奇金淋巴瘤研究组推出多个解救方案，获得了一定的疗效，其中包括 ICE 方案（异环磷酰胺、卡铂、依托泊苷）、DHAP 方案（地塞米松、顺铂、阿糖胞苷）、ESHAP 方案（依托泊苷、甲泼尼龙、阿糖胞苷、顺铂）等。

CD30 单克隆抗体（brentuximab vedotin）是一种新型的以细胞表面抗原 CD30 为靶点，引起细胞周期停滞和凋亡的抗体 – 药物共轨连接剂，可选择性诱导 HL 和间变性大细胞淋巴瘤细胞的凋亡。目前该药尚处于临床试验阶段，初步研究显示在 HL 患者中耐受性较好，对复发难治 HL 患者的总有效率达 75% 左右。

对于原发耐药或缓解不超过 1 年的病例，可以应用大剂量化疗联合自身造血干细胞移植治疗。异体造血干细胞移植的指征为：①患者缺乏足够的自体干细胞进行移植；②患者伴骨髓浸润；③自体移植后复发的患者。

NLPHL 是 HL 的独特类型，占 HL 的 2% ~ 5%，常表现为惰性自然病程，早期病例多（约 80%），临床表现常为局限于周围淋巴结的无症状性肿大，较少累及纵隔，疾病进展缓慢，预后较好。按照 CHL 的标准方案化疗或放疗，完全缓解率常超过 90%。晚期易复发、反复复发，但再次治疗仍有较高的完全缓解率，可达 80%。主要死因是转化为 NHL、治疗相关的继发恶性肿瘤和心血管疾病等，因此，选择治疗方案时应考虑治疗相关的远期毒性。若无任何症状，也无巨块或预后不良因素者，可考虑选择观察等待。晚期 NLPHL 尤其是有全身症状、肿瘤相关症状、巨块或预后不良因素的患者，可常规给予含烷化剂或蒽环类药物的联合化疗方案。对于有巨块或肿瘤相关症状的患者，可行受累野放疗。晚期患者也可以选择抗 CD20 的单克隆抗体治疗。

HL 的主要化疗方案：ABCD 化疗方案、ICE 化疗方案、DHAP 化疗方案、ESHAP 化疗方案。

☞ 拓展阅读 4-10
霍奇金淋巴瘤的主要化疗方案

（九）预后

1. 临床指标和预后　HL 的治疗已取得很大进步，是化疗可治愈的肿瘤之一，其预后与组织类型及临床分期相关。淋巴细胞为主型（包括 WHO 分类的 NLPHL 和 LRCHL）患者的预后最好，5 年生存率可达 94.3%，但 NLPHL 和 LRCHL 的预后差异有待进一步研究；而淋巴细胞消减型患者的预后最差，5 年生存率仅为 27.4%。纵隔大肿块和持续全身症状是提示复发的重要因素，年龄大则与生存期短密切相关。国际上将 7 个因素综合起来，以评估患者的预后，包括性别、年龄、Ann Arbor 分期、白细胞计数、淋巴细胞计数、血红蛋白浓度、血清白蛋白水平。男性、年龄≥45 岁、Ann Arbor 分期为 Ⅲ / Ⅳ 期、白细胞计数≥15×10^9/L、淋巴细胞占比 < 8% 或绝对值 < 15×10^9/L、血红蛋白低于 105 g/L、血清白蛋白低于 40 g/L，具有上述 5 ~ 7 个因素的患者，5 年无进展生存率只有 42%。

2. 分子指标和预后　有研究报道，血清细胞因子的浓度（如可溶性 CD30）与肿瘤负荷相关。炎性因子，如 IL-10 与肿瘤的微环境相关，具有免疫抑制功能，它在血清中的高表达提示预后不良，并且是个独立于临床特征的预后分子。CCL17 由霍奇金细胞和 RS 细胞分泌，它的高表达也是预后差的标志之一。有一些研究指出，T 调节细胞数量增加与预后较好相关，细胞毒性 T 细胞数量下降与不良预后相关。这些发现提示霍奇金细胞和 RS 细胞与炎症环境存在重要的相互作用。

三、非霍奇金淋巴瘤

1846 年 Virchow 从白血病中区分出一种称为淋巴瘤（lymphoma）或淋巴肉瘤（lymphosarcoma）的疾病，1871 年 Billroth 又将此病称为恶性淋巴瘤（malignant lymphoma）。现在将此种疾病称之为非霍奇金淋巴瘤（NHL）。

（一）病因和发病机制

与 HL 一样，NHL 的病因和发病机制尚未完全阐明，可能与以下多种因素有关。

1. 感染

（1）EB 病毒：Burkitt 淋巴瘤有明显地方流行性。这类患者 80% 以上的血清中 EB 病毒抗体滴定度明显增高，而非 Burkitt 淋巴瘤患者滴定度增高者仅 14%；普通人群中滴定度高者发生 Burkitt 淋巴瘤的机会也明显增多；均提示 EB 病毒是 Burkitt 淋巴瘤的病因。EB 病毒与 T 细胞淋巴瘤和免疫缺陷相关淋巴瘤也有密切的关系。

（2）逆转录病毒：日本的成人 T 细胞淋巴瘤 / 白血病有明显的家族集中趋势，且呈地区性流行。20 世纪 70 年代后期一种逆转录病毒人类 T 细胞白血病 / 淋巴瘤病毒（HTLV）被证明是成人 T 细胞白血病 / 淋巴瘤的病因。近来另一逆转录病毒 HTLV 被认为与 T 细胞皮肤淋巴瘤（蕈样肉芽肿）的发病有关。NHL 为 AIDS 相关性肿瘤之一，HIV 感染者罹患 NHL 的危险性是普通人群的 60 ~ 100 倍。

（3）人类疱疹病毒 -8（human herpesvirus-8，HHV-8）：也称 Kaposi 肉瘤相关疱疹病毒（Kaposi sarcoma associated herpesvirus），是一种亲淋巴 DNA 病毒，与较少见的 NHL 类型即特征性体腔淋巴瘤 / 原发性渗出性淋巴瘤（primary effusion lymphoma，PEL）有关。

（4）幽门螺杆菌：胃黏膜淋巴瘤是一种 B 细胞黏膜相关的淋巴样组织（MALT）淋巴瘤，幽门螺杆菌抗原的存在与其发病有密切的关系。抗幽门螺杆菌治疗可改善其病情，幽门螺杆菌可能是该类淋巴瘤的病因。

（5）乙型肝炎和丙型肝炎病毒：在弥漫大B细胞淋巴瘤和滤泡性淋巴瘤患者中，乙型肝炎病毒血清阳性明显高，在弥漫大B细胞淋巴瘤患者中丙型肝炎病毒血清阳性明显高。丙型肝炎病毒可能与弥漫大B细胞淋巴瘤、边缘区淋巴瘤和淋巴浆细胞淋巴瘤的发生有关。

（6）其他细菌：已发现一些其他细菌感染与MALT淋巴瘤相关。空肠弯曲杆菌和伯氏疏螺旋体分别与小肠免疫增生性疾病和皮肤B细胞淋巴瘤的发生相关。

2. 免疫抑制患者的免疫功能低下　也与淋巴瘤的发病有关。近年来发现遗传性或获得性免疫缺陷患者伴发淋巴瘤者较正常人为多，器官移植后长期应用免疫抑制剂而发生恶性肿瘤者，其中1/3为淋巴瘤。免疫缺陷患者伴发淋巴瘤多与EB病毒感染有关。

3. 自身免疫　有些自身免疫病是淋巴瘤的危险因素，如系统性红斑狼疮、干燥综合征、自身免疫甲状腺疾病，可能还有类风湿关节炎。自身免疫性溶血性贫血与弥漫大B细胞淋巴瘤相关；乳糜泻和牛皮癣患者的T细胞淋巴瘤危险性增加；结节病是一种可能诱发淋巴瘤的炎症性（肉芽肿性）疾病。

4. 环境因素及职业暴露　如使用杀虫剂、除草剂、杀真菌剂等，以及长期接触溶剂、皮革、染料及放射线等都与NHL的发生有关。

5. 遗传因素　NHL亦存在家庭成员群集现象，淋巴瘤或其他血液肿瘤患者的同胞和一级亲属发生NHL的风险轻度升高。

（二）病理分型

NHL的病变淋巴结其切面外观呈鱼肉样。镜下正常淋巴结构破坏，淋巴滤泡和淋巴窦可以消失。增生或浸润的淋巴瘤细胞成分单一、排列紧密，大部分为B细胞性。NHL常原发累及结外淋巴组织，往往跳跃性播散，越过邻近淋巴结向远处淋巴结转移。大部分NHL为侵袭性，发展迅速，

易发生早期远处扩散，有多中心起源倾向，有的病例在临床确诊时已播散全身。

1982年美国国立癌症研究所制订了NHL国际工作分型（IWF），依据HE染色形态学特征将NHL分为10型。在相当一段时间内，被各国学者认同与采纳。但IWF未能反映淋巴瘤细胞的免疫表型（T细胞或B细胞来源），也未能将近年来运用单克隆抗体、细胞遗传学和基因探针等新技术而发现的新病种包括在内。

WHO分类对认识不同类型淋巴瘤的疾病特征和制定合理的个体化的治疗方案具有重要意义。目前较公认的分类标准是WHO制定的分型方案，WHO未将淋巴瘤单独分类，而按肿瘤的细胞来源确定类型，淋巴组织肿瘤包括淋巴瘤和其他淋巴组织来源的肿瘤，为保持完整一并列出。

☞ 拓展阅读4-11
2016年淋巴组织肿瘤WHO分类

WHO（2016）分型方案中较常见的NHL亚型包括以下几种：

1. 边缘区淋巴瘤（marginal zone lymphoma，MZL）　发生部位在边缘带，即淋巴滤泡及滤泡外套之间结构的淋巴瘤。边缘带淋巴瘤系B细胞来源，表达全B细胞抗原（CD19、CD20和CD79a）、边缘区相关抗原（CD35和CD21）及BCL-2，临床病程较缓，属于"惰性淋巴瘤"的范畴。

（1）淋巴结边缘区B细胞淋巴瘤（MZL）：系发生在淋巴结边缘带的淋巴瘤，由于其细胞形态类似单核细胞，亦称为"单核细胞样B细胞淋巴瘤"。

（2）脾边缘区细胞淋巴瘤（spleen MZL，SMZL）：可伴随绒毛状淋巴细胞。

（3）黏膜相关性淋巴样组织淋巴瘤（mucosa-associated lymphoid tissue lymphoma，MALT）：系发生在结外淋巴组织边缘带的淋巴瘤，可有t（11；18），最易侵犯部位是胃，其次还包括小肠、肺、唾液腺、甲状腺等。

2. 滤泡性淋巴瘤（follicular lymphoma，FL）

属于"惰性淋巴瘤",是 NHL 的常见类型,来源于滤泡生发中心的 B 淋巴细胞(中心细胞或中心母细胞),形态学上淋巴结至少有部分滤泡存在,表达 CD10、CD19、CD20、CD22、CD45、CD79a 及 BCL2。FL 是淋巴瘤中最早发现分子缺陷的,早在 1980 年就有研究发现 t(14;18)这一特征性染色体位点转位。FL 根据其中心母细胞的数量分为 3 级。

3. 套细胞淋巴瘤(mantle cell lymphoma,MCL)来源于滤泡外套的 B 细胞,CD5$^+$,常有 t(11;14)染色体易位,并由此导致细胞周期蛋白 Cyclin-D1 的过度表达。临床上以老年男性多见,常表现为淋巴结、胃肠道、骨髓、外周血的淋巴瘤细胞浸润,占 NHL 的 8%。本型发展迅速,中位存活期 2~3 年,属侵袭性淋巴瘤。

4. 弥漫性大 B 细胞淋巴瘤(diffuse large B cell lymphoma,DLBCL)是最常见的侵袭性 NHL,是一组临床表现和预后等多方面具有很大异质性的恶性肿瘤。通常表达 CD19、CD20、CD22、PAX5 和 CD79a。根据细胞起源可分为生发中心 B 细胞样(germinal center B-cell-like,GCB)、活化 B 细胞样(activated B-cell-like,ABC)和原发纵隔 B 细胞淋巴瘤(primary mediastinal B-cell lymphoma,PMBL),其各自具有不同的发病机制,预后也不相同。

5. 伯基特淋巴瘤(Burkitt lymphoma,BL)由形态一致的小无裂细胞组成。细胞大小介于大淋巴细胞和小淋巴细胞之间,胞质有空泡、核仁圆,侵犯血液和骨髓时即为急性淋巴细胞白血病 L3 型。CD20 和 CD22 阳性,CD5 阴性,伴 t(8;14)染色体易位,与 MYC 基因表达有关,增生极快,是严重的侵袭性 NHL。在流行区儿童多见,颌骨累及是特点;在非流行区,病变主要累及回肠末端和腹部脏器。

6. 血管免疫母细胞性 T 细胞淋巴瘤(angio-immunoblastic T cell lymphoma,AITL)过去认为系一种非恶性免疫性疾患,近年来研究确定为侵袭性 T 细胞淋巴瘤的一种,表现为淋巴结肿大、脏器肿大、发热、皮疹、瘙痒、嗜酸性粒细胞增多和免疫学谱异常。病理特征为淋巴结多形性浸润,伴内皮小静脉和滤泡的树突状细胞常显著增生。CD4 表达比 CD8 更常见。

7. 间变性大细胞淋巴瘤(anaplastic large cell lymphoma,ALCL)细胞形态特殊,类似 RS 细胞,有时可与 HL 混淆。细胞呈 CD30 阳性,常有 t(2;5)染色体易位。位于 5q35 的核磷蛋白(nucleophosmin,NPM)基因融合到位于 2p23 的编码酪氨酸激酶受体的 ALK 基因,形成 NPM-ALK 融合蛋白。临床常有皮肤侵犯,伴或不伴淋巴结及其他结外部位病变。临床发展迅速,ALK 阳性者预后较好。

8. 外周 T 细胞淋巴瘤(peripheral T-cell lymphoma,PTCL)是指除外有独特临床病理学特点的成熟 T 细胞淋巴瘤以外,其余的一大组难以归入任何一类亚型的成熟 T 细胞淋巴瘤。所谓"周围性",指 T 细胞已向辅助 T 或抑制 T 分化,可表现为 CD4 阳性或 CD8 阳性,而未分化的胸腺 T 细胞 CD4、CD8 均呈阳性。本型为侵袭性淋巴瘤的一种,化疗效果较大 B 细胞淋巴瘤差。本型通常表现为大、小混合的不典型淋巴细胞,在欧美国家约占淋巴瘤中的 15%,我国和日本等亚洲国家较多见。

9. 成人 T 细胞白血病 / 淋巴瘤 是周围 T 细胞淋巴瘤的一个特殊类型,与 HTLV-1 病毒感染有关,主要见于日本及加勒比海地区。肿瘤细胞具有特殊形态,常表达 CD3、CD4、CD25 和 CD52。临床常有皮肤、肺及中枢神经系统受累,伴血钙浓度升高,通常伴有免疫缺陷。患者预后恶劣,化疗后往往死于感染,中位存活期不足 1 年。本型我国很少见。

10. 蕈样肉芽肿(mycosis fungoides,MF)/ 塞扎里综合征 侵及末梢血液为塞扎里综合征。临床属惰性淋巴瘤类型。增生的细胞为成熟的辅助性 T 细胞,呈 CD3 和 CD4 阳性,CD8 阴性。MF 系皮肤淋巴瘤,发展缓慢,临床分为三期:红斑期,皮损无特异性;斑块期;最后进入肿瘤期。皮肤病变的病理特点为表皮性浸润，具有 Pautrier 微脓肿。塞扎里综合征罕见，多见于成人，是 MF 的白血病期，可有全身红皮病、瘙痒，外周血有大量脑回状核的塞扎里细胞（白血病细胞）。后期可侵犯淋巴结及内脏，为侵袭性皮肤 T 细胞淋巴瘤。

（三）临床表现

相对 HL 而言，NHL 随年龄增长而发病增多，男性较女性为多。NHL 有远处扩散和结外侵犯倾向，对各器官的侵犯较 HL 多见。除惰性淋巴瘤外，一般发展迅速。两者的临床表现比较如表 4-17 所示。

1. 全身症状　发热、消瘦、盗汗等全身症状多见于晚期，全身瘙痒很少见。

2. 淋巴结肿大　为最常见的首发临床表现，无痛性颈和锁骨上淋巴结进行性肿大，其次为腋窝、腹股沟淋巴结。其他以高热或各系统症状发病也很多见。与 HL 不同，其肿大的淋巴结一般不沿相邻区域发展，且较易累及滑车上淋巴结、口咽环、腹腔和腹膜后淋巴结（尤其是肠系膜和主动脉旁淋巴结），但纵隔病变较 HL 少见。低度恶性淋巴瘤时，淋巴结肿大多为分散、无粘连、易活动

的多个淋巴结，而侵袭性或高度侵袭性淋巴瘤进展迅速者，淋巴结往往融合成团，有时与基底及皮肤粘连，并可能有局部软组织浸润、压迫、水肿的表现。淋巴结肿大亦可压迫邻近器官，引起相应症状。纵隔、肺门淋巴结肿块可致胸闷、胸痛、呼吸困难、上腔静脉压迫综合征等，腹腔内肿块可致腹痛、腹块、肠梗阻、输尿管梗阻、肾盂积液等。

3. 淋巴结外受累　NHL 的病变范围很少呈局限性，多见累及结外器官。据统计，咽淋巴环病变占 NHL 的 10%～15%，发生部位最多在软腭、扁桃体，其次为鼻腔及鼻窦，临床有吞咽困难、鼻塞、鼻出血及颌下淋巴结大。胸部以肺门及纵隔受累最多，半数有肺部浸润或（和）胸腔积液。尸解中近 1/3 可有心包及心脏受侵。NHL 累及胃肠道部位以小肠为多，其中半数以上为回肠，其次为胃，结肠很少受累。临床表现有腹痛、腹泻和腹块，症状可类似消化性溃疡、肠结核或脂肪泻等，常因肠梗阻或大量出血施行手术而确诊。活检证实 1/4～1/2 的患者有肝受累，脾大仅见于较后期病

表 4-17　非霍奇金淋巴瘤（NHL）与霍奇金淋巴瘤（HL）的临床表现比较

临床表现	NHL	HL
发生部位	结外淋巴组织发生常见	通常发生于淋巴结
发展规律	非邻近淋巴结发展常见	向邻近淋巴结延续性扩散
病变范围	局部淋巴结病变少见	局部淋巴结病变常见
骨髓侵犯	常见	少见
肝侵犯	常见	少见
脾侵犯	不常见	常见
纵隔侵犯	除淋巴母细胞型等外，不常见	常见，尤其结节硬化型
肠系膜病变	常见	少见
咽环	可见	罕见
滑车上淋巴结	偶见	罕见
消化道侵犯	常见	罕见
中枢神经侵犯	偶见	罕见
腹部包块	常见	少见
皮肤侵犯	偶见，T 细胞型较多见	罕见

例。原发于脾的 NHL 较少见。尸解 33.5% 有肾损害，但有临床表现者仅 23%，主要为肾肿大、高血压、肾功能不全及肾病综合征。中枢神经系统病变多在疾病进展期，以累及脑膜及脊髓为主。骨骼损害以胸椎及腰椎最常见，股骨、肋骨、骨盆及头颅骨次之。骨髓累及者占 1/3～2/3，约 20% 的 NHL 患者在晚期发展成 ALL。皮肤受累表现为肿块、皮下结节、浸润性斑块、溃疡等。

（四）实验室和辅助检查

1. 血液和骨髓检查　NHL 白细胞数多正常，淋巴细胞计数可增加、降低或正常。晚期并发 ALL 时可呈现白血病样血象和骨髓象。

2. 化验检查　血清乳酸脱氢酶活性升高提示预后不良。当血清碱性磷酸酶活性升高或血钙浓度增加，提示骨骼累及。B 细胞 NHL 可并发抗人球蛋白试验阳性或阴性的溶血性贫血，少数可出现单克隆 IgA 或 IgM。必要时可行脑脊液检查。

（五）影像学特征

见 HL。

（六）病理学特点

1. 淋巴结活检　见 HL。

2. 淋巴细胞分化抗原检测　测定淋巴瘤细胞免疫表型可以区分 B 细胞或 T 细胞免疫表型，NHL 大部分为 B 细胞性。还可根据细胞表面的分化抗原了解淋巴瘤细胞的成熟程度（图 4-4）。

🌐 图 4-16
弥漫性大 B 细胞淋巴瘤组织切片

🌐 图 4-17
外周 T 细胞淋巴瘤组织切片

🌐 图 4-18
滤泡性淋巴瘤组织切片

🌐 图 4-19
NKT 细胞淋巴瘤组织切片

3. 染色体易位检查　有助于 NHL 的分型诊断。比如，t（14；18）是滤泡性淋巴瘤的标记，t（11；14）是套细胞淋巴瘤的标记，t（8；14）是 Burkitt 淋巴瘤的标记，t（2；5）是 CD30[+] 间变性大细胞淋巴瘤的标记，3q27 异常是弥漫性大细胞淋巴瘤的染色体标志。

4. 基因重排　确诊淋巴瘤有疑难者可应用 PCR 技术检测 T 细胞受体（TCR）基因重排和 B 细胞 H 链（IgH）的基因重排。还可应用 PCR 技术检测 *BCL-2* 基因等为分型提供依据。

（七）诊断和鉴别诊断

1. 诊断　凡无明显感染灶的淋巴结肿大，应考虑到本病，如肿大的淋巴结具有饱满、质韧等特

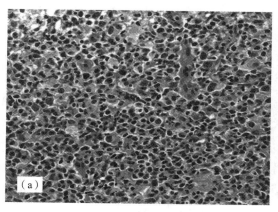
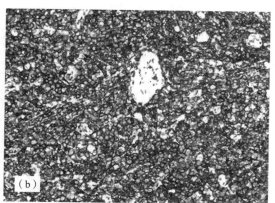

图 4-4　外周 T 细胞淋巴瘤组织切片
（a）HE×400；（b）×200，CD3 阳性表达

点，就更应该考虑到本病，应做淋巴结病理切片或淋巴结穿刺活检进行病理检查。疑皮肤淋巴瘤时可作皮肤活检。伴有血细胞数量异常，血清碱性磷酸酶增高或有骨骼病变时，可作骨髓活检和涂片寻找淋巴瘤细胞了解骨髓受累的情况。根据组织病理学检查结果作出淋巴瘤的诊断和分类分型诊断。应尽量采用免疫组织化学、细胞遗传学和分子生物学检查，按 WHO（2016）的造血和淋巴组织肿瘤分型标准做出诊断。

2. 鉴别诊断

（1）淋巴瘤需与其他淋巴结肿大疾病相区别。局部淋巴结肿大要排除淋巴结炎和恶性肿瘤转移。结核性淋巴结炎多局限于颈两侧，可彼此融合，与周围组织粘连，晚期由于软化、溃破而形成窦道。

（2）以发热为主要表现的淋巴瘤，需与结核病、败血症、结缔组织病、坏死性淋巴结炎和恶性组织细胞病等鉴别。结外淋巴瘤需和相应器官的其他恶性肿瘤相鉴别。

（八）治疗

1. 化学治疗　NHL 不是沿淋巴结区依次转移，而是跳跃性播散且有较多结外侵犯，决定其治疗策略应以联合化疗为主。

（1）惰性淋巴瘤：B 细胞惰性淋巴瘤主要包括小淋巴细胞淋巴瘤、边缘带淋巴瘤和滤泡性淋巴瘤等。T 细胞惰性淋巴瘤指蕈样肉芽肿/塞扎里综合征。惰性淋巴瘤发展较慢，放化疗有效，但不易缓解。该组 Ⅰ 期和 Ⅱ 期患者放疗或化疗后生存期可达10 年，部分患者有自发性肿瘤消退。Ⅲ 期和 Ⅳ 患者化疗后虽会多次复发，但中位生存时间也较长，故主张尽可能推迟化疗。

1）小淋巴细胞淋巴瘤：由于目前尚无法治愈该疾病，且该病患者多为老年，所以应当注意个体化治疗。对于年轻、适合化疗的患者通常使用包含氟达拉滨联合环磷酰胺及利妥昔单抗的治疗方案。氟达拉滨相比苯丁酸氮芥更有效，但是苯丁酸氮芥为口服，且不良反应较少，故多用于老年患者。

2）边缘区淋巴瘤：患者可出现多个结外病灶，有时通过局部放射治疗即可治愈。无症状患者可在不进行抗淋巴瘤治疗的情况下密切监测，直至出现症状。对于抗幽门螺杆菌治疗无效的胃肠道 MALT 淋巴瘤可采用放疗，利妥昔单抗单药或联合 COP 或 CHOP 等化疗方案。

3）滤泡性淋巴瘤：5%～15% 的患者诊断时为局限性病灶（Ⅰ 期或 Ⅱ 期），局部放疗可使大部分患者获得长期无病生存，10 年无病生存率约 50%，总生存率为 60%～70%。因此，应尽早给予放疗或放疗联合全身免疫治疗。大多数患者诊断滤泡性淋巴瘤时病灶已经为晚期病变，病灶广泛，其中位生存时间 > 10 年。对于 Ⅱ 期伴有腹部包块及 Ⅲ 期、Ⅳ 期的患者，现仍认为不可治愈，因大部分患者病变进展缓慢，故对无症状的患者，尤其是老年及伴较多并发症者，通常采用"观察等待"的治疗策略。一般认为只有患者出现全身症状，有终末器官损害风险，有淋巴瘤继发的血细胞减少、巨块型病变，以及肿瘤持续进展时，才建议治疗。8 个周期的利妥昔单抗联合化疗方案为初治 FL 的首选标准方案。无论是 CHOP 方案、CVP 方案，还是以苯达莫司汀联合利妥昔单抗，均可明显改善患者的近期和远期疗效。对于年轻、体质较好的患者，建议选用常规剂量的联合化疗加利妥昔单抗。对于年老虚弱、不能耐受联合化疗的 FL 患者，一线可选用利妥昔单抗、RIT、单药化疗、利妥昔单抗联合单药化疗，并加强支持治疗。对于一线治疗后长期缓解且无转化的复发患者，可重新使用原方案或选用其他一线方案。对于早期复发（< 12 个月）的患者，可选用非交叉耐药的方案治疗。利妥昔单抗治疗复发 FL 有效率仍可达 45%，并可提高挽救化疗的效果。挽救化疗方案可选的方案包括 CHOP 方案、氟达拉滨为基础的方案、CVP 方案、放射免疫治疗等，可考虑选择新药、新联合方案，年轻复发患者建议采用自体造血干细胞移植。FL 患者病史较长，进展缓慢、治疗敏感，故诱导缓解后应维持治疗。临床研究已证明利妥昔单抗单药维持治疗可

改善远期生存。因此，无论初治或复发患者，在诱导化疗结束后获得完全缓解或部分缓解后，建议采用利妥昔单抗维持治疗。30%~50% 的患者会转化为侵袭性更强的类型，如弥漫大 B 细胞淋巴瘤等，这部分患者通常预后较差。如果患者既往接受过多种治疗，提示更差的临床结果，推荐进入临床试验，没有合适临床试验的条件下可考虑 RIT、化疗联合利妥昔单抗、放疗或最佳支持治疗。如果既往很少化疗或未化疗，则首选以蒽环类为基础的化疗方案联合利妥昔单抗，必要时结合放疗。

4）蕈样肉芽肿 / 塞扎里综合征：皮肤放疗对局限性病灶有治愈作用。早期患者（病灶 < 10% 体表面积）通常采用皮肤局部治疗，包括紫外线放疗和局部激素。晚期患者往往可从电子束照射或体外光分离置换疗法中获益。药物治疗包括干扰素 -α、类维生素 A、单克隆抗体、组蛋白去乙酰化酶抑制剂和传统化疗药物。

（2）侵袭性淋巴瘤：包括淋巴母细胞淋巴瘤、套细胞淋巴瘤、弥漫性大 B 细胞淋巴瘤、Burkitt 淋巴瘤、血管免疫母细胞性 T 细胞淋巴瘤、间变性大细胞淋巴瘤和周围 T 细胞淋巴瘤等。侵袭性淋巴瘤不论分期均应以化疗为主，对化疗残留肿块，局部巨大肿块或中枢神经系统累及可行局部放疗作为化疗的补充。

CHOP 方案的疗效与其他治疗 NHL 的化疗方案类似，但毒性较低。因此，该方案为侵袭性 NHL 的标准化疗方案。CHOP 方案为每 3 周一疗程，4 个疗程不能缓解则应改变化疗方案。完全缓解后巩固 2 个疗程就可结束治疗，但化疗不应少于 6 个疗程。长期维持治疗并无好处。

1）弥漫性大 B 细胞淋巴瘤：对于弥漫性大 B 细胞淋巴瘤患者，利妥昔单抗联合 CHOP（R-CHOP）方案是目前的标准治疗方案。若患者同时伴有巨大肿块可加入受累野放疗，国际单克隆抗体治疗临床试验（Monoclonal Antibody Therapeutic International Trial）研究揭示了利妥昔单抗在年轻低危患者中的作用。6 个疗程利妥昔

单抗联合 CHOP 样方案治疗后 2 年无事件生存率（EFS）和总生存率（OS）分别为 80% 和 95%，显著高于 CHOP 样方案组，是年轻预后好的 DLBCL 患者的最佳治疗方案。对于年轻高危的患者，推荐在 R-CHOP 的基础上增加药物。对于经治疗后达到完全缓解的高危患者，也推荐进行自体造血干细胞移植作为巩固治疗。对于老年患者来说，法国淋巴瘤协作组 GELA 的研究发现 R-CHOP 可使 75% 的老年患者获得完全缓解，5 年 EFS 达 47%，5 年 OS 达 58%，显著优于 CHOP 组。基于这一结果，6 个疗程 R-CHOP 是老年 DLBCL 患者目前最好的治疗方案。治疗时注意有无心功能不全，慎用阿霉素。针对复发、难治的 DLBCL 患者，可选择其他与 CHOP 无交叉耐药的药物即二线方案化疗，联合或不联合利妥昔单抗或其他个体化方案。如患者具备移植条件且达完全缓解或部分缓解，可于化疗后行造血干细胞移植。若患者不具备移植条件，或治疗后疾病状态仍为稳定或进展则进入临床试验或行最佳支持治疗。

有单中心研究报道三代方案如 DA-EPOCH、ACVBP、m-BACOD、MACOP-B 等治愈 DLBCL 可达 55%~65%，但并未在随机临床研究中证实。可防治中枢神经系统淋巴瘤。更强烈的新方案 COP-BLAM 可使长期无病生存率增加至 60%~70%，但因毒性过大，不适于老年及体弱者。

DLBCL 的并发症治疗：①中枢神经系统（central nervous system，CNS）侵犯的防治：对于中高危和高危患者，特别是存在鼻窦、睾丸、硬膜外、骨髓受累、HIV 淋巴瘤等，或结外病变 > 2 处及 LDH 升高的患者，发生淋巴瘤侵犯 CNS 的风险可能会增加；如果患者同时存在 CNS 实质受累，则应考虑将全身性大剂量 MTX 加入治疗方案；如果患者同时存在软脑膜受累，则考虑 4~8 次鞘内注射甲氨蝶呤和（或）阿糖胞苷和（或）甲氨蝶呤静脉滴注；②心脏不良反应的防治：蒽环类药物累积剂量，对于老年患者尤其重要，阿霉素 450~550 mg/m²，表柔比星 < 900 mg/m²，吡柔比星

$< 900 \, mg/m^2$，米托蒽醌 $< 140 \, mg/m^2$；③HBV再激活：我国HBV携带率较高，DLBCL患者使用化疗药物或利妥昔单抗均可引起HBV的再激活，可能会导致暴发性肝炎等严重后果。建议所有计划接受化疗或利妥昔单抗治疗的患者应先检查乙肝病毒表面抗原，若为阳性，则必须于肿瘤治疗之前检测病毒载量并进行合适的抗病毒治疗。在肿瘤治疗期间，应密切监测HBV各项指标的变化。在完成肿瘤治疗后至少半年内，仍有必要保持抗病毒治疗，有条件的患者应持续抗病毒治疗至达到肝病治疗终点。

☞ 典型案例4-2

患者，男，67岁。因"反复发热2月"入院。

2）套细胞淋巴瘤（MCL）：至今对于新诊断和复发的MCL仍没有标准的治疗方法，MCL用现有的治疗方法是不可治愈的。对于惰性或低危的无症状MCL，可考虑采取观察等待的治疗策略。对于ⅠA、ⅡA期的患者可以选择局部放疗，对于ⅠB、ⅡB、Ⅲ、Ⅳ期初治患者应给予联合大剂量化疗，可以联合利妥昔单抗，缓解后患者可考虑行造血干细胞移植。对于复发难治患者可选用二线方案联合化疗。首次完全缓解的MCL患者进行自体造血干细胞移植，移植相关病死率低，生存率显著高于传统化疗。对于老年MCL患者，由于对大剂量化疗的耐受性差，目前多采用利妥昔单抗联合较弱的方案化疗。除传统化疗外，新药可能是难治、复发MCL患者的一个重要选择，目前比较成熟的药物有苯达莫司汀、硼替佐米、来那度胺等。

3）外周T细胞淋巴瘤（PTCL）：对化疗不敏感，易复发，患者的5年生存率为25%~47%。PTCL是一组异质性疾病，因临床表现复杂多变、诊断困难、缺乏随机对照的研究等原因，PTCL的最佳治疗方案一直存有争议。目前其治疗仍借鉴于DLBCL，CHOP方案仍是最常用的PTCL患者传统的标准一线方案。但是，采用CHOP方案治疗的长期生存率仅为20%，而一些临床研究提示高剂量、高强度的联合化疗如欧洲的LNH方案和MD Anderson癌症中心的Hyper-CVAD或ACVBP等可能有生存优势。因此，推荐参加临床试验或采用强烈的化疗方案。对低危或低中危的Ⅰ、Ⅱ期患者推荐临床试验（首选），或联合化疗6~8个周期加受累野局部放疗。对于高危或高中危的Ⅰ~Ⅳ期患者推荐临床试验（首选），或联合化疗6~8个周期加或不加局部放疗。对于复发难治的PTCL，推荐临床试验或二线治疗方案或姑息性放疗。对于化疗敏感复发的PTCL患者，采用大剂量化疗联合自体造血干细胞移植可获得生存益处。但原发难治者，尤其是一线化疗未获得缓解的患者，并不能从中获益。因CD52在PTCL瘤细胞的表达高达42%，阿仑单抗已经被用于一线联合免疫化疗，进一步的研究结果有待报告。

4）血管免疫母细胞性T细胞淋巴瘤及Burkitt淋巴瘤进展较快，如不积极治疗，几周或几个月内即会死亡。CHOP为基础的方案疗效不佳，应采用强烈的化疗方案予以治疗。大剂量环磷酰胺组成的化疗方案对Burkitt淋巴瘤有治愈作用，应考虑使用。

5）淋巴母细胞淋巴瘤、全身广泛播散的淋巴瘤、有向白血病发展倾向者或已转化成白血病的患者，无论是T细胞或B细胞淋巴母细胞淋巴瘤患者，一般均采用急性淋巴细胞白血病的治疗方案，如VDLP方案（见白血病章节），且需要维持治疗。通过鞘内注射化疗药物，大剂量甲氨蝶呤化疗或头颅照射预防中枢神经系统白血病也是必需的。

☞ 拓展阅读4-12

非霍奇金淋巴瘤常用联合化疗方案

2. 生物治疗

（1）单克隆抗体：NHL大部分为B细胞性，后者90%表达CD20。HL的淋巴细胞为主型也高密度表达CD20。凡CD20阳性的B细胞淋巴瘤均可应用抗CD20单抗（利妥昔单抗，每次$375 \, mg/m^2$）治疗。后者是一种针对CD20抗原的人鼠嵌合型单抗，主要作用机制是通过介导抗体依赖的细胞毒性（ADCC）和补体依赖的细胞毒性（CDC）作用杀死淋巴瘤细胞，并可诱导淋巴瘤细胞凋亡，增加淋巴瘤细胞对化疗药物的敏感性。抗 CD20 单抗与 CHOP 等联合化疗方案合用治疗惰性或侵袭性淋巴瘤可显著提高患者的完全缓解率和延长无病生存时间。关于利妥昔单抗单药维持治疗的问题，在滤泡性淋巴瘤中已经证明利妥昔单抗维持治疗可延长无进展生存期，但在 DLBCL 中的地位尚未确定。此外，B 细胞淋巴瘤在造血干细胞移植前用 CD20 单抗作体内净化可以提高移植治疗的疗效。

人源化抗 CD20 抗体 Ofatumumab 是一种完全人源化的 CD20 单抗，美国 FDA 已批准其用于治疗复发难治 CLL。

CD30 是一种表达于多种淋巴瘤细胞表面的抗原，brentuximab vedotin 是一种 CD30 抗体靶向药物，美国 FDA 已批准其用于治疗复发难治的间变大细胞淋巴瘤及 HL，同时也有应用于其他类型淋巴瘤的临床试验报道。

（2）放射免疫治疗（radioimmunotherapy，RIT）：是指将具有细胞毒作用的放射性核素标记到抗体上，利用抗体的导向作用使放射性核素达到靶位点杀伤肿瘤细胞。与单一使用利妥昔单抗或传统放疗相比，RIT 具有以下优势：①淋巴瘤对放射线敏感，是较好的靶细胞；②主要是通过有效内照射杀死肿瘤细胞，在机体免疫功能缺陷、肿瘤免疫逃逸等情况下，抗体或免疫毒素无效时此内照射仍可发挥作用；③ RIT 为持续性低剂量照射治疗，可避免肿瘤细胞在放疗间隔期 DNA 修复，并使肿瘤细胞被阻滞在对放射线敏感的细胞周期 G_2 期，进一步增加放射性细胞毒作用。现研究较多的有 ^{90}Y-ibritumomab tiuxet 和 ^{131}I-tositumomab 等。

（3）干扰素：是一种能抑制多种血液肿瘤增殖的生物制剂。其抗肿瘤作用机制主要有：与肿瘤细胞直接结合而抑制肿瘤增殖，间接免疫调节作用。对蕈样肉芽肿和滤泡性淋巴瘤有部分缓解作用。

（4）抗幽门螺杆菌治疗：胃黏膜相关淋巴样组织淋巴瘤可使用抗幽门螺杆菌的药物杀灭幽门螺杆菌，经抗菌治疗后部分患者淋巴瘤症状改善，甚至临床治愈。

此外，生物治疗还包括淋巴瘤疫苗、细胞免疫治疗等。

3. 放疗

（1）惰性淋巴瘤：早期 I ~ II 级滤泡性淋巴瘤、某些部位的早期 MALT 和早期皮肤蕈样真菌病均适合放疗。

（2）侵袭性淋巴瘤：多数侵袭性淋巴瘤应选择化疗和放疗联合的综合治疗方法。早期患者可考虑化疗后放疗。晚期患者主要针对原有大肿块部位或残留病灶进行放疗或缓解症状的姑息放疗。

（3）高度侵袭性淋巴瘤：无论疾病的分期或早或晚，高度侵袭性淋巴瘤均应进行足量、足疗程的标准化疗。仅在完成标准治疗后，选择性针对原发病灶进行放疗。

4. 造血干细胞移植　大剂量化疗联合自体造血干细胞移植已经成为治疗失败患者的标准治疗。晚期复发（缓解一年后复发）较早期复发（预后与初始治疗失败的相近）的患者预后较好。综合近年来的文献，自体造血干细胞移植可作为预后差的高危淋巴瘤的初次 CR 期巩固强化的治疗选择，也是复发性 NHL 的标准治疗。自体干细胞移植治疗侵袭性淋巴瘤取得令人鼓舞的结果，其中 40% ~ 50% 获得肿瘤负荷缩小，18% ~ 25% 复发病例被治愈，比常规化疗增加长期生存率 30% 以上。

异基因造血干细胞移植的移植相关不良反应较大，较少用于淋巴瘤。但如属缓解期短、难治易复发的侵袭性淋巴瘤，如 T 细胞淋巴瘤、套细胞淋巴瘤和 Burkitt 淋巴瘤，或伴骨髓累及、55 岁以下、重要脏器功能正常，可考虑行异基因造血干细胞移植，以期取得较长期缓解和无病存活。异基因移植一方面可最大限度杀灭肿瘤细胞，另一方面可诱导移植物抗淋巴瘤作用，此种过继免疫的形成有利于清除微小残留病灶，治愈的机会有所增加。

5. 手术治疗　合并脾功能亢进者如有切脾指征，可行切脾术以提高血象，为以后化疗创造有利条件。

6. 新药治疗

（1）BTK抑制剂：新药 BTK 抑制剂 ibrutinib（PCI-32765）通过不可逆结合 BTK（bruton tyrosine kinase）的胱氨酸残基（Cys-481）而阻断 B 淋巴细胞受体信号，干扰 B 淋巴细胞肿瘤生成。临床试验显示对复发难治 CLL/ 小细胞淋巴瘤、套细胞淋巴瘤疗效显著，对淋巴浆细胞淋巴瘤、华氏巨球蛋白血症也有较好疗效，但受 *CXCR4* 基因突变的影响。Ibrutinib 联合化疗治疗 DLBCL 亦取得值得肯定的结果。

（2）ALK抑制剂：半数以上间变性大细胞淋巴瘤和少数 DLBCL 细胞存在 t（2；5）及 t（2；17），产生 NPM-ALK 及 Clathrin-ALK 融合蛋白，从而导致 ALK 激酶过度活化。故靶向 ALK 理论上应能抑制 ALK 阳性淋巴瘤的增殖。临床试验显示，ALK 的小分子抑制剂对难治复发 ALK 阳性淋巴瘤具有较好疗效。

（3）免疫调节剂：新型免疫调节剂来那度胺通过对肿瘤微环境的影响发挥抗肿瘤活性，包括抑制血管生成、调节细胞因子的产生、激活免疫细胞等。其不良反应较沙利度胺少。在临床试验中，来那度胺单药及与利妥昔单抗、化疗药物联合应用治疗 NHL，均取得较好的疗效。

（4）苯达莫司汀：是一种含有嘌呤样苯并咪唑环成分的烷化剂。在惰性淋巴瘤中已作为一线推荐，其联合利妥昔单抗、化疗药物治疗老年性 DLBCL、MCL 亦取得值得期待的临床结果。

（九）预后

1. 临床指标和预后　NHL 的治疗已取得很大进步，某些亚型已有可能用化放疗治愈。临床上最常用而且已被证明有预后价值的风险评估系统是 IPI 评分（表 4-14）。

2. 分子指标和预后　随着基因表达谱分析时代的到来，研究者利用基因芯片等方法分析了 DLBCL 患者和正常组织基因表达情况，发现 DLBCL 其实并不是一个均质的群体，IPI 系统不能反映这种基因上的差异。根据基因表达谱可将 DLBCL 分为生发中心来源 DLBCL（GCB-like DLBCL，预后较好）、活化 B 细胞样 DLBCL（ABC-like DLBCL）及第三类 DLBCL（type-3 DLBCL），后两者称为非生发中心 DLBCL（non-GCB DLBCL），预后较差。基因表达谱分析同时证实了潜在的治疗靶点，研究表明，ABC 类型肿瘤存在 NF-kB 激活，在细胞增殖和存活中发挥作用。通过常规免疫组织化学方法对有限数量基因的表达情况予以检测，如 CD10、BCL6 和 MUM1 等，可将 DLBCL 分为 GCB 和 non-GCB 两种类型，并成为独立的预后因素。

（赵维莅）

第五节　多发性骨髓瘤

诊疗路径：

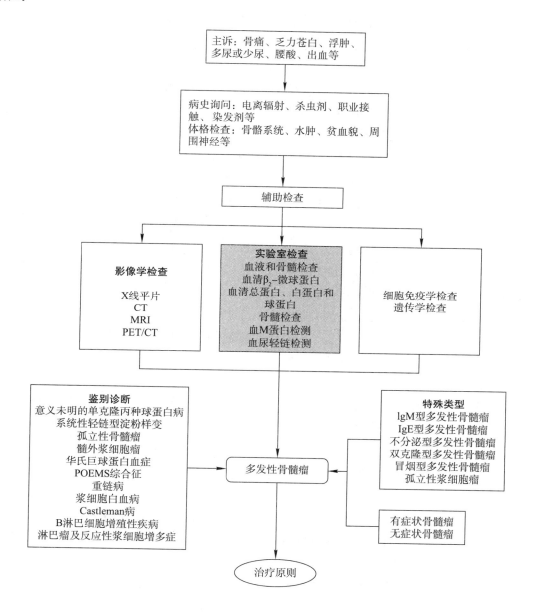

多发性骨髓瘤（multiple myeloma，MM）是一种浆细胞恶性肿瘤。异常浆细胞浸润骨骼和软组织，并产生大量异常单克隆免疫球蛋白（M 蛋白），引起一系列的器官功能障碍和症状，包括骨痛或病理性骨折、肾衰竭、贫血、高钙血症、反复感染、高黏血症等。

（一）病因和发病机制

1. 病因　目前 MM 的发病机制尚未明确。以下因素可能与 MM 发病相关。

（1）遗传易感性：虽然 MM 不是一种遗传性疾病，但是其发病有一定的家族性。迄今为止，已经报道了 8 个具有 2 个或多个患 MM 的一级亲属的家庭。此外，MM 患者一级亲属中意义未明单克隆丙种球蛋白血症（MGUS）的患病风险增加了两倍。全基因组关联研究（GWAS）已经鉴定出了多个与 MM 患病风险相关及死亡风险相关的基因位点。

（2）环境和职业暴露：在日本广岛和长崎原子弹爆炸 20 年后的一项人群调查中发现，与对照组相比，接受辐射照射≥0.5 Gy 的个体 MM 的发生率增加了 3 倍。但一些研究的结论不同，另外一项大宗流行病学调查结果提示：接受放射线暴露 <4 Gy 的个体与其他个体相比，MM 的发病风险没有增加。一项大宗的 Meta 分析结果提示，美国中部地区农业工作者的 MM 发病率较一般人群高，相对风险度为 1.38。但目前难以判断是否由农业工作中容易接触的杀虫剂、农用化学剂、某些人畜共患的病毒感染等因素所引起。但也有一些研究指出，杀虫剂接触与 MM 的发生无关。此外，也有报道指出从事金属、木材、橡胶、纺织工业的工人 MM 的发病率较一般人群高；有报道染发剂接触史与 MM 的发病有关。

2. 发病机制　浆细胞是从造血干细胞发育而来。造血干细胞在骨髓和周围淋巴器官中经历几轮分化为 B 细胞，最终分化为浆细胞。在骨髓中，不成熟 B 细胞经历 V（D）J 重排，产生其多样的第一免疫球蛋白序列。具有 IgH-IgL 复合物的 B 细胞（即 B 细胞受体）迁移到次级淋巴器官，如淋巴结或脾，经历几个过程（如亲和力成熟、体细胞超突变和类型转换重组等），产生对特异性抗原具有高亲和力的抗体并具有不同的功能特性。在体细胞超突变和类型转换重组过程中会在免疫球蛋白基因位点中发生双链 DNA 断裂。但是，这些 DNA 断裂可能与其他地方发生的其他断裂融合，导致 DNA 的异常融合和染色体易位。大多数这些染色体易位是无关紧要的。然而，涉及某些致癌基因的易位可以促进细胞增长，可能导致细胞增殖发展为一种病理状态，如 MGUS、冒烟性骨髓瘤（SMM），最终发展为 MM。因此，染色体易位可能是 MM 发病的一种起始事件。其他一种可能的起始事件是非整倍体，以超倍体最常见。

（1）遗传学异常：与 MM 发展相关的主要遗传事件是染色体易位和非整倍体。虽然没有特定的遗传事件标志着从 MGUS 和 SMM 到 MM 的过渡，具有某些遗传和表观遗传改变的患者，如 DNA 甲基化和微小 RNA（miRNA）表达，有更高的机会进展到 MM。

（2）染色体缺陷：IGH 的易位与 MGUS、SMM 和 MM 的发生发展也有密切关系。这种易位与浆细胞分化、V（D）J 重排等有密切关系。60%~70% 的 MM 患者存在 IgH 基因重排。目前已知的 IgH 基因易位有 20 余种，其中最主要的有 3 种：t（11；14）（q13；q32）、t（4；14）（p16；q32）和 t（14；16）（q23；q32）。有 t（11；14）易位的浆细胞往往表现出一种特殊的淋巴浆细胞样形态，意味着其成熟程度较高。t（14；16）易位影响了 16 号染色体上的 *c-MAF* 肿瘤基因，从而降低了 c-MAF 蛋白的表达，其表达的降低会影响细胞周期的控制、细胞凋亡或细胞 - 细胞间的相互作用。t（4；14）易位的情况更加复杂，因为它涉及 4 号染色体上两个基因的表达：*FGFR3* 和 *MMSET*。研究发现，该易位可以激活 14 号染色体上 *FGFR3* 的过度表达，同时可以使 4 号染色体上大部分 *MMSET* 外显子异常表达。

（3）骨髓微环境与骨髓瘤细胞的相互作用：骨髓微环境对骨髓瘤细胞的生长、存活及耐药的产生有密切关系。MM 细胞与骨髓基质细胞（BMSCs）相互作用后促进 BMSCs 和 MM 细胞多种骨髓瘤重要细胞因子的合成和分泌（如 IL-6、IGF-1、VEGF 等），这些细胞因子不仅与肿瘤的生长、存活和迁移有关，还与 MM 细胞对传统化疗药物的耐药有关。

骨髓微环境中还存在各种重要的黏附分子，如 CD44、VLA-4、VLA-5、LFA-1、CD56、ICAM-1、syndecan-1（CD138）和 MPC-1 等。这些黏附分子促进 MM 细胞与 ECM 蛋白和 BMSCs 相互作用，导致细胞黏附介导耐药（cell adhesion mediated drug resistance，CAM-DR）的产生。

（4）抑制凋亡基因的激活：NF-κB是一种重要的转录因子。当细胞受到外界刺激（包括细胞毒性药物、TNF、IL-1等）后，NF-κB被激活，保护细胞避免进入凋亡级联反应。

Bcl家族是调节细胞凋亡的重要因素。研究发现一些MM细胞系和新鲜提取的MM细胞中*Bcl-2*基因表达上调。*Bcl-2*可以抑制细胞毒性药物诱导的凋亡，而抑制*Bcl-2*（如Bcl-2反义核苷酸）可以促进凋亡。

*Ras*基因在正常细胞的增殖分化中起重要作用。*Ras*基因突变在MM患者中较为普遍，突变的Ras蛋白降低了自身内源性鸟苷酸三磷酸酶（GTPase）的活性，而且还降低了它们与GTPase活化蛋白的结合能力，其结果是导致Ras蛋白与GTP的持续结合并具有促进细胞生长的作用。

*p53*是细胞生长周期中的负调控因子，与细胞周期的调控、细胞分化、细胞凋亡和DNA修复等重要生理功能相关。当*p53*基因发生缺失、突变而成为突变型*p53*时，有致癌活性，促使细胞恶性转化，此时*p53*对凋亡过程的调控也发生异常。

（二）临床表现和实验室检查

1. 临床表现

（1）骨痛、病理性骨折：骨痛是MM最常见的临床症状之一。50%～70%的患者在初诊时就有骨痛的表现。骨痛部位多为负重部位，腰骶部最常见，其次为胸肋部，四肢相对少见。常见的病理性骨折部位包括肋骨、胸椎、腰椎，其他的还包括锁骨、胸骨等。椎体塌陷若没有压迫神经则造成身高降低；若出现脊髓神经根受压，轻者可出现相应区域的疼痛及感觉、运动障碍，严重者可引起截瘫。若出现多处肋骨和/或胸骨骨折，可能引起胸廓塌陷、反常呼吸，导致呼吸困难，严重者可引起呼吸衰竭。此外，骨髓瘤细胞还可侵犯骨皮质、骨膜及邻近软组织，形成骨骼肿物。

（2）贫血：是MM的另一常见表现。在疾病进展过程中出现贫血的患者占75%～90%。MM贫血的程度往往与疾病进展相平行：早期患者无或仅有轻度贫血，晚期患者多有贫血，且程度较重。

（3）肾损害：骨髓瘤肾病也是本病一个突出的临床表现。有25%～50%的骨髓瘤患者出现肾病变，超过80%的患者有肾病理改变。患者往往因为水肿、多尿或少尿、腰背酸痛就诊。检查发现有蛋白尿、血尿、管型尿、肾小管性酸中毒、血清肌酐和（或）尿素氮升高。大多数情况下，MM患者的肾衰竭是慢性、逐渐进展的，但有时也会出现急性肾功能不全，主要的诱因有高钙血症、脱水、感染及药物性肾损害等。若处理及时，多数可以逆转。

（4）出血：MM患者往往容易出现出血倾向。出血程度一般较轻，早期多为皮肤黏膜出血，如皮肤出血点或紫癜、牙龈渗血、鼻腔出血等，晚期可出现内脏或颅内出血。

（5）感染：是骨髓瘤患者死亡的首要原因。MM患者由于细胞免疫和体液免疫功能低下，容易合并各种感染。

（6）高钙血症：国外报道的发生率为10%～30%。高钙血症是一种临床急症，可表现为头痛、嗜睡、恶心、呕吐、烦躁、多尿、便秘，严重者可出现心律失常、昏迷甚至死亡。此外，高钙血症还是加重肾功能不全的一个重要原因。钙盐沉积在肾可以引起肾损害，进一步加重肾功能不全，需紧急处理。

（7）高黏滞综合征：由于MM患者血液黏度增高，微循环障碍所引起的一系列症状称为高黏滞综合征。最容易受累的部位为视网膜、脑、肾、肢端等，主要表现为头痛、头晕、耳鸣、视蒙、视力障碍、肾功能损害、皮肤紫癜、肢体麻木、溃疡难以愈合、记忆力减退等。严重者可出现意识障碍、共济失调、癫痫样发作、昏迷等。

发生高黏滞综合征的主要原因是骨髓瘤细胞产生大量异常免疫球蛋白，它一方面可以包裹红细胞，降低红细胞表面负电荷间的排斥力，导致红细胞发生聚集，血液黏滞度增加；另一方面，这些增多的 M 蛋白本身就可以导致血液黏度增加。当血液黏滞度增高到正常的 1.5 ~ 3 倍时，会造成血流不通畅，引起微循环障碍，导致组织淤血和缺氧，毛细血管通透性增加，并损害了毛细血管本身，从而产生相应的症状。

（8）淀粉样变性：为免疫球蛋白轻链或其片段沉淀所致。淀粉样物质聚集于体内多器官和组织的血管壁中，可累及多个器官。根据累及器官不同可有不同临床表现。心脏是最常受侵犯的组织，导致心肌肥厚、心脏扩大、心律失常，可出现难治性心力衰竭。有时可以充血性心力衰竭为首发症状而就诊。其他容易受累的脏器还包括胃肠道、肾、皮肤、周围神经、肝、肺部等。

（9）神经病变：MM 患者的神经系统表现可由骨髓瘤压迫脊髓或脑神经引起，也可以由淀粉样物质沉积导致的周围神经炎引起。

2. 实验室检查

（1）血常规：大多数 MM 患者在疾病过程中会出现贫血。其中绝大多数为正细胞正色素性贫血，小部分表现为小细胞低色素性贫血。大多数 MM 患者外周血的白细胞计数正常，但也有患者出现增高或减低。

（2）尿常规：常可以发现蛋白尿、镜下血尿，少见管型尿。有些患者以大量蛋白尿为首发症状，容易误诊为肾病综合征。

（3）血液生化检查：血钙可以升高或正常，血磷多为正常，但在合并肾功能不全时由于磷排出减少可导致血磷升高。碱性磷酸酶可以正常或降低。MM 一般不会出现 ALP 升高，若出现 ALP 升高，需注意是否合并淀粉样变、其他肿瘤、某些结缔组织病、骨结核或者是骨髓瘤经过治疗后。乳酸脱氢酶可正常或升高，LDH 升高是 MM 预后不良的因素之一。合并肾功能不全时出现血清肌酐和尿素氮升高。

（4）血清 β_2- 微球蛋白（β_2-MG）：其水平与 MM 的肿瘤负荷有关，与疾病预后密切相关，合并肾功能不全时升高更明显。

（5）血清总蛋白、白蛋白和球蛋白：在 MM 患者中，球蛋白往往升高，但轻链型或 IgD 型 MM 由于 M 蛋白水平较低，而其他正常的球蛋白合成受到抑制，可出现球蛋白下降。白蛋白含量可以正常或降低，初诊时白蛋白水平也与预后相关。初诊时白蛋白与 β_2-MG 水平联合的 ISS 分期是目前应用最广的 MM 预后体系之一。

（6）骨髓检查

1）骨髓涂片：骨髓检查对本病的诊断有重要意义。MM 患者的骨髓涂片检查可以发现骨髓内原浆细胞、幼浆细胞明显增多，可以达到骨髓有核细胞的 10% ~ 15%，晚期可以达到 70% ~ 90%。骨髓象一般呈增生活跃或明显活跃，但也可减低。各系统比例与骨髓瘤细胞数量相关，当瘤细胞比例较高时，粒细胞系、红细胞系和巨核细胞系可明显减少。由于骨髓瘤细胞呈灶性分布，因穿刺部位的不同，骨髓瘤细胞比例差异很大。故一次穿刺瘤细胞比例不高不能排除诊断，应对可疑病例进行多部位、多次穿刺，有助于诊断。

📧 图 4-20
MM 骨髓象

2）骨髓活检：由于骨髓瘤是一种主要局限于骨髓浆细胞内的恶性增殖性疾病，骨髓活检所取的骨髓量较骨髓涂片多，相对于骨髓涂片更能准确显示骨髓内瘤细胞的分布及细胞类型。

📧 图 4-21
MM 骨髓活检病理

（7）血 M 蛋白检测

1）血清免疫球蛋白（Ig）检测：MM 患者常呈现某一类 Ig 显著增高，而其他类型的 Ig 含量明显降低。M 蛋白含量多少可反映肿瘤的负荷，也是疗效评价的重要指标之一。

2）血清蛋白电泳：在 IgG、IgA 和 IgM 型 MM 患者中，由于大量 M 蛋白产生，在蛋白区带电泳中可形成狭窄而浓集的异常蛋白浓集带，即所谓

项目	结果	参考范围	
蛋白电泳			
白蛋白	45.2 (↓)	48.1%~59.5%	
α₁	3.9	2.3%~4.9%	
α₂	12.3	6.9%~13.0%	
β	15.8	13.8%~19.7%	
γ	22.8 (↑)	10.1%~21.9%	
M蛋白	12.43		

图 4-5 血清蛋白电泳：单克隆免疫球蛋白血症

M 区带，多位于 γ 区内（图 4-5）。但需注意的是，轻链型 MM 中，由于轻链分子量小于白蛋白，因此在血清蛋白电泳图上不能显示 M 峰，IgD 型和 IgE 型 MM 由于 M 蛋白量较少，很难形成 M 峰。因此，轻链型及 IgD、IgE 型若仅用血清蛋白电泳检查不能反映 M 蛋白存在，容易漏诊。

3）血清免疫固定电泳：免疫固定电泳技术是目前最广泛地用于鉴别各种 M 蛋白的方法之一。通过抗原抗体反应判断免疫球蛋白的轻链和重链型别。

M 蛋白主要有 3 种：完整的免疫球蛋白分子、完整免疫球蛋白伴同样类型游离轻链蛋白、游离轻链单独存在或单独的重链片段。

图 4-22
血清免疫固定电泳：IgG-κ 型

（8）血尿轻链的检测

1）本 - 周蛋白的检测：在 60% ~ 80% 的 MM 患者中，由于瘤细胞产生较多的轻链，因此能从尿中检测到。目前临床常用的是免疫固定法来进行鉴定。将标本用聚乙二醇通过半透膜浓缩后，采用抗轻链（λ 和 κ 型）抗血清进行免疫电泳分析，从而判断属于哪一型的轻链。

2）血清游离轻链（serum free light chain，sFLC）定量：正常人体内的免疫球蛋白按轻链不同可分为两大类：κ 和 λ。两种轻链的比值较为恒定。正常血标本 κ/λ 为 0.26 ~ 1.65。κ/λ 比值是检测 M 蛋白的一个敏感指标。在 IMWG 的疗效评价标准中，sFLC 比值也用于评估严格意义上的完全缓解（sCR）。

（9）影像学检查

1）X 线片：约 80% 的 MM 患者可以通过 X 线片发现骨骼病变。X 线平片的主要优点是价格便宜，辐射少，应用广泛；主要缺点是敏感性差，需要骨小梁丢失 30% 以上才可以在 X 线平片中显示。骨髓瘤的 X 线片表现可分为：①骨质正常型或无明显破坏型：临床已经确诊，而 X 线片检查未发现异常，可能与病变范围小或骨质改变尚轻有关。②广泛骨质疏松：弥漫性骨质疏松可以是 MM 的唯一临床表现，但目前认为单纯骨质疏松已不作为 MM 骨质破坏的依据。③骨质破坏：是 MM 最常见的 X 线片表现。多数患者 X 线片检查可发现广泛性溶骨性骨质破坏。MM 骨质破坏的特点是多为溶骨性缺损，周围无反应性新骨增生，病理性骨折多见。骨质破坏形态有穿凿样改变、虫蚀样改变、皂泡样膨胀性改变、蜂窝状改变等。颅骨、椎体、肋骨、胸骨、骨盆骨为其好发部位。④骨质硬化：少见。⑤骨质破坏伴软组织改变：骨髓瘤细胞累及软组织，X 线片上表现为软组织肿块。

图 4-23
MM 的溶骨性破坏（X 线片）

2）CT：对骨骼病变的敏感性明显高于X线片，可以较早发现较小的溶骨性损害，尤其适用于普通X线片难以检查的肩胛骨、胸骨等。CT还可以准确地描述相关软组织病变的部位、范围及髓腔内外的侵犯情况，且可以在CT定位下进行组织学活检。进行CT检查时患者无需变换体位，可以减少患者的痛苦。但患者接受辐射量明显高于X线平片。因此，目前有推荐采用减低剂量全身CT（WBLDCT）检测患者骨骼病变，患者接受辐射的剂量与普通X线片接近，但敏感性优于普通X线片。此外，WBLDCT在判断弥漫性骨髓病变时敏感性不如MRI，容易误诊为骨质疏松。

3）MRI：是检测骨髓浸润的最敏感手段，在骨质破坏之前已经可以检测到骨髓病变，有利于早期发现病变。MRI在检测髓外病变时也是一个敏感的工具。当患者出现神经系统的症状和体征而怀疑为脊髓压迫时也可以考虑采用该检查。它可以较准确地估计脊髓或神经根压迫的程度和范围，肿瘤的大小及其侵犯到硬膜外腔的程度。与CT相比，MRI具有更高的对比分辨率，且不需接受辐射。MM患者的骨骼病变在MRI中表现为T_1加权像为低信号，T_2加权像为中高信号。在高达80%的表面看起来是孤立性骨髓瘤的患者中，椎骨和骨盆骨的X线平片检查是阴性的，而通过MRI检查却可以发现骨缺损表现。

4）PET/CT：以^{18}F标记的脱氧葡萄糖为显像剂的PET/CT（^{18}F-FDG PET/CT）可以直观地显示出MM患者的肿瘤负荷，可以在出现溶骨性病变之前就反映出代谢的变化。但FDG不具有肿瘤特异性，在某些炎症、良性肿瘤，甚至正常组织也有摄取，有假阳性的结果，也可能因为本身代谢高或本底异常而漏诊。此外，PET/CT解剖学分辨率低，辐射性强，价格昂贵，普及率低，目前尚未作为MM的一线检查手段。

（10）细胞免疫学检查：骨髓瘤细胞由较早期B细胞恶变而来，其主要细胞免疫表现为CD19$^-$、CD38$^+$、CD54$^+$、CD56$^+$、CD138$^+$，轻链比例严重失衡。

（11）遗传学检查：细胞遗传学及分子遗传学检验异常是MM的重要特征。非整倍体染色体发生率占80%~90%。多数研究认为非整倍体核型在MM中具有独立预后意义，表现为亚二倍体患者预后差，超二倍体患者预后较好。

既往认为13号染色体部分或完全缺失与MM预后密切相关。目前认为只有常规细胞遗传学检测出13号染色体缺失才是预后不良的标记。FISH检测出del（17p）、t（14；16）、t（14；20）、t（4；14）也是预后不良的标记。

（三）诊断和鉴别诊断

1. 诊断　MM目前诊断采用2014 IMWG诊断标准，具体如下。

有症状骨髓瘤的诊断标准：克隆性骨髓浆细胞≥10%或活检证实骨性或髓外浆细胞瘤及符合以下骨髓瘤定义事件的一项或多项：

（1）骨髓瘤定义事件

1）可归因于潜在浆细胞增殖性疾病的终末器官损害的证据，尤其是：①高钙血症：血清钙浓度高于正常上限>0.25 mmol/L（>1 mg/dL），或血清钙浓度>2.75 mmol/L（>11 mg/dL）。②肾功能损害：肌酐清除率<40 mL/min（用经过确认的方程来测定或估算）或血清肌酐浓度>177 μmol/L（>2 mg/dL）。③贫血：血红蛋白值低于正常下限>20 g/L，或血红蛋白值<100 g/L。④骨质病变：骨骼放射检查、CT或PET/CT显示一处或多处溶骨性病变（如果骨髓克隆浆细胞占比<10%，需要一处以上的骨质病变来区分孤立性浆细胞瘤的微小骨髓受累）。

2）满足以下恶性肿瘤生物标志物的一项或多项：①克隆性骨髓浆细胞百分比≥60%（克隆性应该由流式细胞术、免疫组化，或免疫荧光显示的κ/λ轻链限制性来确定）。②单克隆/非单克隆的血清游离轻链比≥100（这些值基于血清Freelite试验（The Binding SiteGroup，Birmingham，UK）。单克隆的游离轻链必须≥100 mg/L）。③MRI检查显

示 > 1 处局灶性病变（每处局灶性病变直径必须 ≥ 5 mm）。

无症状骨髓瘤的诊断标准（需满足全部 2 条）：①血清单克隆 M 蛋白 ≥ 30 g/L 或 24 h 尿轻链 ≥ 500 mg 和（或）骨髓单克隆浆细胞比例为 10% ~ 60%；②无骨髓瘤定义事件。

2. 鉴别诊断　MM 需与可以出现 M 蛋白的疾病进行鉴别：意义未明的单克隆丙种球蛋白病（MGUS）、系统性轻链型淀粉样变、孤立性骨髓瘤、髓外浆细胞瘤、华氏巨球蛋白血症（WM）、POEMS 综合征、重链病、浆细胞白血病、Castleman 病、B 淋巴细胞增殖性疾病、淋巴瘤及反应性浆细胞增多症（RP）等。

（四）治疗

1. MM 的初治治疗

（1）无症状 MM：对该病患者目前暂不推荐治疗。对于高危无症状 MM，可根据患者的治疗意愿进行综合考虑。

（2）有症状 MM：根据患者是否合适移植分为适合移植者和不适合移植者。一般认为 ASCT 适用于年龄不超过 65 岁、体能评分 0 ~ 2 分、无严重合并症的患者。

1）诱导治疗：适合移植患者的初治诱导治疗可选择含硼替佐米的方案如硼替佐米 / 地塞米松（VD）、硼替佐米 / 脂质体阿霉素 / 地塞米松（PAD）、硼替佐米 / 沙利度胺 / 地塞米松（VTD）等；选择含来那度胺的方案如来那度胺 / 地塞米松（Rd）、来那度胺 / 硼替佐米 / 地塞米松（RVd）或含沙利度胺的方案如沙利度胺 / 地塞米松（TD）、沙利度胺 / 阿霉素 / 地塞米松（TAD）等。一般移植前诱导治疗疗程数不宜超过 4 ~ 6 个疗程，以免损伤造血干细胞并影响其动员采集。

不合适移植的患者可选择上述诱导方案，也可选择含马法兰的诱导方案，如马法兰 / 泼尼松 / 硼替佐米（VMP）、马法兰 / 泼尼松 / 沙利度胺（MPT）、马法兰 / 泼尼松 / 来那度胺（MPR）和马法兰 / 泼尼松（MP）等。

2）自体造血干细胞移植（ASCT）：新药序贯自体造血干细胞移植是目前合适移植患者的标准治疗策略。关于移植时机的选择目前仍有争议。总体而言，早期移植可以延长 PFS，从而提高患者的生活质量。而晚期移植有以下缺点：①选择晚期移植可能导致患者丧失移植机会。以往的数据已表明，患者进行早期移植的可行率为 95%，而到晚期移植时可行率下降至 75%。患者在疾病复发难治时可能出现重要脏器损害、体力状态下降、多药耐药等情况，导致无法进行移植治疗。②晚期移植时患者往往既往曾经使用过沙利度胺和 / 或干扰素维持治疗，若在晚期移植后再次选用同类药物维持治疗效果必然不理想，因此推荐对这些患者选择来那度胺或硼替佐米维持治疗。但这些药物的费用昂贵，且长期应用不良反应大，患者耐受性差，往往会出现停药的情况。因此，对合适移植的患者，建议早期进行自体造血干细胞移植。

干细胞动员可采用大剂量 CTX+ 粒细胞集落刺激因子的方案动员。预处理方案可选择大剂量马法兰或环磷酰胺 / 依托泊苷 / 白消安（CVB）预处理。对于第一次移植后未达 VGPR 或以上疗效或高危 MM 患者，可考虑序贯 2 次移植以提高患者疗效和预后。序贯第二次移植一般在首次移植后 6 个月内进行。

3）维持治疗：可选择沙利度胺、干扰素、来那度胺或硼替佐米。长期维持治疗可以延长疗效持续时间，从而改善患者生存。

4）异基因造血干细胞移植（allo-HSCT）：由于异基因造血干细胞移植的干细胞来源没有肿瘤细胞污染的风险，且具有移植物抗骨髓瘤效应（graft versus myeloma effect，GVM），这种治疗方法曾经一度被认为是唯一可能根治 MM 的方法。但 MM 患者大多数年龄较大，经常合并重要脏器功能不全，应用该方法有较高的移植相关毒性，如化疗相关毒性、移植物抗宿主病（graft versus host disease，GVHD）和感染等，移植相关病死率可高达 30% ~ 50%，且部分患者没有合适的 HLA 相合的同胞供者。因此，allo-HSCT 在 MM 的临床应用受到了一定的限制。虽然近年来随着支持治疗的改善以及对预处理方案的改进，降低了移植相关病死率，但 allo-HSCT 的 PFS 和 OS 仍低于 ASCT。所以，目前仅在年龄 < 55 岁、有 HLA 全相合的同胞供者的高危患者，或自体移植后复发的患者考虑采用 allo-HSCT。

2. 复发 MM 的治疗　迄今为止，MM 仍然是一个不可治愈的疾病，复发不可避免。复发患者的异质性较大，需进行个体化评估决定治疗的时机及药物。若在 6 个月以内复发的患者，可换用其他作用机制的药物。在 6~12 个月内复发的患者，可选择原药物联合其他药物再治疗，也可换用其他作用机制的药物联合方案。对超过 12 个月复发的 MM 患者，可选择原方案再诱导治疗，也可换用其他方案。

3. 支持治疗

（1）MM 骨病的治疗：推荐口服或静脉使用二膦酸盐，包括氯屈膦酸、帕米膦酸二钠和唑来膦酸。静脉使用二膦酸盐建议在 MM 诊断后前 2 年每个月 1 次，超过 2 年的使用目前尚无循证医学证据。若出现了新的骨相关事件，则需要重新开始治疗，时间至少 2 年。若患者出现长骨骨折、脊髓压迫或椎体不稳等情况，可能需要寻求矫形外科协助。对发生长骨病理性骨折的患者可行骨内固定术。若由于脊椎压缩性骨折引起腰背部持续性疼痛，经化疗、放疗和二膦酸盐等保守治疗后缓解不明显可考虑行椎骨成形术或椎体后突成形术。低剂量的放射治疗（10~30 Gy）治疗化疗不能缓解的疼痛、预防病理性骨折及预防即将发生的脊髓压迫。

（2）肾功能不全：水化、利尿及积极纠正高钙血症、高尿酸血症和治疗感染。有合并肾衰竭的患者应考虑透析治疗。对高 M 蛋白血症的患者可考虑使用血浆置换。避免使用非甾体抗炎药（NSAIDs）等肾毒性药物，避免使用静脉造影剂等。

（3）高钙血症：水化、碱化尿液、适当利尿、大剂量糖皮质激素、二膦酸盐、血液透析等。

（4）贫血：可考虑使用促红细胞生成素治疗。

（5）感染：由于 MM 患者体内 M 蛋白增加，正常免疫球蛋白减少，体液免疫功能低下；另外，MM 患者 T 细胞功能缺陷，细胞免疫功能也出现异常，容易患细胞内病毒感染；化疗、放疗及糖皮质激素的应用也使患者更容易发生感染。一旦发热，应立刻给予广谱抗生素。广谱抗生素必需覆盖引起 MM 患者感染的最常见的感染菌。在严重系统性感染情况下要静脉使用抗生素。慎用氨基糖苷类药物，即使患者的肾功能检查正常。对乙型肝炎病毒（HBV）携带者应预防性使用抗病毒药物，并注意监测 HBV-DNA。

（6）高黏滞血症：有症状的患者应行紧急血浆置换，并尽快开始化疗，这是治疗高黏滞血症最有效的两个环节。

（五）特殊类型骨髓瘤

1. IgM 型 MM　该类型罕见，占 MM 的比例不到 1%。由于 IgM 相对分子质量巨大，易引起高黏滞血症。文献报道，该类型 MM 中 t（11；14）的发生率为 36%。IgM 型 MM 在诊断上需注意与华氏巨球蛋白血症（Waldenstrom's macroglobulinemia，WM）相鉴别。WM 瘤细胞形态为淋巴样浆细胞，流式细胞术检测往往表达 B 淋巴细胞末期与浆细胞早期的标志，一般不出现高钙血症与骨质破坏，病程上相对更惰性，治疗上对 CD20 单克隆抗体反应较好，以上这些特点可作为与 MM 的鉴别点。

2. IgE 型 MM　罕见，占 MM 的比例为 0.01%。数量不多的病例报道显示，中位诊断年龄为 62 岁，男性稍多见。临床表现与其他类型类似，但该类型出现浆细胞白血病的概率比其他类型高。文献报道，该类型 t（11；14）（q13；q32）的发生率较高。血浆 IgE 和 IgD 的浓度往往很低，但是往往伴有游离轻链出现，因此电泳发现游离轻链的患者应当尤其注意行 IgE、IgD 的免疫固定电泳，以排除 IgD、IgE 型 MM。既往报道 IgE 型 MM 患者生存时间比 IgG、IgA 型短，但随着新药以及自体造血干细胞移植的应用，IgE 型 MM 患者的生存时间得到了提高。

3. 不分泌型多发性骨髓瘤（non-secretory multiple myeloma，NSMM）　文献报道 NSMM 占 MM 的 3%～5%。t（11；14）在 NSMM 中的发生率为 83%。该类型有克隆性浆细胞增生及器官受损的依据，同时血清蛋白电泳、尿蛋白电泳、免疫固定电泳中均未发现 M 蛋白。然而，随着实验室检测方法的进步，目前发现该类型中包含着两种类型的 MM：①真正的 NSMM：该类型血清蛋白电泳、尿蛋白电泳、免疫固定电泳中均未见 M 蛋白，即使应用免疫荧光法亦未能发现瘤细胞内有免疫球蛋白合成，血浆游离轻链检测亦未见异常。该类型比例占所有 MM 的比例为 1%～2%。②寡分泌型多发性骨髓瘤（oligo-secretory multiple myeloma）：该类型虽然血清蛋白电泳、尿蛋白电泳、免疫固定电泳中均未见 M 蛋白，但应用免疫荧光法可发现瘤细胞内有免疫球蛋白合成，血浆游离轻链亦可检测出异常。由于 NSMM 的发生率低，目前研究数据有限，现有的文献并未显示起病时诊断为 NSMM 的患者与其他类型相比预后有何差异。与此同时，起病时为分泌型，复发时为 NSMM 的患者则往往预后差。

4. 双克隆型 MM　该类型罕见，约占 1%。常为 IgM+IgG/A 或 IgG+IgA 联合常见，双克隆轻链型亦有病例报道。双克隆既可来自单一克隆浆细胞的分泌，亦可来自两个克隆浆细胞的分泌。因该类型罕见，目前尚无大样本的预后分析。

5. 冒烟型多发性骨髓瘤（smoldering multiple myeloma，SMM）　又称为无症状 MM。诊断标准为同时满足以下两项：①血清单克隆 M 蛋白≥30 g/L 或 24 h 尿轻链≥1 g 或骨髓单克隆浆细胞比例为 10%～60%；（2）无相关器官及组织的损害（无 SLiM、CRAB 等终末器官损害表现）。SMM 可随着时间转化为 MM，因此需要每 3～6 个月密切随访。研究显示，诊断 SMM 后第一个 5 年内转化为有症状 MM 的年转化率为 10%，第二个 5 年内为 5%，此后为 1%，提示 SMM 为异质性较大的一类疾病。临床研究显示，高危的 SMM 患者可从早期干预治疗中获益。2014 年 IMWG 诊断标准中，把骨髓浆细胞比例＞60% 或 FLC 比值＞100 或 MRI 显示大于 1 个 5 mm 以上的局灶性骨质破坏（无高钙血症、肾功能不全、贫血、多发溶骨性骨质破坏）的患者诊断为 MM，并建议开始治疗。

☞拓展阅读 4-13
预测 SMM 进展为有症状 MM 的高危因素

6. 孤立性浆细胞瘤（solitary plasmacytoma）包括孤立性骨髓瘤（solitary osseous plasmacytoma，SOP）和髓外浆细胞瘤（extramedullary plasmacytoma，EMP），占浆细胞病的比例＜10%，中位诊断年龄约为 50 岁（比 MM 约年轻 10 岁）。单个病灶的骨或者软组织病例提示单克隆浆细胞浸润，骨髓涂片浆细胞比例＜10%，且没有多发骨质破坏、肾功能不全、贫血等其他的器官功能损害。SOP 和 EMP 均可转化为 MM，其中大部分的 SOP 最终都转化为 MM，而约 50% 的 EMP 最终转化为 MM，均应当密切随访。文献报道 SOP、EMP 的中位 OS 分别为 86.4 个月和 100.8 个月，PFS 分别为 16% 和 71%。大约有 50% 的患者可伴有少量 M 蛋白（往往球蛋白处于正常水平）存在，往往随着放疗而消失。若治疗后 M 蛋白持续存在，提示多灶性病变可能，MRI 以及全身 PET/CT 可用于评估病灶是否仅为单个。但若 SOP、EMP 治疗后 M 蛋白持续存在，并不需要额外治疗；若治疗后 M 蛋白再次升高，则需警惕复发或进展可能。文献报道，血清 β_2- 微球蛋白升高为 SOP 转化为 MM 的高危因素。局部治疗（主要是放疗，手术为辅助）是 SOP 及 EMP 的标准治疗。化疗目前并未提示获益。放疗后 M 蛋白转阴往往提示长的无疾病生存以及治愈。

（李　娟）

第六节　骨髓增殖性肿瘤

一、概述

骨髓增殖性肿瘤（myeloproliferative neoplasm，MPN）指一类以一系或多系髓系细胞包括红系、粒系和巨核系增殖为主要特征的克隆性造血干细胞疾病。过去又称为骨髓增殖性疾病（myeloproliferative disorder，MPD），由 William Dameshek 在 1951 年最早提出此概念，最初主要包括真性红细胞增多症、原发性血小板增多症、慢性髓性白血病、骨髓纤维化。随着人们对疾病本质不断深入认识，MPD 的概念也随之不断更新。2001 年 WHO 组织将慢性中性粒细胞白血病、慢性嗜酸性粒细胞白血病/高嗜酸性粒细胞综合征、不能分类的 MPD 纳入 MPD 范围。2005 年 JAK2V617F 突变的发现及后续 MPD 疾病分子病因的阐明，让人们认识到 MPD 本质上是一种克隆性的造血干细胞疾病，为此 2008 年 WHO 造血和淋巴组织肿瘤分类指南将 MPD 正式更名为 MPN。2016 年 WHO 对 MPN 分类及疾病诊断标准再次进行修订（表 4-18）。

本节着重介绍真性红细胞增多症（PV）、原

表 4-18　2016 年 WHO 关于骨髓增殖性肿瘤的分类

慢性髓细胞性白血病（chronic myeloid leukemia，CML），BCR-ABLI 阳性

慢性中性粒细胞白血病（chronic neutrophilic leukemia，CNL）

真性红细胞增多症（polycythemia vera，PV）

原发性骨髓纤维化（primary myelofibrosis，PMF）

　原发性骨髓纤维化，纤维化前期/早期（prePMF）

　原发性骨髓纤维化，明显纤维化期（overtPMF）

原发性血小板增多症（essential thrombocythemia，ET）

慢性嗜酸性粒细胞白血病，NOS（chronic eosinophilic leukemia，CEL-NOS）

骨髓增殖性肿瘤，无法分类（MPN unclassifiable，MPN-u）

发性血小板增多症（ET）、原发性骨髓纤维化（PMF），它们又称为经典的 Ph 染色体阴性 MPN。多数患者伴有特征性的 JAK2、MPL、CALR 基因突变。这三种疾病亚型在临床表现方面较为相似，且随着病程进展各亚型之间可以相互转化。

二、真性红细胞增多症

真性红细胞增多症（polycythemia vera，PV）简称真红，是一种以克隆性红细胞异常增多为主的慢性骨髓增殖性肿瘤，其表现为外周血血细胞比容增加，血液黏稠度增高，常以白细胞和血小板增高、脾大、血栓和出血为主要并发症。

（一）流行病学

PV 的年发病率为（0.2~1）/10 万人口。以中老年人多见，50~60 岁为发病高峰，青少年和儿童较为罕见。多数研究报道显示男性发病率稍高于女性，比例为（1~2）∶1。欧洲和北美人群发病率略高于亚洲人群。

（二）病因及发病机制

2005 年 James 首次在 MPN 患者中发现 JAK2 基因突变，90%~95% 的 PV 患者伴有 JAK2-V617F 突变。JAK2 为胞质非受体型酪氨酸激酶，包含 7 个蛋白结构域（JH1~JH7），生理情况下其主要介导的细胞因子包括促红细胞生成素（EPO）、血小板生成素（TPO）、粒细胞-单核细胞集落刺激因子（GM-CSF）等。研究发现该突变位于 JH2 结构域（假激酶区），导致 JH2 空间结构不稳定而失去对 JH1 的抑制，使 JH1 活化环相互接近，造成 JAK2 持续活化并诱导下游 STATs 分子形成二聚体，JAK2-STAT 通路的持续活化导致细胞产生非细胞因子依赖性生长。但有趣的是，除 PV 之外，41%~72% 的 ET 和 39%~57% 的 PMF 患者也具有 JAK2-V617F 突变，提示单一的 JAK2-V617F 突变并不能解释 PV 的发生，PV 发病机制仍需要进一步探讨。有研究显示，多数 PV 患者为 JAK2-V617F 纯合突变，表现为较高突变负荷，是由有丝分裂重组所致。

5%～10% 的 PV 患者 *JAK2-V617F* 呈阴性，但存在 *JAK2* 外显子 12（*JAK2 exon12*）突变，包括插入、缺失、点突变等多种类型，主要为杂合突变。迄今为止该突变仅仅存在于 PV，而 ET 和 PMF 未见有报道。较之 *V617F* 突变，外显子 12 突变具有更强的不依赖于配体的 JAK2 下游信号激活，患者表现为年龄偏低、单独的红细胞或血红蛋白水平增高、白细胞和血小板计数正常，血清 EPO 水平降低及骨髓表现为红系显著增生但不伴粒系和巨核系增殖。

（三）临床表现

本病起病隐匿，多数患者病变若干年后出现症状，主要有以下临床表现：

1. 非特异性症状 由于血液黏稠度增高致血流缓慢和组织缺氧引起的一系列症状，包括头痛、头晕、乏力、多汗、健忘、耳鸣、视力模糊、肢体末梢感觉异常等。因血容量增加，约半数患者可合并高血压病。此外，骨髓细胞过度增殖常可使血尿酸增高，5%～10% 患者可伴有痛风性关节炎。

2. 多血质面容 部分患者皮肤和黏膜呈绛红色，尤以面颊、唇、舌、耳、鼻尖、颈部和四肢末端（指、趾和大小鱼际）为甚，眼结膜显著充血。

3. 皮肤瘙痒 40% 的患者可伴有皮肤瘙痒，用热水洗澡时可使之加重。其机制尚不清楚，可能是皮下肥大细胞释放组胺和前列腺素所致。但也有观点认为是红细胞释放的腺苷二磷酸引起皮肤血管周围血小板聚集，并在局部释放前列腺素引起皮肤瘙痒。

4. 红斑性肢痛病 表现为四肢末端烧灼样疼痛、发白或发绀，但动脉搏动正常。其机制可能与血小板增高后的微血管血栓形成相关。

5. 胃肠道症状 PV 患者消化性溃疡发生率较正常人群高出 5 倍，患者常常表现有上腹部不适，推测可能与血液黏稠度增高致胃黏膜供血不足有关，也有人认为是由嗜碱性粒细胞增多释放组胺刺激胃壁细胞所致。

6. 血栓和出血 静脉和动脉血栓是 PV 患者常见的并发症，可能与血液黏稠度增加和血小板数目和（或）活性增高有关。在发病前 10 年，40%～60% 的患者可出现血栓并发症。严重血栓并发症有脑血管事件、心肌梗死、门静脉血栓、深静脉血栓形成、肺栓塞等。少数 PV 患者可有出血和瘀斑，但常不严重，可能与血管内膜损伤、血小板功能异常等因素有关。

7. 肝脾大 40%～50% 的患者有肝大，70%～90% 有脾大。脾大是本病的重要体征。脾大多为中重度肿大，表面平坦、质硬，可引起腹胀、食欲缺乏、便秘等。

本病病程进展可分为三期：①红细胞及血红蛋白增多期（多血质期）：可持续数年；②骨髓纤维化期（post-PV MF）：血象处于正常代偿范围，通常在诊断后 5～13 年发生；③贫血期：有巨脾、髓外化生和全血细胞减少，患者大多在 2～3 年内死亡，少数演变为急性白血病。

（四）实验室检查

1. 血液 红细胞计数、血细胞比容、红细胞容量和血红蛋白增高。80% 以上的患者伴有白细胞计数增高 [（10～30）×10⁹/L] 和血小板计数增高 [（300～1 000）×10⁹/L]，但网织红细胞计数正常。早期患者红细胞常表现为缺铁的形态学特征，为小细胞低色素，晚期常为骨髓纤维化特征，为大小不均一的泪滴状红细胞。晚期患者可见中、晚幼粒细胞，约 2/3 的患者有嗜碱性粒细胞增高，血涂片可见巨大血小板。

2. 骨髓 早期骨髓表现为骨髓增生极度活跃，红系、粒系和巨核系增殖均活跃。红系和粒系增生的细胞形态基本正常，原始粒细胞比例并不增高。增生的巨核细胞常呈簇状贴近血窦和骨小梁，形态呈多形性，核分叶增多，无发育异常。95% 的骨髓涂片显示可染铁缺乏。晚期表现为骨髓中网状纤维和胶原纤维增生明显，骨髓增生程度不一，以增生低下为常见。显著的特点是巨核细胞成簇分布、异形巨核细胞较为多见；红系和粒系细胞数量减少，扩张的血窦内可见粒系、红系和巨核细胞；也可有骨髓硬化表现。

3. 内源性红系集落（EEC）分析　又称为EPO非依赖性红系集落形成，是 PV 的特征性检查。有研究显示，对于先前未接受过化疗的 PV 患者，EEC 诊断 PV 的敏感度和特异度均为 100%。

4. 生化　大多数患者中性粒细胞碱性磷酸酶（NAP）积分有不同程度增高（50% 的患者超过200 分）。40% 的患者血清维生素 B_{12} 水平可升高，70% 的患者血清维生素 B_{12} 结合蛋白增高。血清 EPO 水平常为减低或正常低值。全血黏稠度增高。部分患者尿酸和组胺水平增高，动脉 PO_2 低于正常人。

5. 出凝血检查　血小板计数 $> 1\ 000 \times 10^9/L$ 的患者可类似于 II 型血管性血友病（VWD），表现为出血时间（BT）延长，VIII:C：vWF 正常，瑞斯托霉素辅助因子活性减低，大的 vWF 多聚体数减低或缺如。部分患者有抗凝血酶 III、蛋白 C 和蛋白 S 缺乏。

6. 染色体　40% 患者伴有染色体核型异常，常见的异常包括 20q-、8+、9+、13q- 及 9p-，这些异常可见于 PV 患者病程的始终，但对临床表现和病程影响很少。随着疾病进展，染色体异常的出现频率也增加。

7. *JAK2* 基因突变检测　90%～95% 的患者有 *JAK2-V617F* 位点突变，其余 5%～10% 患者有 *JAK2* 基因外显子 12 突变。正常人、继发性或相对性红细胞增多症患者不具有 *JAK2* 突变，故 *JAK2* 突变检测有助于鉴别诊断。

（五）诊断与鉴别诊断

1. 诊断　推荐采用 2016 年 WHO 修订的 PV 诊断标准（表 4-19）。

2. 鉴别诊断　PV 必须与继发性及相对性红细胞增多症进行鉴别。

（1）继发性红细胞增多症（secondary polycythemia）：①长期缺氧致 EPO 水平升高，如高原居住、肺气肿、右向左分流先心病、肺源性心脏病等，以及氧亲和力过高或携氧能力减低的异常血红蛋白病引起

表 4-19　真性红细胞增多症诊断标准（2016 WHO）

主要标准	① 男性 Hb > 165 g/L，女性 Hb > 160 g/L；或男性 HCT $> 49\%$、女性 $> 48\%$；或 HCT 在正常预测值的基础上升高 $> 25\%$
	② 骨髓活检示与年龄不符的细胞过多伴三系增生（全骨髓增生），包括红系、粒系增生和多形性、大小不等的成熟巨核细胞增殖
	③ 有 *JAK2-V617F* 或 *JAK2* 第 12 外显子突变
次要标准	血清 EPO 水平低于正常参考值水平
诊断	符合全部 3 条主要标准或第 1、2 条主要标准和次要标准即可诊断 PV

注：Hb：血红蛋白；HCT：血细胞比容。主要标准②在以下情况不必要求：如果主要标准③和次要标准同时满足，且 Hb > 185 g/L（男性），> 165 g/L（女性），或 HCT $> 55.5\%$（男性），HCT $> 49.5\%$（女性）

的组织缺氧。②EPO 或 EPO 样物质异常增多，如肾积水、肾囊肿、肾肿瘤、肾动脉狭窄使肾组织局部缺血刺激 EPO 生成过多，某些恶性肿瘤如肝癌、肺癌等异常分泌 EPO 或 EPO 样物质。

（2）相对性红细胞增多症（apparent polycythemia）：又称良性或假性红细胞增多症，见于脱水、烧伤和慢性肾上腺皮质功能减退而致的血液浓缩，并非真正的红细胞增多，去除诱因可恢复正常。

（六）预后与转归

未治疗的症状性 PV 中位生存期为 6～18 年，治疗的 PV 患者中位生存期约为 10 年。PV 常见的死亡原因为血栓形成、血液系统肿瘤、非血液系统肿瘤、出血、骨髓纤维化。血栓是 PV 患者的主要死亡原因，确诊的 PV 患者应进行血栓发生危险度预后评估。根据患者年龄及既往是否发生过血栓事件分为：①低危组：年龄 < 60 岁、既往未发生过血栓事件；②中危组：存在心血管危险因素（吸烟、高血压、高胆固醇血症、糖尿病）而既往未发生过栓塞事件的年龄 < 60 岁患者；③高危组：同时满足年龄 > 60 岁、既往发生过血栓事件或满足其中一项者。

（七）治疗

现阶段针对 PV 的治疗仍无法改变其自然病程，治疗目标主要是在不增加出血风险的前提下预防血栓形成、控制微循环症状。治疗选择主要依据血栓发生危险度分级：低危组患者以低剂量阿司匹林及放血治疗为主，高危组患者则在低剂量阿司匹林及放血治疗的基础上联合降细胞治疗，中危组患者的治疗选择尚无有共识。

1. 低剂量阿司匹林　所有 PV 患者在排除禁忌证后建议使用低剂量阿司匹林（100 mg 每日 1 次）；对于伴有心血管危险因素或对阿司匹林耐药的 PV 患者，可予 100 mg 每日 2 次。低剂量阿司匹林对血小板增多所致微循环症状也同样有效。伴血小板数量极度增多（＞1 000×10⁹/L）者使用阿司匹林可增加出血风险，应慎用。

2. 放血治疗　开始阶段每 2~4 天静脉放血400~500 mL，血细胞比容（HCT）降至正常或稍高于正常值后延长放血间隔时间，维持目标值 HCT＜45%。HCT＞64% 的患者初期放血间隔期应更短，体重＜50 kg 患者每次放血量应减少，合并心血管疾患的患者应采用少量多次放血的原则。另外，放血治疗可改善头痛等症状，但不能降低血小板和白细胞数量，对皮肤瘙痒和痛风等症状亦无效。反复静脉放血可出现铁缺乏表现，但一般不进行补铁治疗。

3. 积极控制可逆的血栓形成危险因素　包括戒烟、控制血压、降血脂等。

4. 降细胞治疗　所有高危患者应接受降细胞治疗，对静脉放血不能耐受或需频繁放血、有症状或进行性脾大、有严重的疾病相关症状、血小板计数＞1 500×10⁹/L 及进行性白细胞增高亦为降细胞治疗指征。羟基脲或 α 干扰素（IFN-α）为任何年龄 PV 患者降细胞治疗的一线药物（年龄＜40 岁患者不推荐使用羟基脲，首选 IFN-α）。对羟基脲或 IFN-α 耐药或不耐受的患者可选用二线治疗药物白消安和 32P，由于白消安和 32P 远期可发生治疗相关性白血病或 MDS 及肿瘤，因此现仅作为老年患者（＞70 岁）的二线药物选择。芦可替尼是第一个，亦是目前唯一被 FDA 批准的 JAK1/JAK2 靶向抑制剂。该药在控制 HCT、缩小脾及改善 PV 相关症状方面的疗效均优于标准治疗。2014 年 12 月芦可替尼被 FDA 批准用于羟基脲或 IFN-α 耐药或不耐受的 PV 患者。

5. 对症治疗　皮肤瘙痒采用静脉放血和骨髓抑制药物常无效。由于热水洗澡可使之加重，应告诫患者减少洗澡次数或避免用过热的水洗澡。阿司匹林和赛庚定有一定疗效，但抗组胺药物无效。

三、原发性血小板增多症

原发性血小板增多症（essential thrombocythemia，ET）是以骨髓中巨核细胞过度增生导致外周血中血小板持续增多为主要血液学特点的一种慢性 MPN。血栓形成和出血倾向为常见并发症。

（一）流行病学

ET 的年发病率为（1~2.5）/10 万。以 50~70 岁老年人患者多见，偶见儿童。男性、女性发病无明显差别。由于近年来健康体检的普及化，多数患者在早期无症状时被发现，故 ET 发病率呈逐年上升。

（二）病因及发病机制

ET 中 41%~72% 的患者存在 *JAK2-V617F* 突变。但与 PV 不同的是，多数 ET 患者为杂合型突变，表现为较低的突变负荷，突变导致 JAK-STAT 通路持续活化是细胞不依赖细胞因子自主增殖的主要机制。

MPL 基因编码血小板生成素受体（TPOR），属于造血因子受体超家族。2007 年由 Pikman 首次报道，其热点突变区位于外显子 10，突变类型较多，以 *MPL W515* 多见，主要见于 1%~10% 的 ET 患者。研究证实 *MPL* 突变可引起其近跨膜区 aa514~518 结构异常而使 *MPL* 进入自我持续活化状态，然后激活下游 JAK2-STAT 信号通路引起细胞增殖。

CALR 基因编码钙网蛋白，是内质网主要的

钙离子结合蛋白。2013年新英格兰杂志上首次报道 JAK2/MPL 突变阴性 MPN 患者携带有 CALR 基因突变，其热点突变区位于外显子9，突变类型较多。CALR 最常见的突变分为两型：1型突变为52 bp 的缺失，氨基酸序列为 L367fsx46，占所有突变的53%；2型突变为5 bp 的插入，氨基酸序列为 K385fsx47，占所有突变的32%。CALR 突变见于10%～25%的 ET 患者。突变可引起 CALR 读码框框移导致其蛋白产生新的 C 端。有研究证实，MPL-JAK2-STAT 通路介导了 CALR 突变促细胞增殖的过程，即 CALR 突变蛋白与胞膜上 MPL（TPOR）结合并活化 MPL，进而激活下游 JAK2-STAT 信号通路引起细胞增殖。

目前认为 JAK2-V617F、MPL、CALR 突变是驱动 ET 发生的主要分子，但这三种突变也是 PMF 的驱动分子，JAK2-V617F 还是 PV 的驱动分子。这些突变基因究竟如何导致这些疾病发生，还有待进一步阐明。另约10%的 ET 患者分子病因不清楚（称为"三阴性"ET）。

（三）临床表现

本病病程缓慢，约一半患者可无任何临床症状，偶在体检或因其他疾病行血常规检查时发现。另一半患者常出现的临床表现有：①血管运动性症状，包括头痛、头晕、晕厥、不典型的胸痛、肢体末梢的感觉异常、视觉异常、红斑性肢痛病等；②血栓形成和出血。确诊后中位随诊3～7年内血栓形成和出血的发生率分别为7%～17%和8%～14%，为 ET 常见并发症。血栓事件中，动脉血栓形成是静脉血栓的3倍，常见有卒中、短暂性脑缺血发作、肢端缺血等。研究显示，JAK2-V617F 和 MPL 突变阳性 ET 患者血栓形成风险明显高于 CALR 突变阳性 ET 患者。另有研究发现，女性 ET 患者接受雌激素替代治疗并不增加血栓形成风险，但是口服避孕药可使静脉血栓风险形成增加3倍，腹腔静脉血栓形成风险增加5倍。出血往往也是 ET 的首发表现，以黏膜出血（如鼻腔、口腔、消化道等部位）常见，出血风险与血小板数目

有关，血小板计数 > 1 500 × 10⁹/L 显著增加出血机会。③其他：有25%～48%的 ET 患者有轻度到中度脾大，肝大和淋巴结肿大罕见。与 PV 相比，ET 患者极少出现发热、盗汗、体重下降及皮肤瘙痒等症状。

（四）实验室检查

1. 血液　血小板计数增高至（450～3 000）× 10⁹/L，红细胞和白细胞计数可轻度增高或正常。血涂片可以见到血小板形态异常，包括巨大血小板、形态奇特的血小板、染色淡蓝的血小板及颗粒减少的血小板等。

2. 骨髓　骨髓增生活跃或明显活跃，巨核细胞数量明显增多，巨核细胞体积变大，多分叶核；原始和幼稚巨核细胞均增多，以后者为主；粒系和红系造血基本正常；无胶原纤维或网状纤维。

🔴 图 4-24
原发性血小板增多症骨髓象

3. 生化　多数患者 NAP 积分增高，部分患者 NAP 积分减低或正常。

4. 血小板功能　血小板寿命正常，聚集实验中血小板对 ADP、胶原诱导及花生四烯酸诱导的聚集反应下降，对肾上腺素的反应消失，但是出血时间基本正常或者轻度延长。

5. 染色体分析　有助于排除其他可继发血小板增多的慢性髓细胞疾病，如 Ph 染色体阳性有助于诊断 CML 等。约5%的 ET 患者可伴有克隆性染色体异常。

6. 基因检测　41%～72%的 ET 患者存在 JAK2-V617F 突变，1%～10%的患者存在 MPL 突变，10%～25%患者存在 CALR 突变。这些突变基因在 PV 和 PMF 中也可检测到，因此这些突变检测有助于 ET 与反应性血小板增多症鉴别，但不足以区别 ET、PV、PMF 等。

（五）诊断与鉴别诊断

1. 诊断　推荐采用2016年 WHO 修订的 ET 诊断标准（表4-20）。

表 4-20　原发性血小板增多症诊断标准（2016 WHO）

主要标准	① 血小板计数≥450×10⁹/L
	② 骨髓活检示巨核细胞系增生，胞体大而形态成熟的巨核细胞增多。无明显的中性粒细胞增多或核左移，或红细胞生成增多。偶见低级别（1级）网状纤维增多
	③ 不能满足 *BCR-ABL1* 阳性的 CML、PV、PMF、MDS 和其他髓系肿瘤的 WHO 诊断标准
	④ 有 *JAK2*、*CALR* 或 *MPL* 基因突变
次要标准	有克隆性标志或无反应性血小板计数增多的证据
诊断	满足所有 4 条主要标准或前 3 条主要标准和 1 条次要标准即可诊断 ET

2. 鉴别诊断

（1）反应性血小板增多症：常见的原因有感染、炎症、缺铁性贫血、脾功能减低及某些恶性肿瘤等疾病。感染、炎症及肿瘤时，CRP 和红细胞沉降率会增高，但 ET 一般正常，结合病史更有助于鉴别。缺铁性贫血引起的血小板增多，可通过血清铁等检查鉴别，且补铁治疗后血小板数量常可恢复正常。

（2）其他血液系统疾病引起的血小板增多：PV、PMF、CML 及 MDS 等疾病有时表现血小板增多，骨髓病理、细胞遗传学、分子生物学等检查可与之鉴别。需注意隐匿性 PV（masked-PV）和 prePMF 常易误诊为 ET，目前鉴别主要依赖骨髓病理检测。ET 骨髓增生程度正常，以巨核系增生为主，粒系和红系增生正常且无左移，巨核细胞呈随机分布或呈松散簇、体积大或巨大、胞核过分叶（鹿角状）、胞质成熟正常。masked-PV 骨髓增生程度经年龄调整后为轻至中度增生，主要是巨核系和红系增生，巨核细胞大小不一，成熟正常。prePMF 骨髓呈极度增生，以粒系和巨核系增生为主，红系增生减低，巨核细胞大小不一、成簇分布、胞核低分叶、染色质凝集（呈气球状或云朵状）、胞核/胞质比增大（成熟障碍）。

（六）预后与转归

大多数 ET 患者生存期与正常人相当，少数患者可向骨髓纤维化（post-ET MF）、PV 或白血病/MDS 进行转化，10 年的转化风险依次为 8%、1%、1%。

血栓并发症是影响 ET 患者生活质量和降低患者寿命的主要原因，确诊的 ET 患者应进行血栓发生风险评估，目前推荐使用血栓国际预后积分（IPSET-thrombosis）系统：年龄>60 岁（1 分），有心血管危险因素（CVR）（1 分），此前有血栓病史（2 分），*JAK2-V617F* 突变阳性（2 分）。依累计积分血栓危度分组：低危（0~1 分）、中危（2 分）和高危（≥3 分）。各危度组患者血栓的年发生率分别为 1.03%、2.35% 和 3.56%。

（七）治疗

尽管 ET 患者总的生存状况良好，但考虑到血栓并发症，仍然需要给予患者适当的治疗。治疗主要目标是预防和治疗血栓并发症，治疗选择依据患者血栓风险分组来加以制订。血小板计数应控制在 <600×10⁹/L，理想目标值为 400×10⁹/L。

1. 治疗选择的原则

（1）无血栓病史：①年龄<60 岁、无 CVR 或 JAK2-V617F 突变者，可采用观察随诊策略；② 年龄<60 岁、有 CVR 或 *JAK2-V617F* 突变者，给予阿司匹林 100 mg 每日 1 次；③年龄<60 岁、有 CVR 和 *JAK2-V617F* 突变且血小板计数 <1 000×10⁹/L 者，给予阿司匹林 100 mg 每日 1 次；④年龄≥60 岁、无 CVR 或 *JAK2-V617F* 突变者给予降细胞治疗 + 阿司匹林 100 mg 每日 1 次；⑤年龄≥60 岁、有 CVR 或 *JAK2-V617F* 突变者给予降细胞治疗 + 阿司匹林 100 mg 每日 2 次；⑥任何年龄、血小板计数 >1 500×10⁹/L 的患者，给予降细胞治疗。

（2）有动脉血栓病史：①任何年龄、无 CVR 和 *JAK2-V617F* 突变者，给予降细胞治疗 + 阿司匹林 100 mg 每日 1 次；②年龄≥60 岁、有 CVR 或 *JAK2-V617F* 突变者，给予降细胞治疗 + 阿司匹林

100 mg 每日 2 次。

（3）有静脉血栓病史：①任何年龄、无 CVR 和 *JAK2-V617F* 突变者，给予降细胞治疗 + 系统抗凝治疗；②任何年龄、有 CVR 或 *JAK2-V617F* 突变的患者，给予降细胞治疗 + 系统抗凝治疗 + 阿司匹林 100 mg 每日 1 次。

（4）治疗选择的动态调整：在病程中应对患者进行动态评估并根据评估结果调整治疗选择。血小板计数 > 1 000 × 10^9/L 的患者服用阿司匹林可增加出血风险，应慎用。血小板计数 > 1 500 × 10^9/L 的患者不推荐服用阿司匹林。对阿司匹林不耐受的患者可换用氯吡格雷。

有 CVR 的患者应积极进行相关处理，如戒烟、控制高血压、控制血糖等。

2. 降细胞治疗　与 PV 一样，羟基脲或 IFN-α 亦为 ET 患者降细胞治疗的一线药物，年龄 < 40 岁患者首选 IFN-α。对羟基脲或 IFN-α 耐药或不耐受的患者可选用二线治疗药物阿拉格雷、白消安、双溴丙哌嗪和 32P。芦可替尼目前不推荐用于 ET 的治疗。

3. 妊娠期 ET 患者的治疗　服用羟基脲治疗的患者（无论男性、女性）在受孕前至少应有 3 个月的洗脱期。女性患者受孕前应仔细评估是否有以下妊娠并发症高危因素：①此前有动、静脉血栓病史（无论是否妊娠）；②此前有 ET 导致的出血病史（无论是否妊娠）；③此前发生过以下可能由 ET 引起的妊娠并发症：反复发生的非孕妇和胎盘因素所致妊娠 10 周内流产，不能解释的宫内胎儿发育迟缓，妊娠 ≥ 10 周胎儿发育正常的宫内死胎，因严重先兆子痫或胎盘功能不全导致妊娠 < 34 周且胎儿发育正常的早产、胎盘剥离、严重的产前和产后出血（需要红细胞输注）等；④血小板计数显著增高（ > 1 500 × 10^9/L）。无妊娠合并症高危因素的孕妇，给予阿司匹林 100 mg 每日 1 次；有妊娠合并症高危因素的孕妇，给予阿司匹林每日 1 次（出血则停用）联合低分子肝素（4 000 U/d）至产后 6 周，血小板计数 ≥ 1 500 × 10^9/L 时加用干扰素（建议首选醇化干扰素）。

四、原发性骨髓纤维化

原发性骨髓纤维化（primary myelofibrosis，PMF）是一种以骨髓巨核细胞异形性增殖和粒细胞增殖，并伴有骨髓结缔组织（纤维组织）反应性增生和髓外造血（extramedullary haematopoiesis，EMH）为特征的一种骨髓增殖性肿瘤。

（一）流行病学

PMF 的年发病率为（0.3 ~ 1.5）/10 万。多见于中老年人，中位发病年龄约为 70 岁，男性、女性发病率相当。

（二）病因及发病机制

PMF 的发生机制尚不清楚。PMF 主要以 Ⅰ 型和 Ⅲ 型胶原纤维增多为主，克隆性异常巨核细胞增生是 PMF 的主要病理特征。目前认为骨髓纤维化的形成可能是由克隆性异常巨核细胞介导的，即异常的巨核细胞分泌细胞因子（如 TGF-β、PDGF、EGF、bFGF、VEGF 等）刺激原始纤维细胞反应性增生，进而致 Ⅰ 型和 Ⅲ 型胶原纤维分泌增多。巨核细胞释放的血小板第 4 因子（PF4）可抑制胶原酶活性，导致胶原纤维降解减少，进一步促进胶原纤维的积聚。网硬蛋白纤维（又称网状纤维）实际上是被拉长的原始纤维细胞，纤维组织增生或纤维化其实是带网硬蛋白的原始纤维细胞的增多。网硬蛋白纤维属于 Ⅲ 型胶原纤维，嗜银染色可显示。Ⅰ 型胶原纤维较 Ⅲ 型粗大，能被三色染色显示（嗜银染色不能显示）。

近年来发现 80% ~ 90% PMF 患者同 ET 一样伴有 *JAK2-V617F*、*MPL*、*CALR* 驱动突变，研究已证实这些突变分子均可活化 JAK-STAT 信号通路导致细胞自主增殖，但是该机制并不能解释如何导致 ET 和 PMF 两种不同的疾病亚型。因此，*JAK2-V617F*、*MPL*、*CALR* 突变致 ET 和 PMF 发生的机制还有待进一步阐明。

（三）临床表现

约 30% 的患者在起病时无自觉症状，主要是在查体或偶然发现血象异常或脾大而就诊。常见的症状如下。①高代谢状态：发热、盗汗和体重下降等。②肝、脾大：脾大是 PMF 最突出的体征，63%～100% 的患者伴有脾大，常为巨脾，患者表现有腹胀感，当出现脾梗死时有左上腹痛；40%～80% 的患者伴有肝大，部分患者表现有门静脉高压。③血象异常相关症状：主要是贫血和出血引起的乏力、呼吸困难、瘀斑、瘀点等。④症状性髓外造血（EMH）：几乎所有器官都可以出现髓外造血，局部器官受累表现为脾大、肝大、淋巴结肿大、浆膜腔积液、血尿、咯血等；颅内或硬膜外腔受累可致严重的神经系统症状；皮肤受累较为罕见，可以表现为结节红斑、皮下结节、溃疡或红斑等。⑤其他：严重者可有骨骼疼痛（特别是下肢骨痛），少数病例因血尿酸增高出现痛风和肾结石。

（四）实验室检查

1. 血液检查 患者可伴有轻度至中度正细胞性贫血，成熟红细胞形态表现为大小不均一、多形性和泪滴状红细胞，可见有核红细胞，网织红细胞计数常轻度增高。约 50% 的患者白细胞计数增高（常 $< 30 \times 10^9/L$），不到 10% 的患者有白细胞计数减少，外周血涂片可见原始粒细胞（一般 $< 5\%$）和各阶段幼稚粒细胞（包括中晚幼粒细胞），成熟中性粒细胞可表现为分叶过多、获得性 Pelger-Het 异常，部分患者还可以出现嗜酸性粒细胞和嗜碱性粒细胞增多。约 1/3 的患者血小板计数增高，血涂片可见血小板大而畸形，甚至可以发现巨核细胞。约 10% 的患者表现为全血细胞减少。

2. 骨髓检查 骨髓穿刺常为"干抽"，骨髓活检病理切片常为增生，红系正常或增高，粒系和巨核系呈高度增生，三色染色显示胶原纤维增生，嗜银染为网状纤维增生，约一半患者呈极度网状纤维增生。巨核细胞以大巨核细胞、小巨核细胞、多分叶巨核细胞和裸核巨核细胞为主。粒细胞可见多分叶核细胞，获得性 Pelger-Het 异常、核碎片及核发育不平衡。

图 4-25
原发性骨髓纤维化骨髓病理切片

3. 生化检查 约 75% 的患者 NAP 积分增高，25% 的患者 NAP 积分减低；血清尿酸、乳酸脱氢酶、胆红素水平升高，白蛋白、高密度脂蛋白浓度降低，可以有低血钙或高血钙。血小板计数显著增高的患者可有出血时间延长和聚集试验异常。

4. 染色体分析 常见的染色体核型异常为 del 12（q13；q21）和 20q-，累及 1、5、7、9、13、20 或 21 号染色体异常亦可见。

5. 基因突变检测 39%～57% 的 PMF 患者存在 *JAK2-V617F* 突变、1%～10% 的患者存在 *MPL* 突变、10%～30% 的患者存在 *CALR* 突变。这些突变有助于 PMF 与反应性骨髓纤维化鉴别。

（五）诊断与鉴别诊断

1. MF 分级标准 MF 的诊断有赖于骨髓活检，为了保证准确病理分析，活检组织长度至少应 1.5 cm，采用石蜡包埋，切片厚度为 3～4 μm。MF 分级标准采用欧洲 MF 分级共识标准（表 4-21），该共识标准较以往类似标准更具有可操作性和可重复性，并且有很好的临床预后价值。

2. PMF 的诊断 2016 年 WHO 对 PMF 诊断标准进行了修订（表 4-22），首次将 PMF 分为原发性骨髓纤维化纤维化前期（prePMF）和原发性骨髓纤维化明显纤维化期（overtPMF），并制定了相应的诊断标准。

3. 鉴别诊断

（1）反应性骨髓纤维化：常见原因有感染、自身免疫性疾病或其他慢性炎性疾病、毛细胞白血病或其他淋系肿瘤、骨髓增生异常综合征（MDS）、转移性肿瘤或慢性中毒性骨髓疾患。*JAK2*、*MPL*、*CALR* 基因突变检测有助于诊断。

（2）prePMF 应与 ET 进行鉴别：二者的鉴别主要是依靠骨髓活检病理分析，"真正" ET 患者年龄调整后的骨髓增生程度无增高或轻微增高，髓系和

表 4-21 欧洲骨髓纤维化（MF）分级共识标准

分级	标准
MF-0	散在线性网状纤维，无交叉，相当于正常骨髓
MF-1	疏松的网状纤维，伴有很多交叉，特别是血管周围区
MF-2	弥漫而且浓密的网状纤维增多，伴有广泛交叉，偶尔仅有局灶性胶原纤维和（或）局灶性骨硬化*
MF-3	弥漫且浓密的网状纤维增多，伴有广泛交叉，有粗胶原纤维束，常伴有显著的骨硬化*

注：* 建议 MF-2 和 MF-3 级增加三色染色

表 4-22 原发性骨髓纤维化诊断标准（2016 WHO）

	纤维化前期 PMF（prePMF）	明显纤维化期 PMF（overtPMF）
主要标准	① 有巨核细胞增生和异型巨核细胞，无显著的网状纤维增多（≤MF-1），巨核细胞改变必须伴有以粒细胞增生且常有红系造血减少为特征的按年龄调整后的骨髓增生程度增高	① 有巨核细胞增生和异型巨核细胞，伴显著的网状纤维和（或）胶原纤维增多（MF-2 或 MF-3）
	② 不能满足 ET、PV、BCR-ABL1 阳性的 CML、MDS 或其他髓系肿瘤的 WHO 诊断标准	② 不能满足 ET、PV、BCR-ABL1 阳性的 CML、MDS 或其他髓系肿瘤的 WHO 诊断标准
	③ 有 JAK2-V617F、CALR、MPL 基因突变。如果没有以上突变，需要其他克隆性增殖的证据，如 ASXL1、EZH2、TET2、IDH1/IDH2、SRSF2、SF3B1 基因突变。或无继发性骨髓纤维化证据	③ 有 JAK2-V617F、CALR 或 MPL 基因突变；如果没有以上突变，需要其他克隆性增殖的证据，如有 ASXL1、EZH2、TET2、IDH1/IDH2、SRSF2、SF3B1 基因突变；或无继发性骨髓纤维化证据
次要标准	至少有以下一种表现，连续两次检查确认：	至少有以下一种表现，连续两次检查确认：
	① 非合并疾病所致贫血	① 非合并疾病所致贫血
	② 白细胞计数增加≥11×10⁹/L	② 白细胞计数增加≥11×10⁹/L
	③ 可触及的脾大	③ 可触及的脾大
	④ 血清乳酸脱氢酶水平增高	④ 血清乳酸脱氢酶水平增高
		⑤ 外周血出现幼红、幼粒细胞
诊断	同时满足 3 条主要标准和至少 1 条次要标准即可诊断 prePMF	同时满足 3 条主要标准和至少 1 条次要标准即可诊断 overtPMF

红系造血无显著增生，巨核细胞胞质和细胞核同步增大，体积大至巨大，细胞核高度分叶（鹿角状），嗜银染色 MF 分级常为 MF-0；prePMF 患者年龄调整后的骨髓增生程度显著增高，髓系造血显著增生，红系造血减低，巨核细胞细胞核体积的增大超过胞质，体积小至巨大，成簇分布，细胞核低分叶呈云朵状，嗜银染色 MF 分级常为 MF-0 或 MF-1。

（3）有血细胞减少的纤维化前期和纤维化期 PMF 应与 MDS 合并 MF 进行鉴别：近 50% 的 MDS 患者骨髓中有轻至中度网状纤维增多，10%~15% 的患者有明显纤维化。与 PMF 不同的是，MDS 合并 MF 常为全血细胞减少，异形和破碎红细胞较少见，骨髓示明显三系发育异常，且常无肝脾大。

（六）预后与转归

PMF 患者确诊后中位生存期为 3.5~5.5 年（1~15 年）。其主要死因为反复感染、心力衰竭、贫血、急性白血病转化及脾切除术后并发症。10 年急性白血病转化率约为 20%，以 M7 型最为常见。

确诊后的 PMF 应根据国际预后积分系统（IPSS）、动态国际预后积分系统（DIPSS）或 DIPSS-plus 预后积分系统（表 4-23）对患者进行预后分组。IPSS 适合初诊患者，而 DIPSS 和 DIPSS-plus 则适合患者病程中任一时间的预后判定。IPSS 和 DIPSS 均不适合 Post-PV MF 和 Post-ET MF 患者的预后判定，国际上迄今尚无适合 Post-PV MF 和 Post-ET MF 患者预后判定的积分系统。

（七）治疗

目前 PMF 尚无有效的治愈措施，治疗的主要目标是改善患者临床症状、延缓疾病进展。

1. 贫血的治疗　血红蛋白 < 100 g/L 时应开始贫血治疗。现有效的药物有糖皮质激素、雄激素、

表 4-23　国际预后积分系统（IPSS）和动态国际预后积分系统（DIPSS）

预后因素	IPSS 积分	DIPSS 积分	DIPSS-plus 积分
年龄 > 65 岁	1	1	—
体质性症状	1	1	—
血红蛋白 < 100 g/L	1	2	—
白细胞计数 > 25×10^9/L	1	1	—
外周血原始细胞比例 ≥ 1%	1	1	—
血小板计数 < 100×10^9/L	—	—	1
需要红细胞输注	—	—	1
预后不良染色体核型[a]	—	—	1
DIPSS 中危 -1	—	—	1
DIPSS 中危 -2	—	—	2
DIPSS 高危	—	—	3

注：[a] 预后不良染色体核型包括复杂核型或涉及 +8、-7/7q-、i（17q）、-5/5q-、12p-、inv（3）或 11q23 重排的单个或 2 个异常。IPSS 分组：低危（0 分）、中危 -1（1 分）、中危 -2（2 分）、高危（≥3 分）。DIPSS 分组：低危（0 分）、中危 -1（1 或 2 分）、中危 -2（3 或 4 分）、高危（5 或 6 分）。DIPSS-Plus 分组：低危（0 分）、中危 -1（1 分）、中危 -2（2 或 3 分）、高危（4~6 分）

EPO 和免疫调节剂，但这些药物均有不足之处。雄激素可使 1/3 ~ 1/2 患者的贫血得到改善，糖皮质激素可使 1/3 严重贫血或血小板减少的患者得到改善，初治时可联合雄激素（司坦唑醇 6 mg/d 或达那唑 200 mg 每日 3 次口服）和糖皮质激素（泼尼松 30 mg/d），至少 3 个月。如果疗效好，雄激素继续使用，糖皮质激素逐渐减量。EPO 主要适用于血清 EPO < 100 U/L 的贫血患者。小剂量沙利度胺联合泼尼松较单用沙利度胺能提高疗效并减少不良反应。来那度胺单药治疗 MF 贫血、脾大和血小板计数减少的有效率分别为 22%、33% 和 50%。来那度胺联合泼尼松治疗贫血和脾大的有效率分别为 30% 和 42%。

2. 脾大的治疗　有脾大的 IPSS/DIPSS/DIPSS-plus 中危 -2 和高危患者，首选芦可替尼治疗。有严重症状性脾大（如左上腹疼痛或早饱）的中危 -1 患者也将芦可替尼作为一线治疗。其他患者可首选羟基脲。羟基脲缩脾有效率约为 40%。羟基脲治疗无效的患者可改用其他骨髓抑制剂，如静脉克拉屈滨、马法兰或白消安。脾区照射只能暂时获益。有症状的门脉高压（如门静脉曲张出血、腹水），药物治疗无效的显著脾大伴疼痛或合并严重恶病质，以及依赖输血的贫血患者可行脾切除术。PMF 脾切除术的围手术期病死率为 5% ~ 10%，术后并发症见于约 50% 的患者，并发症包括手术部位出血、血栓形成、膈下脓肿、肝加速增大、血小板极度增多和伴原始细胞增多的白细胞增多。

3. 体质性症状的治疗　当前观点认为细胞因子的异常产生与 PMF 相关体质性症状和恶病质有因果关系。针对脾大的治疗常可部分缓解体质性症状。芦可替尼可显著改善 PMF 的体质性症状。

4. 非肝脾内髓外造血（EMH）的治疗　低剂量病灶局部放疗（0.1 ~ 1.0 Gy，分为 5 ~ 10 次照射）是目前 PMF 相关非肝脾 EMH 的治疗选择。

5. 芦可替尼　为靶向 *JAK1/JAK2* 的抑制剂，芦可替尼与现有常规 MF 治疗药物相比，可显著改善脾大和体质性症状、逆转骨髓纤维化、延长患者

的总体生存期，COMFORT-1 和 COMFORT-2 研究的 5 年随访数据表明，中位总生存期从对照组 45.9 个月延长到芦可替尼组 63.5 个月。COMFORT-1 研究还发现 33% 的患者骨髓纤维化程度改善，49% 的患者骨髓纤维化处于稳定。

芦可替尼起始剂量主要依据血小板水平：血小板计数 > 200×10^9/L，20 mg 每日 2；血小板计数为（$100 \sim 200$）× 10^9/L，15 mg 每日 2 次；血小板计数为（$50 \sim 100$）× 10^9/L，5 mg 每日 2 次。前 4 周不应增加剂量。治疗过程中血小板计数 < 100×10^9/L 应考虑减量，血小板计数 < 50×10^9/L 或中性粒细胞绝对值 < 0.5×10^9/L 应停药。

6. 异基因造血干细胞移植（allo-HSCT）是目前唯一可能治愈 PMF 的治疗方法，但有相当高的治疗相关病死率。在治疗选择时应权衡 allo-HSCT 相关合并症的风险。常规强度预处理的 allo-HSCT 患者 1 年治疗相关病死率约为 30%，总体生存率为 50%。降低强度预处理者，5 年中位生存率约为 45%，与治疗相关和复发相关病死率相近。

📧 视频 4-4
骨髓增殖性肿瘤

（王宏伟）

数字课程学习

⬇ 教学PPT　　📝 自测题

第五章

出血性疾病

关键词

出血性疾病　　　　　血小板减少　　　　　凝血因子异常

原发免疫性血小板减少症　　　　　　　　血小板相关抗体

血管性血友病因子　　Upshaw–Schulman 综合征

弥散性血管内凝血　　继发性纤溶亢进　　血友病

血管性血友病　　　　凝血因子Ⅷ　　　　凝血因子Ⅸ

血栓形成　　　　　　抗凝蛋白　　　　　抗凝血酶

一期止血　　　　　　二期止血　　　　　纤溶活性

第一节　出血性疾病总论

思维导图：

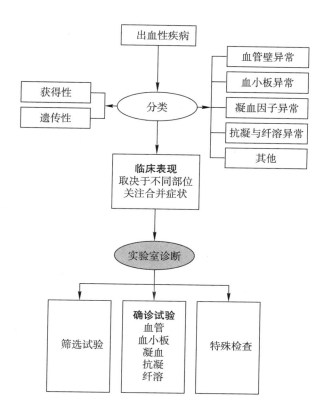

出血性疾病是一类由止血机制异常所致疾病的总称。

一、出血性疾病的分类

出血性疾病大体上可以分为获得性和遗传性两类。按病因和发病机制，出血性疾病可分为以下几类。

（一）血管壁异常

1. 先天性或遗传性　如遗传性出血性毛细血管扩张症、Ehlers-Danlos 综合征、全身弥漫性血管角化病、共济失调毛细血管扩张症。

2. 获得性　如过敏性紫癜、维生素 C 缺乏症、机械性紫癜、单纯性紫癜、感染性紫癜、CREST 综合征［皮下钙质沉着、雷诺现象、指（趾）硬皮病、食管运动失调和多发性毛细血管扩张］、老年性紫癜和体位性紫癜等。

（二）血小板异常

1. 血小板数量异常

（1）血小板减少。

遗传性：Wiskott-Aldrich 综合征、Trousseau 综合征、地中海血小板减少症伴巨大血小板、May-Hegglin 异常、慢性单纯性血小板减少伴巨大血小板、Alport 综合征、Chediak-Higashi 综合征、范科尼贫血、血小板减少伴桡骨缺失（thromobocytopenia-absent-radius，TAR）综合征、灰色血小板综合征等。

获得性：生成减少，如再生障碍性贫血、白血病等；破坏过多，如特发性血小板减少性紫癜、药物性血小板减少性紫癜、血栓性血小板减少性紫癜、周期性血小板减少性紫癜、血管瘤－血小板减少综合征等。

（2）血小板增多：如原发性血小板增多症和其他骨髓增殖性疾病，部分患者可有出血表现。

2. 血小板质量异常

（1）遗传性：如血小板无力症（glanzmann thrombasthenia）、Bernard-Soulier 综合征等。

（2）获得性：由抗血小板药物、感染、尿毒症、异常球蛋白血症等引起。

（三）凝血因子异常

1. 遗传性　如血友病 A、B 及遗传性 II、V、VII、X、XI、XII、XIII 因子及纤维蛋白原缺乏症等。

2. 获得性　如维生素 K 依赖性凝血因子缺乏症、肝病导致的凝血因子异常、获得性凝血因子抑制物等。

（四）抗凝与纤溶异常

抗凝与纤溶异常如抗凝剂或溶栓药物使用过量、蛇咬伤、敌鼠钠中毒等。

（五）其他

其他如血管性血友病、弥散性血管内凝血等。

二、出血性疾病的临床表现

出血性疾病的临床表现主要为不同部位的出血。对出血性疾病患者进行初步评估时，详细询问患者的出血病史（包括有无家族史）、症状并仔细检查患者的出血体征等对于患者的诊断非常重要。在采集病史时应注意了解导致出血的原因以及首次出血的年龄、出血部位、持续时间、出血频度以及有无家族史等。进行体检时，应注意检查出血的部位，是否伴有肝、脾或淋巴结肿大等，是否有关节畸形、皮肤或黏膜毛细血管扩张等，同时还应注意其他生命体征的变化。

（一）鼻出血

鼻出血是血小板疾病和血管性血友病常见的出血症状，也可见于遗传性毛细血管扩张症。正常人可偶发鼻出血，单纯反复一侧鼻出血多提示存在鼻腔局部疾病，而合并其他出血症状常提示存在出血性疾病。

（二）牙龈出血

牙龈出血是血小板疾病和血管性血友病常见的症状。通常牙龈出血在正常人和牙科疾病患者中常见，但反复出血和出血后止血困难常提示存在出血性疾病。

（三）口腔黏膜血疱

口腔和舌黏膜发生血疱常见于血小板减少性紫癜。各种原发或继发原因引起的凝血因子异常都可导致口腔黏膜小创面长时间出血不止，局部止血效果差，即便是缝合也可使出血加重，需要凝血因子替代治疗。

（四）皮肤出血

血液离开血管管腔进入皮肤和皮下组织称为皮肤出血，根据出血量和损害大小及深浅，有瘀点、紫癜、瘀斑等不同名称。瘀点（petechia）为少量出血引起的直径 < 0.2 cm 的针尖样损害；较多量出血引起紫癜（0.2 ~ 1.0 cm）；更多量出血，直径 > 1 cm 造成瘀斑（ecchymoses）。尽管大小有差别，也常将瘀点和瘀斑统称为紫癜，而这类疾病就称为紫癜型出血疾病。

瘀点为毛细血管出血的表现，不高出皮肤表面，压之不褪色，此特点可与毛细血管扩张和蜘蛛痣相区别；可分散也可集中分布，可全身分布，但通常以下肢更多见；是血管和血小板异常出血的特点，凝血因子缺乏一般不引起瘀点。

瘀斑表明出血已经进入皮下组织但不涉及肌层。单纯小片状瘀斑常见于血管因素疾病，血小板减少不严重的血小板减少性紫癜。若同时有瘀点及口腔黏膜血疱常提示血小板严重减少。大片状瘀斑常见于 DIC 及凝血因子异常，瘀斑下如有小血肿可使瘀斑略高于皮面（见图 2-1）。

（五）关节出血

关节出血是血友病特征性的出血表现，其他出血性疾病患者很少发生关节出血，患者出血早期感觉关节腔内针刺感、蚁走感、烧灼感等不适，若不及时发现和处理，随后就会发生关节肿胀、疼痛、活动受限。一般发生在承重关节，依次为膝、踝、肘、髋、腕、肩关节。反复关节出血导致关节畸形、关节破坏和肌肉萎缩，最终关节功能丧失而致残。

（六）肌肉和深部组织血肿

肌肉和深部组织血肿是重型凝血因子缺乏，尤其是重型血友病患者的常见出血表现。

（七）消化道出血

临床表现为呕血、便血、黑便等，各类出血性疾病都可发生，但一般不会是首发（或主要）出血症状。

（八）泌尿道出血

泌尿道出血可以表现为镜下血尿或全程肉眼血尿，各种出血性疾病均可发生。

（九）月经过多

月经过多主要见于血管性血友病和血小板疾病。月经过多是指一个月经周期失血量 > 80 mL，但临床评估较困难，一般经量多的时间超过 3 天或者经期超过 6 天或 7 天就可以认为月经过多。

（十）中枢神经系统出血

中枢神经系统出血可见于血小板严重减少（血

小板计数 $< 5 \times 10^9/L$）的患者及重型凝血因子缺乏患者。虽然较少发生，但却是出血性疾病患者常见的死亡原因。

（十一）眼部出血

结膜下出血可见于血小板或者凝血因子异常患者，严重的血小板减少患者可以发生视网膜出血，严重可致视力、视野不可逆受损。眼眶出血常见于血友病患者，少见于血小板减少，但通常提示颅底部位出血。

（十二）损伤后出血

拔牙后出血不止常见于血友病患者，压迫止血或其他局部止血药物常常无效，血小板疾病患者也可以拔牙后出血，压迫和局部止血有效。静脉穿刺渗血时间延长可见于 DIC、纤溶亢进和血小板疾病患者。轻微损伤后出血异常可见于血小板或者血管因素导致的出血性疾病患者。

（十三）手术后出血

手术后出血可发生于各种出血性疾病。血小板疾病患者可以表现为手术中出血过多，凝血因子缺乏的患者还可以表现为手术后延迟出血。

（十四）伤口愈合延迟

伤口愈合延迟可见于 XIII 因子缺乏、异常纤维蛋白原血症、埃勒斯 – 当洛斯综合征和库质综合征等患者，脐带残端出血不止主要见于 XIII 因子缺乏患者。

（十五）毛细血管扩张

各类出血性疾病患者的临床表现差异大，正常人随着年龄增加也会发生毛细血管扩张。遗传性毛细血管扩张症患者的典型表现是鼻出血和舌头的毛细血管扩张，但通常身体各部位均可发生，可以与蜘蛛痣相鉴别。

三、出血性疾病的实验室诊断

（一）筛选试验

筛选试验包括毛细血管脆性试验、血小板计数、出血时间（bleeding time，BT）、凝血时间（coagulation time，CT）、部分激活的凝血活酶时间（activated partial thromboplastin time，APTT）、凝血酶原时间（prothrombin time，PT）、凝血酶时间（thrombin time，TT）等。

（二）确诊试验

1. 血管异常　包括毛细血管镜检查和 vWF 测定等。

2. 血小板异常　血小板计数、血小板黏附和聚集试验等。

3. 凝血异常　包括各种凝血因子的抗原及活性测定、凝血活酶生成及纠正试验、凝血酶原碎片 1+2 测定、纤维蛋白肽 A 测定等。

4. 抗凝异常　抗凝血酶 III 抗原及活性或凝血酶 – 抗凝血酶复合物测定、蛋白 C 及相关因子活性测定、狼疮抗凝物测定等。

5. 纤溶异常　包括鱼精蛋白副凝（3P）试验、纤维蛋白降解产物、D– 二聚体（D-dimer）、纤溶酶原测定等。

（三）特殊检查

对某些遗传性疾病及一些特殊、少见的出血性疾病，可能还需要进行特殊检查，方能确定诊断。如蛋白结构分析、氨基酸测序、基因测序及免疫病理等检查。常用的出凝血试验在出凝血疾病诊断中的意义如表 5-1 所示。

表 5-1　常见出血性疾病的实验室鉴别

	血管性疾病	血小板疾病	凝血异常性疾病		
			凝固异常	纤溶亢进	抗凝物增多
BT	±	±	±	－	－
CT	－	±	＋	＋	＋
毛细血管脆性试验	＋	±	－	－	－

续表

	血管性疾病	血小板疾病	凝血异常性疾病		
			凝固异常	纤溶亢进	抗凝物增多
血小板计数	−	±	−	−	−
血块回缩试验	−	+	−	−	±
PT	−	−	±	−	±
APTT	−	−	+	+	+
TT	−	−	±	+	+
纤维蛋白原	−	−	±	+	−
FDP	−	−	−	+	−
纤溶酶原	−	−	−	+	−

第二节　原发免疫性血小板减少症

诊疗路径：

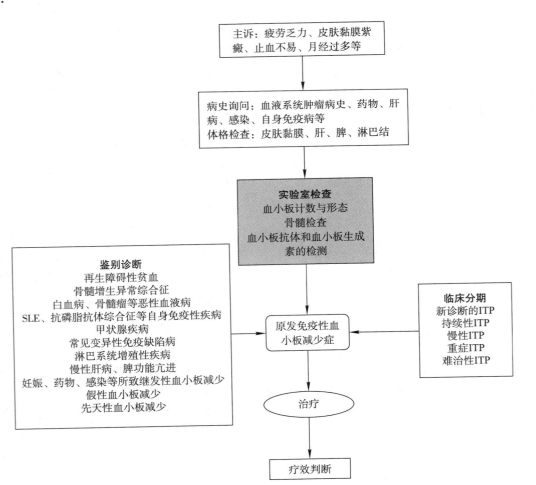

原发免疫性血小板减少症（immune thrombocytopenia，ITP）既往亦称特发性血小板减少性紫癜（idiopathic thrombocytopenia purpura，ITP），是一种复杂的多种机制共同参与的获得性自身免疫性疾病，该病的发生是由于患者对自身血小板抗原失去免疫耐受，在免疫介导下发生血小板过度破坏和血小板生成受抑，以血小板计数减少，伴或不伴皮肤黏膜出血为临床特征。

ITP 是临床上较为常见的出血性疾病，约占出血性疾病总数的 1/3，发病率为（5~10）/10 万。任何年龄段人群均可发病，男性、女性发病率无显著差异，但育龄期女性发病率高于同年龄段男性，发病率随年龄的增加而增加，60 岁以上老年人是该病的高发群体，发病率为 60 岁以下人群的 2 倍。

（一）病因与发病机制

ITP 是一种多环节、多靶点、多步骤异常导致的获得性自身免疫出血性疾病，病因迄今未明。ITP 的主要发病机制为患者对自身血小板抗原免疫失耐受，在体液免疫和细胞免疫的介导下使血小板破坏增多及生成受抑，导致血小板生成与破坏之间的平衡关系被打破，表现为血小板计数降低。

1. 体液免疫　20 世纪 60 年代初期，Harrington 将 ITP 患者的血浆输注到自己及其他健康志愿者体内后，受血者血小板计数出现严重的一过性降低，首次证明了 ITP 患者血浆中的某种成分是引起血小板减少的主要原因，即血小板自身抗体。ITP 患者体内反应异常的 T 细胞，会诱导不同的 B 细胞克隆并分泌针对不同血小板抗原的抗体，但其始动因素尚不清楚。后期研究证实 50%~70% 的 ITP 患者血小板表面可检测到血小板膜糖蛋白特异性自身抗体，包括血小板相关抗体（PAIg）和血小板特异性抗体（PSIg）。这些抗体大部分为 IgG 型，也有 IgM、IgA 型等。

1982 年，研究者们发现 ITP 患者的自身抗体不能与血小板无力症患者的血小板结合，因其血小板表面缺乏 GP II b/III a（血小板膜糖蛋白，platelet glycoprotein，GP），由此发现了第一个血小板自身抗体的靶抗原。血小板自身抗原定位于血小板膜糖蛋白 GP II b/III a、GP I b/IX 复合体以及其他血小板膜糖蛋白，如 GP I a/II a、GP VI 等。大多数 ITP 患者的抗血小板抗体是针对 GP II b/III a 和 GP I b/IX 表位的。近年研究表明，GP II b/III a 与 GP I b 是两种完全不同的家族蛋白质，引起血小板破坏的途径不同。70%~80% 的 ITP 患者可检测到抗 GP II b/III a 抗体，20%~40% 的患者同时存在 GP II b/III a 和 GP I b/IX 抗体。

一般认为，在自身免疫介导下，血小板抗体与相应的血小板膜糖蛋白特异性结合后形成抗原抗体复合物，通过经典的 Fc 受体依赖途径介导血小板破坏。自身抗体致敏的血小板通过 Fcγ 受体与抗原提呈细胞（APC）结合，被网状内皮系统中单核巨噬细胞摄取后引起血小板过度破坏，寿命缩短。此过程主要发生于脾，也可在肝和骨髓中进行。因此，行脾切除可使 2/3 的 ITP 患者血小板计数升至正常，寿命恢复正常。不同于经典的 Fc 受体依赖途径，抗 GP I b/IX 抗体通过非 Fc 受体依赖途径产生作用。这类抗体表面有一种血小板脱唾液酸化的膜糖蛋白，去唾液酸化后被肝的唾液酸糖蛋白受体识别，并将信号传至血小板内部，促进血小板凋亡，由肝表面巨噬细胞清除，导致血小板减少。已有研究证实抗 GP I b 抗体阳性的 ITP 患者对糖皮质激素及静脉输注丙种球蛋白（IVIg）效果较差。

此外，血小板特异性自身抗体还可损伤巨核细胞或抑制巨核细胞释放血小板，造成 ITP 患者血小板生成不足。血小板生成不足是 ITP 发病的另一重要机制。血小板是由成熟的产板巨核细胞释放进入外周血的，研究发现部分自身抗体阳性的 ITP 患者的血浆能抑制巨核细胞的生成，使巨核细胞数量减少。在巨核细胞成熟过程中，其表面也表达 GP II b/III a 和 GP I b/IX，而抗 GP II b/III a 和抗 GP I b/IX 的单克隆抗体与巨核细胞结合后会影响巨核细胞成熟，干扰血小板产生及释放，使巨核细胞在骨髓中被破坏，外周血血小板计数减少，这是部分血小板重度减少的 ITP 患者血小板破坏的程度不足以解释其血小板减少的原因。

2. 细胞免疫　尽管抗体介导的血小板破坏被认为是 ITP 的经典发病机制，但越来越多的研究表明细胞免疫异常也在 ITP 的发生和发展中发挥重要作用。并不是所有 ITP 患者体内均能检测到血小板自身抗体，提示 ITP 患者除了血小板抗体介导的血小板破坏之外还可能存在其他发病机制。

细胞毒性 T 淋巴细胞（CTL）是一种特异性 CD8+ T 细胞，分泌多种细胞因子参与免疫作用。目前已经证实，CTL 介导的细胞毒作用异常与某些自身免疫病有关。抗原呈递细胞（APC）将血小板抗原加工处理后，通过 MHC I 类分子呈递给 CD8+ T 细胞并激活 CTL，CTL 通过释放细胞毒成分溶解血小板，因此认为 CTL 可直接破坏血小板。另外，CD8+ 细胞毒 T 细胞可通过抑制巨核细胞凋亡，使血小板生成障碍。CTL 介导的针对血小板的细胞毒作用可能是 ITP 患者血小板被破坏的重要原因之一。CD4+CD25+ 调节性 T 细胞（Treg）是人体内一类具有免疫调节功能的 T 淋巴细胞亚群。ITP 患者 CD4+CD25+ T 细胞明显减少，功能下降，对巨噬细胞的吞噬作用抑制减弱，使血小板吞噬增多，导致 ITP。Th17 细胞是一类新的 CD4+ T 细胞，在 ITP 患者的表达率较高，通过分泌细胞因子 IL-17 引起机体免疫调节功能紊乱，从而影响疾病的发生和发展。

3. 其他　补体活化也可能是部分 ITP 患者血小板减少的原因之一。肠道微生态紊乱可能诱发免疫异常导致 ITP 发生。幽门螺杆菌（Hp）感染在 ITP 发病中的作用仍有争议。有专家建议对成人 ITP，尤其是慢性 ITP 患者应常规行 Hp 筛查，阳性者需行根除 Hp 治疗。ITP 可能存在遗传易感性，遗传因素可能影响 ITP 的发展以及对治疗的反应，但仍未得出确定性的结果。

☞拓展阅读 5-1
免疫性血小板减少的不同病因

（二）临床表现

成人 ITP 一般起病隐匿，很大一部分患者是通过偶然的血常规检查发现血小板减少。临床上 ITP 患者多为慢性 ITP，指血小板计数 $< 100 \times 10^9/L$，持续 12 个月以上，排除其他原因引起的血小板减少。

ITP 患者的临床症状和体征多变，除发现血小板减少外，有些病例无明显临床症状和体征，但部分患者伴有明显的疲劳乏力症状，易被忽略。成功治疗者，可以看到患者疲劳症状和健康相关生活质量评分的显著改善。ITP 患者多以皮肤黏膜紫癜为有意义/阳性的临床表现。出血症状及严重程度取决于患者的血小板计数。血小板计数 $> 30 \times 10^9/L$ 的患者多无明显出血症状。ITP 患者的出血症状多数较轻而局限，但易反复发生，可表现为皮肤、黏膜出血，如瘀点、紫癜、瘀斑、血疱及外伤后止血不易等，鼻出血、牙龈出血亦很常见。严重内脏出血较少见，血尿、咯血和胃肠道出血也相对少见，但月经过多较常见，在部分患者可为唯一的临床症状，长期月经过多可出现失血性贫血。患者病情可因感染等而骤然加重，出现广泛、严重的皮肤黏膜及内脏出血。常见的紫癜好发于四肢的远端及受压部位的皮肤，紫癜不高于皮面，按压后不褪色。血疱可发生于口腔黏膜，多反映患者血小板严重减少，提示消化道或其他部位有更严重的出血。血小板计数 $< 10 \times 10^9/L$ 的患者可发生罕见的颅内出血，是 ITP 最危险的并发症，其出血通常与创伤或血管损伤有关。

ITP 患者的脾一般不大，部分患者可有轻度脾大，但其比例与正常人比例相近。脾大，并伴发热、体重减轻、肝大和淋巴结肿大等症状多提示存在其他疾病，如淋巴系统增殖性疾病所致的免疫性血小板破坏，不支持 ITP 的诊断。此外，ITP 不仅是一种出血性疾病，也是一种血栓前疾病。ITP 患者的血栓形成风险较高，血栓形成发展的潜在机制尚不明确。血栓控制尚未纳入现行的 ITP 诊疗指南。

一般来说，ITP 患者出血的严重程度取决于其血小板计数，血小板计数越高，出血症状越轻，但不尽其然。临床发现，血小板计数和出血严重程度的关系并不一致，部分患者血小板计数明显减少，但没有出血的表现或仅有轻度出血症状，而有些血小板计数 $> 30 \times 10^9/L$ 的患者却频繁出血；老年患者严重出血的发生率明显高于年轻患者。因此，仅用血小板计数来评价患者出血的严重程度显然不够全面与客观。为量化 ITP 患者的出血情况及其出血风险，目前公认的是 2013 年 ITP 国际工作组公布的 ITP 特异性出血评价工具（ITP-BAT）。2016 年中华医学会血液学分会止血与血栓学组为增加临床可操作性，简化评估流程，参考 ITP-BAT 等评分系统制订了我国的 ITP 出血评分量表。该评分系统主要包括患者年龄和出血症状两个部分：出血分数 = 年龄评分 + 出血症状评分（患者所有出血症状中最高的分值）（表 5-2）。

表 5-2 原发免疫性血小板减少症出血评分系统

分值	年龄（岁）		皮下出血（瘀点/瘀斑/血肿）		黏膜出血（鼻腔/牙龈/口腔血疱/结膜）			深部器官出血			
								内脏（肺、胃肠道、泌尿生殖系统）			中枢神经系统
	≥65	≥75	头面部	其他部位	偶发、可自止	多发、难止	伴贫血	无贫血	伴贫血	危及生命	
1	√			√							
2		√	√		√						
3						√		√			
5							√		√		
8										√	√

（三）实验室检查

1. 血小板计数与形态 血细胞形态检查对诊断 ITP 非常重要。ITP 患者的血涂片显示多为单纯的血小板减少，血小板的功能一般正常，无白细胞和红细胞异常。超过 2/3 的患者血小板动力学未见明显加速，出血时间可见延长。血涂片可见血小板大小不均，平均血小板体积和血小板分布宽度增大，可能出现异常增大或变小的血小板，前者反映了血小板生成加速，后者为血小板微粒，反映了血小板的破坏。血小板计数减少而镜检示血细胞形态异常，则有多种可能：假性血小板减少患者的血涂片可见血小板聚集，遗传性血小板减少患者的血涂片可见血小板形态异常，血栓性血小板减少性紫癜患者的血涂片可见破碎红细胞，白血病或其他恶性肿瘤相关血小板减少患者的血涂片中可能有幼稚细胞。部分患者可有程度不等的正细胞或小细胞低色素性贫血。少数可发现自身免疫溶血的证据（伊文思综合征）。

2. 骨髓检查 骨髓巨核细胞数量正常或增加，巨核细胞发育成熟障碍，表现为巨核细胞体积变小，胞质内颗粒减少，幼稚巨核细胞增加；有血小板形成的巨核细胞显著减少（<30%）；红系及粒、单核系细胞正常。骨髓检查对成人 ITP 并不是必须做的，对于 60 岁以下临床表现典型、一线治疗反应良好且不考虑做脾切除的初诊患者不需要做骨髓检查。但对于儿童和 40 岁以上成人，骨髓检查在鉴别白血病和骨髓增生异常综合征（MDS）时是有价值的。

图 5-1
原发免疫性血小板减少症骨髓象

3. ITP 的特殊实验室检查

（1）血小板抗体检测：ITP 的发生是由于患者体内存在血小板自身抗体，应用特异性的方法检测这一抗体，可为诊断提供有用的线索。血小板抗体检测方法包括单克隆抗体特异性俘获血小板抗原法（MAIPA）和流式微球法，主要检测血小板糖蛋白特异性自身抗体，可鉴别免疫性和非免疫性血小板减少，有助于 ITP 的诊断，并可监测治疗疗效，但无法鉴别原发性 ITP 与继发性 ITP。MAIPA 主要应用于骨髓衰竭合并免疫性血小板减少的患者、一线及二线治疗无效的患者、药物性血小板减少的患者及单克隆丙种球蛋白血症和获得性自身抗体介导的血小板无力症等罕见的复杂疾病的鉴别诊断。

（2）血小板生成素检测：血浆血小板生成素（thrombopoietin，TPO）水平与正常人无统计学差异。检测 TPO 水平可鉴别血小板生成减少（TPO 水平升高）和血小板破坏增加（TPO 水平正常），有助于鉴别 ITP 与不典型再生障碍性贫血或低增生性 MDS。

上述两种实验室检查虽然实验方法较特异，但敏感度较低，不能用于筛查 ITP，因此不能广泛用于临床。一般用于诊断困难的 ITP，或一线及二线药物治疗失败或拟行脾切除前的 ITP 患者，对患者的诊断进行再评估，临床实践中较少应用，不作为 ITP 的常规检测方法。由于 ITP 的诊断是排除性诊断，在整个 ITP 的诊治中需要不断对患者的诊断进行评估，尤其在治疗效果欠佳，或诊治过程中患者出现新的症状体征，或实验室检查出现新的变化时，应再次对患者的诊断进行明确。除骨髓穿刺、骨髓活检及其他相关的实验室检查外，此时推荐检测患者血小板抗体和（或）测定 TPO 水平。

（四）诊断及鉴别诊断

1. 诊断要点

（1）至少 2 次血常规示血小板计数减少，血细胞形态无异常。

（2）体检脾一般不增大。

（3）骨髓检查　巨核细胞数正常或增多，有成熟障碍。

（4）须排除其他继发性血小板减少症。

（5）诊断　ITP 的特殊实验室检查：血小板抗体和血小板生成素的检测，一般用于诊断困难的 ITP，不作为 ITP 的常规检查。

2. 鉴别诊断　ITP 的诊断缺乏特异的实验室检查指标，其诊断是临床排除性诊断，确诊需排除继发性血小板减少症。临床上血小板减少可见于多种疾病，通过病史询问、体格检查及相关实验室检查可排除继发性血小板减少症，如再生障碍性贫血、MDS、白血病、骨髓瘤等恶性血液病，系统性红斑狼疮、抗磷脂抗体综合征等自身免疫病，甲状腺疾病、常见变异性免疫缺陷病（CVID）、淋巴系统增殖性疾病，慢性肝病脾功能亢进、妊娠、药物、感染等所致的继发性血小板减少，先天性血小板减少及假性血小板减少等。本病与过敏性紫癜不难鉴别。

（五）临床分期

根据患者疾病发生过程、临床表现及对治疗的反应，可分为以下几种类型：

1. 新诊断的 ITP　确诊后 3 个月以内的 ITP 患者。

2. 持续性 ITP　确诊后 3～12 个月血小板持续减少的 ITP 患者，包括没有自发缓解和停止治疗后不能维持完全缓解的患者。

3. 慢性 ITP　指血小板持续减少超过 12 个月的 ITP 患者。

4. 重症 ITP　血小板计数 $< 10 \times 10^9/L$ 且就诊时存在需要治疗的出血症状或常规治疗中发生新的出血而需要加用其他升高血小板药物治疗或增加现有治疗药物剂量。

5. 难治性 ITP　指同时满足以下 3 个条件的患者：①脾切除无效或术后复发；②仍需要治疗以降低出血的危险；③除外其他引起血小板减少症的原因，进行诊断再评估仍确诊为 ITP。

（六）治疗

成人 ITP 是一种慢性疾病，极少数可自发缓解，需根据患者出血的症状和体征决定是否需要治疗。ITP 的最主要治疗目标是提升血小板至安全水平，防止出血和避免治疗相关不良反应，而非将血小板升至正常值。

1. 特殊治疗

（1）治疗原则

1）对于血小板计数 $\geqslant 30 \times 10^9$/L、无出血表现且不从事增加出血危险工作（或活动）的成人 ITP 患者，其发生出血的危险性较小，应综合考虑年龄、生活方式、出血风险、患者意愿等予以个性化处理，通常不需要治疗，可予观察和随访，谨防过度治疗。近年来的数据显示，无其他出血危险因素状况下，血小板计数 $\geqslant 20 \times 10^9$/L 发生出血的危险性较小，在严密监测之下也可以观察和随访。

2）增加出血风险的因素有：①出血风险随患者年龄增长和患病时间延长而增高；②血小板功能缺陷；③凝血因子缺陷；④未被控制的高血压；⑤外科手术或外伤；⑥感染；⑦服用阿司匹林、非甾体抗炎药、华法林等药物。因为上述患者临床病程较难预测，伴有这些因素的 ITP 患者应仔细随访。

3）若患者有出血症状，无论血小板减少程度如何，都应积极治疗。在下列临床过程中，血小板计数的参考值分别为：口腔科检查：$\geqslant 20 \times 10^9$/L；拔牙或补牙：$\geqslant 30 \times 10^9$/L；小手术：$\geqslant 50 \times 10^9$/L；大手术：$\geqslant 80 \times 10^9$/L；自然分娩：$\geqslant 50 \times 10^9$/L；剖宫产：$\geqslant 80 \times 10^9$/L。

（2）紧急治疗：即使是重度血小板减少，成人 ITP 一般不会出现致命性出血，但如出血的风险显著增加，在紧急情况下需要处理。因此对于血小板计数 $< 20 \times 10^9$/L，出血严重、广泛，疑有或已发生颅内出血，近期将实施手术或分娩，需立即提升血小板水平的患者可直接输注血小板，成人按 10～20 U/ 次（从 200 mL 循环血中单采所得的血小板为 1 单位血小板）给予输注血小板，有条件时尽可能输注单采的血小板，根据病情可重复输注。此外，还可选用静脉注射丙种球蛋白（IVIg），推荐剂量为 400 mg/（kg·d）×5 d 或 1 000 mg/（kg·d）× 2 d，和（或）大剂量甲泼尼龙 1 g/d，静脉注射，3～5 次为 1 疗程。其他治疗措施包括停用抑制血小板功能的药物、控制高血压、局部加压止血、口服避孕药控制月经过多，以及应用纤溶抑制剂（如止血环酸、6- 氨基己酸）等。如上述治疗措施仍不能控制出血，可以考虑使用重组人活化因子Ⅶ（rhFⅦa）。

（3）孕妇 ITP 的治疗：ITP 约占妊娠相关性血小板减少的 5%，虽较妊娠期血小板减少症少见，但仍是妊娠早、中期单纯血小板减少的最常见原因。对妊娠合并 ITP 的孕妇应进行严格的产前监护，动态观察血小板变化，积极治疗合并症及并发症。一般认为，对于血小板计数 $< 30 \times 10^9$/L 或伴有出血表现的妊娠患者需要治疗；分娩前应根据分娩方式提升血小板计数至安全水平：经阴道分娩患者血小板计数 $> 50 \times 10^9$/L，剖宫产患者血小板计数 $> 80 \times 10^9$/L；接受脊髓麻醉者血小板计数 $> 75 \times 10^9$/L。

糖皮质激素和静脉注射丙种球蛋白是妊娠合并 ITP 患者的一线治疗。治疗方案应结合患者孕周及其他合并症综合考虑。糖皮质激素是治疗妊娠合并 ITP 的首选药物，但孕早期应用可能造成胎儿的畸形，且长期应用可造成药物依赖。为此，对于使用时期要求比较高，主张在分娩前后或者孕晚期症状严重时进行短期内使用。短疗程、低剂量的糖皮质激素治疗对母婴来说是相对安全的，但应避免长期大剂量使用糖皮质激素。在激素治疗无效或不良反应明显，需要快速提升血小板时可应用 IVIg 治疗。因脾切除术为创伤性操作，仅在病情危急时考虑。促血小板生成类药物尚缺乏足够的循证医学来评估其对孕妇及胎儿的安全性，故不做推荐，对其他方案效果不佳、血小板极度减少、出血症状重的患者，在充分告知风险因素的情况下可以考虑使用重组人血小板生成素。利妥昔单抗对孕妇有效，但会延迟胎儿 B 细胞成熟。其他治疗药物，如达那唑、环磷酰胺和长春碱类有潜在致畸作用，应避免使用。自身抗血小板抗体（IgG）可经过胎盘到达胎儿体内，因此如用于典型 ITP 孕妇，可引起围产儿被动免疫性血小板减少。婴儿有发生新生儿血小板减少的潜在风险，但目前还没有方法可以预知胎儿是否患血小板减少症。

2. 治疗方案　ITP 国际工作组及我国中华医学会血液学分会血栓与止血学组将 ITP 的治疗分为一线治疗和二线治疗。一线治疗包括肾上腺皮质激素和静脉注射 IVIg，二线治疗包括促血小板生成药物、利妥昔单抗、脾切除术和其他二线药物治疗，目前的临床试验主要是一些证据不足又具有潜在不良反应的治疗（表 5-3）。

表 5-3　成人 ITP 的治疗方案

治疗方案	治疗药物	情况说明
一线治疗	肾上腺糖皮质激素、静脉注射丙种球蛋白	适用于初诊 ITP 的治疗
二线治疗	促血小板生成药物、利妥昔单抗、脾切除术、其他二线药物治疗	适用于一线治疗无效者
临床试验		均无效者可考虑

（1）新诊断 ITP 的一线治疗

1）肾上腺糖皮质激素：糖皮质激素仍是 ITP 最常用的一线治疗，对于新诊断的 ITP，近期有效率约为 80%，但多数患者易在激素减量后复发。糖皮质激素通过减少自身抗体生成及减轻抗原抗体反应、抑制单核巨噬细胞系统对血小板的破坏、改善毛细血管通透性并刺激骨髓造血及血小板向外周血释放等作用机制来发挥疗效。根据国内一项前瞻性多中心随机对照临床研究，发现地塞米松治疗 ITP 的总有效率（CR+R）及 CR 率均高于泼尼松，起效迅速，治疗后不需要进行糖皮质激素的减量或维持，持续缓解率与泼尼松无统计学差异。因此，我国《2016 年版 ITP 专家共识》推荐大剂量地塞米松治疗 ITP 先于常规剂量的泼尼松治疗。

A. 大剂量地塞米松（HD-DXM）：40 mg/d×4 d，建议口服用药；无效患者可在半个月后重复

1 个疗程。治疗过程中应注意监测血压、血糖的变化，预防感染，保护胃黏膜。

B. 泼尼松：起始剂量为 1.0 mg/（kg·d），分次或顿服，待血小板升至正常或接近正常后，应在 1 个月内快速递减至最小维持量 5~10 mg/d；如在减量过程中血小板计数不能维持者应考虑二线治疗；治疗 4 周若无反应，说明泼尼松治疗无效，应迅速减量至停用。

必须强调糖皮质激素的减量要快，以避免长期糖皮质激素应用后可能出现的不良反应。而大剂量地塞米松治疗，不需要进行糖皮质激素的减量或维持。部分患者长期应用糖皮质激素治疗后可出现骨质疏松、股骨头坏死等，应及时进行检查，可给予二膦酸盐预防治疗。其他不良反应包括高血压、糖尿病、急性胃黏膜病变等，应及时检查处理。另外，HBV-DNA 复制水平较高的患者慎用糖皮质激素，治疗方案的制订应参照《中国慢性乙型肝炎防治指南》。

2）IVIg：在急需提升血小板计数时，IVIg 常与肾上腺皮质激素联用，起效迅速，可使 60%~80% 的患者血小板计数在数天内升高，50% 的患者血小板计数升至正常，对有无脾切除的患者均有效，但疗效维持时间短，在治疗 3~4 周后血小板计数降至治疗前水平。作用机制与单核细胞 Fc 受体封闭、抗体中和及免疫调节等有关。

IVIg 在临床主要用于以下情况：①ITP 的紧急治疗；②不能耐受糖皮质激素的患者；③脾切除术前准备；④妊娠或分娩前；⑤部分慢作用药物发挥疗效之前。常用推荐剂量为 400 mg/（kg·d）×5 d 或 1 000 mg/（kg·d）×2 d。症状严重者每天输注 1 次、连用 2 d，必要时可以重复。IVIg 的主要不良反应包括无菌性脑膜炎、液体潴留、肾毒性、血栓形成，罕见严重溶血性贫血。因此，对于 IgA 缺乏、糖尿病和肾功能不全的患者应慎用 IVIg。

（2）成人 ITP 的二线治疗：对一线治疗耐药的 ITP 患者可考虑二线治疗，包括促血小板生成药物、利妥昔单抗、脾切除术及其他二线治疗药

物。随着大量多中心随机对照临床研究的数据陆续发表，根据循证医学证据等级，我国《2016 版成人 ITP 诊断与治疗中国专家共识》对 ITP 二线治疗方案的推荐顺序做了较大变动，促血小板生成药物、利妥昔单抗等新的二线药物因其高效低毒，逐渐取代了旧的二线治疗药物，成为二线治疗的优先选择。ITP 的二线治疗首选推荐促血小板生成药物，次选推荐抗 CD20 单克隆抗体，脾切除仅作为 ITP 二线治疗的第三推荐。但需要注意的是，由于我国国情复杂，地区之间经济发展的差别较大，临床医生在对具体的 ITP 患者推荐二线治疗的时候，应该依据指南共识，同时结合患者病情及经济情况，进行个体化选择。

1）促血小板生成药物：促血小板生成药物是 ITP 二线治疗的首选推荐，包括重组人血小板生成素（rhTPO）、艾曲波帕和罗米司亭。此类药物起效快（1～2 周），但停药后疗效一般不能维持，需要进行个体化的维持治疗。

重组人血小板生成素（rhTPO）可用于糖皮质激素治疗无效的 ITP，是目前国内仅有的促血小板生成药物。常用剂量为 1.0 μg/（kg·d）×14 d，血小板计数 $\geq 100 \times 10^9$/L 时可停药，连续应用 14 天后血小板计数不升高者视为无效，应停药。我国应用 rhTPO 治疗糖皮质激素无效的 ITP 患者的多中心随机对照临床研究发现其有效率为 60%，相关不良事件发生率为 13.6%，主要的不良反应包括轻度嗜睡、头晕、过敏样反应和乏力等，不良反应轻微，患者可耐受。

艾曲波帕和罗米司亭是 ITP 的二线治疗药物，艾曲波帕在国内已获批准。根据多中心随机对照临床试验的数据，艾曲波帕治疗 ITP 的有效率为 59%～88%，起效较快，一般为 1～2 周，需要进行维持治疗以保持患者血小板处于安全水平。一般用药剂量为 25 mg/d，最大剂量为 75 mg/d，顿服，维持血小板计数 $\geq 50 \times 10^9$/L，可根据血小板计数调整患者的具体用药剂量，血小板计数 $\geq 100 \times 10^9$/L 时可减量，血小板计数 $\geq 200 \times 10^9$/L

时停药。患者 CR 后能否停药及何时停药，目前尚无定论。艾曲波帕主要的不良反应包括肝功能损害、血栓事件、骨髓纤维化等。罗米司亭为血小板生成素拟肽，其治疗 ITP 的有效率与艾曲波帕相近，为 71%～88%，但罗米司亭维持治疗后其疗效可以持续，患者用药剂量稳定，观察期超过 5 年的患者血小板维持在安全水平，且未见新的不良反应。罗米司亭首次用药剂量从 1 μg/kg 开始，皮下注射，每周 1 次；若血小板计数 $< 50 \times 10^9$/L 则每周增加 1 μg/kg，最大剂量 10 μg/kg；若持续 2 周血小板计数 $\geq 100 \times 10^9$/L，则每周减量 1 μg/kg，血小板计数 $\geq 200 \times 10^9$/L 时停药。最大剂量应用 4 周后，患者血小板计数未见升高者视为无效，应停药。

2）抗 CD20 单克隆抗体（利妥昔单抗）：是一种人鼠嵌合的抗 CD20 的单克隆抗体，目前作为 ITP 二线治疗的次选推荐。其作用机制主要为清除血液、淋巴结及骨髓中的 B 淋巴细胞，从而达到治疗目的。推荐的标准剂量为 375 mg/m²，每周 1 次，静脉滴注，共 4 次。起效时间较促血小板生成药物略长，一般在首次注射 4～8 周内起效。应用小剂量利妥昔单抗（100 mg/m²，用法同上）治疗 ITP 的反应率与标准剂量相近，但起效所需时间更长。脾切除不影响 ITP 患者对利妥昔单抗的治疗反应，推荐在脾切除之前应用利妥昔单抗。利妥昔单抗治疗 ITP 的持续缓解时间长，但起效较慢。因此，利妥昔单抗的联合治疗正在积极探索中，即选用一种起效快、作用机制互补的药物与利妥昔单抗联合应用，以达到尽快提高患者血小板计数，同时提高患者持续反应率的目的。利妥昔单抗的主要不良反应包括输液反应、血清病和心律失常。需特别注意的是应用利妥昔单抗治疗后曾发生过致命性的乙肝爆发，因此活动性的乙型及丙型肝炎是利妥昔单抗治疗的禁忌证。

3）脾切除术：是历史上治疗 ITP 首个成功的方法。近年来随着新的治疗药物的涌现，ITP 患者的脾切除率正在逐步下降，其应用率已从 50%～

60% 下降至 20%～25%，但脾切除仍然是治疗 ITP 非常有效的一种手段，成人 ITP 脾切除后 CR 率达 60% 以上，因此我国新版专家共识将脾切除术作为 ITP 二线治疗的第三推荐。

在行脾切除术前，必须对 ITP 的诊断作出重新评价，建议检测患者血小板抗体（MAIPA 法或流式微球法）和 TPO 水平。脾切除主要适用于：①正规糖皮质激素治疗 4～6 周无效，病程迁延 6 个月以上；②糖皮质激素治疗有效，但维持剂量 > 30 mg/d；③有使用糖皮质激素的禁忌证。脾切除治疗的近期有效率为 70%～90%，长期有效率为 40%～50%。无效者对糖皮质激素的需要量亦可减少，切脾后无效或最初有效随后复发的患者应进一步检查是否存在副脾。脾切除术主要死因为术后出血、感染、心血管系统并发症及静脉血栓等。腹腔镜下脾切除患者的病死率和并发症发生率均低于开腹脾切除术患者，因此对于需要脾切除的患者首选腹腔镜下脾切除术。禁忌证包括：①年龄 < 2 岁；②妊娠期；③因其他疾病不能耐受手术。

4）其他二线药物治疗：以下 ITP 治疗的二线药物缺乏足够的循证医学数据支持，因此需进行个体化选择治疗。

A. 硫唑嘌呤：常用剂量为 100～150 mg/d（分 2～3 次口服），根据患者白细胞计数调整剂量。不良反应为骨髓抑制、肝肾毒性。

B. 环孢素 A：常用剂量为 5 mg/（kg·d）（分 2 次口服），根据血药浓度调整剂量。不良反应包括肝肾损害、牙龈增生、毛发增多、高血压、癫痫等，用药期间应监测肝、肾功能。

C. 达那唑：常用剂量为 400～800 mg/d（分 2～3 次口服），起效慢，需持续使用 3～6 个月。

与肾上腺糖皮质激素联合可减少肾上腺糖皮质激素用量。达那唑的不良反应主要为肝功能损害、月经减少，偶有多毛发生，停药后可恢复。对月经过多者尤为适用。

D. 长春碱类：长春新碱 1.4 mg/m^2（最大剂量为 2 mg/m^2）或长春花碱酰胺 4 mg，每周 1 次，共 4 次，缓慢静脉滴注。不良反应主要有周围神经炎、脱发、便秘和白细胞减少等。

3. 临床试验　以上治疗效果均不理想的患者可考虑参加临床试验。

（七）疗效判断

1. 完全反应（CR）　治疗后血小板计数 ≥100×10^9/L 且没有出血。

2. 有效（R）　治疗后血小板计数 ≥30×10^9/L 并且至少比基础血小板计数增加 2 倍且没有出血。

3. 无效（NR）　治疗后血小板计数 < 30×10^9/L 或者血小板计数增加不到基础值的 2 倍或者有出血。

4. 复发　治疗有效后，血小板计数 < 30×10^9/L、不到基础值的 2 倍或者出现出血症状。

说明：在定义 CR 或 R 时，应至少检测 2 次血小板计数，其间至少间隔 7 天。定义复发时至少检测 2 次，其间至少间隔 1 天。该标准判断指标明确，观察周期较短（7 天），便于临床应用，也有利于国内外临床试验数据的交流。

☞ 典型病例 5-1
免疫性血小板减少症

（高广勋　曹　春）

第三节　血栓性血小板减少性紫癜

诊疗路径：

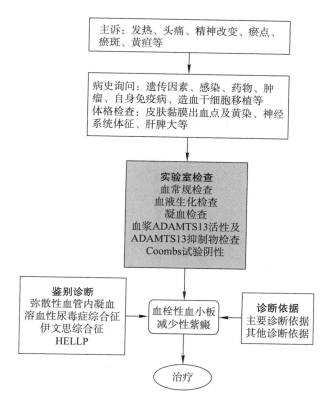

（一）概述

血栓性血小板减少性紫癜（thrombotic thrombocytopenic purpura，TTP）是一种严重的弥散性血栓性微血管病，其主要临床特征包括微血管病性溶血性贫血、血小板减少、神经精神症状、发热和肾受累等。该病最早由 Moschowitz 在 1924 年描述。1958 年 Amorosi 和 Vltman 总结了该病在临床上的五大特征，即血小板减少性紫癜、微血管性溶血、中枢神经系统症状、发热及肾损害，并称之为 TTP 五联征，仅有前三大特征的称为三联征。目前研究表明，TTP 的主要发病机制涉及血管性血友病因子（vWF）裂解蛋白酶（ADAMTS13）活性缺乏、血管内皮细胞 vWF 异常释放、血小板异常活化等方面。多数 TTP 患者起病急骤，病情凶险，

如不治疗，病死率高达 90%。

TTP 分为遗传性和获得性两种，后者根据有无原发病又可分为特发性和继发性。遗传性 TTP 系 ADAMTS13 基因突变导致酶活性降低或缺乏所致，常在感染、应激或妊娠等诱发因素作用下发病。特发性 TTP 为 TTP 主要的临床类型，多因患者体内存在抗 ADAMTS13 自身抗体（抑制物），导致 ADAMTS13 活性降低或缺乏。而继发性 TTP 系因感染、药物、肿瘤、自身免疫病、造血干细胞移植等因素引发，发病机制复杂，预后不佳。

（二）流行病学

国外报道表明 TTP 发病率为 1/100 万，国内尚无这方面资料。近年来随着对该病认识进一步深入，诊断率提高，继发于其他疾病和药物的患者增多，发病率呈上升趋势，为（2~8）/100 万。发病情况通常与种族差异无关，女性稍多，且好发于育龄期。

（三）发病机制

绝大多数患者是由 vWF 蛋白裂解酶（vWFCP）异常所致。vWFCP 是正常止血过程中的必需成分，在高剪切力血流状态时内皮细胞表面、血小板表面受体和 vWF 多聚体三者之间相互作用，导致血小板与内皮细胞黏附。vWF 水平过高会造成慢性内皮细胞损伤，可导致血栓性疾病。1982 年，Joel Moake 等最先在 TTP 患者的血清中发现并证实了一种超大分子的 vWF 因子（ultralarge multimer of von Willebrand factor，UL-vWF）的存在。1996 年，Furlan 等学者从血清中分离出一种可以剪切 vWF 的金属蛋白酶，在临床的研究中也发现 TTP 患者缺乏这种蛋白酶。2001 年，Geririseten 等分别应用不同的方法纯化得到该酶，确定了该蛋白酶是属于 ADAMTS（A Disintegrin And Metalloprotease with ThromboSpondin 1 repeats）金属蛋白酶家族成员，并命名为血管性血友病因子裂解酶（ADAMTS13），并将其基因定位于 9 号染色体（9q34），cDNA 全长 4 597 bp，编码 1 427 个氨基酸残基的蛋白产物。ADAMTS13 含有多个结构域，包括金属蛋白酶域、

去整合素域、TSP 域和间隔子域。ADAMTS13 主要由肝合成分泌，主要功能是裂解 vWF 多聚体 A2 区 842 酪氨酸 -843 蛋氨酸间的肽键，将大分子 vWF 多聚体降解为不同程度的中小分子多聚物，发挥调节止血栓形成的作用。通过这一系列的研究，深刻地揭示了 TTP 的发病与 ADAMTS13 有密切的关系，对于 TTP 发病机制的认识也得到了更进一步的明确。vWFCP（ADAMTS13）在 TTP 发病中起病因学作用，而其活性降低只是表现，本质的因素是其质、量或抗体存在。ADAMTS13 缺陷，活性下降，形成过多超大的 vWF 多聚体，可触发病理性血小板聚集，导致 TTP（图 5-1）。

遗传性 TTP 的基本原因为 ADAMTS13 突变。遗传性 TTP 患者大部分是复合杂合子，也有个别纯合子的报道，还有部分血缘相关家族病例。大约 10% 的病例发生 ADAMTS13 基因突变，引起遗传性的蛋白酶缺乏，导致家族性隐性 TTP。

临床上 70%~80% 的 TTP 患者其 ADAMTS13 缺乏是获得性的，是由一种短暂的随疾病缓解而消失的循环型自身抗体所抑制，97%~100% 的患者可检测出 ADAMTS13 自身抗体，该抑制性抗 ADAMTS13 自身抗体主要是 IgG，部分是 IgG1 和 IgG4 亚型，也可以是 IgM 和 IgA 型。最近的研究表明，获得性 TTP 的抑制性自身抗体主要的作用位点

在 ADAMTS13 的半胱氨酸富集区和间隔区，但也有仅仅直接攻击抗原表位的，主要是前导肽、凝血酶敏感区和补体结合区。这些研究结果提示，获得性 ADAMTS13 的缺失是一个多克隆的自身抗体反应。

在获得性 TTP 中，分为特发性及继发性，如可继发于感染、药物、自身免疫病、肿瘤、骨髓移植和妊娠等多种疾病和病理生理过程。

（四）病因及分类

1. 遗传性 TTP　又称 Upshaw-Schulman 综合征，系因 *ADAMTS13* 基因突变，ADAMTS13 合成与分泌减少，血浆中缺乏 ADAMTS13，在感染、应激、妊娠等诱因下引起疾病发作。

迄今，国际上已发现 70 余种 *ADAMTS13* 基因突变类型，多数为错义突变，其他有无义突变、缺失、插入突变及剪切位点突变；突变位点涉及各功能域，无明显突变热点。

2. 获得性 TTP

（1）特发性 TTP：为临床常见类型，多数系产生抗 ADAMTS13 自身抗体导致 ADAMTS13 活性丧失而引起。自身抗体属多克隆性，能直接结合 ADAMTS13 酶活性中心及相邻区域，抑制其活性；或形成循环免疫复合物加速清除。自身抗体的产生涉及抗原表位异常暴露、共刺激途径异常、T 淋巴细胞功能异常和 B 淋巴细胞异常活化等环节；其中 T 淋巴细胞介导的免疫失衡是关键环节，调节性 T 淋巴细胞（Treg）、辅助性 T 细胞 17 型（Th17）和细胞因子谱的改变是研究热点。

（2）继发性 TTP：系因感染、药物、肿瘤、造血干细胞移植等因素引发。患者血浆 ADAMTS13 活性常正常，多与血管内皮异常受损有关。

噻氯吡啶和氯吡格雷可诱发 TTP，有报道表明其发生率分别为（200~625）/100 万和 10/100 万，多在用药 1 个月内发生，多数与产生抗 ADAMTS13 自身抗体有关。

近年来，移植相关的 TTP 病例有所增多，其发生与移植前放化疗、内皮细胞损伤、炎性因子谱异常、感染、GVHD 等因素有关，这类患者血浆

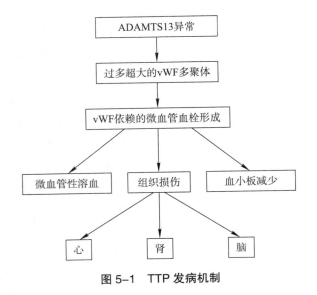

图 5-1　TTP 发病机制

ADAMTS13 活性正常，VWF 多聚体结构正常。可能与 vWF 大量释放、ADAMTS13 活性相对不足等机制有关，血浆置换治疗难奏效。

（五）临床表现

TTP 在任何年龄都可发病，新生儿和 90 岁以上老年人均可发病，但发病高峰年龄是 20～60 岁，中位年龄 35 岁。本病起病多急骤，少数起病缓慢，以急性暴发型常见，10%～20% 表现为慢性反复发作型。根据患者的表现而在临床上分为：同时具有血小板减少、微血管病性溶血性贫血、中枢神经系统症状的三联征，以及三联征同时伴有肾损伤和发热的五联征。

1. 发热　90% 以上的患者有发热，在不同病期均可发热，多属中等程度。其原因不明，可能与下列因素有关：①继发感染，但血培养结果阴性；②下丘脑体温调节功能紊乱；③组织坏死；④溶血产物的释放；⑤抗原抗体反应使巨噬细胞及粒细胞受损，并释放出内源性致热原。

2. 神经系统改变　包括头痛、精神改变、局部运动或感觉缺陷、视觉模糊甚至昏迷，其特点为症状变化不定，初期为一过性，部分患者可改善，可以反复发作。神经系统表现的多变性为 TTP 的特点之一，其严重程度常决定该病的预后。

3. 血小板减少引起的出血　以皮肤黏膜为主，表现为瘀点、瘀斑或紫癜、鼻出血、视网膜出血、生殖泌尿道和胃肠出血，严重者颅内出血，其程度视血小板减少程度而不一。

4. 微血管病性溶血性贫血　不同程度的贫血，多为轻中度贫血。可伴黄疸，约有 1/2 的病例出现黄疸。反复发作者可有脾大，约 20% 有肝、脾大，少数情况下有雷诺现象。

5. 肾损害　肉眼血尿不常见，可出现蛋白尿、血尿、管型尿，血尿素氮及肌酐升高；严重者因肾皮质坏死最终发生急性肾衰竭。

（六）实验室检查

1. 血常规检查　患者有不同程度贫血，外周血涂片可见异形红细胞及碎片（>1%），网织红细胞计数大多增高；血小板计数显著降低，半数以上患者血小板计数 $< 20 \times 10^9/L$。

图 5-2
破碎红细胞

2. 血液生化检查　血清游离血红蛋白和间接胆红素升高，血清结合珠蛋白下降，血清乳酸脱氢酶活性明显升高，尿胆原阳性。血尿素氮和肌酐浓度不同程度升高。肌钙蛋白 T 水平升高者见于心肌受损。

3. 凝血检查　APTT、钾及纤维蛋白原检测多正常，偶有纤维蛋白降解产物轻度升高。

4. 血浆 ADAMTS13 活性及 ADAMTS13 抑制物检查　采用残余胶原结合试验或 FRET vWF 荧光底物试验方法。遗传性 TTP 患者 ADAMTS13 活性缺乏（活性 <5%）；特发性 TTP 患者 ADAMTS13 活性多缺乏且抑制物阳性；继发性 TTP 者 ADAMTS13 活性多无明显变化。

5. 库姆斯试验　阴性。

（七）诊断标准

1. 主要诊断依据

（1）血小板减少：①血小板计数明显降低，血涂片中可见巨大血小板；②皮肤和（或）其他部位出血；③骨髓中巨核细胞数量正常或增多，可伴成熟障碍；④血小板寿命缩短。

（2）微血管病性溶血贫血：①正细胞正色素性中、重度贫血；②血涂片中可见较多的畸形红细胞（>2%）与红细胞碎片；③网织红细胞计数升高；④骨髓代偿性增生，以红系为主，粒/红比值下降；⑤黄疸、血胆红素升高，以间接胆红素为主；⑥可有血浆游离血红蛋白升高，结合珠蛋白、血红素结合蛋白减少，乳酸脱氢酶活性升高；⑦深色尿，偶可见血红蛋白尿。

以上（1）和（2）两项合称 TTP 二联征。

（3）无明显原因可以解释上述二联征。

具备以上（1）～（3）三项即可初步诊断 TTP。

2. 其他诊断依据

（1）神经精神异常：精神异常与血小板减少、微血管病性溶血性贫血（MAHA）同时存在称为TTP三联征。

（2）肾损害：蛋白尿，镜下血尿。

（3）发热：多为低、中度发热，如有寒战、高热常不支持特发性TTP-HUS（溶血性尿毒症综合征）的诊断。

肾损害、发热与三联征同时存在称为TTP五联征。

（4）消化系统症状：胰及胃肠道微血栓可导致腹痛，25%~50%的患者有肝、脾大。

（5）软弱无力。

（6）辅助检查

1）ADAMTS13测定：重度减低者具有诊断价值。

2）组织病理学检查：可作为诊断辅助条件，无特异性。典型病理表现为小动脉、毛细血管中有均一性"透明样"血小板血栓，PAS染色阳性，并含有vWF因子，纤维蛋白/纤维蛋白原含量极低。此外，还有血管内皮增生、内皮下"透明样"物质沉积、小动脉周围同心性纤维化等，栓塞局部可有坏死，一般无炎性反应。目前已很少应用，除非为寻找原发性疾病。

3）凝血象检查：有条件应争取检查以辅助诊断。本病时PT、纤维蛋白原等基本正常，D-二聚体、纤维蛋白降解产物、凝血酶-抗凝血酶复合体、纤溶酶原活化因子抑制物（PAI-1）、血栓调节素（thrombomodulin）等均可轻度增高。

4）直接库姆斯试验：本病时绝大多数应为阴性。

5）其他：血浆中vWF因子升高，可发现抗血小板抗体、抗CD36抗体、UL-vWF等，肝转氨酶也可增高。

（八）鉴别诊断

1. 弥散性血管内凝血（DIC） TTP首先需要鉴别的疾病是DIC，鉴别要点见表5-4。

表5-4 TTP与其他疾病鉴别

	TTP	HUS	HELLP	DIC
神经精神症状	+++	+/-	+/-	+/-
肾损害	+/-	+++	+	+/-
发热	+/-	-/+	-	+/-
肝损害	+/-	+/-	+++	+/-
高血压	-/+	+/-	+/-	-
溶血	+++	++	++	+
血小板减少	+++	++	++	+++
凝血异常	-	-	+/-	+++

2. 溶血性尿毒症综合征（hemolytic uremia syndrome，HUS） 有关HUS与TTP的关系，目前认为是分离的但又不是独立的综合征。TTP与HUS的鉴别目前可以通过ADAMTS13的活性检测区分，即TTP患者的ADAMTS13活性多有严重缺乏，而HUS患者其活性均只是轻度或中度减少。但有学者主张不必细分二者，因为这两种疾病目前治疗上都采用血浆置换疗法，故常被合称为TTP-HUS综合征。

3. Evans综合征 自身免疫性溶血性贫血伴ITP。可有肾功能损害的表现，Coombs试验阳性，无畸形和破碎红细胞，无神经症状。

4. 溶血肝功能异常血小板减少综合征（hemolysis，elevated liver function and low platelet count syndrome，HELLP syndrome） 是一种与妊娠期高血压相关的严重并发症，病理表现为血栓性微血管性改变，临床上表现为溶血、肝功能异常和血小板减少，与ADAMTS13缺乏无关，可能与自身免疫机制有关（表5-4）。但是在遗传性或获得性ADAMTS13缺乏的妇女，妊娠本身可以诱发急性TTP。

（九）治疗

1. 治疗原则 本病病情凶险，病死率高。在诊断明确或高度怀疑本病时，不论轻型或重型都应尽快开始积极治疗。首选血浆置换治疗，其次可选用新鲜（冰冻）血浆输注和药物治疗。对高度疑似和确诊病例，输注血小板应十分谨慎，仅在出现危及生命的严重出血时才考虑使用。

2. 治疗方案　血浆置换为获得性 TTP 唯一的有理论依据的治疗方式。有研究表明血浆置换选择时间的延误可能是治疗失败的一个独立因素。因 ADAMTS13 的检查结果需要几天的时间，因此，当临床考虑患者为获得性 TTP 时，临床医生应尽早启动血浆置换治疗。具体治疗方案如下。

（1）急性期

1）血浆置换术（推荐级别 1A）

血浆置换原则：早期、足量、优质、联合。但是血浆输注可作为急危病例的抢救手段，有研究表明血浆置换要优于血浆输注。

血浆置换的机制是：纠正酶的缺乏，去除导致内皮细胞损伤和血小板聚集的不利因子和自身抗体。多采用新鲜血浆，另外血浆替代品多选用冷沉淀上清或新鲜冷冻血浆，不建议使用人血清白蛋白（不能补充 ADAMTS13）。血浆置换量为患者循环血量［体重（kg）×70（mL/kg）×（1–HCT）（%）/100］的 1.0～1.5 倍。国外文献推荐血浆置换的量为 40～80 mL/（kg·d），每日一次，直至血小板减少和神经系统症状缓解，血红蛋白稳定，血清乳酸脱氢酶水平正常，然后在 1～2 周内逐渐减少置换量直至停止。我国血浆置换量推荐为每次 2 000 mL（或为 40～60 mL/kg），每日 1～2 次，直至症状缓解、血小板计数及 LDH 浓度恢复正常，以后可逐渐延长置换间隔。当严重肾衰竭时，可与血液透析联合应用。对继发性 TTP 患者血浆置换疗法常无效。

2）血浆输注：对于遗传性 TTP 患者，血浆输注是首选治疗措施。对暂时无条件行血浆置换治疗或遗传性 TTP 患者，可输注新鲜血浆或新鲜冰冻血浆，推荐剂量为 20～40 mL/（kg·d），注意液体量平衡。可作为无条件进行血浆置换时的替代治疗，但疗效不如血浆置换。多与糖皮质激素、静脉免疫球蛋白、环孢素 A 等联合使用。

3）糖皮质激素（推荐级别 1B）：能够稳定血小板和内皮细胞膜，抑制 IgG 产生。通常与血浆置换同时应用，一直持续到病情缓解，再逐渐减量。可静脉或口服给药，但要警惕其不良反应，如升高血糖或诱发感染。

血浆置换结束后，患者辅助使用甲泼尼龙冲击治疗：1 000 mg/d 静脉滴注 2 h，连用 3 天，随之减量，具体用量要依据血小板计数及 ADAMT13 结果调整。国外文献推荐泼尼松 1～2 mg/（kg·d）或地塞米松 20 mg/d，也可用大剂量甲泼尼龙 1 000 mg/d，静脉滴注。而我国指南推荐：发作期 TTP 患者辅助使用甲泼尼龙（200 mg/d）或地塞米松（10～15 mg/d）静脉输注 3～5 d，后过渡至泼尼松 1 mg/（kg·d），病情缓解后减量至停用。

4）抗血小板药物（推荐级别 2B）：病情稳定后可选用双嘧达莫（潘生丁）和（或）阿司匹林，对减少复发有一定作用。当血小板计数 > 50×10⁹/L 时可应用阿司匹林，直至停用糖皮质激素。但是，其预防 TTP 的疗效是不确定的。

5）其他治疗：当患者无冠心病时，如果血红蛋白 < 70 g/L，需要进行红细胞输注；若患者有冠心病基础疾病，血红蛋白 < 80 g/L 时则需要给予红细胞输注治疗（推荐级别 1A）。预防性血小板输注为 TTP 的一大治疗禁忌，除非出现危及生命的出血时，否则会加重血栓形成（推荐级别 1B）。

对于继发性 TTP 治疗方法同上。

（2）难治/复发的 TTP：如果经过 5 次血浆置换治疗后，血小板计数恢复正常后再次低于 50×10⁹/L，临床医生要考虑利妥昔单抗（美罗华）联合血浆置换治疗（推荐级别 1B）。

1）利妥昔单抗：抗 CD20 单抗，可以抑制/清除 B 淋巴细胞产生 ADAMTS13 抗体，导致疾病缓解，减少复发。复发和难治性（或高滴度抑制物）特发性 TTP 患者也可加用抗 CD20 单克隆抗体，推荐剂量为每周 375 mg/m²，连续应用 4 周。一般在血浆置换之后使用。

除了利妥昔单抗外，以下方案也可用于复发/难治 TTP 的治疗，但其效果往往欠佳。

2）免疫抑制剂：有报道认为硫唑嘌呤和环磷酰胺对于难治性 TTP 可以通过抑制自身抗体产生达到治疗目的。伴抑制物的特发性 TTP 患者也可加用长春新碱或其他免疫抑制剂，减少自身抗体产生。环孢素 A 可以通过抑制 calcineurin 介导的去磷酸化作用而抑制辅助性 T 细胞的功能，从而抑制 B 细胞的分化和产生效益型抗体，通常与血浆置换联用。

A. 环磷酰胺（推荐级别 2B）：具体用法和用量为：500 mg 给药时间 > 2 h，通常只给药一次，以避免严重的骨髓抑制。

B. 长春新碱（推荐级别 2B）：具体用法和用量为：1 mg 慢速静脉滴注，通常只给药 1 次，以避免神经毒性及骨髓抑制。

C. 环孢素（推荐级别 2B）：具体用法和用量为：环孢素 4 mg/（kg·d）口服每天 2 次。需要监测外周血环孢素浓度，最好维持在 100 ~ 200 ng/mL 水平。

3）脾切除（推荐级别 2C）：脾在 TTP 的发病机制中的确切作用并不清楚，作为网状内皮系统，脾是自身抗体产生和抗原抗体复合物清除的主要场所。因此，通过脾切除术可以去除抗体产生部位。由于疗效不十分肯定，目前较少采用，多用于其他疗法无效或多次复发者。

4）静脉注射免疫球蛋白（推荐级别 2C）：大剂量免疫球蛋白可以抑制血小板聚集及脾对血小板和红细胞的破坏，对部分血浆置换无效患者起一定疗效。效果不及血浆置换疗法，适用于血浆置换无效或多次复发的病例。

（3）缓解期：疾病一旦完全缓解，要根据 ADAMTS13 活性及抑制物滴度尽早停用糖皮质激素。血小板数目虽然正常，但 ADAMTS13 活性可能明显减低，其抑制物滴度可能升高。因此，患者需要定期监测血小板计数、ADAMTS13 活性及抑制物滴度，避免 TTP 复发。

最新研究进展：补充 ADAMTS13 蛋白。克隆 *ADAMTS13* 基因，获得功能性的 ADAMTS13 重组蛋白，进而从血浆纯化 ADAMTS13 蛋白。理论上讲，采用 rh-ADAMTS13 对遗传性 TTP 患者行替代治疗将是一种有着良好前景的治疗手段，但仍处于实验研究阶段。

（十）预后

TTP 复发是指在完全缓解 30 天后再发生 TTP 的临床表现。TTP 疾病复发率约为 30%，多出现在疾病首次发作后的 1 年内。遗传性 TTP 及抑制物阳性的特发性 TTP 患者易复发。以往本病的预后差，病程短，病死率达 80% ~ 90%。妊娠病死率特别高，围产儿病死率高达 69%，死亡原因以中枢神经系统出血或血栓性病变为主，其次为肾衰竭，也有部分缓解者在数月、数年内复发，少数完全缓解后再复发，高度激活免疫系统者预后差。近年来，由于血浆置换疗法或合用血小板抑制聚集药，以及肾上腺皮质激素等治疗后，患者预后有所改观，病死率下降到 20% 以下。有效患者可完全恢复，不少患者可能死亡，个别可遗留神经系统后遗症。定期检测 PLT 和 ADAMTS13 活性有助于预后判断，对抑制物检测持续阳性者需注意疾病复发。

☞ 人文视角 5-1
血友病患者的心理治疗

（张　颢）

第四节 弥散性血管内凝血

诊疗路径：

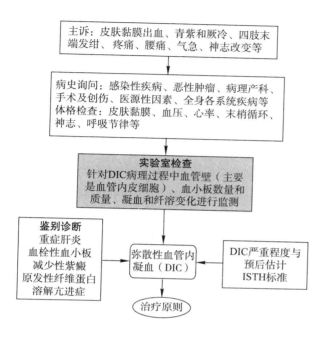

表 5-5 DIC 的常见感染菌种分类

病原体分类	主要病菌类型	在 DIC 病因中的比例（%）
革兰氏阴性菌	脑膜炎球菌、铜绿假单胞菌（绿脓杆菌）、大肠埃希菌、阴沟杆菌、克雷伯菌、痢疾杆菌、肺炎杆菌、流感杆菌及霍乱弧菌等感染	11 ~ 25
革兰氏阳性菌	金黄色葡萄球菌、表皮葡萄球菌、溶血性链球菌、肺炎球菌、产气荚膜梭菌等感染	5 ~ 14
病毒	病毒性肝炎、流行性出血热、水痘、麻疹、风疹、单纯疱疹、病毒性心肌炎、传染性单核细胞增多症等	8 ~ 15
其他	斑疹伤寒、恙虫病、粟粒性结核、疟疾、黑热病、钩端螺旋体病、深部真菌病、阿米巴病、急性血吸虫病等	0.5 ~ 3

弥散性血管内凝血（disseminated intravascular coagulation，DIC）是由感染、肿瘤或手术创伤等多种疾病诱发，以微血管体系损伤为病理基础，激活凝血及纤溶系统，引起全身微血管血栓形成，凝血因子大量消耗并继发纤溶亢进，最终导致全身出血及微循环衰竭的一种获得性血栓 - 出血综合征。DIC 不是一个独立疾病，而是由特定诱因引发的复杂病理过程。大多数 DIC 起病急骤、病情复杂、发展迅猛、预后凶险，如不及时诊治，常危及患者生命。

（一）病因

易引发 DIC 的基础疾病几乎遍及临床各科，其中以感染性疾病最为多见，其次为恶性肿瘤、严重创伤、重症肝病和病理产科等。

1. 感染性疾病 是诱发 DIC 的主要病因之一，占总的 31% ~ 43%，各类菌种均可发生（表 5-5）。感染诱发的 DIC 特别容易发生在某些免疫抑制或凝血机制发育不成熟的患者，如新生儿。感染还通过减少血小板、损伤肝功能及减少微循环血流而加剧出血与血栓形成。感染性疾病所致 DIC 常具有下列临床特征：①多见于重症感染，常呈急性或暴发型；②有典型的临床经过及实验室检查异常；③感染得到有效控制后，DIC 多可自行减轻或消除；④抗凝治疗特别是肝素治疗在感染性疾病所致 DIC 的使用尚存争议。

2. 恶性肿瘤 占 DIC 患者的 24% ~ 34%，近年来有上升趋势。恶性肿瘤尤其是广泛转移的晚期肿瘤易诱发 DIC。常见者如急性早幼粒细胞白血病、淋巴瘤、前列腺癌、胰腺癌及其他实体瘤。由于维 A 酸的广泛应用及传统化疗方法的改进有效改善了急性早幼粒细胞白血病患者的预后，其并发 DIC 的发生率近 10 年来已明显下降。恶性肿瘤所致 DIC 在临床上常有以下特征：①除急性早幼粒细胞白血病外，DIC 多发生于肿瘤的晚期，常可因手术、强放化疗诱发或加重；②常呈亚急性或慢性经过，且易反复发作；③多发性出血为主要甚至唯一表现；④实验室检查常呈代偿性表现，即血小板及凝血因子减少可不明显，而血小板活化产物、凝血及纤溶激活的分子标志物明显升高；⑤抗凝治疗多数有效。

3. 病理产科　占 DIC 的 4% ~ 12%，多见于羊水栓塞、感染性流产、死胎滞留、重症妊娠高血压综合征、子宫破裂、胎盘早剥、前置胎盘等。病理产科所致 DIC 常见临床特征有：①绝大多数起病急骤，无明显先兆而突然发病，发展迅猛，常在短时间内危及生命；②多以阴道大出血及休克为主要表现，但休克的严重程度与阴道出血量不成比例；③ DIC 病程发展及分期不明显，常可由高凝期直接进入纤溶亢进期，故阴道出血多不凝固；④实验室检查因病情发展过快，或纤维蛋白原水平极度低下而难以进行等原因，对临床上 DIC 诊断的价值受到一定限制；⑤因存在子宫及产道的开放性伤口，肝素等强烈抗凝治疗措施不宜贸然使用。

4. 手术及创伤　占 DIC 的 1% ~ 5%。富含组织因子（tissue factor，TF）的器官如脑、前列腺、胰腺、子宫及胎盘等，可因手术及创伤等释放组织因子，诱发 DIC。大面积烧伤、严重挤压伤、骨折及蛇咬伤也易致 DIC。手术及创伤所致 DIC 在临床上有如下特征：①发病原因明确，DIC 的发生与手术或创伤关系密切；②以伤口持续渗血或出血不止为突出表现；③由于开放性伤口的存在，肝素等强烈抗凝剂的使用受限；④在手术及创伤处理良好的条件下，DIC 预后较好。

5. 医源性因素　占 DIC 的 4% ~ 8%。临床上多有如下特征：①病因明显，多数与用药、医疗操作及其他不正常医疗过程等密切相关；②临床经过较典型，常为急性型表现；③多数可以预测及预防；④积极治疗，DIC 多数可以逆转。

6. 全身各系统疾病　恶性高血压、肺心病、巨大血管瘤、ARDS、急性胰腺炎、重症肝炎、溶血性贫血、血型不合输血、急进型肾炎、糖尿病酮症酸中毒、系统性红斑狼疮、中暑、移植物抗宿主病等。

（二）发病机制

DIC 的发病机制甚为复杂，且因基础疾病不同而各异。其中各种病因所致的 TF 过度表达及释放是 DIC 最重要的始动机制；循环中凝血酶生成过量和失去抑制的纤溶酶形成是 DIC 发生过程中的两个关键环节。具体发病机制可归纳如下。

1. 外源性凝血途径激活　人体许多组织、细胞均富含 TF，感染、肿瘤溶解、严重或广泛创伤、大型手术等因素损伤组织细胞均可导致 TF 或组织因子类物质释放入血，通过激活外源性凝血途径触发凝血反应，导致微血栓形成，这在 DIC 发病过程中具有极其重要的作用。蛇毒等外源性物质亦可激活此途径，或直接激活 FX 及凝血酶原。

2. 内源性凝血途径启动　多种致病因素，如细菌、病毒、内毒素等激活 FXII 导致内源性凝血途径激活，也是 DIC 发病机制中的重要一环。

3. 血小板活化　多种 DIC 致病因素可导致血小板损伤，使之在血管内皮处黏附、聚集并释放一系列内容物和代谢产物，加速、加重 DIC 进程。

上述病理变化将导致体内凝血酶形成，凝血酶为 DIC 发病机制中的关键因素。一方面凝血酶直接使纤维蛋白原转化为纤维蛋白形成血栓，同时通过对凝血因子和血小板等强大的正性反馈作用进一步加速凝血过程；另一方面可直接激活纤溶系统，加重凝血紊乱。

4. 纤溶激活　纤溶系统的激活致使凝血 - 抗凝进一步失调，这在 DIC 发病机制中占据重要位置。近年来已将凝血酶和纤溶酶并列为 DIC 发病机制的两大关键因素。凝血启动后的连锁反应是促使纤溶激活的重要原因，而纤溶激活的始动因素也可以促使凝血进一步激活。

（三）病理及病理生理

1. 微血栓形成　是 DIC 的基本和特异性病理变化，亦为 DIC 的特征性改变，但临床检出率不高,常在尸检时被发现。微血栓的存在部位极其广泛,多见于肺、肾、脑、肝、心、脾、肾上腺、胃肠道和皮肤黏膜等,其中以肺、心、脑及肾最为多见。主要为纤维蛋白血栓及纤维蛋白 – 血小板血栓。伴随微血管栓塞而出现的继发性病理变化有:血栓远端血管痉挛、间质水肿、灶状出血和缺血性坏死。因此,在有微血栓形成的脏器,可出现一过性功能损害甚至不可逆的功能衰竭。

2. 凝血功能异常 为 DIC 最常见的病理生理变化,检出率高达 90% ~ 100%。其演变过程如下:

(1)初发性高凝期:为 DIC 的早期改变。以血小板活化、黏附、聚集并释放大量血小板因子、凝血酶及纤维蛋白形成为主要病理生理变化。此阶段血小板、凝血因子的消耗不显著,纤溶过程尚未或刚开始,血浆纤维蛋白(原)降解产物(FDP)甚少。高凝期一般持续时间较短,或由于临床症状不明显而不易被发现。主要以多发性栓塞、早期微循环衰竭,以及相应脏器的可逆性功能障碍为主要表现,患者凝血时间常明显缩短,采血极易凝固,此期应是抗凝药物治疗的最佳时期。

(2)消耗性低凝期:在高凝期进行的同时,由于血管内微血栓的广泛形成,纤维蛋白原、血小板、凝血酶原、凝血因子等的消耗和纤溶酶对凝血因子的降解,血液凝固性降低,血栓形成过程逐渐减弱,凝血障碍渐趋明显。临床上常表现为广泛而严重的出血倾向,并由此进一步加重微循环衰竭。此期一般持续时间较长,常构成 DIC 的主要临床特点,并且实验室检测异常。

(3)继发性纤溶亢进期:可与低凝期同时存在,但易见于 DIC 后期。随着血管内血栓形成,大量血小板和凝血因子的消耗和代偿性抗凝增强,凝血过程渐趋减弱,纤溶过程则逐渐增强,且成为 DIC 病理生理过程中的主要矛盾。临床上此期主要表现为广泛再发性出血倾向,或已减轻的出血症状重新加重;严重的不可逆性脏器功能障碍,血液呈显著低凝状态,凝血时间显著延长甚或完全不凝固,血小板、凝血因子水平低下,FDP 明显升高,

多种纤溶试验提示纤溶亢进。

3. 微循环障碍 微循环衰竭或休克为 DIC 的重要发病诱因,亦是 DIC 最常见的病理生理变化之一。DIC 时微循环衰竭发生的机制主要有:①基础疾病的作用,如感染、创伤等;②广泛出血导致血容量减少;③肺、肝、肠系膜等部位栓塞,导致肺静脉及门、腔静脉压力升高,回心血量减少,心输出量减少;④缓激酶激活引起全身血管扩张,血压下降;⑤ FDP 引起血管通透性增加,血浆外渗,有效血容量进一步下降;⑥纤维蛋白降解的肽 A、肽 B 可使小血管收缩,进一步减低组织灌流量;⑦心肌毛细血管内微血栓形成,伴心肌细胞肿胀、变性甚至断裂,心脏功能受损,心输出量减少。

4. 微血管病性溶血 DIC 时发生微血管病性溶血的机制有:①反射性毛细血管痉挛,加重毛细血管狭窄,红细胞难以通过发生堵塞或狭窄的血管管腔;②缺血、缺氧、酸中毒及各种毒素的影响损伤红细胞或使其脆性增加,受损红细胞在通过狭窄的毛细血管时遭受机械性损伤而被破坏,产生大量红细胞碎片及畸形红细胞,如三角形、棘皮型、盔形红细胞等。③红细胞的大量破坏引起骨髓造血代偿性加强及红细胞由骨髓向外周血释放加速和紊乱,故外周血中可发现少量有核红细胞。④如果溶血严重,超过骨髓代偿能力,可在短时间内发生与出血程度不相符的贫血。

(四)临床表现

由于 DIC 常继发于一些诊断明确的严重基础疾病,因此,多数患者常表现为原发疾病的症状和体征。此外,在极短的时间里 DIC 患者经历了一系列复杂的病理生理过程,使得临床表现变幻莫测。目前,可将 DIC 的临床特征总结为以下 4 个方面。

1. 出血倾向 出血是 DIC 最常见的临床表现之一,但出血发生率与不同基础疾病、DIC 临床类型以及诊断时的病情差异有关。DIC 早期(高凝期)可无出血,静脉采血常出现凝固现象。慢性 DIC 出血可不甚严重或无出血表现,如主要由肿瘤引起的

慢性 DIC，仅 45% 有轻度出血表现。DIC 出血形式可以多样，最常见的为皮肤自发性出血，表现为瘀点、瘀斑，甚至广泛紫癜及皮肤、黏膜坏死，多同时伴有出血部位的皮肤、黏膜栓塞，偶见皮下血肿形成；出血还可为持续性、自发性牙龈出血、鼻出血等黏膜出血，亦有自发性内脏出血，如咯血、呕血、阴道出血、颅内出血，还可为轻度外伤或手术后伤口渗血不止。上述各种出血的发生往往比较突然，部位较为广泛，且不易用原发病解释，应用常规止血药如抗纤溶制剂或单纯输血的疗效多不理想，甚至可使病情加重，而抗凝治疗等综合措施常有一定疗效。

DIC 时出血的原因可归纳如下：①原发病对血管壁、血小板、凝血及纤溶系统等的损害，引起或加重出血倾向。②广泛血栓形成后致使血小板及各种凝血因子消耗性减少，加之纤溶酶激活对各种凝血因子的降解作用，使凝血－抗凝平衡受到破坏，血液处于低凝状态，引起出血倾向。③DIC 中、后期，纤溶酶原受 FXIIa、凝血酶及血管损伤时所释放的纤溶酶原活化素等激活，发生继发性纤溶亢进，可使已形成的纤维蛋白被其溶解，导致血管损伤部位再次出血。④继发性纤溶亢进形成大量 FDP，可与纤维蛋白单体结合成可溶性复合物，阻止纤维蛋白单体的聚合；FDP 还有拮抗凝血酶及抑制血小板聚集的功能，也造成凝血活性降低；FDP 还可使血管通透性增高，加重血液的渗出。

2. 休克或微循环衰竭　休克或微循环衰竭是 DIC 的另一主要表现，也是诊断 DIC 的重要依据之一。休克的发生有时比出血现象还早，发生率也极高。DIC 所致休克的临床表现与其他疾病引起的休克基本一致，主要表现为：

（1）循环功能不全：口唇及四肢末端等循环部位有不同程度的青紫和厥冷，伴冷汗，脉搏细速，心率加快，血压下降或测不出，脉压差明显减小。

（2）神志异常：轻症者神志清楚，可表现为软弱无力、表情淡漠及反应迟钝，进一步发展可有烦躁不安、躁动、谵妄乃至不同程度的昏迷。

（3）呼吸衰竭：呼吸表浅而急促，发绀。

（4）肾功能障碍：主要表现为少尿或无尿，严重者可产生氮质血症或尿毒症，此为休克极严重的症状，并且是观察治疗效果及预后的一项重要指标。

（5）其他脏器功能不全：如胃肠道、肝、肾上腺等。

由于 DIC 是继发于基础疾病之上的，因而 DIC 时患者的休克表现易被基础疾病的临床征象所掩盖，有时较难识别甚至被忽视。临床实践中应仔细检查，敏锐观察隐伏于 DIC 基础疾病症状和体征中的休克主要表现，力图及早作出正确诊断。

3. 多发性微血管栓塞　DIC 的基本病理变化是毛细血管内弥散性微血栓形成，因此多发性微血管栓塞引起的症状和体征必然是 DIC 最早期和最常见的表现之一，但较出血倾向和休克表现而言，临床上栓塞的表现并不多见和突出，可能与微血栓多发生于深部脏器，临床上不易识别有关。发生于不同部位的栓塞具有不同的临床表现，主要包括：

（1）表浅部位血栓——多发性皮肤、黏膜血栓栓塞性坏死：体表皮肤及黏膜的栓塞主要表现为四肢末端发绀、疼痛，皮肤点状或块状瘀点或瘀斑，中心可见高于皮肤表面的深暗红色血栓，其周围被大小不等的片状、颜色较浅的出血灶所包绕，随后在血栓周围可形成范围大小不等的缺血性坏死，并出现于眼睑、四肢、胸背及会阴部等皮下脂肪较少、组织疏松的部位。皮肤损害还可表现为暴发性紫癜，多见于感染、败血症性 DIC，主要特点为全身出血性皮肤瘀斑，并进展为界限清楚的紫黑色皮肤坏死。黏膜的栓塞表现常与皮肤损害相似，易发生于口腔黏膜、肛门及胃肠道等部位，可因坏死黏膜脱落而发生出血，有的形成溃疡。因此，临床观察中，对皮肤出现以中心有栓塞形成或周围伴组织坏死的出血点，缺乏感染证据的黏膜坏死、脱落及溃疡形成者，应予以注意，警惕皮肤、黏膜栓塞的出现。

（2）深部组织、器官栓塞——脏器功能障碍：

多发性深部组织、器官的微血管栓塞，因呈弥散性微血管病变，在临床上无法直接发现作出定位诊断，只能通过栓塞发生相应部位的脏器功能障碍而间接判断。最易形成血栓的器官是肾、肺、胃肠道，其次是肝、脑、肾上腺、心等部位。这些器官组织的毛细血管、微静脉和微动脉内发生微血栓后的功能障碍，早期系缺血、缺氧、酸中毒所致，呈可逆性，但如不及时处理则可因组织缺血性坏死而成为持久性损害。

DIC 时肾皮质及肾小管栓塞多见，主要表现为早期出现的、原发病不能解释的、先于休克发生或与休克程度不相符合的急性肾功能不全，临床表现为腰部疼痛，少尿、无尿或血尿；随肾功能不全加重，患者可出现恶心、呕吐、意识障碍、出血倾向加重、氮质血症、高钾血症及代谢性酸中毒等一系列尿毒症表现。

肺组织较其他器官、组织易获得氧，加上肺组织代谢率相对较低，故 DIC 时真正的肺组织栓塞性坏死并不多见，但肺内弥散性微血栓栓塞则十分常见。弥散性肺毛细血管微血栓形成在临床上可表现为成人呼吸窘迫综合征，其症状为气急、胸闷、发绀、鼻翼煽动、呼吸浅快，严重时可有点头呼吸、三凹征及程度不等的意识障碍，如淡漠、嗜睡、躁动及昏迷等。

脑组织弥散性微血栓形成在 DIC 患者的病理组织学中是得到证实的，但临床上出现休克、缺氧、肾功能不全及呼吸功能不全时，均可有神经、精神障碍，故与脑微血栓形成难以鉴别。如在排除休克、肾功能不全或缺氧的前提下，下列情况出现应考虑脑组织微血栓形成：①早期出现的意识障碍，如兴奋、烦躁、躁动或淡漠、嗜睡、昏迷等；②原发病难以解释的顽固性头痛、喷射状呕吐、突发抽搐、瞳孔异常、视乳头水肿等颅内高压症表现；③不明原因的肢体感觉、运动障碍，及突发性不明原因的呼吸节律改变等。

DIC 时，其他脏器如心、肝、胰腺、胃肠道、肾上腺等部位亦可出现由栓塞导致的相应脏器功能

不全表现，应注意在 DIC 复杂的临床表现中将其识别。

4. 微血管病性溶血　DIC 时溶血较为轻微，发生率也较低，国内报道的发生率仅为 7%～15.2%，且早期往往不易察觉。在 DIC 并发微血管病性溶血性贫血时，因红细胞大量破坏，出现明显溶血症状，可致寒战、高热、黄疸、血红蛋白等。如溶血程度较重，患者可出现不明原因的，与出血程度不成比例的进行性苍白、乏力等急骤发展的贫血症状。实验室检查有相应的溶血证据。据报道，在肿瘤转移、胎盘早剥等引起的 DIC 中，微血管病性溶血较多见，其发现有助于 DIC 的诊断。但未发现微血管病性溶血亦不能因此排除 DIC。

（五）实验室检查

DIC 的实验室检查主要是针对 DIC 病理过程中血管壁（主要是血管内皮细胞）、血小板数量及质量、凝血和纤溶的变化进行监测，这对 DIC 的诊断及防治极为重要。由于多数疾病发生 DIC 时病情复杂，发展迅猛，需要迅速确定诊断，以便采取有效的治疗措施。因此，实验室检查尤为重要，主要包括反映凝血酶和纤溶酶生成的试验和反映止血、凝血功能的筛选试验（表 5-6）。

DIC 的实验室检查应注意下列问题。

1. 不同临床类型的 DIC，实验室指标异常的阳性率不同。如慢性型、亚急性型 DIC，由于肝的代偿，PT、APTT、TT 可无明显延长，纤维蛋白原可能正常或增高，血小板降低亦可不明显，故对该类患者的诊断，反映继发性纤溶亢进的标记意义更大；而急性型 DIC 则常有凝血、血小板指标异常，尤其是严重的纤维蛋白原减少（<1 g/L），在无严重肝病时，多指示有急性 DIC。

2. 反映继发性纤溶亢进的指标中，临床最常用的是 D-二聚体测定和 3P 试验，前者是交联纤维蛋白单体被纤溶酶降解的产物，后者反映有纤维蛋白单体和 FDP 的存在，故两者都提示有凝血酶和纤溶酶的存在，即是继发性纤溶的重要指标。值得注意的是，3P 试验和 FDP 都不是特异性诊断试

表 5-6　DIC 相关实验室检查

试验分类	指标
凝血因子和血小板消耗的筛选试验	凝血酶原时间（PT）、活化部分凝血活酶时间（APTT）、凝血酶时间（TT）、纤维蛋白原定量（Fg）、血小板计数（PLT）、抗凝血酶（AT）含量及活性、凝血因子Ⅷ活性（FⅧ：C）
继发性纤溶亢进的实验标志	D- 二聚体、血浆鱼精蛋白副凝试验（3P 试验）、纤维蛋白 / 纤维蛋白原降解产物（FDP）
其他试验	纤维蛋白肽 A（FPA）、凝血酶原片段 1+2（F1+2）、优球蛋白或稀释全血凝块溶解试验、凝血酶 – 抗凝血酶复合物（TAT）、纤溶酶 – 抗纤溶酶复合物（PAP）、α2– 抗纤溶酶测定、FV 测定，FVⅡ测定、外周血涂片、计数破碎、畸形红细胞百分比

验。3P 试验常有假阳性和假阴性，DIC 发展到中后期阶段，3P 试验可假阴性，故 3P 试验阴性不能排除 DIC。D- 二聚体对诊断 DIC 更有特异性。

3. 外周血涂片红细胞形态观察，计数破碎、畸形红细胞百分比，结合继发性纤溶亢进指标的测定，对慢性 DIC 的诊断较有意义。

4. DIC 时常见 FDP 增高，但优球蛋白溶解试验异常的阳性率不高。后者的异常常见于一些特殊病变相关 DIC，如急性早幼粒细胞白血病、前列腺癌、羊水栓塞等。相关研究表明，这些病变常同时有纤溶酶原激活物活性的增高，即同时有原发性纤溶存在。

5. FPA、TAT、PAP、F1+2 的测定因试验费时、价格昂贵而受到临床运用限制。另外，此 4 项指标对凝血酶纤溶酶产生的敏感性过高，其阳性结果与临床 DIC 符合率差，目前主要用于前 DIC 的实验诊断。

（六）诊断

鉴于 DIC 临床表现复杂，实验室检查又多缺乏特异性，为在较短时间内排除其他病症，以便临床医师作出及时的判断，我国专家学者综合病因、临床表现及实验室检查制定了如下 DIC 诊断标准。

1. DIC 一般诊断标准

（1）存在易引起 DIC 的基础疾病，如感染、恶性肿瘤、病理产科、大型手术和创伤等。

（2）有下列 2 项以上临床表现：①严重或多发

性出血倾向；②不能用原发病解释的微循环障碍或休克；③广泛性皮肤、黏膜栓塞，灶性缺血性坏死、脱落及溃疡形成，或不明原因的肺、肾、脑等脏器功能衰竭；④抗凝治疗有效。

（3）满足上述 2 项指标的基础上，实验室检查存在下列 3 项以上异常：①血小板计数 $< 100 \times 10^9$/L 或进行性下降；②纤维蛋白原含量 < 1.5 g/L 或 > 4.0 g/L，呈进行性下降；③ 3P 试验阳性，或 FDP > 20 mg/L 或血浆 D- 二聚体水平升高（阳性）；④ PT 缩短或延长 3 s 以上，APTT 缩短或延长 10 s 以上；⑤对疑难或其他特殊患者，可考虑行 AT、FVⅢ：C 和凝血、纤溶及血小板活化分子标记测定。

2. 肝病合并 DIC 的实验室诊断标准

（1）血小板计数 $< 50 \times 10^9$/L 或呈进行性下降。

（2）纤维蛋白原含量 < 1.0 g/L。

（3）血浆 FVⅢ：C $< 50\%$（必备）。

（4）PT 较正常对照值延长 > 5 s。

（5）3P 试验阳性或血浆 FDP > 60 mg/L 或 D- 二聚体水平升高（阳性）。

3. 白血病合并 DIC 的实验室诊断标准

（1）血小板计数 $< 50 \times 10^9$/L 或呈进行性下降。

（2）纤维蛋白原含量 < 1.8 g/L。

（3）PT 较正常对照值延长 > 5 s 或进行性延长。

（4）3P 试验阳性、血浆 FDP > 60 mg/L 或 D- 二聚体水平升高（阳性）。

4. DIC 严重程度与预后估计　针对 DIC 严重

程度的评估，目前尚无满意的判断标准。一般认为严重程度的判断主要根据纤维蛋白原及 PLT 含量，具体分度标准见表 5-7。此外，还需结合患者症状与体征情况综合判断，中度与重度 DIC 通常伴有不同程度的活动性出血或栓塞表现，轻度 DIC 可无明显临床表现。

表 5-7　DIC 严重程度分度

分度	纤维蛋白原（g/L）	血小板计数（×10⁹/L）
轻度	> 0.1	> 50
中度	0.5 ~ 1.0	20 ~ 50
重度	< 0.5	< 20

5. 国际血栓和止血协会（ISTH）标准　该标准应用简单易行的检测项目（包括血小板计数，凝血酶原时间，纤维蛋白原浓度，纤维蛋白相关标记物）对 DIC 进行积分，较为规范和标准。ISTH 的 DIC 诊断评分系统见表 5-8。

（七）鉴别诊断

1. 重症肝病　因凝血因子合成减少及可能同时存在血小板减少而发生多部位出血。但是该病肝功能损害严重，突发的休克、微血管内血栓形成、

微血管病性溶血及纤溶亢进少见，Ⅷ：C 及 vWF：Ag 可升高或正常等有助于鉴别诊断。

2. 血栓性血小板减少性紫癜（TTP）　该病也有血小板减少和出血表现，但是往往伴有微血管病性溶血、肾损害、神经系统症状及发热，多数无消耗性凝血，故 PT、纤维蛋白原及因子Ⅷ：C 一般正常，3P 试验阴性。

3. 原发性纤维蛋白溶解亢进症　应与 DIC 继发性纤溶亢进鉴别。由于原发性纤溶亢进无血管内凝血，故没有血小板活化表现，血小板数量无明显减少；无微血管病性溶血表现；FPA、FPB 正常，3P 试验阴性；且原发性纤溶无 D- 二聚体出现。

（八）治疗

DIC 的病因复杂，病情变化较快，因此需根据患者触发因素、临床表现和严重程度的不同给予个体化治疗。但最根本的治疗措施是治疗导致 DIC 的基础疾病；其后根据 DIC 的病理进程采取相应的干预，包括阻断血管内凝血过程、恢复正常血小板和血浆凝血因子水平、抗纤溶治疗及对症和支持治疗。这一系列措施均是阻止或纠正 DIC 的凝血异常状态，减轻微血管体系的损伤，并为治疗原发病争取时间。

表 5-8　ISTH 的 DIC 诊断评分系统

显性 DIC 评分系统

• 风险评估：患者是否有已知与明显 DIC 相关的基础疾病？

——如果是：继续

——如果没有：不使用这种算法

全面的凝血试验

• PT、PLT、Fg、D-dimer 或 FDP

检测结果得分

• PLT	$> 100 \times 10^9 = 0$	$< 100 \times 10^9 = 1$	$< 50 \times 10^9 = 2$
• D-dimer 或 FDP	无增加 =0	中度增加 =2	明显增加 =3
• PT 延长	< 3 s=0	>3 且 < 6 s=1	> 6 s=2
• Fg	> 1 g/L=0	< 1 g/L=1	

计算得分

• ≥5 分为显性 DIC，每天重复评分

• < 5 分为提示非显性 DIC：1 ~ 2 天后重复评分

1. 原发病治疗及支持治疗　防治 DIC 的根本措施是尽早解除病因。一旦病因解除，DIC 将得以控制或自行消除。例如有效的抗感染和抗肿瘤治疗等。此外，支持疗法、纠正酸中毒及电解质紊乱也很重要。

2. 抗凝治疗　是终止 DIC 病理过程、减轻器官损伤，重建凝血 – 抗凝平衡的重要措施。一般认为，DIC 的抗凝治疗应在处理基础疾病的前提下，与凝血因子补充同步进行。临床上常用的抗凝药物为肝素，主要包括普通肝素和低分子肝素。

（1）使用方法

1）普通肝素：急性 DIC 每日 10 000 ~ 30 000 U，一般约 12 500 U/d，每 6 h 用量 < 5 000 U，静脉滴注，根据病情可连续使用 3 ~ 5 天。

2）低分子量肝素：与肝素钠相比，其抑制 FXa 作用较强，较少依赖 AT，较少引起血小板减少，出血并发症较少，半衰期较长，生物利用度较高。常用剂量为 75 ~ 150 IUAXa（抗活化因子 X 国际单位）/（kg·d），一次或分两次皮下注射，连用 3 ~ 5 天。

（2）适应证：①DIC 早期（高凝期）；②血小板及凝血因子呈进行性下降、微血管栓塞表现（如器官衰竭）明显的患者；③消耗性低凝期但病因短期内不能去除者，在补充凝血因子情况下使用。

（3）禁忌证：①手术后或损伤创面未经良好止血者；②近期有大咯血或有大量出血的活动性消化性溃疡；③蛇毒所致 DIC；④DIC 晚期，患者有多种凝血因子缺乏及明显纤溶亢进。

（4）监测：普通肝素使用的血液学监测最常用者为 APTT，肝素治疗使其延长为正常值的 1.5 ~ 2.0 倍时即为合适剂量。普通肝素过量可使用鱼精蛋白中和，鱼精蛋白 1 mg 可中和肝素 100 U。低分子肝素常规剂量下无需严格血液学监测。

3. 替代治疗　适用于有明显血小板或凝血因子减少证据，已进行病因及抗凝治疗，DIC 未能得到良好控制，有明显出血表现者。

（1）新鲜冷冻血浆等血液制品：每次 10 ~ 15 mL/kg。

（2）血小板悬液：未出血的患者血小板计数 < 20×10^9/L，或者存在活动性出血且血小板计数 < 50×10^9/L 的 DIC 患者，需紧急输入血小板悬液。

（3）纤维蛋白原：首次剂量 2.0 ~ 4.0 g，静脉滴注。24 h 内给予 8.0 ~ 12.0 g，可使血浆纤维蛋白原升至 1.0 g/L。由于纤维蛋白原半衰期较长，一般每 3 天用药一次。

（4）FVⅡ及凝血酶原复合物：偶在严重肝病合并 DIC 时考虑应用。

4. 纤溶抑制药物　一般宜与抗凝剂同时应用，适用于 DIC 的基础病因及诱发因素已经去除或控制，并有明显纤溶亢进的临床及实验证据或 DIC 晚期，继发性纤溶亢进已成为迟发性出血主要原因的患者。常用药物有氨基己酸（EACA）、氨甲苯酸（PAMBA）等。

5. 溶栓疗法　主要用于 DIC 后期、脏器功能衰竭明显及经上述治疗无效者，可试用尿激酶或 t-PA。由于 DIC 主要形成微血管血栓，并多伴有纤溶亢进，因此原则上不适用溶栓剂。

6. 其他治疗　糖皮质激素不作常规应用，但下列情况可予以考虑：①基础疾病需糖皮质激素治疗者；②感染 – 中毒性休克并 DIC 已经有效抗感染治疗者；③并发肾上腺皮质功能不全者。山莨菪碱有助于改善微循环及纠正休克，DIC 早、中期可应用，每次 10 ~ 20 mg，静脉滴注，每日 2 ~ 3 次。

（俞夜花　朱　琦）

第五节　血　友　病

一、概述

血友病（hemophilia）是一种遗传性出血性疾病，呈 X 染色体连锁隐性遗传，可分为血友病 A 和血友病 B 两种，由凝血因子Ⅷ或Ⅸ基因突变使凝血因子Ⅷ或Ⅸ产生减少所致。血友病也是一种终身性疾病，目前凝血因子替代治疗是唯一有效的治疗手段。血友病还是一种致残性疾病，一旦致残，严重影响其生活质量。

（一）流行病学

血友病发病率无种族或地区差异。血友病A（hemophilia A）占先天性出血性疾病的80%~85%。根据世界卫生组织（WHO）和世界血友病联盟（WFH）1990年联合会议的报告，血友病A的发病率为（15~20）/10万，欧美国家统计为（5~10）/10万；血友病B（hemophilia B）发病率为（1.0~1.5）/10万，占先天性出血性疾病的15%~20%。我国1986—1989年期间全国24个省37个地区进行的调查研究结果显示，我国血友病的患病率约为2.73/10万。

（二）血友病基因突变

血友病的分子突变呈现很强的异质性，目前已发现2 100多种血友病因子Ⅷ基因突变和1 100多种因子Ⅸ基因突变。在FⅧ或FⅨ基因中点突变、缺失、插入和重排/倒位均可见，点突变是最常见的基因缺陷类型，约在90%的患者中存在；缺失是第二位常见的基因缺陷类型，在5%~10%的患者中存在。血友病A中45%的重型患者为内含子22或1倒位突变，而血友病B患者无这一现象。目前血友病A和血友病B中FⅧ或FⅨ基因分析可确认95%患者的致病基因，但仍有部分患者内含子区和转录调节区基因突变无法通过传统基因测序分析确认。

（三）临床表现

血友病A与血友病B的临床表现相同，表现为外伤后或自发性关节、肌肉和深部组织出血，也可表现为胃肠道、泌尿系统和中枢神经系统出血及拔牙后出血不止。反复出血后不及时治疗可导致压迫。周围神经受累可引起麻木、肌肉萎缩；压迫血管可发生组织坏死；上呼吸道压迫可引起窒息，严重者危及生命。另外，外伤或手术后延迟性出血是本病的特点。根据FⅧ或FⅨ的活性水平，分为轻型、中型和重型（表5-9）。

表5-9　血友病的临床分型

临床分型	凝血因子活性	临床特点
轻型	5%~40%	罕见自发性出血，主要是创伤、手术后出血明显
中型	1%~5%	有自发性出血，多在创伤、手术后有严重出血
重型	<1%	反复自发性出血，见于皮肤、关节、肌肉、内脏等

其中，关节出血最常见（占所有出血表现的70%~80%），是血友病最常见且最具特征性的出血表现，也是血友病患者致残的主要原因。临床表现为关节肿胀、活动障碍，反复出血导致关节畸形和（或）假瘤形成。

（四）血友病的实验室检查

1. 初筛试验　血小板计数正常；凝血酶原时间（PT）、凝血酶时间（TT）、出血时间、血块回缩试验、纤维蛋白原定量均正常；重型血友病患者激活的部分凝血活酶时间（APTT）延长，轻型血友病APTT仅轻度延迟或正常。

2. 确诊试验　血友病A患者凝血因子Ⅷ活性（FⅧ：C）降低或缺乏，血管性血友病因子抗原（vWF：Ag）正常，FⅧ：C/vWF：Ag明显降低；血友病B患者凝血因子Ⅸ活性（FⅨ：C）明显减少或缺乏。

3. 抑制物检测　若患者治疗效果较前明显降低，应检测凝血因子抑制物。对儿童患者，建议在首次接受凝血因子产品后的前20个暴露日每5个暴露日检测1次，在21~50个暴露日内每10个暴露日检测1次，此后每年至少检测2次，直到150个暴露日。此外，接受手术治疗前必须检测抑制物。

4. 基因诊断　血友病分子水平存在着显著的遗传异质性，基因诊断血友病是一种有效精确的方法。针对血友病患者及家族中有生育需求的相关女性应进行基因筛查，必要时行产前诊断，以实现患者家庭的优生优育及提高人口素质。

（五）血友病的诊断

1. 临床诊断的标准

（1）多为男性患者（女性纯合子极少见），有或无家族史，有家族史者符合 X 连锁隐性遗传规律。

（2）关节、肌肉、深部组织出血，有或无活动过久、用力、创伤或手术后异常出血史，严重者可见关节畸形。

（3）实验室检查 APTT 延长（轻型可正常），PT、血小板计数正常，FⅧ：C 或 FIX：C 降低。

2. 鉴别诊断

（1）血管性血友病（von Willebrand disease, vWD）：本病的发生与 FⅧ 在体内的载体 von Willebrand 因子（vWF）缺乏有关。因此，在 vWD 患者中 FⅧ 的水平也下降，虽然下降的幅度在不同的患者中可能有较大的差异。在 vWD 患者中，FⅧ 的合成虽然是正常的，但是，由于它的载体 vWF 水平下降而在体内的半衰期缩短。将 vWD 与血友病 A 鉴别的其他表现有出血时间延长、vWF 抗原水平下降、瑞斯托霉素诱导的血小板聚集下降等。

（2）获得性因子Ⅷ缺乏（获得性血友病 A）：多由血液中有抗 FⅧ 抗体存在所致，其出血的临床表现与血友病 A 基本相同，但是出血程度往往较重。本病可发生于以往健康者、女性（尤其妊娠期）、老年人，以及某些免疫性疾病患者。实验室检查方面，APTT 延长，且不能被等量正常血浆所纠正，抑制物（抗 FⅧ 抗体）滴度增高，对鉴别更为准确。

（3）遗传性/获得性维生素 K 依赖因子缺乏症：除出血表现不一致外，相应凝血因子检测可以明确诊断。

（4）遗传性凝血因子Ⅺ（FⅪ）缺乏症：本病属于常染色体隐性遗传性疾病，男性、女性均可发病，自发性出血少见。实验室检测可见 APTT 延长，FⅪ：C 降低。

（六）治疗

血友病患者应避免肌肉注射和外伤，禁止服用阿司匹林或其他非甾体类解热镇痛药物以及所有可能影响血小板聚集功能的药物。血友病的治疗包括替代与辅助治疗、物理/康复治疗、手术治疗、抑制物治疗、基因治疗和心理治疗/综合关怀等。

二、血友病的按需治疗

替代治疗是指通过输注缺乏的凝血因子达到止血或者预防出血的目的，包括按需治疗和预防治疗。按需治疗指每次出血后给予替代与辅助治疗，以达到止血的目的。出血后（或怀疑出血）应尽快治疗，在附近的医疗机构接受治疗或者家庭中进行自我注射，以便止血，尽快恢复功能，防止继发性损害。辅助治疗则多用于轻型血友病患者。

（一）血友病 A 的按需治疗

首选基因重组 FⅧ 制剂，其次为病毒灭活的血源性 FⅧ 制剂，无条件者可选用冷沉淀或新鲜冷冻血浆等。

1. 在没有抑制物的情况下，静脉输注 1 IU/kg 体重 FⅧ，可提高约 2 IU/dL FⅧ因子水平。首次剂量的计算方法是：患者的体重（kg）乘以希望提高的因子水平（IU/dL），再乘以 0.5。

举例：50 kg 重型 HA 患者若将 FⅧ：C 提高至 40%，可按以下公式计算（原有因子含量忽略）：

50 kg × 40 IU/dL（希望提高的因子水平）× 0.5=1 000 IU 的 FⅧ。建议的因子水平和依据出血疾病类型确定的按需治疗疗程可参照表 5-10。

2. FⅧ的半衰期为 8 ~ 12 h，要使体内 FⅧ 保持在一定水平需每 8 ~ 12 h 输注首次剂量一半，直到出血停止或伤口结痂。

（二）血友病 B 的按需治疗

血友病 B 的按需治疗的 FIX 浓缩物可分为两类：纯化的 FIX 浓缩物，和含有Ⅸ因子的凝血酶原复合物浓缩物（PCC）。纯化的 FIX 产品没有引起血栓或 DIC 的危险；但使用大剂量凝血酶原复合物浓缩物（PCC）有可能发生这种危险。

1. 在没有抑制物的情况下，静脉输注 1 U/kg 体重 FIX 或 PCC，可提高大约 1 IU/dL FIX 水平。剂

表 5-10 血友病患者出血或手术的按需治疗方案

出血类型	血友病 A	血友病 B
关节	FⅧ：C 40%～60%，疗程 1～2 d，反应不充分可延长	FⅨ：C 40%～60%，疗程 1～2 d，反应不充分可延长
表层肌（除髂腰肌）、无神经血管损害	FⅧ：C 40%～60%，疗程 2～3 d，反应不充分可延长	FⅨ：C 40%～60%，疗程 2～3 d，反应不充分可延长
髂腰肌和深层肌、有神经血管损伤或大量失血	FⅧ：C 第 1～2 天 80%～100%，第 3～5 天 30%～60%（物理治疗期间可延长）	FⅨ：C 第 1～2 天 60%～80%，第 3～5 天 30%～60%（物理治疗期间可延长）
中枢神经系统/头部	FⅧ：C 第 1～7 天 80%～100%，第 8～21 天不低于 50%	FⅨ：C 第 1～7 天 60%～80%，第 8～21 天不低于 30%
咽喉和颈部	FⅧ：C 第 1～7 天 80%～100%，第 8～14 天不低于 50%	FⅨ：C 第 1～7 天 60%～80%，第 8～14 天不低于 30%
胃肠道	FⅧ：C 80%～100%，7～14 d；维持疗程视情况而定，不低于 50%	FⅨ：C 60%～80%，7～14 d；维持疗程视情况而定，不低于 30%
肾	FⅧ：C 不低于 50%，疗程 3～5 d	FⅨ：C 不低于 40%，疗程 3～5 d
深部裂伤	FⅧ：C 不低于 50%，疗程 5～7 d	FⅨ：C 不低于 40%，疗程 5～7 d
大手术	FⅧ：C 术前 80%～100%，术后第 1～3 天 60%～80%、第 4～6 天 40%～60%，第 7～14 天 30%～50%	FⅨ：C 术前 60%～80%，术后第 1～3 天 40%～60%、第 4～6 天 30%～50%，第 7～14 天 20%～40%
小手术	FⅧ：C 术前 50%～80%，术后第 1～5 天（依手术类型而定）30%～80%	FⅨ：C 术前 50%～80%，术后 1～5 天（依手术类型而定）30%～80%

注：FⅧ：C、FⅨ：C：凝血因子Ⅷ、Ⅸ活性

量的计算方法是：患者的体重（kg）乘以希望提高的因子水平（IU/dL）。

举例：50 kg 重型 HB 患者若将 FⅨ：C 提高至 40%，可按以下公式计算（原有因子含量忽略）：

50 kg×40 IU/dL（希望提高的因子水平）= 2 000 IU FⅨ。

2. FⅨ的半衰期为 18～24 h，在首剂给予之后每 12～24 h 输注首次剂量一半，直到出血停止或伤口结痂。

3. 对于存在 FⅨ 抑制物的患者输注 FⅨ 浓缩物时，可能会发生过敏反应或肾病综合征。对于此类患者，应禁用 FⅨ。

（三）其他替代治疗方法

1. 新鲜冷冻血浆（FFP） 1 mL 新鲜冷冻血浆中含有 1 单位 FⅧ 及 FⅨ。使用 FFP，通常很难使 FⅧ 水平超过 30 IU/dL、FⅨ 水平超过 25 IU/dL。在不具备凝血因子浓缩物的情况下可以考虑使用。

2. 冷沉淀 含有大量的 FⅧ（3～5 IU/mL），vWF，纤维蛋白原及 FⅩⅢ（但不含 FⅨ 或 FⅪ）。由 200～250 mL FFP 制备的一袋 30～40 mL 的冷沉淀中含有 70～80 IU 的 FⅧ。

（四）血友病的辅助治疗

辅助治疗主要用于轻型血友病的治疗。

1. 去氨基 -8-D- 精氨酸加压素（DDAVP） 能提高血浆中 FⅧ 和 vWF 的水平。每次剂量一般为 0.3 μg/kg 体重，置于 30～50 mL 生理盐水后静脉注射，每 12 h 一次，1～3 天为 1 个疗程。对有血栓病史或者有心血管疾病的患者，在使用去氨加压素时应该特别小心；幼儿慎用，2 岁以下儿童禁用。DDAVP 不影响 FⅨ 的水平，对血友病 B 的治

疗无效。

2. 氨甲环酸 对牙科手术特别有效，可用于控制由长牙和掉牙引起的口腔出血。氨甲环酸通常以口服片剂给药，每日 3～4 次；拔牙后通常服用 7 天，可预防术后出血。但有泌尿系统出血和休克、肾功能不全时慎用或禁用纤溶制品。

三、血友病的预防治疗

由于药品供应及经济发展等原因，我国血友病患者没有条件实施预防治疗，导致约 70% 的患者成年后出现关节残疾。近年来，随着我国医疗保险和药品供应等条件的改善，我国已基本具备开展预防治疗的各种条件，可降低血友病患者的致残率和提高患者生活质量。

1. 预防治疗的分类

（1）持续预防治疗：基于开始预防治疗的年龄和基础状态，可分为三种：初级预防、二级预防与三级预防。

1）初级预防：在不超过 1 次关节出血且没有发现关节病变和 3 岁之前开始进行规律、持续的凝血因子替代治疗（＞46 周 / 年）。这些患者将来可能不会出现关节病变。

2）二级预防：在关节出血≥2 次但无体格检查或影像学检查发现关节损害的证据时，开始有规律、持续地凝血因子替代治疗。

3）三级预防：在出现关节损害后开始有规律、持续地凝血因子替代治疗。这类患者的治疗目标是延缓关节病变进展速度，减轻疼痛和炎症，维持关节的活动能力。治疗剂量及频率同初级预防。

（2）间歇预防治疗：在一个时期内为了预防出血发作给予的治疗，一年内治疗时间不超过 45 周。

至于何时开始预防治疗，建议在发生第一次关节出血或者严重的肌肉出血后立即开始，如果发生颅内出血，也应该立即开始预防治疗。

2. 预防治疗方案 标准预防治疗的目标是提高凝血因子水平到 1% 以上，减少出血风险。目前

国际上常用的两种基于体重的预防治疗方案如下。

（1）Malmo 方案：每次 25～40 IU/kg，血友病 A 患者每周给药 3 次，血友病 B 患者每周给药 2 次。

（2）Utrecht 方案：每次 15～30 IU/kg，血友病 A 患者每周给药 3 次，血友病 B 患者每周给药 2 次。

中国方案为：①血友病 A，FⅧ制剂 10 IU/kg 体重，每周 2 次；②血友病 B，FⅨ制剂 20 IU/kg 体重，每周 1 次。

临床实践证明，与标准预防治疗相比，低剂量方案虽然可以减少血友病患儿出血但并不能减少关节病的发生。如果条件许可，建议根据患者出血的频次和关节评估结果逐步提高预防治疗的剂量和频次。

3. 个体化治疗 应根据患者的年龄、静脉通路、出血表现、活动量大小制订个性化方案，为患者提供最理想、经济、有效的预防治疗方案。针对较年幼的儿童，可先开始进行每周 1 次的预防治疗，再根据出血和静脉通路情况逐步增加频次 / 剂量；对于反复出血（尤其靶关节出血）的患者，建议进行 4～8 周的短期预防治疗来阻断出血关节损伤这种恶性循环，可以结合物理治疗或放射滑膜切除术。

4. 预防治疗的疗效评估

（1）预防治疗的目的是防止出血和关节损伤。因此，评估预防治疗的疗效指标即年出血率、年关节出血率及关节功能等主要指标。关节功能评估包括影像学评估和功能评分两方面。影像学评估有 X 线片、磁共振成像（MRI）和超声检查三种方法。功能评分采用的是国际血友病关节功能评分（HJHS），国外学者建议血友病患者至少每年评估 1 次。

（2）当预防治疗疗效不佳时，应注意检查是否有抑制物产生。

5. 血友病预防治疗的目标 如表 5-11 所示。

表 5-11 分级预防与目标

初级预防	次级预防	三级预防
预防致命性出血	预防致命性出血	预防致命性出血
维持原有正常关节	减少关节病变风险	减少关节病变恶化
最大程度减少出血	降低出血发生率	降低出血发生率
维持高水平的生活质量	维持高水平的生活质量	提高生活质量
支持正常社会活动、学习和生活	支持正常社会活动、学习和生活	提高社会活动能力，保持工作能力和独立性
可以进行体力活动	可以进行体力活动	改善活动 / 自主能力
—	保护靶关节	减少靶关节出血
—	—	控制疼痛
—	—	允许理疗
—	—	减少因并发症发生的出血

☞ 拓展阅读 5-2
血友病的康复 / 物理治疗

☞ 拓展阅读 5-3
血友病骨科围手术期的处理

☞ 拓展阅读 5-4
血友病抑制物的诊治

☞ 拓展阅读 5-5
儿科血友病的治疗

☞ 拓展阅读 5-6
凝血因子制品简介

（沈建平 刘文宾）

第六节 易 栓 症

易栓症（thrombophilia）是指易于发生血栓的一种病理状态。高凝状态（hypercoagulable state）和血栓前状态（prethrombotic state）也都是对血栓形成（thrombosis）潜在危险度增加这一病理概念的描述。其特点是有血栓家族史，无明显诱因的多发性、反复的血栓形成，年轻时（＜45 岁）发病，对常规抗血栓治疗效果不佳，较常见的是遗传性蛋白 C 缺陷症。获得性易栓症可见于肝病、肾病综合征、系统性红斑狼疮及抗磷脂抗体综合征。

一、遗传性易栓症

遗传性易栓症是指机体存在抗凝蛋白、凝血因子、纤溶蛋白等的遗传性缺陷，具有高血栓形成倾向。通常其表现形式主要为静脉血栓形成（venous thrombosis，VT），严重的遗传缺陷也在一定程度上增加动脉血栓形成（如冠心病和缺血性脑卒中）的发病风险，尤其是早发的动脉血栓形成。目前已知的遗传性易栓症都是影响到了其中 1～3 个要素而引起血液高凝状态。1905 年 Morawitz 提出抗凝血酶（antithrombin，AT）是凝血过程激活后抑制凝血酶活性的主要成分，而在 1963 年血浆抗凝血酶水平的检测方法终于问世。2 年后，Egeberg 描述了第一例多个家族成员发生静脉血栓形成的遗传性易栓症，即抗凝血酶缺乏症。不久 Beck 报道了一例遗传性异常纤维蛋白原血症导致的血栓患者。1976 年 Stenflo 从牛血浆中纯化并鉴定了一种抗凝因子，因其在色谱分析中位于第 3 峰而命名为蛋白 C（protein C，PC）。同年，Di Scipio 鉴定了另外一种抗凝蛋白称为蛋白 S（protein S，PS）。5 年后，Griffin 报道了首例因杂合型 PC 缺乏症导致的静脉血栓形成年轻患者。1984 年，Schwarz 报道了第一例遗传性 PS 缺乏症。尽管这些抗凝蛋白缺乏症将引起血栓形成高风险，然而在欧美国家这些缺陷仅占所有静脉血栓形成患者小于 5% 的比例，即使仅考虑特发性静脉血栓形成，也只有小于 10% 的患者能找到上述缺陷。1993 年，两个不同的实验室独立报道了活化蛋白 C 抵抗（activated protein C resistance，APCR）现象。1994 年，多个实验室先后证实 APCR 是由凝血因子 V 的编码基因 10 号外显子一种点突变 Arg506Gln 所致，称为 *FV Leiden*，该突变是白种人最常见的易栓症基因变异。1996 年，Poort 发现凝血酶原基因 3′ 末端非翻译区点突变 G20210A（PT G20210A），也是欧美人群静脉血栓形成的常见遗传危险因素。

（一）流行病学

易栓症多以静脉血栓形成为主要表现。在西方国家，VT 的发病率为 100/10 万～200/10 万；在美国，即使预防性抗凝措施已经广泛开展，每年仍有约 90 万新增 VT 患者，约 30% 的 VT 病例在 10 年内复发；VT 有着较高的病死率，可达 22.7‰，为无血栓对照人群年病死率的 4 倍，死亡风险在 8 年内也不下降。2011 年我国预防和治疗静脉血栓栓塞国家合作项目（the National Cooperative Project for the Prevention and Treatment of Venous Thromboembolism，NCPPT）的一项涉及 22 个省市 60 多家三级甲等医院的多中心研究显示，住院患者的肺栓塞发病率自 2004 年逐年上升，目前约为 0.1%，该水平基本与西方国家住院患者 VT 发病率持平或略低。可见，VT 的发病率在国内长期被低估。

易栓症的遗传背景具有明显的民族差异。*FV leiden* 和 *PT G20210A* 突变在亚非人群极为罕见，但却是欧美人群静脉血栓形成的主要遗传因素，在健康人群杂合子的比例分别为 5% 和 2.7%。有报导称在瑞典南部和阿拉伯人群 *FV leiden* 杂合子可占 10% 以上，在欧洲南部 *PT G20210A* 发生率较高；而这两种变异在西班牙人群比例较低。相比之下，在静脉血栓患者中上述两种变异存在的比例达 15%～20% 和 4%～6%。而在亚洲人群，易栓症的主要原因为蛋白 C 抗凝系统基因变异，抗凝血酶基因突变次之。研究表明，在我国健康人群中蛋白 C、蛋白 S、抗凝血酶缺乏症的比例分别约为 0.29%、0.056%、0.08%，而在静脉血栓形成人群中这些基因变异的检出率可达 20% 以上，且存在蛋白 C 和血栓调节蛋白基因的优势变异。

（二）发病机制

1. 遗传性抗凝蛋白缺陷

（1）遗传性蛋白 C 缺乏症：PC 是一种主要由肝细胞合成的维生素 K 依赖的单链血浆糖蛋白，血浆浓度约为 70 nmol/L。成熟 PC 由一个 γ- 羧基谷氨酸结构域（Gla）、两个表皮生长因子结构域（EGF）和一个丝氨酸蛋白酶结构域组成。凝血酶在 Arg169 位点裂解 PC 形成轻重双链结合的 APC。在辅因子 PS、完整的 FV 分子及脂类辅因子（如高密度脂蛋白、磷脂膜等）的存在下，APC 切割 FVa 和 FVⅢa 分子的 Arg 水解位点从而灭活这些凝血因子。因此，PC 缺乏症患者血浆中 PC 表达量或者抗凝活性下降，不能有效灭活凝血因子，造成凝血酶生成失控，引起易栓症。

遗传性 PC 缺乏症因 PC 的编码基因 *PROC* 突变所致，基因定位于 2q13-q14，基因全长 > 11 kb，包含 9 个外显子。PC 基因突变所致的遗传性 PC 缺乏症是静脉血栓形成的重要原因之一，PC 缺乏症可分为两型，Ⅰ 型表现为 PC 抗原和活性均低于正常水平，Ⅱ 型表现为 PC 抗原在正常范围而活性低于正常。

在我国人群中存在两种 PC 基因的优势突变或称多态性——*PROC* p.Arg189Trp（rs146922325：C > T）和 *PROC* p. Lys192 del（rs199469469：AAG/-）。两种突变都位于基因编码区，7 号外显子，具有重要的功能意义。对于前一种基因变异，将造成 PC 轻链羧基末端区域的碱性极性氨基酸 Arg 置换为中性氨基酸 Trp，影响 PC 与内皮细胞蛋白 C 受体的结合与激活，同时影响 APC 与底物 FVa 的结合能力。该突变杂合子血浆 PC 抗原水平为正常值的 68.7% ~ 83.0%，PC 活性（发色底物法）仅为正常值的 40.4% ~ 62.3%，突变杂合携带者在普通人群的比例约为 0.85%（95% CI：0.38% ~ 1.31%），患静脉血栓的风险为正常者的 6 ~ 7 倍，尚未发现突变纯合子。对于后一种基因变异，三个相连脱氧核苷酸 AAG 的缺失恰好位于同一密码子框架，并不引起读码框移位，而是造成蛋白 C 第 192 位 Lys 缺失。该变异杂合子在国内普通人群约占 2.36%（95% CI：1.60% ~ 3.13%），患静脉血栓的风险约为正常者的 2.9 倍。

（2）遗传性蛋白 S 缺乏症：PS 是一种主要由肝合成和分泌的血浆单链糖蛋白，血浆浓度 260 ~ 330 nmol/L。成熟的 PS 由 635 个氨基酸残基组成，相对分子质量为 75 000，蛋白分子包括一个 Gla 结构域、凝血酶敏感区域、四个 EGF 区和一个与性激素结合球蛋白结构同源的结构域。通常情况下，60% 的 PS 与血浆中的 C4 结合蛋白 β 亚基结合，只有 40% 为游离状态，结合 PS 的抗凝作用较游离 PS 弱。PS 是 APC 灭活 FVa 和 FⅧa 时的必不可少的辅因子，这一抗凝活性称为 APC 辅因子活性。PS 可以阻止 FXa 与 FVa 结合，促进 APC 接近 FVa 分解位点 Arg506 和 Arg306。再者，PS 还具有 TFPI 辅因子活性，表现为 PS 可协助 TFPI 与 FXa 结合，进而促进 TFPI 对组织因子（TF）的抑制。由此可见，PS 是参与到多通路的抗凝因子，不难理解 PS 缺乏症是静脉血栓和易栓症的独立危险因素。

遗传性 PS 缺乏症因 PC 的编码基因 *PROS1* 突变所致，基因定位于 3p11.1 ~ 3q11.2，基因组 > 101 kb，含 15 个外显子。遗传性 PS 缺乏症分为 3 型：Ⅰ 型为总 PS 抗原、游离 PS 抗原和 PS 活性都低于正常；Ⅱ 型为总 PS 和游离 PS 抗原都在正常范围而 PS 活性低于正常；Ⅲ 型为总 PS 抗原在正常水平，游离抗原和 PS 活性低于正常。不同

类型和不同基因位点的突变杂合子患静脉血栓的风险不一，为正常人的 2.5 ~ 10 倍，临床表现多为自发和复发性静脉血栓形成，栓塞部位多样，也可表现为习惯性流产和动脉血栓。纯合突变及双杂合突变患者更为少见，多表现为新生儿巨大血栓形成。我国普通人群中遗传性 PS 缺乏症的比例约为 0.056%，在易栓症患者中比例高达 15% ~ 36%。*PS* 突变具有明显的异质性，不存在 *PS Heerlen* 和 *PS Tokushima* 突变，也未发现优势突变。但总体上考虑，各种突变所致的 PS 缺乏在我国人群归因危险度较高，在血栓患者中常见，因而需要引起重视。

（3）遗传性血栓调节蛋白缺陷：血栓调节蛋白（thrombomodulin，TM）是一种在血管内皮细胞表达的 Ⅰ 型跨膜糖蛋白，由 557 个氨基酸残基组成，血浆浓度 260 ~ 330 nmol/L。成熟蛋白分子包括 1 个外源凝集素样结构域（lectin）、短疏水区、6 个 EGF 结构域、1 个丝氨酸 / 苏氨酸富含区、跨膜区和胞内段。在凝血酶大量生成时，TM 与凝血酶和血浆 PC 结合，促进凝血酶激活 PC 成为 APC，这一过程比不存在 TM 时的效率提高近 1 000 倍，以有效控制血液凝固，因此 TM 是 PC 抗凝系统不可缺少的成分。除了抗凝作用外，TM 在维持正常胚胎发育、抗炎、肿瘤生长转移、抗动脉硬化等方面都发挥重要作用。不难理解，如若编码 TM 的基因（*THBD*）发生"功能失活"突变，可引起易栓症。*THBD* 基因定位于 20p11.21，基因组跨越 4 kb 全长，只有一个外显子而无内含子间隔。

在中国静脉血栓人群中存在与易栓症密切相关的一种常见变异 THBD c.-151G > T（rs16984852：G > T）。这一多态性位于 TM 基因的 5′ 末端非翻译区，功能实验表明突变体的基因表达水平约为野生型的一半，推测该变异在 mRNA 的转录水平引起 TM 下调，也可能影响翻译起始的调控。该多态性的杂合子患血栓的风险约为正常人的 2.8 倍，杂合携带者平均血浆游离 TM（sTM）水平在性别匹配的男女两组均略有下降，该变异杂合子在普通人群中的比例为 0.98%（95% CI：0.53% ~ 1.44%），尚

未发现纯合子。同时，杂合子的一级亲属患血栓风险为正常者的 3.4 倍，55 岁以后仍保持无血栓发生状态的可能性仅为正常者的 76%。由此可见，TM 缺陷是中国人群静脉血栓的重要遗传危险因素。值得注意的是，在研究中可以发现一些 THBD c.-151G > T 杂合子血浆 sTM 并不降低，只有以众多杂合子的平均水平来比较才能观察到 sTM 水平降低；另外，对于 p.Ser212* 等无义突变，理论上突变等位基因表达的 TM 将几乎为 0，但检测其携带者 sTM 水平仍可在正常值下限的一半以上。

（4）遗传性抗凝血酶缺乏症：抗凝血酶是一种处于止血途径中心环节的重要生理性抗凝蛋白，主要在肝细胞合成，属于丝氨酸蛋白酶抑制物，在血浆中的半衰期约为 57.6 h，血浆浓度约 125 mg/L。AT 蛋白前体含 464 个氨基酸残基，水解去除 32 个氨基酸残基组成的信号肽之后变为相对分子质量 58 200 的成熟蛋白。AT 通过抑制血浆多种促凝因子来发挥抗凝血作用，如凝血酶、FXa、FIXa、FXIa、FXIIa。生理状态下，血液中 AT 仅有低抗凝活性，在肝素或硫酸乙酰肝素的存在下，其抗凝活性增加 1 000 倍以上。当肝素类物质的特异性结构域与 AT 的肝素结合区作用之后，AT 构象发生改变而加速抑制 FXa 活性。AT 抑制凝血酶的过程则需要肝素同时结合 AT 与凝血酶，形成三聚体桥联结构，这一过程形成稳定的凝血酶 – 抗凝血酶（T–AT）复合物，并很快从血液中清除。

遗传性抗凝血酶缺乏症是一种较为罕见的常染色体不完全显性疾病。这种遗传缺陷是由 AT 的编码基因 SERPINC1 发生突变所致，该基因染色体定位于 1q23 ~ 25，基因全长 13.5 kb，含 7 个外显子和 6 个内含子。根据不同的突变类型，患者发生静脉血栓形成的风险可增加 5 ~ 50 倍。临床病例大多数为杂合子，因纯合子难以存活多死于胚胎发育。通常将遗传性 AT 缺乏症分为 I 型和 II 型：I 型患者 AT 抗原和活性均低于正常下限；II 型患者 AT 活性下降而抗原大多在正常范围。根据基因突变位置的不同，II 型缺乏症又可分为 3 个亚型：II RS型，由蛋白活性区域（AT 结合靶蛋白的区域）发生变异所致；II HBS 型，肝素结合位点发生变异；II PE 型，多效性区域产生突变，多见于蛋白的羧基末端高度保守的 1C–5B 链，常表现为 AT 的合成和（或）分泌水平下降，伴有肝素结合能力及抗凝活性下降。

抗凝血酶缺乏症在人群中的分布具有明显的民族和地区差异。在我国，普通人群中遗传性约占 0.08%；而对于静脉血栓形成人群，遗传性 AT 缺乏症的比例约为 3.67%（95% CI：2.55% ~ 4.78%）。由此，以优势比（OR）粗略推断，我国人群遗传性 AT 缺乏症个体患静脉血栓形成的风险增加 43 倍（95% CI：13 ~ 138）。在各种常见的易栓症之中，AT 缺乏症具有最高的血栓风险，临床表现以静脉血栓栓塞症为主。研究显示，妊娠和产褥期血浆抗凝蛋白水平会生理性下降而形成高凝状态，如果合并 AT 缺乏症，31% 以上的孕产妇会发生静脉血栓形成。AT 缺乏症也是（习惯性）流产的重要危险因素。研究显示，在妊娠 28 周以后，伴有 AT 缺乏症的个体出现流产的比例（2.3%）显著高于无缺陷的个体（0.6%）。

2. 遗传性凝血因子缺陷

（1）FV Leiden 突变与活化蛋白 C 抵抗：FV Leiden 突变见于欧美国家白种人群，是该人群易栓症最常见的遗传危险因素。FV 是一种单链血浆糖蛋白，凝血酶或者 FXa 能够作用于一系列肽键，FV 的结构域 B 将去除而被激活形成 FVa，发挥促凝作用。在正常止血途径中，APC 首先识别并分解 FVa 的 Arg506，水解该位点虽不能使 FVa 失去活性，但可以有效暴露 FVa 的另外两个关键水解失活位点 Arg306 和 Arg679。因此，Arg506 是 PC 系统灭活 FVa 发挥抗凝作用的关键位点。FV Leiden 突变即 FV 的编码基因 F5 发生"功能增强"突变，Gln 替代了 506 位的 Arg 造成 FVa 不能被 APC 有效识别和灭活，FVa 的促凝过程持续进行而难以受到控制，导致易栓症。这种 FV 变异对 APC 灭活不敏感的现象称为 APC 抵抗，在我国内未发现该突变人群。

（2）*F2 G20210A* 突变：凝血酶原在凝血酶原激酶复合物的作用下激活形成凝血酶，是一种重要促凝蛋白。在众多白种静脉血栓形成人群中存在另一种常见变异，位于凝血酶原编码基因 *F2* 的 3′ 末端非翻译区 20210 位 G 变成 A 的突变，称为 *F2 G20210A*。该突变不影响凝血酶原的结构和功能，但可以增加 F2 mRNA 的稳定性，引起凝血酶原水平小幅度上升。*F2 G20210A* 也仅见于欧美白种人群，杂合子发生静脉血栓形成的风险增加 $2 \sim 4$ 倍。由于此突变的血栓形成风险较低，携带者的临床表现也千差万别，多数无症状性血栓形成，有的一生出现一次血栓形成，而有的患者却出现严重的复发性静脉血栓形成。这主要取决于是否合并其他的易栓症危险因素，如 *FV Leiden*、PS 缺乏症、妊娠、口服避孕药等。

（三）临床表现

1. 深静脉血栓形成　易栓症多数表现为静脉血栓形成，包括深静脉血栓形成（deep vein thrombosis，DVT）和肺血栓栓塞症（pulmonary thromboembolism，PTE）。由于血流动力学因素，DVT 多发生于下肢。患肢疼痛、肿胀、浅静脉曲张是下肢 DVT 的主要临床表现。形成迅速且广泛的下肢 DVT 可伴有静脉周围炎及盆腔静脉、淋巴系统压迫性病变，形成"股白肿"，进一步累及动脉供血系统引起坏疽，形成"股青肿"。反复发生的下肢深静脉血栓容易引起深静脉血栓形成后综合征（post-thrombosis syndrome，PTS），使患肢出现不同程度的肿胀和浅静脉曲张、皮肤溃疡甚至功能障碍。

拟诊断 VTE 的患者，根据血栓形成的临床表现，结合血浆 D- 二聚体水平和客观辅助检查可明确诊断。D- 二聚体检测多采用酶联免疫吸附法（ELISA），急性 VTE 时血浆 D- 二聚体水平高于正常值上限 0.5 mg/L。这一检查特异性较差，高龄（＞80 岁）、感染、肿瘤、组织坏死等均可引起 D- 二聚体升高；但是其拥有很高的敏感度（＞99%），

即急性 VTE 时必定 D- 二聚体升高。所以，该检测异常不能够诊断 VTE，但结果在正常范围可以排除 VTE。对于诊断 DVT，彩色多普勒超声检查敏感度和特异度均较高（约 95%），为目前最常用的辅助检查手段。静脉造影虽为"金标准"，但由于是有创检查，目前仅用于高度疑诊但超声检查未见血栓征象的情况。对于 PTE，螺旋 CT 肺动脉成像已逐渐成为诊断的首选方法，该辅助检查对中央型 PTE 诊断的敏感度为 82% ～ 99%，特异度达 92% ～ 96%。

2. 肺血栓栓塞症　可继发于下肢 DVT，也可单独发生，未经及时诊断和干预治疗的 PTE 患者病死率高达 33%。多数 PTE 患者并不具有典型的"胸痛、咯血、呼吸困难"三联征，因此提高诊断水平的关键在于加强对该疾病的认识。当出现胸闷、气促、晕厥及类似冠心病症状时，需要考虑 PTE 的可能性。

3. 不良妊娠　一些易栓症（PC 缺乏症、PS 缺乏症、FV Leiden、TM 缺乏症、抗磷脂综合征等）还可以引起习惯性流产、胎儿发育迟缓及死胎。易栓症导致不良妊娠的原因可能与胎盘微血栓形成及胎盘微血管病引起的胎盘功能不全有关。

（四）诊断和鉴别诊断

1. 筛查　选择需要开展易栓症筛查的患者人群一直存在争议，需要仔细揣酌。通常遇到以下指征之一时，需建议患者接受进一步的易栓症危险因素筛查：①缺血性脑卒中、急性心肌梗死、VTE 初发年龄＜45 岁；②无明显诱因反复发生的动静脉血栓形成；③罕见部位的静脉血栓形成（如腋静脉、肠系膜静脉血栓形成）；④有 VTE 家族史；⑤无明显诱因或者较弱的获得性因素（妊娠产褥期、口服避孕药、雌激素替代治疗、长时间制动）出现的 VTE；⑥新生儿内脏静脉血栓、暴发性紫癜；⑦习惯性流产、死产；⑧口服华法林出现皮肤坏死。

易栓症的筛查实验主要包括以发色底物法为基础的 PC 活性和 AT 活性检测，以凝固法为基础的 PS 活性检测，以及 APTT 比值为基础的 APCR

检测。针对中国人群易栓症主要为抗凝蛋白缺陷的特点，APCR 通常无需检测。当反复检测 PC 活性 < 70U/dL、PS 活性 < 65U/dL、AT 活性 < 80U/dL 时，应考虑 PC、PS 或 AT 缺乏症的可能。

2. **确诊**　易栓症的确诊也是一种综合诊断，需要结合血栓性疾病的病史或家族史、血栓形成的客观临床表现、抗凝蛋白缺陷的实验室检测，最终还需依靠遗传学检测。

3. **遗传学检测**　分子诊断的方法主要为 PCR 技术扩增 *PROC*、*PROS1*、*SERPINC1* 等易栓症基因的功能区域，扩增产物测序与正常参考序列比对来发现基因变异。这种以测序技术为基础的诊断方法可以找出 80% 以上的基因缺陷，而对于大型甚至涉及整个基因的异常通常会遗漏，如大片段缺失、基因重复、基因重组。解决这一问题可以用检测每个外显子区域基因拷贝数的方式，如多重连接依赖探针扩增法（MLPA）。

（五）治疗

1. **遗传性易栓症的预防**　对于确诊遗传性易栓症的患者及一级家属，应开展易栓症的宣传教育。避免血栓形成的获得性危险因素是重要的预防措施，包括控制体重、戒烟、避免长时间长途飞行、避免使用口服避孕药等。需要制动或者外科手术之前，可考虑使用低分子肝素预防；妊娠期间若 D- 二聚体升高也应给予低分子肝素预防维持正常妊娠。对于下肢 DVP 患者可考虑置入下腔静脉过滤器防止下肢 DVT 栓子脱落形成肺栓塞。血栓形成 2 周后，下肢 DVT 患者还应使用弹力袜治疗预防 PTS。

2. **遗传性易栓症的治疗**

（1）抗凝治疗：易栓症的治疗目标是控制血栓栓塞与预防血栓形成复发。具有遗传性缺陷的易栓症的治疗与常规抗凝治疗无明显不同，包括肝素（低分子肝素）抗凝及口服维生素 K 拮抗剂治疗，主要区别在于抗凝治疗时长和用药强度，由于高凝状态持续存在，3～6 个月的常规治疗不足以有效预防 VT 复发。因此，推荐抗凝蛋白缺陷杂合子患者延长抗凝治疗 6～18 个月，而遗传缺陷纯合子或者联合缺陷（如 AT 与 PC 联合缺乏症）则是长期持续治疗甚至终身抗凝治疗的指征。磺达肝癸钠和利伐沙班是新型的 FX a 抑制剂，抗凝治疗效果与常规抗凝方案无差异而用药安全性更高，有望成为遗传性易栓症的一线治疗药物。

（2）血栓形成的急症处理：PTE 患者中约有 5% 出现血流动力学不稳定征象，表现为心率 > 100 次 /min 及收缩压 < 90 mmHg，此类患者需要立即接受溶栓治疗。常用的溶栓药物主要是组织型纤溶酶原激活剂（rt-PA）阿替普酶，2 h 内静脉输注 100 mg；急速方案为 15 min 内输注 0.6 mg/kg。溶栓治疗完成后应监测 APTT。急性动脉血栓栓塞、需要紧急溶栓但存在禁忌证，以及在溶栓失败的情况下需选择外科取栓治疗。

（3）其他治疗：严重的 AT 缺乏症患者在严重创伤或者分娩时可考虑使用 AT 重组制剂或 AT 浓缩物；纯合型或者双杂合 PC 缺乏症患者可以使用浓缩 APC 制剂治疗。

二、获得性易栓症

获得性易栓症是指由于其他非遗传性因素或疾病导致抗凝蛋白缺乏、凝血因子水平降低、纤溶受抑等，使机体具有血栓形成倾向的一类疾病。

（一）获得性易栓症的常见病因

高龄是动静脉血栓性疾病最常见的获得性危险因素，儿童 VT 的发病率仅为 5/10 万，而 80 岁以上老年人 VT 发病率高达（450～600）/10 万，60 岁以上人群患 VT 的风险显著高于 60 岁以下人群（HR=1.8；95% CI：1.2～2.7）。

1. 复合性外伤、外科手术尤其是神经外科和骨科手术是 VT 的高危因素（OR=10），未经抗凝预防者 VT 发生率达 50% 以上，手术和创伤的血栓风险主要与组织因子释放、FⅧ和纤维蛋白原等急性时相蛋白表达增多，以及肢体制动有关。

2. 恶性肿瘤是 VT 的独立危险因素，恶性肿瘤导致患 VT 的风险增加近 7 倍，其中血液系统恶性肿瘤发生血栓的风险最大（OR=28.0），其次为肺癌和胃肠道肿瘤。

3. 有 VT 病史的患者再次出现血栓形成的危险度增加近 5 倍，血栓事件 3 年内复发的比例为 15%～25%；有血栓性疾病家族史者，VT 发生风险也不同程度升高。

4. 妊娠期、产褥期、口服避孕药、雌激素替代治疗时，体内 FⅦ、FⅧ、FX、纤维蛋白原、vWF 等促凝因子水平上升，而游离 PS 等抗凝蛋白水平降低，也会引起获得性易栓症。

5. 抗磷脂抗体持续存在也是人群中常见的动静脉血栓形成的危险因素。常见的抗磷脂抗体主要包括抗心磷脂抗体、狼疮抗凝物和抗 β₂GPI 抗体。多数学者认为抗心磷脂抗体仅仅是 VTE 的弱危险因素，引起血液高凝的抗磷脂抗体主要是 LA 和抗 β₂GPI 抗体。

6. 能够造成肢体长时间制动的因素，可直接影响血流动力学引起血液高凝，也是 VT 的危险因素。例如，搭乘长途飞机的人群 VT 发生的可能性增加 2～4 倍。

7. 过度肥胖（BMI > 30 kg/m²）患 VT 的风险增加约 2 倍，可能的解释是肥胖者 FⅧ、FⅨ 水平显著升高。

8. 患有慢性肾功能不全和肾病综合征时，血液多种凝血因子浓度显著升高而小分子抗凝蛋白如 AT 相对缺乏出现高凝状态，长期使用糖皮质激素和中心静脉置管等因素可进一步增加血栓风险。

9. 一些急性疾病如急性心肌梗死、急性心力衰竭（NYHA Ⅲ 或 Ⅳ 级）、急性感染性疾病（下肢蜂窝织炎）、急性呼吸系统疾病（呼吸衰竭）、急性风湿性疾病、急性脑卒中、自身免疫病等也是 VT 的获得性危险因素，可能与炎症因子和促凝物质释放有关。

（二）获得性易栓症的发病机制

1. 抗磷脂抗体（antiphospholipid antibodies，APA）主要包括抗 β₂ 糖蛋白 I 抗体（antiβ₂GPI antibodies，anti-β₂GPI）、狼疮抗凝物（lupus anticoagulant，LA）和抗心磷脂抗体（anticardiolipin antibodies，ACA）。anti-β₂GPI 是以血浆中 β₂ 糖蛋白 I（β₂-Glycoprotein I，β₂GPI）作为靶抗原的抗体，主要类型为 IgG 型；Anti-β₂GPI-IgG 和 LA 是引起血栓形成的强危险因素，两者同时存在时发生静脉血栓的风险是正常者的 6～11 倍；而 ACA 是血栓形成的弱危险因素，其优势比仅为 1.1～1.4。因此，anti-β₂GPI 是与易栓症关联最密切的抗磷脂抗体。首先，β₂GPI 具有重要的抗凝功能，表现在可以直接与凝血酶作用抑制其促凝活性、抑制凝血酶和 vWF 依赖的血小板激活，以及抑制内源性凝血因子活性，当 anti-β₂GPI 与之结合则其抗凝作用受到削弱；其次，某些 APA 可以与抗凝蛋白 PC、PS 相互作用抑制其抗凝活性。

2. 恶性肿瘤　导致易栓症的机制主要包括肿瘤促凝物质及组织因子的释放、AT 水平下降、肿瘤机械压迫和阻塞血管、活动减少、化疗与放疗、中心静脉置管等。

3. 肾病　肾病综合征导致易栓症的原因与凝血、抗凝失衡有关。血浆纤维蛋白原水平大幅升高，几乎所有的凝血因子活性明显上升，可超过 200%；而抗凝蛋白 AT 丢失较多；长期使用肾上腺皮质激素及高脂血症可促进凝血因子激活。

（三）临床表现

获得性易栓症具有引起高凝状态的基础病或者获得性状态的临床表现，如恶性肿瘤、肾病综合征等。大多数获得性易栓症仅表现为单次静脉血栓形成，常累及下肢；而抗磷脂抗体持续存在则可同时引起动脉和静脉血栓形成；恶性肿瘤常表现为上肢和颈静脉血栓形成；肾病综合征多出现肾静脉血栓形成，多数患者无自觉症状。实际上，对于获得性因素引起血栓形成的患者应考虑合并遗传危险因素的可能性，因为多数获得性易栓症单独存在的血栓风险较小，并不足以引起血栓形成。

（四）实验室检查

实验室检查主要针对引起易栓症的基础疾病筛查，包括肿瘤疾病的标志物筛查和客观检查、抗磷脂抗体的实验室筛查等。

（五）诊断及鉴别诊断

获得性易栓症的诊断主要包括基础疾病的诊断、血栓形成和血栓栓塞的客观表现，以及遗传性易栓症的排除。

（六）治疗

对于疾病引起的获得性易栓症，应积极治疗基础疾病，出现血栓形成时同时辅以抗凝治疗。恶性肿瘤患者出现 VT 治疗困难容易复发，通常提倡使用低分子肝素治疗至少 6 个月或化疗结束后。抗磷脂抗体引起的血栓形成应长期口服抗凝治疗，如果伴有动脉血栓形成还应使用抗血小板药物，并进行严格随访和监测凝血功能。

e 视频 5-1

易栓症

（陈志超）

数字课程学习

⬇️ 教学PPT   ✍️ 自测题

参考文献

［1］Kaushansky K，Lichtman MA，Prchal JT，et al.威廉姆斯血液学［M］.9版.陈竺，陈赛娟，主译.
北京：人民卫生出版社，2018.

［2］中华医学会血液学分会红细胞疾病（贫血）学组.再生障碍性贫血诊断与治疗中国专家共识（2017年
版）［J］.中华血液学杂志，2017，38（1）：1-5.

［3］中华医学会血液学分会.骨髓增生异常综合征诊断与治疗中国专家共识（2014年版）［J］.中华血液学
杂志，2014，35（11）：1042-1048.

［4］王鸿利.实验诊断学［M］.2版.北京：人民卫生出版社，2010.

［5］王辰，王建安.内科学［M］.3版.北京：人民卫生出版社，2015.

［6］中华医学会血液学分会.中国急性早幼粒细胞白血病诊疗指南（2014年版）［J］.中华血液学杂志，
2014，35（5）：475-477.

［7］中国抗癌协会血液肿瘤专业委员会，中华医学会血液学分会白血病淋巴瘤学组.中国成人急性淋巴细
胞白血病诊断与治疗指南（2016年版）［J］.中华血液学杂志，2016，37（10）：837-845.

［8］中华医学会血液学分会白血病淋巴瘤学组.成人急性髓系白血病（非急性早幼粒细胞白血病）中国诊
疗指南（2017年版）［J］.中华血液学杂志，2017，38（3）：177-182.

［9］张梅，胡翊群.血液与肿瘤疾病［M］.北京：人民卫生出版社，2015.

［10］中华医学会血液学分会白血病淋巴瘤学组.真性红细胞增多症诊断与治疗中国专家共识（2016年
版）［J］.中华血液学杂志，2016，37（4）：265-268.

［11］中华医学会血液学分会白血病淋巴瘤学组.原发性血小板增多症诊断与治疗中国专家共识（2016年
版）［J］.中华血液学杂志，2016，37（10）：833-836.

［12］中华医学会血液学分会白血病淋巴瘤学组.原发性骨髓纤维化诊断与治疗中国专家共识（2015年版）［J］.
中华血液学杂志，2015，36（9）：721-725.

［13］中华医学会血液病分会血栓与止血学组，中国血友病协作组.血友病诊断与治疗中国专家共识（2017
年版）［J］.中华血液学杂志，2016，37（5）：364-368.

［14］胡翊群，赵涵芳.血液系统［M］.上海：上海交通大学出版社，2012.

［15］熊树民，余润泉.临床血液细胞学图谱与应用［M］.上海：上海交通大学出版社，2009.

读者意见反馈

为收集对教材的意见建议，进一步完善教材编写并做好服务工作，读者可将对本教材的意见建议通过如下渠道反馈至我社。

咨询电话　400-810-0598
反馈邮箱　gjdzfwb@pub.hep.cn
通信地址　北京市朝阳区惠新东街4号富盛大厦1座　高等教育出版社总编辑办公室
邮政编码　100029

防伪查询说明

用户购书后刮开封底防伪涂层，使用手机微信等软件扫描二维码，会跳转至防伪查询网页，获得所购图书详细信息。

防伪客服电话　（010）58582300